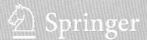

TECHNICAL ADVANCES IN MINIMALLY INVASIVE SPINE SURGERY

脊柱外科微创手术
新技术

主编 ［韩］Jin–Sung Kim

　　　［美］Roger Härtl

　　　［美］Michael Y. Wang

　　　［瑞］Adrian Elmi–Terander

主译　　周跃

◇ 山东科学技术出版社

·济南·

First published in English under the title
Technical Advances in Minimally Invasive Spine Surgery:
Navigation, Robotics, Endoscopy, Augmented and Virtual
Reality
edited by Jin-Sung Kim, Roger Härtl, Michael Y. Wang and
Adrian Elmi-Terander,edition: 1
Copyright © Springer Nature Singapore Pte Ltd., 2022
This edition has been translated and published under licence
from Springer Nature Singapore Pte Ltd..
Springer Nature Singapore Pte Ltd. takes no responsibility and
shall not be made liable for the accuracy of the translation.
Simplified Chinese translation edition @ 2024 by Shandong
Science and Technology Press Co., Ltd.
版权登记号：图字 15-2022-126

图书在版编目（CIP）数据

脊柱外科微创手术新技术 / （韩）金振成等主编；
周跃主译 . -- 济南 : 山东科学技术出版社 , 2024.10
ISBN 978-7-5723-1928-0

Ⅰ . ①脊… Ⅱ . ①金… ②周… Ⅲ . ①脊柱病 – 显
微外科学 Ⅳ . ① R681.5

中国国家版本馆 CIP 数据核字 (2024) 第 038208 号

脊柱外科微创手术新技术
JIZHU WAIKE WEICHUANG SHOUSHU XINJISHU

责任编辑：崔丽君　李志文
装帧设计：李晨溪

主管单位：山东出版传媒股份有限公司
出　版　者：山东科学技术出版社
　　　　　　地址：济南市市中区舜耕路 517 号
　　　　　　邮编：250003　电话：（0531）82098088
　　　　　　网址：www.lkj.com.cn
　　　　　　电子邮件：sdkj@sdcbcm.com
发　行　者：山东科学技术出版社
　　　　　　地址：济南市市中区舜耕路 517 号
　　　　　　邮编：250003　电话：（0531）82098067
印　刷　者：山东临沂新华印刷物流集团有限责任公司
　　　　　　地址：山东省临沂市高新技术产业开发区龙湖
　　　　　　路 1 号
　　　　　　邮编：276017　电话：（0539）2925659

规格：16 开（210 mm × 285 mm）
印张：28.25　字数：700 千　印数：1~2000
版次：2024 年 10 月第 1 版　印次：2024 年 10 月第 1 次印刷
定价：280.00 元

编者名单

Nicholas Ahye
Department of Neurosurgery, Minimally Invasive and Complex Spine Fellowship Program, Temple University Hospital, Lewis Katz School of Medicine, Temple University, Philadelphia, PA, USA

Kutbuddin Akbary
Pushpawati Singhania Research Institute (PSRI), Press Enclave Marg, Sheikh Sarai, New Delhi, India

Michelle Barrera Arreola
Department of Neurosurgery, The Brain and Spine Care, Minimally Invasive Spine Surgery Group, Spine Clinic, Hospital H+ Querétaro, Querétaro City, Mexico, Querétaro, Mexico

Basar Atalay
Department of Neurological Surgery, Weill Cornell Medical College, New York-Presbyterian Hospital, New York, NY, USA
Department of Neurological Surgery, Weill Cornell Medicine, New York Presbyterian Hospital, New York, NY, USA

Ufuk Aydinli
Verom Spine and Tumor Center, Bursa, Turkey

Gregory Basil
Department of Neurological Surgery, University of Miami Miller School of Medicine, Miami, FL, USA

Nathaniel Brooks
Department of Neurological Surgery, University of Wisconsin, Madison, WI, USA

Gustav Burström
Department of Clinical Neuroscience, Karolinska Institutet, Stockholm, Sweden
Department of Neurosurgery, Karolinska University Hospital, Stockholm, Sweden
Department of Clinical Neuroscience, Karolinska Institute, Stockholm, Sweden

Joseph A. Carnevale
Department Neurological Surgery, Weill Cornell Medicine Director, Weill Cornell Medicine Center for Comprehensive Spine Care New York Presbyterian OCH SPINE, New York, NY, USA

Lung Chan
Department of Orthopedics, Guangzhou Red Cross Hospital Affiliated to Jinan University, Guangzhou, China

Bo-Lai Chen
Guangdong Provincial Hospital of Chinese Medicine & Second Affiliated Hospital of Guangzhou University of Chinese Medicine, Guangzhou, China
Guangdong Provincial Hospital of Chinese Medicine & Second Affiliated Hospital of Guangzhou University of Chinese Medicine, Guangzhou, China

Chien-Min Chen
Division of Neurosurgery, Department of Surgery, Changhua Christian Hospital, Changhua, Taiwan
School of Medicine, Kaohsiung Medical University, Kaohsiung, Taiwan
College of Nursing and Health Sciences, Dayeh University, Dacun, Taiwan

Kuo-Tai Chen
Department of Neurosurgery, Chang Gung Memorial Hospital, Chia-Yi, Taiwan

Hungtae Chung
Endoscopic Spine Surgery Center, Neurosurgery and Orthopedics, Seoul Bumin Hospital, Seoul, South Korea

Claudia A. Covarrubias
Department of Experimental Surgery, McGill University, Montreal, QC, Canada

Davide Croci, MD
Neurosurgery Clinic, Neurocenter of Southern Switzerland, Lugano, Switzerland

Martina Dalolio, MD
Neurosurgery Clinic, Neurocenter of Southern Switzerland, Lugano, Switzerland

Erik Edström
Department of Clinical Neuroscience, Karolinska Institutet, Stockholm, Sweden
Department of Neurosurgery, Karolinska University Hospital, Stockholm, Sweden
Department of Clinical Neuroscience, Karolinska Institute, Stockholm, Sweden

Umut Elestekin
NOYA Enterprise, Istanbul, Turkey

Adrian Elmi-Terander
Department of Clinical Neuroscience, Karolinska Institutet, Stockholm, Sweden
Department of Neurosurgery, Karolinska University Hospital, Stockholm, Sweden
Department of Clinical Neuroscience, Karolinska Institute, Stockholm, Sweden

Haruki Funao
Department of Orthopaedic Surgery, School of Medicine, International University of Health and Welfare (IUHW), Narita, Chiba, Japan

Danny P. Goel
UBC Department of Orthopedic Surgery, Vancouver, BC, Canada
PrecisionOS, Vancouver, BC, Canada

Jacob L. Goldberg

Department Neurological Surgery, Weill Cornell Medicine Director, Weill Cornell Medicine Center for Comprehensive Spine Care New York Presbyterian OCH SPINE, New York, NY, USA

Department of Neurological Surgery, Weill Cornell Medical College, New York-Presbyterian Hospital, New York, NY, USA

Department of Neurological Surgery, Weill Cornell Medicine, New York Presbyterian Hospital, New York, NY, USA

Christopher R. Good

Virginia Spine Institute, Reston, VA, USA

Erin Graves

Department of Neurosurgery, Minimally Invasive and Complex Spine Fellowship Program, Temple University Hospital, Lewis Katz School of Medicine, Temple University, Philadelphia, PA, USA

Yong Hai

Department of Orthopedic Surgery, Beijing Chao-Yang Hospital, Capital Medical University, Beijing, China

Roger Härtl

Department of Neurological Surgery, Weill Cornell Medicine Center for Comprehensive Spine Care New York Presbyterian OCH SPINE, New York, NY, USA

Dong Hwa Heo

Endoscopic Spine Surgery Center, Neurosurgery and Orthopedics, Seoul Bumin Hospital, Seoul, South Korea

Young Ho Hong

Neurosurgery and Orthopedics, Bundang Barunsesang Hospital, Seongnam, South Korea

Ken Ishii

Department of Orthopaedic Surgery, School of Medicine, International University of Health and Welfare (IUHW), Narita, Chiba, Japan

Spine and Spinal Cord Center, International University of Health and Welfare (IUHW) Mita Hospital, Tokyo, Japan

Norihiro Isogai

Spine and Spinal Cord Center, International University of Health and Welfare (IUHW) Mita Hospital, Tokyo, Japan

Tokumi Kanemura

Spine Center, Konan Kosei Hospital, Konan, Aichi, Japan

Department of Orthopedic Surgery, Spine Center, Konan Kosei Hospital, Konan, Aichi, Japan

Siri Sahib S. Khalsa

Department of Neurosurgery, University of Michigan, Ann Arbor, MI, USA

Bong-Soo Kim

Department of Neurosurgery, Minimally Invasive and Complex Spine Fellowship Program, Temple University Hospital, Lewis Katz School of Medicine, Temple University, Philadelphia, PA, USA

Jin-Sung Kim

Department of Neurosurgery, Seoul St Mary's Hospital, The Catholic University of Korea, College of Medicine, Seoul, Korea (Republic of)

Kyoung-Tae Kim

Department of Neurosurgery, School of Medicine, Kyungpook National University, Daegu, Republic of Korea

Department of Neurosurgery, Kyungpook National University Hospital, Daegu, Republic of Korea

Sertac Kirnaz

Department Neurological Surgery, Weill Cornell Medicine Director, Weill Cornell Medicine Center for Comprehensive Spine Care New York Presbyterian OCH SPINE, New York, NY, USA

Department of Neurological Surgery, Weill Cornell Medical College, New York-Presbyterian Hospital, New York, NY, USA

Department of Neurological Surgery, Weill Cornell Medicine, New York Presbyterian Hospital, New York, NY, USA

Vit Kotheeranurak

Queen Savang Vadhana Memorial Hospital, Thai Red Cross Society, Sriracha, Chonburi, Thailand

Arvind G. Kulkarni

Mumbai Spine Scoliosis and Disc Replacement Centre, (Work done at Saifee Hospital), Mumbai, India

Vignessh Kumar

Department of Neurological Surgery, University of Miami Miller School of Medicine, Miami, FL, USA

Young-Seok Lee

Department of Neurosurgery, School of Medicine, Kyungpook National University, Daegu, Republic of Korea

Department of Neurosurgery, Kyungpook National University Chilgok Hospital, Daegu, Republic of Korea

Yong-Jin Li

Guangdong Provincial Hospital of Chinese Medicine & Second Affiliated Hospital of Guangzhou University of Chinese Medicine, Guangzhou, China

Guang-Xun Lin

Department of Orthopedics, The First Affiliated Hospital of Xiamen University, School of Medicine, Xiamen University, Xiamen, Fujian, China

Department of Clinical Medicine, Fujian Medical University, Fuzhou, Fujian, China

Yong-Peng Lin

Guangdong Provincial Hospital of Chinese Medicine and Second Affiliated Hospital of Guangzhou University of Chinese Medicine, Guangzhou, China

Guangzhou University of Chinese Medicine, Guangzhou, China

Jason I. Liounakos

Department of Neurological Surgery, University of Miami, Miami, FL, USA

Yanting Liu

Department of Neurosurgery, Seoul St Mary's Hospital, The Catholic University of Korea, Seoul, South Korea

Ryan Lohre

University of British Columbia Department of Orthopaedics, Vancouver, BC, Canada

Yadhu K. Lokanath

Department of Neurosurgery, Aster RV Hospital, JP Nagar, Bangalore, Karnataka, India

Xuexiao Ma

Department of Spine Surgery, The Affiliated Hospital of Qingdao University, Qingdao, China

Akaworn Mahatthanatrakul

Department of Orthopaedics, Naresuan University Hospital, Phitsanulok, Thailand

Lynn McGrath

Department Neurological Surgery, Weill Cornell Medicine Director, Weill Cornell Medicine Center for Comprehensive Spine Care New York Presbyterian OCH SPINE, New York, NY, USA

Department of Neurological Surgery, Weill Cornell Medicine, New York Presbyterian Hospital, New York, NY, USA

Branden Medary

Department of Neurological Surgery, Weill Cornell Medical College, New York-Presbyterian Hospital, New York, NY, USA

Department of Neurological Surgery, Weill Cornell Medicine, New York Presbyterian Hospital, New York, NY, USA

Department of Neurological Surgery, New York-Presbyterian Hospital/Weill Cornell Medical Center, New York, NY, USA

Kobina G. Mensah-Brown

Department of Neurosurgery, University of Pennsylvania Health System Penn Presbyterian Medical Center, Philadelphia, PA, USA

Hiroaki Nakashima

Department of Orthopaedic Surgery, Nagoya University Graduate School of Medicine, Nagoya, Japan

Raj Nangunoori

Department Neurological Surgery, New York Presbyterian Hospital/Weill Cornell Medical Center, New York, NY, USA

Wataru Narita

Department of Orthopedic Surgery, Kameoka Municipal Hospital, Kameoka, Kyoto, Japan

Lindsay D. Orosz

National Spine Health Foundation, Reston, VA, USA

Jun Ouchida

Department of Orthopaedic Surgery, Nagoya University Graduate School of Medicine, Nagoya, Japan

Paul Park

Department of Neurosurgery, University of Michigan, Ann Arbor, MI, USA

Roberto J. Perez-Roman

Department of Neurological Surgery, University of Miami Miller School of Medicine, Miami, FL, USA

Oscar Persson

Department of Clinical Neuroscience, Karolinska Institutet, Stockholm, Sweden
Department of Neurosurgery, Karolinska University Hospital, Stockholm, Sweden
Department of Clinical Neuroscience, Karolinska Institute, Stockholm, Sweden

Eric Quach

Department of Neurosurgery, Minimally Invasive and Complex Spine Fellowship Program, Temple University Hospital, Lewis Katz School of Medicine, Temple University, Philadelphia, PA, USA

Joseph Queenan

Department of Neurosurgery, Minimally Invasive and Complex Spine Fellowship Program, Temple University Hospital, Lewis Katz School of Medicine, Temple University, Philadelphia, PA, USA

Diego Quillo-Olvera

Department of Neurosurgery, The Brain and Spine Care, Minimally Invasive Spine Surgery Group, Spine Clinic, Hospital H+Querétaro, Querétaro City, Mexico, Querétaro, Mexico

Javier Quillo-Olvera

Department of Neurosurgery, The Brain and Spine Care, Minimally Invasive Spine Surgery Group, Spine Clinic, Hospital H+Querétaro, Querétaro City, Mexico, Querétaro, Mexico

Pritem A. Rajamani

Mumbai Spine Scoliosis and Disc Replacement Centre, (Work done at Saifee Hospital),, Mumbai, India

Si-Yuan Rao

Guangdong Provincial Hospital of Chinese Medicine & Second Affiliated Hospital of Guangzhou University of Chinese Medicine, Guangzhou, China
Guangzhou University of Chinese Medicine, Guangzhou, China

Pradhyumn Rathi

Mumbai Spine Scoliosis and Disc Replacement Centre, Saifee Hospital, Mumbai, India

Cameron Rawanduzy

Department of Neurological Surgery, New York-Presbyterian Hospital/Weill Cornell Medical Center, New York, NY, USA

Javier Quillo Res é ndiz

Department of Neurosurgery, The Brain and Spine Care, Minimally Invasive Spine Surgery Group, Spine Clinic, Hospital Star Médica Querétaro, Querétaro, Mexico

Daiuke Sakai

Department of Orthopaedic Surgery, Surgical Science, Tokai University School of Medicine, Isehara, Kanagawa, Japan

Kotaro Satake

Department of Orthopedic Surgery, Konan Kosei Hospital, Konan, Aichi, Japan

Pietro Scarone, MD, PD

Neurosurgery Clinic, Neurocenter of Southern Switzerland, Lugano, Switzerland

Franziska Schmidt

Department of Neurological Surgery, New York-Presbyterian Hospital/Weill Cornell Medical Center, New York, NY, USA

Ethan Schonfeld

Neurosurgery AI Lab & Department of Neurosurgery, Stanford University School of Medicine, Stanford, CA, USA

Sagar B. Sharma

Smt. SCL General Hospital, Ahmedabad, India

Fabian Sommer

Department of Neurological Surgery, Weill Cornell Medical College, New York-Presbyterian Hospital, New York, NY, USA

Department of Neurological Surgery, Weill Cornell Medicine, New York Presbyterian Hospital, New York, NY, USA

Department of Neurological Surgery, New York-Presbyterian Hospital/Weill Cornell Medical Center, New York, NY, USA

Annelise Sprau

Department of Neurological Surgery, University of Miami Miller School of Medicine, Miami, FL, USA

Philipp Stefan

Medability GmbH, Munich, Germany

Martin N. Stienen

Neurosurgery AI Lab & Department of Neurosurgery, Stanford University School of Medicine, Stanford, CA, USA

Department of Neurosurgery and Spine Center of Eastern Switzerland, Kantonsspital St.Gallen, St. Gallen, Switzerland

Michael J. Strong

Department of Neurosurgery, University of Michigan, Ann Arbor, MI, USA

Dong-won Suh

Neurosurgery and Orthopedics, Bundang Barunsesang Hospital, Seongnam, South Korea

Masato Tanaka

Department of Orthopedic Surgery, Okayama Rosai Hospital, Okayama, Japan

Alexandra E. Thomson

Virginia Spine Institute, Reston, VA, USA

Department of Orthopaedics, University of Maryland School of Medicine, Baltimore, MD, USA

Takamitsu Tokioka

Institute of Neuroscience and Orthopedics, Okayama Kyokuto Hospital, Okayama City, Okayama Prefecture, Japan

Luca Valci, MD

Neurosurgery Clinic, Neurocenter of Southern Switzerland, Lugano, Switzerland

Anand Veeravagu

Neurosurgery AI Lab & Department of Neurosurgery, Stanford University School of Medicine, Stanford, CA, USA

Sinan Vural

NOYA Enterprise, Oslo, Norway

Chao Wang

Department of Spine Surgery, The Affiliated Hospital of Qingdao University, Qingdao, China

Jeffrey C. Wang

Orthopaedic Spine Service, USC Spine Center, Los Angeles, CA, USA

Orthopaedic Surgery and Neurosurgery, USC Spine Center, Los Angeles, CA, USA

Michael Y. Wang

Department of Neurological Surgery, University of Miami, Miami, FL, USA

Department of Neurological Surgery, University of Miami Miller School of Medicine, Miami, FL, USA

Simon Weidert

Musculoskeletal University Center of LMU Munich, Munich, Germany

Derong Xu

Department of Spine Surgery, The Affiliated Hospital of Qingdao University, Qingdao, China

Andrew I. Yang

Department of Neurosurgery, University of Pennsylvania Health System Penn Presbyterian Medical Center, Philadelphia, PA, USA

Jang W. Yoon

Department of Neurosurgery, University of Pennsylvania Health System Penn Presbyterian Medical Center, Philadelphia, PA, USA

Chuanli Zhou

Department of Spine Surgery, The Third Affiliated Hospital of Sun Yat-sen University, Guangzhou, China

Centre for Minimally Invasive Spinal Surgery, Affiliated Hospital of Qingdao University, Qingdao, China

主 译　周 跃

副主译　汤 宇　　张 超　　李长青　　黄 博

译 者　（按姓氏笔画排序）

王文凯	王加旭	王洪岗	王雁秋
付佳伟	冯陈诚	宁广智	刘 畅
刘 寰	刘铭汉	刘嘉斌	刘霭邦玺
关祥臣	汤 宇	孙 超	李长青
李海音	吴俊龙	余 妍	张 超
张万前	张亚庆	易伟宏	罗力文
周 跃	郑文杰	秦景豪	敖圣翔
徐 峰	黄 博	黄心乐	龚俊峰
常 献	熊丞杰		

序 1

  由 Kim 博士、Härtl 博士、Wang 博士和 Terander 博士出版的《脊柱外科微创手术新技术》对于脊柱微创手术的发展而言可谓"及时雨"，此书的出版将对脊柱微创手术的发展做出非常重要的贡献。当谈及脊柱外科的发展现状时，人们可能会说脊柱微创手术已经相对成熟了。图像引导技术正处于其自身发展的"青春期"，在目前看来该技术能发挥很大的作用，但是今后仍需要继续发展。然而，机器人技术、增强现实技术与虚拟现实技术还处于起步阶段，这些技术将在脊柱外科的发展中扮演什么样的角色，将为学科进步做出何种贡献是完全未知的。因此，把这些技术的相关问题分章节编撰成书，对于促进学科发展具有重要意义。

  本书的每一章都是由高水平的外科医师和学科带头人撰写。结合目前正在发展的新技术，通过描述"超越技术水平"的手术，每位作者都详尽地展示了脊柱手术的最新进展。基于此，作者希望读者带着这几个问题阅读本书："这项技术还能做什么？""我们如何进一步改进这项技术？""我们如何利用这些技术，使患者在接受脊柱外科手术时更安全、更有效？"这些问题将引导我们进一步走向未来，促进实践。

  在这个令人兴奋的时代，我们对脊柱疾病患者的治疗能力正在以惊人的速度进步，如今常规进行的手术对于几十年前的人而言是不可想象的。我希望本书能激励下一代脊柱外科医师继续这场创造性的革命，并将我们带到脊柱外科的下一个不可思议的时代。

Richard G. Fessler

Department of Neurosurgery

Rush Medical College

Chicago, IL, USA

序 2

脊柱外科能够继续以极快的速度发展，是因为脊柱外科医师致力于结合手术新技术来促进患者的康复。考虑到病例的复杂性、神经解剖结构的微妙性以及精准手术的重要性，同时为了使脊柱手术患者获得更好的治疗效果，应用新技术是必然选择。我们要将这些新技术和最前沿的信息组合在一起，并将其传递给世界各地的脊柱外科医师，为其实施新技术提供参考。

我认识这本书的所有编者们很多年了，他们都非常值得尊敬。如果让我列出当今在微创手术技术、机器人技术和导航技术领域中顶尖的脊柱外科医师，本书的编者们必然名列前茅。他们在繁忙的脊柱外科临床实践中不断运用新技术并积累了丰富的专业知识。他们是当下脊柱外科领域中备受追捧的引领者。由他们负责编写的本书，必将成为当下乃至下一代脊柱外科医师的必备参考书。

本书分为 43 章，汇集了 94 位编者，旨在讨论非常具有前瞻性的新技术。我对编者名单和内容主题有着十分深刻的印象，这些主题将引导读者了解当代脊柱外科微创手术的基础知识，并预测未来的教育和发展方向。本书从脊柱微创手术的历史以及它是如何随着导航技术的引入而发展的开始撰写。从脊柱微创手术基本原理出发，深入描述了脊柱前路和外侧入路的应用。书中探讨了导航引导下颈椎、胸椎和腰椎各入路的脊柱微创手术，并详细介绍通道式减压技术、内镜入路以及使用显微镜和内镜入路的融合技术。除此以外，本书还介绍了新型机器人技术在脊柱微创手术中的应用，及其应用于退行性和畸形脊柱病变的全过程。最后，本书以脊柱微创手术为主题，探讨了虚拟现实和增强现实技术在治疗中的应用，并将其延伸至培训领域。

我因能为本书作序而感到非常兴奋。本书在内容上记录了当前技术的进步，可为当今脊柱外科医师提供里程碑式的参考。我很高兴看到这本书的编写工作由杰出而受人尊敬的编者团队完成。我向所有脊柱外科医师强烈推荐本书。通过它，不仅可以了解当下脊柱微创手术的前沿技术，而且能从中洞察未来脊柱外科手术的发展和教育方向。

总之，本书有助于读者学习先进的现代技术，并在今后的从业过程中利用这些新技术开展脊柱微创手术治疗。我相信，这将激励年轻一代脊柱外科医师将脊柱微创手术领域推向新高峰，并最终改善脊柱疾病患者的治疗效果。

Jeffrey C. Wang

USC Spine Center

Keck School of Medicine at

the University of Southern California

Los Angeles, CA, USA

前言

  在这个技术飞速发展的时代，有人可能会说，一本介绍当今尖端技术的脊柱外科参考书在印刷之前就已经过时了。的确，技术正以前所未有的速度发展，然而，人体并没有。在外科领域，认识、理解和操作这些先进的技术是非常重要的，患者将是最大的受益者。目前，包括内镜在内的微创手术已经发展成熟，成为脊柱手术的主流。同样，导航、机器人和增强现实技术的应用日益广泛。本书邀请在临床实践中运用这些新技术的专家撰写，以展示他们对操作的见解和实践经验，目标受众是对先进的脊柱外科技术感兴趣的群体，范围从医学生到经验丰富的脊柱外科医师。对于医学生，本书可以作为其了解手术实践技术并与医学专业知识相结合以改善学习效果的入门读物；对于有经验的脊柱外科医师，本书可以作为提高自身手术操作技术的重要参考。本书的写作目的是对该领域进行全面和结构化的总结，并根据当前的发展和未解决的问题提出下一步的建议。为此，本书的编者们认为目前的呈现形式较为适宜。

Seoul, Korea (Republic of)   Jin-Sung Kim

New York, NY, USA   Roger Härtl

Miami, FL, USA   Michael Y. Wang

Stockholm, Sweden   Adrian Elmi-Terander

目录

第一部分

导航引导下的脊柱融合术

脊柱导航手术发展史 1

1.1 历史与进展

在过去的 30 年中，随着基于影像的术中导航技术的发展，脊柱手术经历了快速的变革。在传统的脊柱开放手术中，评估椎弓根钉轨迹主要依靠暴露螺钉进钉点及附近相关手术标志。例如，在置入颈椎侧块螺钉时，外科医师只有在完全暴露椎体侧块并且可视或可触上下关节突的情况下，才能确定其进钉点及轨迹，以确保螺钉能够长期放置并避免损伤脊髓、附近神经及关键的脉管系统。然而，这种技术并不理想。首先，这种技术需要大切口并会造成严重的组织创伤。其次，在严重的病理、创伤或畸形的情况下，正常的置钉轨迹和解剖关系可能出现异常，导致螺钉错位。基于影像的导航技术的快速发展及应用使得外科医师对解剖知识和解剖关系的依赖减弱，同时也降低了对直接可视化的需求，因此，脊柱手术暴露更小，也就是进行微创手术。脊柱微创（minimally invasive spine，MIS）手术已被证实可减少术中失血、麻醉时间及手术时间[1,2]。如下将简要回顾脊柱导航手术的发展史，特别是与微创器械结合，并讨论当前可用的成像技术及导航技术（图 1.1）。

1.2 单、双平面 X 线透视（非导航）

基于术中影像透视的 MIS 经皮置钉技术早期应用于腰椎（因腰椎椎弓根较宽且无脊髓），随后在胸椎和颈椎的应用也相继被描述。C 臂透视目前是经皮椎弓根螺钉置入使用较广泛的一种方式。在这项技术中，由于解剖标志是不可直视的，其成功及安全均取决于 X 线透视下解剖标志的辨识。例如，在放置腰椎椎弓根螺钉时，首先通过使棘突位于中线、椎板终板对齐得到标准正位（anterior-posterior，AP）透视，从而识别椎弓根。接下来通过 AP 结合侧位透视，将

成像技术			软件	导航技术	
术中	2D	透视（任意的 C 臂）	计划	自由支配	2D
	3D	锥形束CT（透视基础）		自由支配	3D
		扇形束CT（术中CT）		机器人	
术前	3D	扇形束CT（术前诊断）		增强现实和虚拟现实	

图 1.1 脊柱微创手术中广泛使用的成像技术和导航技术

Jamshidi针对准椎弓根外缘并穿入椎体，移除Jamshidi针，留下克氏针导向器，从而通过克氏针导向器上的套管装置完成剩余手术步骤。

透视引导下的非导航技术既有优势又有其局限性。优势在于必要设备的前期使用成本较低、学习曲线相对平缓，并能在整个医院的不同手术中使用该技术。此外，该方法（相比于术中CT）可实现实时成像。该技术的一个显著缺陷在于相比于导航技术精准度较低。虽然各项研究间的精确度很难比较，但一项研究探究了72例患者的346颗螺钉，发现65%的椎弓根钉处于完美位置，而使用机器人导航的39例患者的176颗螺钉，90%处于完美位置[3]。另一缺陷在于该技术依靠导丝引导螺钉放置。螺钉及导丝均可能导致椎弓根破裂或发生其他严重并发症，如硬脊膜穿孔所致的脑脊液漏，膀胱和其他腹部器官损伤，大血管损伤及心脏压塞[4,5]。此外，该技术还可能增加外科团队人员辐射暴露的风险。一项纳入11个临床研究，共785例患者的Meta分析发现，与"徒手"椎弓根钉置入相比，使用透视引导将增加1倍的辐射暴露时间[6]。

1.3 2D透视导航

2D导航建立在单平面和双平面透视基础上，并结合了2D计算机辅助导航。类似于颅骨手术中采用的无框架导航技术，其依赖于将固定位置的参考框架应用于手术区域，并使用受标记的器械，从而根据它们与手术区域的相对位置进行追踪。在获得术中透视影像后，设计有发光二极管的手术器械可被摄像机所检测，并虚拟投影到透视监视器上，从而与成像解剖结构实现二维对应关系。Foley等详细描述了这项技术[7]。Foley在体外模型中发现二维透视所得到的虚拟进针点及轨迹相比于透视引导穿刺的平均误差分别是0.97 mm和2.7°，该精确度是可以接受的。同时他们还验证了该技术可使外科医师避免辐射

暴露。

尽管该技术使脊柱导航手术向前迈出了重要的一步，但它同样有局限性。值得注意的是，相比于3D成像技术，这种通过影像透视实现的2D虚拟导航更容易产生误差及误解。此外，该系统容易受到一些会降低透视图像质量因素的影响，例如不透射线物质的干扰、肥胖等。

1.4 扇形束和锥形束CT导航

随着计算机处理速度的提升、导航软件及扇形束或锥形束图像采集平台的可获得性提高，3D导航技术得到了广泛应用。使用这些技术时，导航参考架可固定于颅骨架、任何脊柱节段的棘突或髂嵴，随后通过术中扇形束CT技术或C臂或O臂锥形束CT技术获得3D图像。图1.2描绘了一种术中扇形束CT系统，并带有一体式Jackson手术台。在获得术中CT图像后，大部分附带反射球阵列的手术器械均可以3D方式被呈现在导航系统的监视器上（图1.3）。该项技术的进步在于减少了对于克氏针导向器的依赖。Lian等描述了"全导航"的概念，其原理是将术中3D导航与移动术中CT扫描仪相结合[8]。相继有研究改进了导航系统的工作流程，并提高

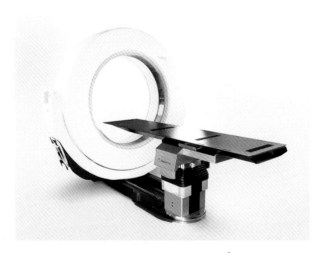

图1.2 一体式扇形束CT及手术台（AIRO©，Brainlab）。图片版权归Brainlab所有，经许可使用

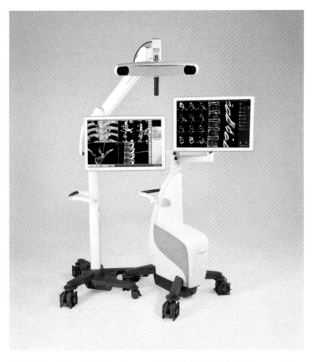

图 1.3 术中红外摄像机、计算机和监视器（Curve@, Brainlab）。红外摄像机跟踪手术器械上的反射材料以及刚性固定在患者身上的参考阵列。计算机和相关软件创建3D投影，描绘患者术中获取的解剖结构相关的手术器械。图片版权归Brainlab所有，经许可使用

了其应用于脊柱微创手术的安全性、准确性及工作效率[9~11]。

3D 实时渲染实现了 3D 解剖结构的简单概念化及高精准度。在椎弓根螺钉置入过程中，外科医师可以同时监测轴位、矢状位及冠状位视图以确保螺钉的最佳轨迹（图1.4）。此外，对于置钉完毕但尚未离室的患者进行 CT 扫描可使位置不当的螺钉即刻得到调整，避免了重返手术室（operating room，OR）及其所带来的额外经济花费[12]。在脊柱的所有区域，使用导航系统（相比于非导航技术）与椎弓根破裂风险显著相关[13]。其显著缺点主要包括较高的前期设备成本以及手术流程的学习曲线陡峭。Sclafani等报道了使用 3D 导航手术速度相关的学习曲线，并发现在整个学习过程中使用该技术均可保证置钉的高精确性[14]。

1.5 机器人导航

机器人辅助的脊柱手术基于计算机生成的 3D 导航技术，通过机器人手臂（固定在地板或手术台面上）将螺钉按照事先预期的进钉点及轨迹完成置入。有研究报道其操作困难，学习曲线陡峭[15]，但可达到较高的椎弓根钉置入精确度[16]。机器人技术的主要缺陷在于其对术前图像采集及术前计划的依赖性。兼备术中采集、图像处理功能的下一代机器人有可能拓宽机器人技术的应用。图 1.5 为将机器人手臂与锥形束 CT 结合的示例以及真实术中 CT（扇形束）的示例。

1.6 增强现实和虚拟现实

增强现实是通过术中显微镜或专用护目镜将投影叠加到 OR 中可视化的解剖结构上，主要用于识别术区解剖结构、理想的螺钉位置、置钉轨迹和损伤部位。此外，该技术还可将术前 MRI 扫描得到的相关结构与术中获取的 CT 图像相结合。将刚性参考阵列固定在显微镜上，可以在正确的解剖结构上以 3D 形式观察到这些投影（图1.6）。在脊柱微创手术中，由于手术大多通过较小的管道完成，而且通常无法直接达到责任病灶，而增强现实的应用为外科医师在寻找轨迹及解剖结构方面提供了导向作用。例如，在微创通道下经椎间孔腰椎椎体间融合术中，通过显微目镜将解剖标志投影到理想位置可轻松完成钉道规划及再定位（图1.7）。在观察到硬膜内肿瘤及其整个切除过程中，通过显微目镜可以清晰地观察到其理想化的位置及边界（图1.8）。这项技术更广泛的应用价值仍在积极探索中[17,18]。

虚拟现实能够在安全的环境中模拟真实世界的具体情况，因此虚拟现实在各种医疗环境、其他行业模型、教学和培训等领域已被广泛应用。一项探索术前通过 VR 技术制订术中经椎弓根的切除范围计划的研究表明，术前确定 VR 技术于

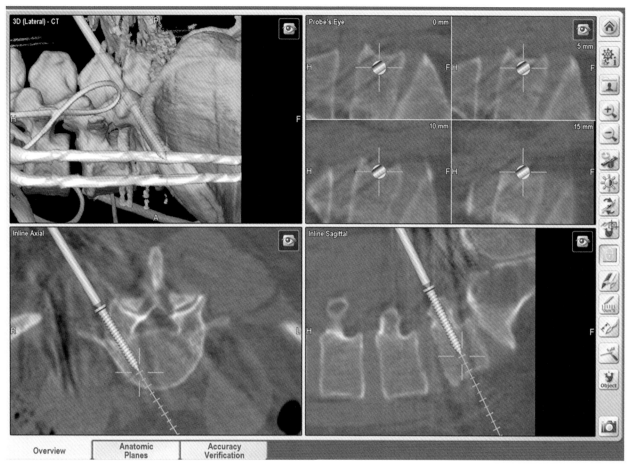

图1.4　术中监视器显示3D导航椎弓根螺钉放置过程中的3D渲染和器械跟踪

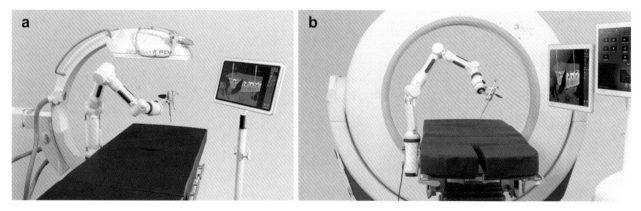

图1.5　将机器人手臂与术中成像集成的术中设置示例。a.Ziehm©锥形束CT和Circ©Brainlab机器人手臂固定在手术台上；b.机器人手臂固定在手术台上，后方为真实的术中AIRO©CT。图片版权归Brainlab所有，经许可使用

骨移除程度和锥弓根直径的能力均令人满意，且无严重并发症发生[19]。它的教育潜力在一项研究中被阐明，该研究表明，与传统方式相比，参与VR模拟的学员在颈椎侧块螺钉置入准确性方面有所提高[20]。

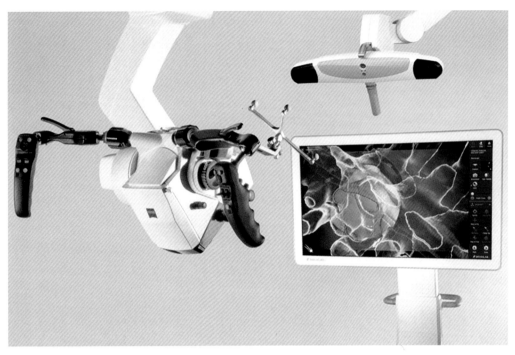

图 1.6 术中显微镜与刚性固定的参考阵列，由红外摄像机跟踪，以允许增强现实投影在显微镜目镜中实时可见。图片版权归Brainlab所有，经许可后使用

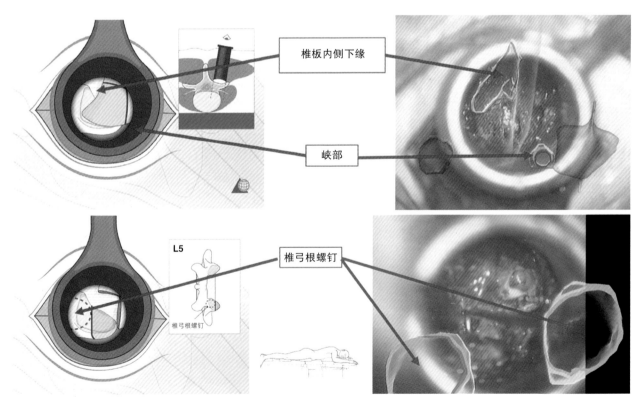

图 1.7 经椎间孔腰椎椎体间融合术中标志的可视化。左图：突出显示微创通道经椎间孔腰椎椎体间融合术中管状牵开器与重要标志物的方向和关系的图示。右图：微创通道经椎间孔腰椎椎体间融合术中通过手术显微镜的术中视图，通过增强现实覆盖手术标志

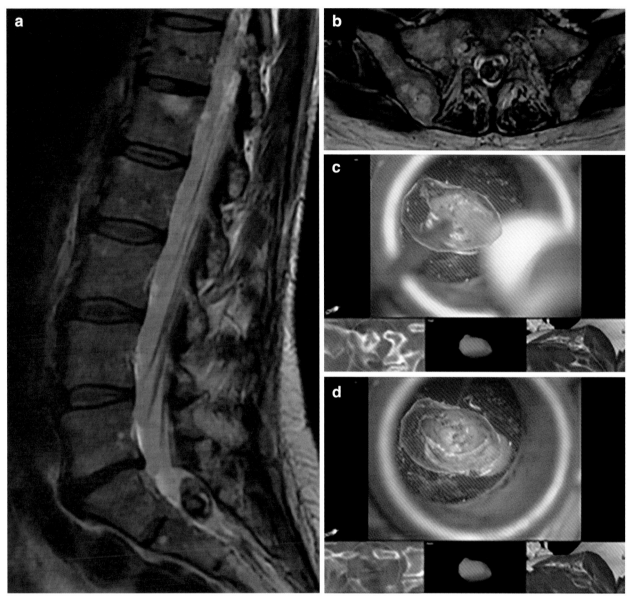

图 1.8　矢状面（a）和轴面（b）T2加权MRI显示骶骨神经鞘瘤。在这些术前获取的扫描图像与术中获取的CT共同配准后，叠加了增强现实投影。c.肿块的通道入路，蓝色投影表示肿块的位置和边界；d.显微镜下观，间隔切除肿块。术前可视化的肿块边界和位置用蓝色叠加

1.7　结论

在过去的 30 年中，脊柱手术发生了迅速的革新，特别是手术器械的更新和微创技术的推进，这在很大程度上是基于图像的导航技术发展而促成的。为了提高手术的效益和效率，并通过提高精确度改善患者预后和减少手术团队的辐射暴露，新技术已迅速地融入手术室。增强现实技术目前正在接受严格测试，并显示出其进一步改进脊柱手术的潜力，虚拟现实技术正在开发中，以培训下一代脊柱外科医师。

参考文献

1. IMADA A O, HUYNH T R, Drazin D. Minimally invasive versus open laminectomy/discectomy, transforaminal lumbar, and posterior lumbar interbody fusions: a systematic review[J]. Cureus, 2017, 9(9): e1488.

2. NERLAND U S, JAKOLA A S, SOLHEIM O, et al. Minimally invasive decompression versus open laminectomy for central stenosis of the lumbar spine: pragmatic comparative effectiveness study[J]. BMJ, 2015, 350: h1603.

3. FAN Y, DU J, ZHANG J, et al. Comparison of accuracy of pedicle screw insertion among 4 guided technologies in spine surgery[J]. Med Sci Monit, 2017, 23: 5960-5968.

4. HEINI P, SCHÖLL E, WYLER D, et al. Fatal cardiac tamponade associated with posterior spinal instrumentation: a case report[J]. Spine, 1998, 23(22): 2226-2230.

5. MOBBS R J, RALEY D A. Complications with K-wire insertion for percutaneous pedicle screws[J]. J Spinal Disord Tech, 2014, 27(7): 390-394.

6. TIAN N F, WU Y S, ZHANG X L, et al. Minimally invasive versus open transforaminal lumbar interbody fusion: a meta-analysis based on the current evidence[J]. Eur Spine J, 2013, 22(11): 1741-1749.

7. FOLEY K T, SIMON D A, RAMPERSAUD Y R. Virtual fluoroscopy: computer-assisted fluoroscopic navigation[J]. Spine, 2001, 26(4): 347-351.

8. LIAN X, NAVARRO-RAMIREZ R, BERLIN C, et al. Total 3D airo® navigation for minimally invasive transforaminal lumbar interbody fusion[J]. Biomed Res Int, 2016, 2016: 7254706.

9. JANSSEN I, LANG G, NAVARRO-RAMIREZ R, et al. Can fan-beam interactive computed tomography accurately predict indirect decompression in minimally invasive spine surgery fusion procedures?[J]. World Neurosurg, 2017, 107: 322-333.

10. NAVARRO-RAMIREZ R, LANG G, LIAN X, et al. Total navigation in spine surgery: a concise guide to eliminate fluoroscopy using a portable intraoperative computed tomography 3-dimensional navigation system[J]. World Neurosurg, 2017, 100: 325-335.

11. HUSSAIN I, NAVARRO-RAMIREZ R, et al. 3D navigation-guided resection of giant ventral cervical intradural schwannoma with 360-degree stabilization[J]. Clin Spine Surg, 2018, 31(10): E257-E265.

12. LUTHER N, IORGULESCU J B, GEANNETTE C, et al. Comparison of navigated versus non-navigated pedicle screw placement in 260 patients and 1434 screws: screw accuracy, screw size, and the complexity of surgery[J]. J Spinal Disord Tech, 2015, 28(8): E298-E303.

13. TORRES J, JAMES A R, ALIMI M, et al. Screw placement accuracy for minimally invasive transforaminal lumbar interbody fusion surgery: a study on 3-D neuronavigation-guided surgery[J]. Glob Spine J, 2012, 2(3): 143-152.

14. SCLAFANI J A, REGEV G J, WEBB J, et al. Use of a quantitative pedicle screw accuracy system to assess new technology: initial studies on O-arm navigation and its effect on the learning curve of percutaneous pedicle screw insertion[J]. SAS J, 2011, 5(2): 57-62.

15. HU X, LIEBERMAN I H. What is the learning curve for robotic-assisted pedicle screw placement in spine surgery?[J]. Clin Orthop Relat Res, 2014, 472(12): 1839-1844.

16. FAN Y, DU J P, LIU J J, et al. Accuracy of pedicle screw placement comparing robot-assisted technology and the free-hand with fluoroscopy-guided method in spine surgery: an updated meta-analysis[J]. Medicine, 2018, 97(29): e10970.

17. CARL B, BOPP M, SASS B, et al. Microscope-based augmented reality in degenerative spine surgery: initial experience[J]. World Neurosurg, 2019, 128: e541-e551.

18. ELMI-TERANDER A, BURSTRÖM G, NACHABE R, et al. Pedicle screw placement using augmented reality surgical navigation with intraoperative 3D imaging: a first in-human prospective cohort study[J]. Spine, 2019, 44(7): 517-525.

19. ARCHAVLIS E, SCHWANDT E, KOSTERHON M, et al. A modified microsurgical endoscopic-assisted transpedicular corpectomy of the thoracic spine based on virtual 3-dimensional planning[J]. World Neurosurg, 2016, 91: 424-433.

20. GOTTSCHALK M B, YOON S T, PARK D K, et al. Surgical training using three-dimensional simulation in placement of cervical lateral mass screws: a blinded randomized control trial[J]. Spine J, 2015, 15(1): 168-175.

导航引导下单体位侧入路手术　2

2.1　简介

近年来，侧路腰椎椎体间融合术（lateral lumbar interbody fusion，LLIF）作为一种微创融合方式越来越受欢迎。1997 年，Mayer 描述了第一例腰大肌前外侧入路的腰椎手术[1]。2006 年，Ozgur 等报道经腰大肌入路得到了良好的结果[2]。无论哪种入路，LLIF 都是腰椎滑脱所致的机械性腰背痛、既往有融合史邻椎病、假关节病以及冠状位畸形矫正的理想选择。其优势在于神经的间接减压、高融合率，以及椎旁肌肉、后方韧带复合体的良好保护。此外，相比于斜外侧腰椎椎体间融合术（oblique lumbar interbody fusion，OLIF），这种方法还避免了大血管以及对于腹部器官的操作。如果选择合适的融合器，其下沉的风险极低[3]。侧入路已成为腰椎椎体间融合术的一种极具吸引力的选择。

侧入路可以置入较大切迹及表面积的内植物，并跨越骨突环，为融合提供最大支持。然而，单独放置不固定的融合器存在移植物移位或移植物脱出的风险，从而导致内脏或血管损伤。此外，单独放置融合器而不固定会增加假关节病的风险[4]。基于单纯外侧椎体间融合器置入的早期失败案例，许多外科医师选择补充固定，包括将侧方钢板及螺钉插入到椎体的上下两侧。此外还包括一体式融合器 / 螺钉置入、单或双侧椎弓根螺钉固定。传统上，接受侧方椎间融合器置入的患者最初采用侧卧位，之后采用俯卧位以进行后路内固定。俯卧位虽然为大多数外科医师所熟悉，但其会伴随与身体前部压力相关的风险，包括心血管和肺损害、口咽肿胀、腹腔间隔室综合征和腹腔内压力增加导致的出血增加[5]。术中改变体位的另一个缺点在于其会延长手术时间。基于以上原因，在患者保持侧卧位的情况下，于单体位完成侧入路椎间融合器置入、后路椎管减压及椎弓根螺钉内固定术已成为一项引人注目的技术。

2.2　单体位侧入路手术的相关报道

Drazin 等于 2015 年首次报道了一系列接受单体位侧入路手术的病例资料[6]。作者回顾性分析了 20 例患者，其中 10 例先侧卧手术后俯卧，而另外 10 例则以单体位接受手术，然后根据年龄、体重指数（body mass index，BMI）和疾病类型平衡各队列后，发现单体位侧入路手术平均手术时间显著减少（平均每例 60 min），在失血、住院时间、临床或影像学结果方面未观察到显著差异。在这项研究中，椎弓根螺钉在 X 线透视下置入。依据他们的经验，当手术涉及两个节段以上的脊柱时，单体位手术的优势就丧失了。他们还指出单体位侧入路手术在肥胖患者中具有独特的优势，但这一人群同样面临着透视不佳的技术挑战。此外对于椎弓根较窄且旋转的病例不能采用该技术，因为侧方椎弓根钉置入可能是一个挑战。

2018 年 Blizzard 等 [7] 对 72 例患者进行了连续病例评估，这些患者接受了 OLIF 或 LLIF，同时以侧卧位接受椎弓根钉内固定术。其中大多数患者（65/72）接受了单节段锥体间置入，然后在透视下进行了双侧椎弓根螺钉内固定。平均手术时间 87.9 min，每枚置入时间平均为 5.9 min。85% 的患者进行了术后 CT 扫描，断钉率为 5.1%，椎弓根（依靠侧）上侧或下侧的破裂率无明显变化趋势。其中 2 例患者因螺钉断裂而再次接受神经根病手术，症状在最后一次随访时得到缓解。作者根据其经验报道，侧卧位下通过透视置入椎弓根螺钉的学习曲线并不陡峭，但与上腰椎相比，由于缺乏良好的对接平面，侧位下第一骶椎的螺钉置入更具挑战性。具体来说，作者在这项研究中提到的固有困难是腰骶交界处的关节突关节及横突均不明显。有趣的是，2 例早期单体位侧入路病例，尽管椎弓根钉置入存在明显的挑战，尤其是对于下位椎弓根的置钉，但导航技术却尚未应用于此。

尽管有几个单体位手术的病例系列，但很少有研究将接受单一体位手术患者与术中调整体位的患者进行比较。Ziino 等将接受单体位 LLIF 和侧卧位中转俯卧位 LLIF 的患者进行了比较 [8]。若患者仅接受 LLIF，而没有接受后路腰椎椎体间融合术（posterior lumbar interbody fusion，PLIF）、经椎间孔腰椎椎体间融合术（transforaminal lumbar interbody fusion，TLIF）或前路腰椎椎体间融合术（anterior lumbar interbody fusion，ALIF）等辅助手术，则会纳入研究，但责任节段的上下节段融合的患者未排除在外。单体位组（ $n = 42$ ）和双体位组（ $n = 24$ ）在患者人口统计学、失血量、住院时间、出血量、术前和术后脊柱前凸角方面无差异。然而，作者发现单体位手术组比双体位手术组手术时间显著减少了 44 min。且单侧椎弓根螺钉固定相比于双侧固定可节省

27 min 的手术时间。与早期研究相比，首次阐明了单体位手术的理论优势。与其他单体位手术研究相同，椎弓根内固定均是在没有导航的情况下经皮进行的。重要的是，这项研究还发现术前和术后的脊柱前凸程度没有差异，这表明俯卧位并不促进脊柱前凸。即使有这些令人满意的结果，但仍需要更多的研究来比较这些技术。表 2.1 总结了已发表的 5 项研究，共 183 例患者 [6~10]。

2.3 导航下单体位侧入路手术

自透视引导椎弓根螺钉置入以来，导航系统在脊柱外科中已变得无处不在。基于锥形束或扇形束的 3D 导航系统应用广泛。此外，椎弓根螺钉系统现在包括了通过集成导航或机器人辅助 [9] 促进单步螺钉置入的平台。在我们的机构，我们使用导航单步椎弓根螺钉置入的方法。手术方法及病例总结如下。

2.4 通用技术

一期手术均在全身麻醉和神经监测下进行。我们使用一体式术中 CT 导航和 Trumpf 手术台。一期手术的标准工作流程中，首先将患者侧卧位放置以进行椎间工作，并通过透视来规划和置入融合器，然后通过术中 CT 扫描来导航椎弓根螺钉。

2.5 定位及侧入路椎间融合器置入

患者侧卧位于手术台上，术侧朝上。注意将患者安全地固定在手术台上。放置一个小的腋窝卷以保护臂丛神经，在依靠侧使用一个小的髋侧卷，用来诱导轻微的侧屈，以远离入路一侧（图 2.1）。该操作稳定了手术导航部分的脊柱，有助于进入 $L_{4~5}$ 处的椎间盘空间，该空间可能会被髂峰遮挡，而对于上腰椎则可能被肋骨

表 2.1　评价单体位手术（single position surgery，SPS）的研究

作者（年）	研究设计	患者人数	LLIF 与 OLIF 的 SPS 比较	影像学模态	置钉时间或手术时间（min）	螺钉断裂数	螺钉断裂后的翻修手术数
Drazin（2015）	回顾性研究	10[c]	LLIF	术中 X 线	190.3（双体位组）130.5（单体位组）	1[a]	1
Blizzard（2018）	回顾性研究	72	二者	术中 X 线	每螺钉 5.9 min	13/254（5.1%）	2(2.8%)
Ziino（2018）	回顾性研究	42[b]	LLIF	术中 X 线	226±74.9（双体位组）149.2±53.2（单体位组）	未指明	2(4.7%)
Sellin（2018）	回顾性研究	4	OLIF	术中 CT	138 ± 16.7[d]	2	1
Huntsman（2019）	回顾性研究	55	LLIF	机器人辅助下的术中 CT 或术前 CT	155.7 ± 42[d]	0	0

注：
a. 1 例采用双体位（侧卧位和俯卧位）的患者发生了螺钉断裂。
b. 单体位 42 例，双体位 24 例。
c. 单体位 10 例，双体位 10 例。
d. 没有重新定位的对照组。

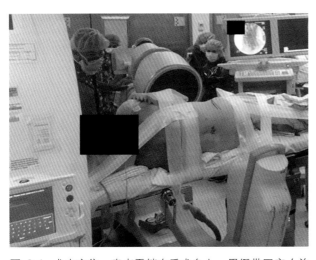

图 2.1　术中定位。患者平躺在手术台上，用绷带固定（并垫好），以防止融合器和螺钉放置期间移动。请注意，整个腰椎后表面暴露在外，以允许椎弓根螺钉进入两侧。将患者放置在尽可能靠近手术台边缘的位置，以避免由于手术台的阻碍而导致下椎弓根螺钉意外错位

遮挡。在椎间融合操作完成后，将患者的手臂以肘屈位 90° 放于衬垫上以便于术前椎弓根螺钉导航系统获取 CT 扫描数据。此外，患者的位置应尽可能靠近手术台边缘，以确保能够将椎弓根螺钉放置在相关（下侧）椎弓根中，而不会受到手术室手术台的阻碍。患者靠近手术台边缘的位置应确保无菌以及腰椎区域的最大表面积可用，以获得从外侧到内侧的必要轨迹，以便将椎弓根螺钉放置到相关（下侧）椎弓根中。一旦患者被衬垫并固定在手术台上，引入术中透视，患者和手术台会被适当旋转以获得椎间盘空间的正交视图。随后 LLIF 以标准方式执行[11]。

我们的经验主要是在放置椎弓根螺钉时，仅使用透视和 3D 导航进行，直接横向置入椎体间融合器。LLIF 按照标准方式单独使用荧光镜进行。放置椎间融合器后，将导航参考列阵固定到髂嵴上，并获得术中 CT 数据，以进行导航下

螺钉置入及必要的椎管减压操作。LLIF 后获取术中 CT 从而确定融合器的位置。此外，椎间盘切除术和椎体间融合器放置的操作，可能会使参考系发生移位，如果在此之前进行扫描，则导航会变得不准确。

术中透视及 CT 的最佳使用时机仍存在争议，仍是需积极探讨的话题[12]。与 LLIF 一样，一些外科医师采用腰大肌前入路进行椎体间置入，使用导航进行后路椎弓根螺钉置入。以笔者（RN）的经验来说，如果使用腰大肌前入路并确认责任椎间盘的位置，使用导航有助于手术规划。环形切除术、椎间盘切除术和终板准备与直接侧向入路相似，但由于使用导航平台的限制，可能导致椎体间融合器尺寸过小。术中透视可用于优化椎体间融合器的适配和最佳位置，以促进融合。

2.6 导航下椎弓根螺钉置入

一旦获取了最终的透视图像，髂嵴即可通过

LLIF 切口被触及，并放置于导航参考阵列。将手术台向远离术者的方向旋转 10°~15°，使椎弓根对齐并置入螺钉（图 2.2）。此外，患者的旋转可确保导航精度，因为患者的身体位置与螺钉置入下椎弓根的位置一致。根据笔者的经验，如果患者在导航扫描后进行旋转时保持中立位，可能会导致导航不准确和螺钉错位，从而增加神经损伤的风险。之后进行术中 CT 扫描，并将数据发送到导航系统。根据手术医师的喜好，可以使用导航进行单侧椎弓根螺钉固定或双侧椎弓根螺钉固定。如果进行双侧固定，建议先在下侧椎弓根上放置螺钉，以减少导航不准的可能。使用导航指针，确定每个椎弓根的进入点以及从外侧到内侧的轨迹（图 2.3）。可以将每个椎弓根螺钉的最佳轨迹进行标记。对于单期手术，我们通常使用一个带有克氏针的单步椎弓根钉置入系统。在皮肤上做一个线性切口，然后用电刀切开。建议筋膜切口比实际皮肤切口要长，以防止软组织压力改变螺钉轨迹。这一点对于侧卧位置钉尤为重要，因为在重力和软组织压力影响下，尽管

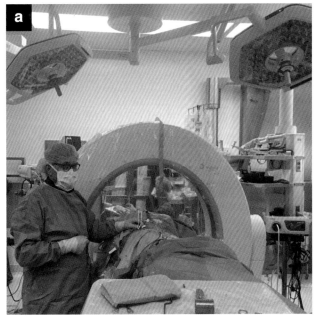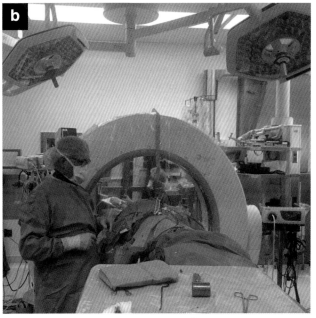

图 2.2 髂嵴导航阵列通过与椎体间融合器相同的切口放置。a.髂嵴导航阵列固定；b.在获得术中 CT 扫描之前，手术台应远离外科医师倾斜 10°~15°，以使下椎弓根处于最佳对齐状态，以便放置螺钉

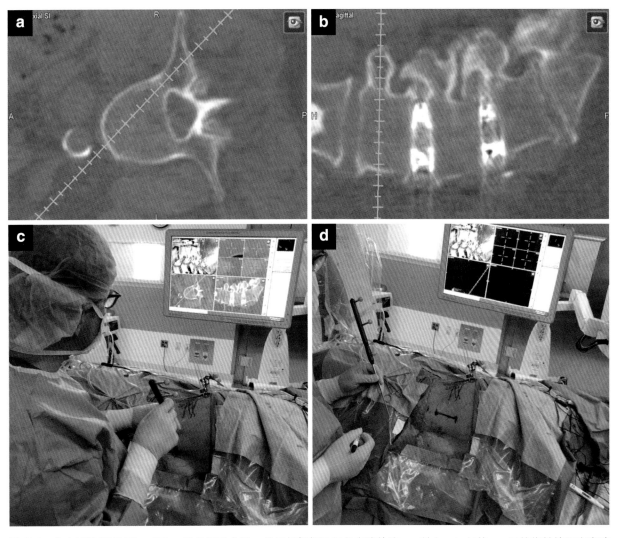

图 2.3 术中导航CT显示L_{3~4}和L_{4~5}椎体间融合器，椎弓根螺钉呈绿色直线轨迹。a.轴向；b.矢状；c.导航指针放置在皮肤表面，以确定螺钉轨迹；d.标记线性切口

导航相对准确，但可能会无意中改变最终的螺钉轨迹。钝性分离并触诊小关节突及横突。通过上下滚动导航杆来调整导航的精度。螺钉的轨迹与初始计划相匹配，并在必要时进行调整，此时则需选择螺钉的直径和长度。当开始穿刺时，通常从最尾端的下侧椎弓根开始，并在此处检查导航精度。如果在尾端椎弓根上的导航被认为是准确的，那么头端椎弓根（离导航阵列最远）也是准确的。或者，如果使用单侧椎弓根固定，则使用最外侧的椎弓根检查准确性，因为它距离参考阵列最远。对于首次使用该技术的从业者，建议检查所有椎弓根的导航精度，以确保每个椎弓根螺钉的精度。然后，使用开口器将尖端带有克氏针的椎弓根螺钉（图2.4）插入椎弓根，并将其打入骨皮质。缓慢拧螺钉进入骨松质，结合导航屏幕以确定螺钉深度。一旦螺钉尖端进入椎体，手术医师需移开双手并进行"脱手"测试，以确认椎弓根螺钉的轨迹。将螺钉推进到其最终位置，并拆下克氏针和导航手柄。对所有下侧螺钉和上侧螺钉重复上述步骤。一旦导航系统出现误差，则暂不置钉，需重新行CT检查以确定其准确性。

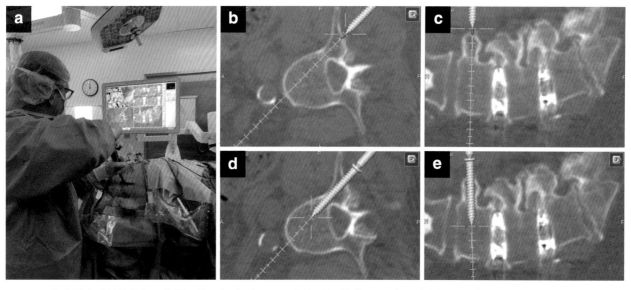

图 2.4 将附带克氏针的螺钉一起推入椎弓根（a）。一旦螺钉进入椎体，K形钢丝会被取出，螺钉被推进到其最终位置。根据需要，对其他椎弓根重复该过程。b.螺钉起点轴向图；c.螺钉起点矢状图；d.导航螺钉推进轴向图；e.导航螺钉推进矢量图

2.7 案例展示

2.7.1 病例 1

患者女，71 岁，腰背部伴右下肢足背疼痛。疼痛视觉模拟评分法（visual analogue scale，VAS）评分10分，Oswestry 功能障碍指数（Oswestry disability index，ODI）48 分。值得注意的手术史为曾行 $L_{4~5}$ 椎板切除术，并因腿部疼痛放置了脊髓刺激器。神经系统检查中值得注意的是，一次陈旧性脑血管意外导致的右足无力。由于存在刺激器，CT 脊髓造影显示 $L_{3~4}$、$L_{4~5}$ 椎间盘退行性疾病，伴有严重的神经间孔狭窄，椎间盘 – 骨赘复合体压迫右侧 L_4 神经出口（图 2.5）。由于患者已知有心脏病史，并且为了尽量缩短手术时间，患者接受了 $L_{3~4}$、$L_{4~5}$ 单一体位的侧方腰椎椎体间融合术，随后在上方的椎弓根上进行了 $L_{3~5}$ 单侧椎弓根固定。存在的骨性椎间盘骨赘复合体引起的神经根压迫是使用导航进行 L_4 出口神经管状减压的基本原理。患者术后情况良好，右腿疼痛消失。最后的正位（AP）X 线片显示合适的融合器和螺钉置入位置，如图 2.5 所示。

在我们的经验中，对于 1~2 节段融合，单侧螺钉置入可以提供足够的稳定性，除非有明显的脊椎滑脱或部分缺损（在这种情况下，我们倾向于双侧椎弓根螺钉置入）。

2.7.2 病例 2

患者男，73 岁，腰背部及臀部疼痛。主诉左腿无力，站立、行走或运动时背部和腿部疼痛加重，坐位或身体前倾时症状减轻。值得注意的是，神经系统检查显示髋关节屈曲，膝关节伸直时的肌力为 4+/5，左大腿直径比右大腿小约 2.5 cm。术前 MRI（图 2.6）显示从 $L_2~S_1$ 的严重退变性椎间盘疾病，在 $L_{2~3}$ 和 $L_{3~4}$ 有双侧隐窝狭窄。左侧 $L_{2~3}$ 水平也有滑膜囊肿。术前动态 X 线显示 $L_{2~3}$ 水平不稳定（图 2.6）。患者的影像学和神经系统检查结果提示，是由于不稳定和滑膜囊肿压迫左侧 L_3 神经而引起的神经根病和无力，最后导致机械性背部疼痛。因此，患者接受左侧两个节段入路 $L_{2~3}$、$L_{3~4}$ 的 LLIF，单侧椎

弓根螺钉固定，直接左侧 $L_{2~3}$ 椎板切除和滑膜囊肿切除。在患者侧卧位时放置管状拉钩，产生与患者俯卧位时相似的显微镜视图（图 2.7）。患者的疼痛和无力症状在术后得到缓解，并且在术后 1 年恢复良好，没有复发和并发症（图 2.6）。

2.7.3 病例 3

患者男，60 岁，因右侧臀部和大腿前部疼痛数月就诊。患者表示，静息时有明显的背部疼痛，

活动时疼痛加重。在神经源性跛行出现的前几个月，患者有腰椎椎板切除术病史。神经系统检查完整，无运动无力。患者腰椎 MRI 显示 $L_{3~4}$、$L_{4~5}$ 和 L_5~S_1 椎间盘明显退变，$L_{3~4}$ 水平出现后滑脱，$L_{3~4}$ 右侧椎间盘突出。动态 X 线片显示不稳定（图 2.8）。AP 视图显示 $L_{3~4}$ 和 $L_{2~3}$ 水平的冠状位畸形和两个节段的侧方滑脱。患者有机械性腰痛、腰椎管狭窄伴椎间盘突出和冠状面畸形，之后接受了一期右侧 LLIF，导航下在 $L_{2~4}$ 置入椎弓根螺钉。此外，在 $L_{3~4}$ 水平进行了直接减压

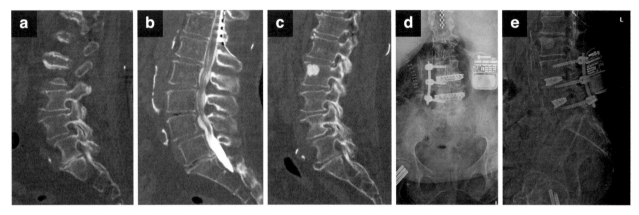

图 2.5 术前CT脊髓造影：左孔视图（a）、中线视图（b）和右孔视图（c）。扫描显示椎间盘退变伴有 $L_{4~5}$ 滑脱。$L_{3~4}$ 和 $L_{4~5}$ 有中度中央狭窄，椎间盘骨赘导致严重的右侧 L_4 椎间孔狭窄。术后即刻的前后位（d）和侧位（e）立位X线片显示 $L_{3~4}$ 和 $L_{4~5}$ 的椎体间融合器，右侧跨 $L_{3~5}$ 的单侧椎弓根螺钉。注意：由于脊髓刺激器不兼容，CT脊髓造影可代替MRI

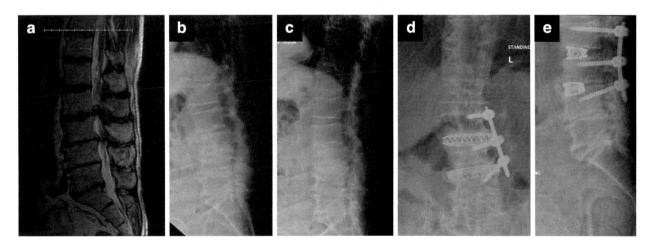

图 2.6 术前T2加权MRI扫描显示整个腰椎的退行性改变，在 $L_{2~3}$ 和 $L_{3~4}$ 级别狭窄最严重。仔细检查轴位MRI（未显示）和矢状位MRI（a）上的 $L_{2~3}$ 水平，发现双侧小关节内有液体，左侧有滑膜囊肿，严重狭窄。屈曲（b）和伸展（c）的动态X线片显示 $L_{2~3}$ 处存在活动性腰椎滑脱。术后即刻AP（d）和侧位（e）图显示 $L_{2~4}$ 和 $L_{3~4}$ 处椎体间融合器的硬件完整，左侧后椎弓根固定跨越 $L_{2~4}$

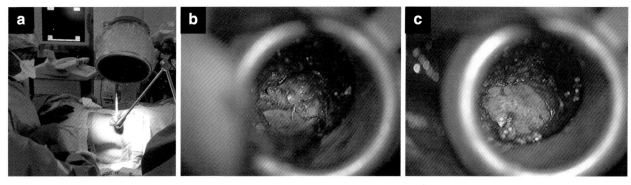

图 2.7　a.患者侧位放置管状牵开器；b, c.侧卧位时管状牵开器的显微视图。导航杆用于制作更内侧的筋膜切口，以放置尺寸不断增大的连续管状扩张器；滑膜囊肿使硬脊膜囊变形（b），囊肿引流后可见减压（c）

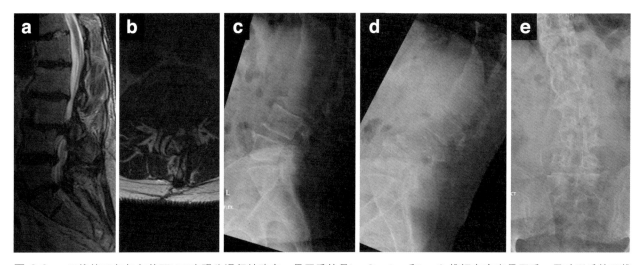

图 2.8　a.腰椎的T2加权矢状面MRI表现为退行性改变，最严重的是L₃~S₁，L₃~₄和L₅~S₁椎间盘突出最严重，导致严重的腰椎狭窄。b.L₃~₄水平轴向MRI显示关节间隙增大，伴椎间盘突出导致严重的椎管和侧隐窝狭窄。动态屈曲（c）和伸展（d）X线片显示L₃~₄水平滑脱。e.腰椎AP视图显示冠状位畸形，L₃~₄和L₂~₃水平存在侧方滑脱

和显微椎间盘切除术。术后 1 年，患者的背部疼痛和右腿疼痛消失，神经功能恢复完好（图 2.9）。

2.7.4　病例 4

　　患者男，68 岁，因腰痛就诊，疼痛向臀部后侧放射，左右大腿后侧交替出现。患者还诉中轴性腰痛，站立和行走时加重。患者 3 年前诊断为 L₄ 和 L₅ 的 I 度腰椎滑脱伴急性椎间盘突出引起的神经根病，之后进行了 L₄~₅ TLIF。神经系统

检查完整，无运动无力。腰椎 MRI 显示 L₃~₄ 和 L₅~S₁ 椎间盘退行性疾病，左侧 L₃~₄ 和右侧 L₅~S₁ 有严重的神经孔狭窄（图 2.10）。动态 X 线片未见不稳定。由于 L₃~₄ 和 L₅~S₁ 融合前后有明显的椎间盘病变，患者有轴性腰痛和神经孔压迫，接受单期左侧 L₅~S₁ 外侧 ALIF、L₃~₄ LLIF 和 L₃~S₁ 后路内固定翻修术。患者术后恢复良好，背部和腿部疼痛得到改善。术后 1 年的 X 线检查见图 2.11。

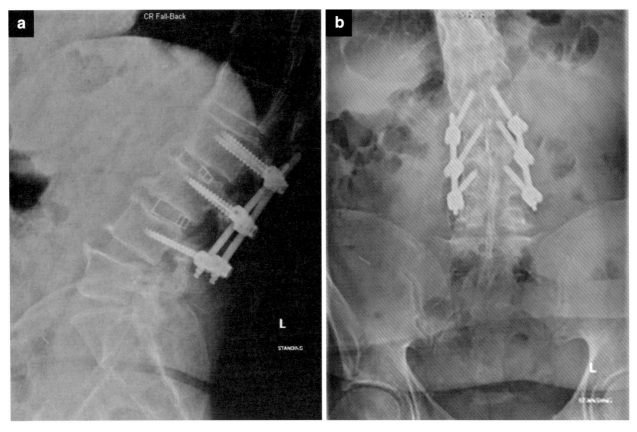

图 2.9　术后1年的侧位（a）前后位（b）X线片，有2个移植物间融合的证据。在AP视图上，与术前相比，冠状面缺损的改善和侧位粘连的减少效果满意

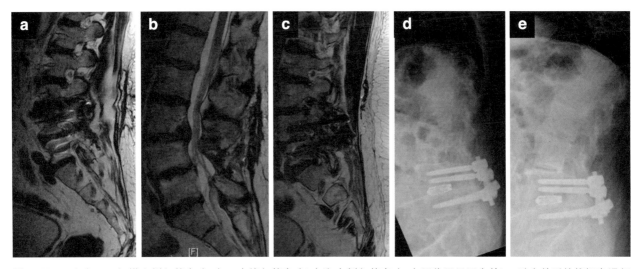

图 2.10　T2加权MRI扫描左侧矢状旁（a）、中线矢状旁（b）和右侧矢状旁（c）图像显示了先前L$_{4~5}$融合前后的椎间盘退行性病变。L$_{3~4}$处存在严重左侧椎间孔狭窄，L$_{5}$~S$_{1}$处存在严重右侧椎间孔狭窄。术前屈曲（d）和伸展（e）X线片显示无动态不稳定证据。可见之前的L$_{4~5}$ TLIF内固定器械，无故障或移植物下沉

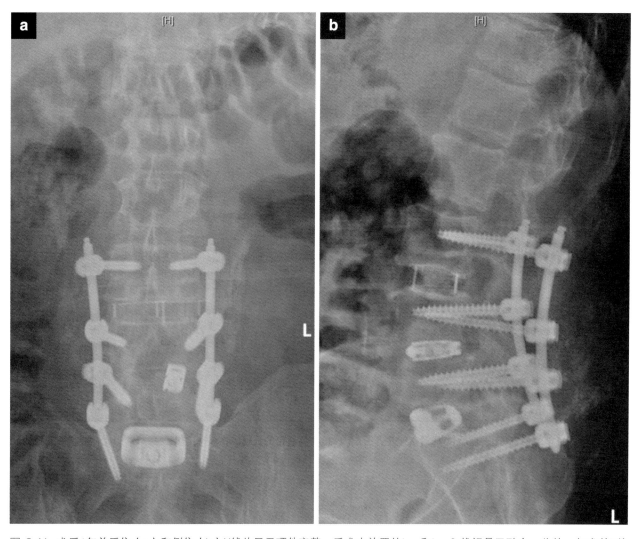

图 2.11 术后1年前后位（a）和侧位（b）X线片显示硬件完整，手术中放置的$L_{3\sim4}$和$L_5\sim S_1$椎间骨已融合。此外，与术前X线片相比，腰椎前凸加重

参考文献

1. MAYER H M. A new microsurgical technique for minimally invasive anterior lumbar interbody fusion[J]. Spine, 1997, 22(8): 691-700.

2. OZGUR B M, ARYAN H E, PIMENTA L, et al. Extreme lateral interbody fusion (XLIF): a novel surgical technique for anterior lumbar interbody fusion[J]. Spine J, 2006, 6(4): 435-443.

3. LANG G, NAVARRO-RAMIREZ R, GANDEVIA L, et al. Elimination of subsidence with 26-mm-wide cages in extreme lateral interbody fusion[J]. World Neurosurg, 2017, 104: 644-652.

4. CASSIDNELLI E H, WALLACH C, HANSCOM B, et al. Prospective clinical outcomes of revision fusion surgery in patients with pseudarthrosis after posterior lumbar interbody fusions using stand-alone metallic cages[J]. Spine J, 2006, 6(4): 428-434.

5. KWEE M M, HO Y H, ROZEN W M. The prone position during surgery and its complications: a systematic review and evidence-based guidelines[J]. Int Surg, 2015, 100(3): 292-303.

6. DRAZIN D, KIM T T, JOHNSON J P, et al. Simultaneous lateral interbody fusion and posterior percutaneous instrumentation: early experience and technical considerations[J]. Biomed Res Int, 2015, 2015: 458284.

7. BLIZZARD D J, THOMAS J A. MIS single-position lateral and oblique lateral lumbar interbody fusion and bilateral pedicle screw fixation: feasibility and perioperative results[J]. Spine,

2018, 43(6): 440-446.

8.　ZIINO C, KONOPKA J A, AJIBOYE R M, et al. Single position versus lateral-then-prone positioning for lateral interbody fusion and pedicle screw fixation[J]. J Spine Surg, 2018, 4(4): 717-724.

9.　HUNTSMAN K T, RIGGLEMAN J R, AHRENDTSEN L A, et al. Navigated robot-guided pedicle screws placed successfully in single-position lateral lumbar interbody fusion[J]. J Robot Surg, 2020, 14(6): 643-647.

10.　SELLIN J N, MAYER R R, HOFFMAN M, ROPPER A E. Simultaneous lateral interbody fusion and pedicle screws (SLIPS) with CT-guided navigation[J]. Clin Neurol Neurosurg, 2018, 175: 91-97.

11.　HOOD B, VANNI S. Minimally invasive extreme lateral trans-psoas approach to the lumbar spine: applications and techniques[J]. Spine Surg, 2012, 6: 368-377.

12.　PARK P. Three-dimensional computed tomography-based spinal navigation in minimally invasive lateral lumbar interbody fusion: feasibility, technique, and initial results[J]. Neurosurgery, 2015, 11(Suppl 2): 259-267.

脊柱微创手术的六个基础　　3

腰痛是全球范围内导致健康生命损失率上升的主要原因，随着人类平均年龄的延长，该数字将持续增加[1]。腰背部疼痛的日益普遍导致各种脊柱外科手术随之增加——从融合手术到门诊脊柱微创手术[2]。得益于众多正面报道，脊柱微创技术的进展尤其迅速，其优势包括可以很好地保护正常组织，降低术后疼痛的发生率，缩短住院时间，减少短期和长期并发症以及相关的医保费用[3]。脊柱微创手术在患者满意度方面显示出了对于传统开放手术的优势，这一趋势进一步提升了更多的患者对微创技术的需求[4]。

随着脊柱微创技术的数量和种类的增加，其命名的复杂性也随之增加。简单起见，我们使用最常见的术语——脊柱微创手术（minimally invasive spine surgery，MISS）来描述所有符合 AOSpine 制定的分类指南的手术，因此，MISS 是一种可以减少局部组织损伤和全身手术应激，能够使患者早日恢复功能，争取比传统术式预后更好的技术和方法[5,6]。

3.1　脊柱微创手术未足的潜力

仅在美国，每年约有 100 万例脊柱手术[7]。根据 Rajaee 和 Castillo 等的报道，美国每年有41.3 万例脊柱融合术，37 万例椎间盘切除术和10.3 万例椎板切除术[8,9]。人口统计和行业趋势表明，这些数字可能会继续上升，越来越多的老

年人和易患群体将从先进的 MISS 技术中获益。

由于对脊柱外科手术的需求不断增加，这些手术平均费用是常规手术中最昂贵的，在所有住院总费用中所占的比例排名第一[7]。幸运的是，预计 50% 的融合手术和 75% 的脊柱手术可以使用 MISS 技术进行，这些数字表明，我们的医疗系统有潜力从正在进行的 MISS 技术中积累显著的经济和临床效益。随着术中导航、经皮和机器人椎弓根螺钉置入以及新的前路和外侧入路等技术的发展，即使是最具挑战性的多节段严重畸形病例，也能变得更符合 MISS 原则。

3.2　脊柱微创手术的"6T"原则

通过 MISS 的应用和研究，业界得出了合适地选择和利用 MISS 技术的 6 项基本原则，即 MISS 的"6T"原则。在学习和应用这些技术的过程中，这些原则非常重要[10]。

这 6 项基本原则包括：

1. 目标（Target）——针对患者和疾病选择合适的手术。

2. 科技（Technology）——借助科学技术促进 MISS 的最优化应用。

3. 技术（Technique）——保持高水平的手术技术和围手术期最优方案。

4. 培训（Training）——外科医师、合作团队和实习医师的专业培训。

5. 考查（Testing）——手术结果的批判性回顾和分析研究。

6. 能力（Talent）——教育和培养外科能力、决策能力。

最终，MISS 外科医师的目标是留下尽可能小的"手术痕迹"，同时获得优于传统开放手术的短期和长期结果。"6T"是 MISS 外科医师实现目标的基础（图 3.1）。

3.3 目标

脊柱外科手术本质上很复杂，因此外科医师在处理特定的疾病往往有多种合理的选择。第一个 T 为目标，表示外科医师通过筛选所有可用的资料和手术预案，为特定的患者和疾病选择最佳治疗方案的过程。以最小的并发症达到最大化治疗的收益目标是建立 MISS 理念的基础。

大多数脊柱外科医师经常遇到的一个决策点是关于融合的必要性。脊柱节段的融合本身是一个病理过程，尽管我们经常利用它来治疗另一个病理过程。虽然在许多情况下融合是不可避免的，但受过 MISS 原则培训的外科医师可能会有另外的选择，比如通过有针对性地使用显微外科技术进行神经减压，避免融合手术，同时保留原有骨性结构，这样可能有助于稳定脊柱滑脱。这个决策过程是脊柱外科手术中最复杂的问题之一。然而，保留有功能的组织应该是 MISS 外科医师的最终目标。

在为患者和疾病制订治疗方案时，每个外科医师必须意识到他们的训练、经验和技术在手术决策过程中所起的作用。这种意识还必须包括了解每个患者的期望、信仰、文化背景和社会经济地位对给定方案结果的影响，尽管量化这些因素存在固有的局限性。目标选择中最微妙的部分是评估患者一系列症状和影像学表现之间常不明确的相关性。在"目标"不明确且用尽所有诊断方法的病例中，保守治疗可能是最佳选择。另有一

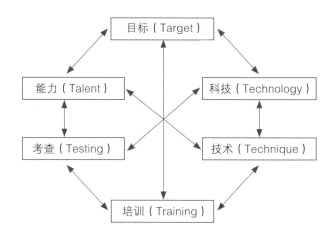

图 3.1 在MISS准备充分和设备齐全后，"6T"原则应被充分考虑。"6T"之间相互作用，而患者是我们主要关注的中心

些病例，病因可能很清楚，但需要考虑因干预或患者的自然病程，未来可能加速恶化，这使得决策过程复杂化并具有挑战性。在某些情况下，为了减轻这种预期的未来恶化，进行更大的手术可能是合理的，使患者免于未来的再次手术可能也是微创的选择。选择最佳 MISS 方案依赖于完全理解患者的症状、治疗目标以及影像学上的病理表现。例如，大多数退行性疾病患者会出现难以定位的疼痛等相关症状。训练有素的 MISS 外科医师必须通过病史、神经系统检查、仔细研究影像学表现来定位这些症状。

完美的手术方案通常需要考虑以下步骤，如图 3.2 所示。

1. 明确的诊断对制订全面、准确的 MISS 决策至关重要。对不同类型的疼痛应该进行鉴别和分类。将体格检查与影像学检查结果相关联是很重要的，其他检查包括肌电图（electromyography，EMG）、神经传导检查或诊断性注射，在某些情况下也是需要的。对一些病情复杂的病例，可以考虑与其他亚专科医师（如疼痛科医师、理疗科医师和神经科医师）一起采用团队协作的办法。

2. 了解潜在疾病的自然病史至关重要。例如，我们可以考虑对年轻患者采用保留运动功能的手术，但这种手术对多种退行性疾病是不适

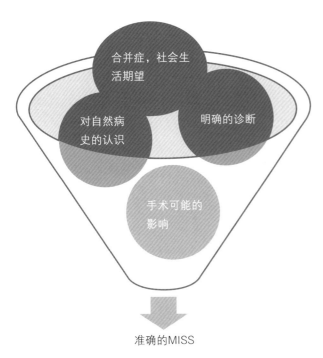

图 3.2 准确的 MISS 要求结合明确的诊断、了解自然病史、合并症、手术可能的影响、社会生活和图中所示的患者期望

用的。另外，在骨质疏松症患者中使用内固定可能也是不必要的。

3. 手术对疾病进程可能产生的影响。邻椎病是手术在退变进程中的一个影响。另一个例子可能是矫形手术中不恰当的固定节段。手术可能会影响患者当前的生物力学平衡，并可能加速疾病进程，未来需要再次进行手术治疗。

4. 在手术决策过程中，必须考虑患者的一般情况和期望。这些因素包括年龄、功能状况和合并症，如肥胖、骨质疏松、循环系统疾病和血管疾病。此外，在包括 MISS 在内的任何手术前，都应评估和讨论患者的社会因素（如支撑体系）、生活方式和对未来的期望。

3.3.1 工具和设备

工具和设备是指可以进行 MISS 手术的外科设备和器械。最近的创新和快速发展的技术使得生产高精度的内植物成为可能。术前和术中，导

航影像和手术规划软件使我们有可能了解确切的病灶。虚拟现实是另一个重要的进步，它有助于制订精确的手术计划，甚至使练习虚拟手术也成为可能。目前用于实施 MISS 的基本工具和设备有：

- 通道：管状或镜面牵开器，内镜管道和工作通道。
- 可视化和照明：显微镜，外视镜，内镜。
- 置入物：生物吸收型融合器，膨胀型融合器，前凸型融合器，独立型融合器，空心螺钉，经皮椎弓根螺钉系统，动态置入技术，人工椎间盘。
- MISS 手术器械：随时都在根据 MISS 外科医师的需要而变化。例如弯曲的、带刺的和可延伸的器械，如 Kerrison 咬骨钳。
- 放射技术创新：具有 2D 和 3D 导航的术中成像系统。
- 机器人技术：机器人导航系统，螺钉置入。
- 计算机软件：手术规划和增强现实软件。

虽然并不是所有的手术都需要以上这些工具，最新的可用技术使外科医师在处理各种患者和疾病时可以考虑所有可用的选择。外科显微镜是 MISS 所必不可少的，即使通过内镜或外视镜进行手术，MISS 外科医师也应该准备备用计划，而显微镜是替代策略的主要工具。显微镜可提供 3D 视觉、深度的真实感觉，以及为在有限暴露的术野下操作提供照明。目前一些外科显微镜配备了集成导航技术和高清视频记录系统，它们还可以方便地编辑和传输视频到手持设备。当然，这些创新都很重要，关键是显微镜给外科医师带来的舒适感。显微镜应该很容易操作，它必须给外科医师 360° 的灵活性，而且它应该尽可能小，以便术者能尽可能地靠近患者[11]。

由于缺乏传统开放手术中定位和内植物放置解剖参照点的清晰视野，因此高质量成像在 MISS 手术中至关重要。此外，导航系统被广泛应用于解决 MISS 缺乏解剖参照点的问题。Airo®CT

扫描（Brainlab AG，Feldkirchen，Germany）极大地扩展了导航技术，使其从一个仅用于置入的导航工具，发展到可以用于整个 MISS 的术中规划和导航工具。它引领了"全导航"时代，即在不需要透视检查的情况下，使用导航完成从病灶定位、切口规划到螺钉放置、通道减压、融合器放置和棒测量的所有步骤[12]。3D 导航通过提高病灶定位到硬件置入的准确性和减少手术人员的辐射暴露，完善了 MISS 的工作流程[13]。

随着新技术的发展，从开放手术到 MISS 的转变正在逐步实现。图 3.3 显示了安全进行 MISS 的基本工具。

3.3.2　手术技术

外科技术随着解剖学研究的深入而不断发展。培训、积极性、解剖学知识和临床经验是外科技术发展的关键因素。MISS 技术是一种相对较新的技术，其快速发展伴随着各种新科技的整合，因此它们不是脊柱课程中常规教学的标准手术。MISS 的常用技术总结如下。

1. 通过管状或镜面牵开器的 MISS 实现双侧减压，并通过单侧入路实现对侧椎间孔成形术。这种方法常用于退行性椎管狭窄症，并且可以在所有脊柱节段使用。管状通道减压手术被命

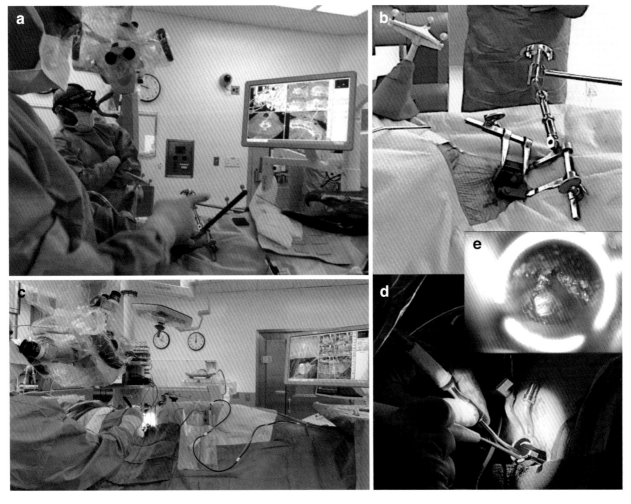

图 3.3　目前用于MISS的一些基本工具，包括导航技术（a），管状或镜面牵开器（b），外科显微镜（c），导管和工作通道（d，e）

名为"单侧椎板切开双侧减压术"（unilateral laminotomy for bilateral decompression，ULBD）[8]。如前所述，Yasargil 等采用单侧椎板切开术进行双侧减压治疗 250 例脊柱肿瘤和 78 例脊柱动静脉畸形[14]。该技术最大限度地减少了医源性不稳，减少了内固定的使用和对融合手术的需求。对于腰椎管狭窄和稳定的 I 度腰椎滑脱患者，滑膜囊肿对侧入路减压和椎间孔内病变对侧入路减压非常有效[15,16]。

2. 通过内镜的 MISS 是一种相对较新的技术，得益于镜头和视频显示器等科技的进步，是一些类似于 Desandau J[17] 推广的显微椎间盘切除术的内镜技术和 Lübbers T 推广的经皮内镜技术[18]。其他类型的内镜手术也在不断发展，并带来了相应的工具和设备[19]。

3. 中央和椎间孔狭窄间接减压的 MISS。在这种技术中，针对病变部位的手术入路可以是侧、斜或前入路。目前的挑战在于准确预测成功的间接减压和确定哪些患者应该接受直接减压。此外，这些方法也允许一定程度的畸形矫正，取决于内植物的类型和使用技巧。

4. MISS 技术结合了 2D/3D 导航和机器人手术在手术流程中的实用性和安全性。这些技术需要更多的工具和设备，也依赖于医院的设施，更常见于常规的 MISS。

3.3.3 教育/培训

掌握每一种 MISS 技术都需要有针对性的实践，而外科技术的熟练过程涉及学习曲线，最好通过持续的教育和培训来解决[20-22]。在经常开展 MISS 的单位，住院医师有很好的机会得到这种训练。如前所述，MISS 技术的培训很复杂，需要住院医师和（或）外科医师投入较大精力。当下，MISS 培训不是强制性的，也不属于核心能力培训。但对未来几代外科医师进行 MISS 教育不仅对该领域的发展很重要，而且对

患者的安全至关重要。

随着需要详细解剖知识的新手术方法的引入，MISS 正在迅速发展，新工具和新技术的使用需要进一步培训。受过 MISS 培训的医师有责任探索新的方法，进一步为该领域做出贡献。对于已经达到学习曲线平台期的医师来说，理解终身学习的必要性至关重要。计算机技术的创新使 MISS 医师可采用手术模拟和非常真实的 3D 模型练习外科解剖。这些计算机工具便于外科医师练习 MISS 的必要技能和流程[21]。最后，参加 MISS 课程旨在培训外科医师新技术，与访问和观摩其他手术专家一样是非常有价值的。应该继续鼓励成熟的 MISS 外科医师在技术方面培训其他人。

3.3.4 课程设计

制定标准化课程对促进各机构的高质量护理和规范非常重要[1]。AOSpine 的方法是将 MISS 分为 9 个必要技术和 9 个基础手术，这些过程随着时间的推移不断扩展和发展[1]，如表 3.1 所示。开展一门课程的最好方法是从"简单"到"复杂"。"简单"包括加强一般医学知识，回顾手术指征，巩固解剖学知识，建立对工具和技术的认知，然后进入"复杂"阶段，包括外科技术的教学。逐步使用视频、手术模拟、讲座和在线教学材料，以降低外科医师的学习难度。

3.3.5 考察：研究和结果

结果追踪和研究在提高对 MISS 预后的认识方面具有重要作用。客观的数据使外科医师能够优化患者的选择、手术建议和手术决策，同时也推动了协同创新。例如，Feng 等为接受微创经椎间孔腰椎椎体间融合术（minimally invasive surgery-TLIF，MIS-TLIF）的患者实施了加速术后康复（enhanced recovery after surgery，

表 3.1 AOSpine的MISS必要技术和基础手术课程[5]

MISS 必要技术	MISS 基础手术
应用显微镜	显微镜下椎板间腰椎间盘切除术（MILD）
应用内镜	显微镜下后路颈椎间孔成形术（MPCF）
内镜下使用磨钻	显微镜下椎间孔外腰椎间盘切除术（MELD）
MISS 手术使用磨钻	内镜下椎板间腰椎间盘切除术（IELD）
使用二维和三维导航和辅助技术	经椎间孔内镜下腰椎间孔成形术和经椎间孔内镜下腰椎间盘切除术（TELF，TELD）
硬膜撕裂的处理	内镜下单侧椎板切开双侧减压（内镜"过顶"减压或内镜单侧入路双侧减压）
出血控制	显微镜下单侧椎板切开双侧减压（"过顶"减压或内镜单侧入路双侧减压）
最大化的关节融合	经皮螺钉和棒置入
失败后怎么办	经椎间孔腰椎椎体间融合术（TLIF）

ERAS）方案，发现 ERAS 途径与减少失血量、手术时间、术中输液、术后引流，以及降低成本和缩短住院时间相关[23]。

3.3.6 能力

能力包括进行外科手术所需的先天和后天学习的技能。重要的是，许多外科手术技巧是可以学习的。一个真正成功的外科医师应具备诸如热情、坚韧不拔、关心患者、自律、能够接受批评、身体健康和乐于奉献等特征[24]。Gagne 认为天生的能力是存在的，但它们需要在得到实现和重视的背景下才能蓬勃发展[25]。他发明了一种"天赋和才能的差异化模型"，描述了训练或培训如何将技能或天生能力转化为真正的卓越和才能[26]。图 3.4 总结了金字塔顶端的才能作为熟练掌握的代表。Ericsson 等建议通过"刻意练习"来达到精通。刻意练习意味着专注、明智和持续的练习，包括多种工具、导师的支持和持续努力的组合。有证据表明，在许多职业中，实践活动的时间与专业技能呈正相关[27]。Ericsson 等认为预计积累实践（刻意练习）在小提琴专业中是很重要的，

10 000 h 后有希望达到专业水平[28]。在培训年轻外科医师时，主要目标应该集中在更好地认识鼓励持续刻意练习 MISS 技能的激励因素。研究表明，在已有的技术水平之外，使用适当的教学和学习技术可以显著提高外科技能[37]。环境，包括恰当的教学和培训，对人才能否得到发展和优化起着本质上的影响。Jensen 等在一项研究中总结道："个人技能造就优秀的外科医师，技能的综合培养提供了成为天才的潜力，而人与环境的契合决定了天才潜能是否能被实现"[29]。

3.4 总结

MISS 在脊柱外科领域的迅速发展和进步基于快速发展的科技、创新的工具和患者的需求。未来的技术创新可能会支持 4D 和虚拟现实技术，包括触觉反馈等概念，在训练外科医师方面模拟真实的手术。过去 10 年的快速进展表明，MISS 领域将有更多的创新。随着 MISS 的作用和适应证的拓展，以及所处理的疾病变得更加复杂，有必要考虑"6T"原则，以确保 MISS 医师保持高标准要求。

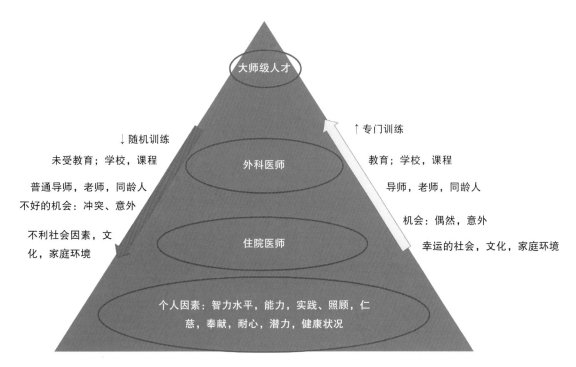

图 3.4 能力的发展是由先天能力、个人因素和环境因素共同决定的。图中总结了专业人员想要达到金字塔顶端所需能力的步骤以及表示了熟练掌握程度的标志

利益冲突与财务披露

作者声明，除了以下情况外，没有与所提供的材料相关的利益冲突：RH。

参考文献

1. GROTLE M, SMÅSTUEN M C, FJELD O, et al. Lumbar spine surgery across 15 years: trends, complications and reoperations in a longitudinal observational study from Norway[J]. BMJ Open, 2019, 9(8): e1–e7.

2. MARTIN B I, MIRZA S K, SPINA N, et al. Trends in lumbar fusion procedure rates and associated hospital costs for degenerative spinal diseases in the United States, 2004 to 2015[J]. Spine, 2019, 44(5):369-376.

3. BASIL G W, WANG M Y. Trends in outpatient minimally invasive spine surgery[J]. J Spine Surg (Hong Kong), 2019, 5(Suppl 1): S108–S114.

4. PENG H, TANG G, ZHUANG X, et al. Minimally invasive spine surgery decreases postoperative pain and inflammation for patients with lumbar spinal stenosis[J]. Exp Ther Med, 2019, 18(4): 3032–3036.

5. SCHMIDT F A, WONG T, KIRNAZ S, et al. Development of a curriculum for minimally invasive spine surgery (MISS)[J]. Glob Spine J, 2020, 10(2 suppl): 122S–125S.

6. ANDERSSON G, BUVENENADRAM A, LAURYSSEN C, et al. Summary statement: minimally invasive spine surgery[J]. Spine, 2010, 35(26): S271–S327.

7. MCDERMOTT K W, FREEMAN W J, ELIXHAUSER A. Overview of operating room procedures during inpatient stays in U.S. hospitals, 2014: statistical brief #233[J]// Healthcare Cost and Utilization Project (HCUP) Statistical Briefs, Rockville, MD: Agency for Healthcare Research and Quality (US), 2006:1–14.

8. RAJAEE S S, BAE H W, KANIL E A, et al. Spinal fusion in the United States: analysis of trends from 1998 to 2008[J]. Spine, 2012, 37(1): 67–76.

9. DEL CASTILLO-CALCÁNEO J, NAVARRO-RAMIREZ R, GIMENEZ-GIGÓN M, et al. Principles and fundamentals of minimally invasive spine surgery[J]. World Neurosurg, 2018, 119: 465–471.

10. HÄRTL R. The 6 T's of minimally invasive spine surgery[J]. Glob Spine J, 2020, 10(2 suppl): 5S–7S.

11. YAŠARGIL M G, KRAYENBÜHL H. The use of the binocular microscope in neurosurgery[J]. Bibliotheca Ophthalmologica,

1970, 81: 62–65.

12. NAVARRO-RAMIREZ R, LANG G, LIAN X, et al. Total navigation in spine surgery; a concise guide to eliminate fluoroscopy using a portable intraoperative computed tomography 3-dimensional navigation system[J]. World Neurosurg, 2017, 100: 325–335.

13. FOMEKONG E, SAFI S E, RAFTOPOULOUS C. Spine navigation based on 3-dimensional robotic fluoroscopy for accurate percutaneous pedicle screw placement: a prospective study of 66 consecutive cases[J]. World Neurosurg, 2017, 108: 76–83.

14. YAŠARGIL M G, TRANMER B I, ADAMSON T E, et al. Unilateral partial hemilaminectomy for the removal of extra- and intramedullary tumours and AVMs[J]. Adv Tech Stand Neurosurg, 1991, 18: 113–132.

15. WIPPLINGER C, MELCHER C, HERNANDEZ R N, et al. "One and a half" minimally invasive transforaminal lumbar interbody fusion: single level transforaminal lumbar interbody fusion with adjacent segment unilateral laminotomy for bilateral decompression for spondylolisthesis with bisegmental stenosis[J]. J Spine Surg (Hong Kong), 2018, 4(4): 780–786.

16. BOUKEBIR M A, BERLIN C D, NAVARRO-RAMIREZ R, et al. Ten-step minimally invasive spine lumbar decompression and dural repair through tubular retractors[J]. Oper Neurosurg, 2017, 13(2): 232–245.

17. DESTANDAU J. A special device for endoscopic surgery of lumbar disc herniation[J]. Neurol Res, 1999, 21(1): 39–42.

18. LÜBBERS T, ABUAMONA R, ELSHARKAWY A E. Percutaneous endoscopic treatment of foraminal and extraforaminal disc herniation at the L5-S1 level[J]. Acta Neurochir, 2012, 154(10): 1789–1795.

19. HUSSAIN I, RAPORT B I, KRAUSE K, et al. Transforaminal endoscopic lumbar discectomy and foraminotomy with modified radiofrequency nerve stimulator and continuous electromyography under general anesthesia[J]. World Neurosurg, 2020, 137: 102–110.

20. PARIKH K, TOMASINO A, KNOPMAN J, et al. Operative results and learning curve: microscope-assisted tubular microsurgery for 1- and 2-level discectomies and laminectomies[J]. Neurosurg Focus, 2008, 25(2): E14.

21. SON-HING J P, BLAKEMORE L C, POE-KOCHERT C, et al. Video-assisted thoracoscopic surgery in idiopathic scoliosis: evaluation of the learning curve[J]. Spine, 2007, 32(6): 703–707.

22. LAU D, LEE J G, HAN S J, et al. Complications and perioperative factors associated with learning the technique of minimally invasive transforaminal lumbar interbody fusion (TLIF)[J]. J Clin Neurosci, 2011, 18(5): 624–627.

23. FENG C, ZHANG Y, CHONG F, et al. Establishment and implementation of an enhanced recovery after surgery (ERAS) pathway tailored for minimally invasive transforaminal lumbar interbody fusion surgery[J]. World Neurosurg, 2019, 129: e317–e323.

24. SCHMIDT-TINTEMANN U. Frauen in der Chirurgie[J]. Der Chirurg, 1997, 68(6), 583–585.

25. GAGNÉ F. From genes to talent: the DMGT/CMTD perspective[J]. Rev Educ, 2015.

26. GAGNÉ F. Nature or nurture? A re-examination of Sloboda and Howe's (1991) interview study on talent development in music[J]. Psychol Music, 1999, 27: 38–51.

27. ERICSSON K A, NANDAGOPAL K, RORING R W. Toward a science of exceptional achievement[J]. Ann N Y Acad Sci, 2009, 1172: 199–217.

28. ERICSSON K A. Deliberate practice and the acquisition and maintenance of expert performance in medicine and related domains[J]. Acad Med, 2004, 79(10): S70–S81.

29. JENSEN R D, CHRISTENSEN M K, LADONNA K A, et al. How surgeons conceptualize talent: a qualitative study using sport science as a lens[J]. J Surg Educ, 2017, 74(6): 992–1000.

3D 导航引导下微创经椎 间孔腰椎椎体间融合术 （MIS-TLIF） **4**

4.1 简介

在过去的 10 余年里，经椎间孔腰椎椎体间融合术（TLIF）已经成为实现椎体间融合术的流行技术。近期微创技术的进步使得微创手术更加完善，提供充分的减压和稳固的融合的同时，还有助于避免传统后路开放入路手术的许多缺点[1,2]。Schwender 等[3] 报道，接受 MIS-TLIF 手术患者的 VAS 评分和 ODI 评分均得到了显著改善，并且融合率达到 100%。在微创病例中，可视化是通过更小、更窄的切口实现的。复杂的脊柱病理形态，如退行性脊柱侧弯、脊柱旋转、X 线透视解剖发育不良、椎弓根不对称和形状异常，都会使 MIS-TLIF 操作困难，可能导致椎弓根钉和椎弓根融合器置入位置不佳[4]。脊柱手术中的图像导航引导对微创外科医师来说是非常宝贵的帮助，因为它允许通过更小的外科切口看到更大范围的骨和软组织。徒手置入椎弓根钉技术主要基于解剖标志，目前已有多种基于尸体研究的方法报道，但是椎弓根形态的高变异性使得椎弓根螺钉技术在复杂脊柱畸形中充满挑战性。术中透视可以辅助螺钉置入，然而，它增加了手术时间和对外科医师及手术室人员的辐射暴露。在徒手和透视引导下置入椎弓根螺钉时，腰椎错位率高达 30%，胸椎错位率高达 50%。错位螺钉有损伤脊髓、神经根和大血管的潜在风险，也会降低固定的稳定性。医学法规对患者安全的担忧进一步加强了对图像引导螺钉放置以提高准确性的需要[5]。

计算机辅助脊柱外科（computer-assisted spine surgery，CASS）是一门使用基于计算机的新技术的学科，包括立体定向、导航手术和机器人技术。导航辅助脊柱手术是一组技术，它允许外科医师在术中访问与手术器械相关的脊柱实时、3D 和虚拟图像。这是一个由术中导航引导的图像采集和处理的组合，导航的主要目标是为外科医师提供手术视野的高级可视化，并查看手持器械与骨解剖结构的确切位置，从而优化手术操作。导航技术的优势包括手术安全性和准确性的提高以及辐射量和手术时间的减少。脊柱导航最初用于提高椎弓根钉放置的准确性，然而，近年来它的使用已经扩展到微创外科技术、颈椎手术、各种翻修手术和脊柱肿瘤手术[5]。

4.2 脊柱导航系统的组成部分

虽然目前临床使用的性能可靠的导航系统

有很多种，但其基本原则是不变的，包括以下几点[5]。

4.2.1 图像采集与处理单元

脊柱导航的第一步是获取目标区域的高分辨率图像，无论是术前还是术中成像都可以为外科医师的术中导航提供依据。术中成像目前被用于大多数导航手术，患者摆好体位后获取的图像降低了匹配和配准的错误率。术中成像可以通过透视、CT，甚至 MRI 来完成。

4.2.2 参考系统

包括动态参考架/阵列（dynamic reference frame/array，DRA），发光二极管（light emitting diodes，LED）和跟踪系统。

4.2.2.1 动态参考阵列

DRA 通常附着在固定的解剖标志上，比如棘突。导航的准确性取决于 DRA 的稳定性，因此，在整个手术过程中必须保持其不受干扰。

4.2.2.2 发光二极管

DRA 有附加 3 个或更多球体的规定，称为 LED。这些 LED 发出的光被光电相机跟踪，称为有源阵列。使用专门的手术器械，这些器械也有 LED 连接，称为无源阵列；因为它们反射摄像机发射的红外线，让外科医师实时跟踪这些设备在手术场的确切位置。因此，这些有源和无源 LED 之间的 3D 定位方便了导航。

4.2.2.3 跟踪系统

各种跟踪系统包括光学、机械、声学或电磁系统。光学跟踪系统由于在精度方面的优势，是最常用的跟踪系统。其使用红外摄像机设备主动跟踪从 LED 发出或反射的光，这些 LED 连接到 DRA 和外科器械上，这需要 LED 和摄像机之间始终保持"视线"。

4.2.3 配准过程

建立虚拟图像与真实解剖之间的同步过程称为配准。一旦图像被获取，数据被传输到导航系统，该系统执行自动配准，无须手动配准。

4.3 进展

脊柱融合手术中椎弓根螺钉置入技术的方法学是最重要的进步，从传统的开放手术扩展到精确的经皮置入椎弓根螺钉。大量文献强调了置入位置不准确的临床后遗症。为了实现安全理想的螺钉放置，已经使用了许多成像方法和图像导航系统。使用基于立体定向导航的术中 CT 是一种很有前景的方式，具有能够高度精确地放置椎弓根螺钉、减少手术辐射暴露和无缝结合到脊柱微创手术中的优点。最近，广泛的微创脊柱系统兴起，几乎都是基于使用一系列不同长度、直径不断增加的扩张器在肌束之间建立一条通路进入脊柱后方进行操作[6-8]，早期技术主要是简单的神经减压手术。然而，在过去的 10 年中，经皮椎弓根螺钉技术除了用于脊柱骨折病例外，还被用于后外侧入路椎体间融合技术[9]。脊柱导航与术中 3D 成像密切相关，为导航的使用提供了一个成像数据集，并具有在术中即刻评估螺钉位置的功能，如有必要，可选择立即进行螺钉翻修。

4.4 导航系统的世代

脊柱导航系统的历史可以被认为经历了 3 代的演变，如表 4.1 所示。

表 4.1 各种导航系统的比较

图像采集	二维透视	3D 透视	术前 CT	CBCT	术中 CT
世代	第二代	第二代	第一代	第二代	第三代
配准	自动	自动	手动且耗时	自动	自动
配准时间	短	短	长	短	极短
图像显示	二维（前后位和侧位）	3D	3D	3D	3D
扫描时间	只有前后位和侧位的放射图像	2 min	30 s	40 s	30 s
单次扫描椎体数量	3~5 个节段椎体	3~5个节段椎体（工作通道 12 cm×12 cm）	全脊柱	6~8个节段椎体（工作通道 30 cm×40 cm）	全脊柱
骨图像质量	差	差	好	好	好
图像严重缺损	不可能	不可能	可能	可能	可能
碳表和碳头夹固定	不需要	需要	不需要	需要	需要
脊柱的理想区域	腰椎	全脊柱	全脊柱	全脊柱	全脊柱
脊柱微创手术	困难	可能	不可能	可能	可能
实时成像	是	是	否	是	是
辐射暴露	患者↓ 手术室工作人员↓	患者↓ 手术室工作人员↓	患者↑↑ 手术室工作人员↓	患者↑ 手术室工作人员↓	患者↑↑ 手术室工作人员↓

4.4.1 第一代脊柱导航

第一代脊柱导航系统采用术前薄层 CT 扫描图像采集。

4.4.2 第二代脊柱导航

第二代脊柱导航系统成功克服了第一代脊柱导航系统的缺点，使用 2D 和 3D 透视技术提供术中脊柱解剖重建图像。2D 透视系统提供 2 个平面的图像。轴向重建不可用。该系统的优点是计算机软件和图像采集系统可以与手术室常规使用的透视设备配套使用。

进一步的改进是锥形束 CT，它使用基本的多平面荧光镜来重建 3D CT 样图像。缺点是在这个过程中只能扫描有限的脊柱节段。这使得跨越长段的多节段固定变得困难，因为一次手术需要进行多次扫描，增加了辐射暴露和手术时间。

4.4.2.1 3D C 臂导航系统

该系统依赖于等中心度的概念。透视单元与特殊的参考系统和计算机软件相结合，可提供轴向、矢状和冠状的重建图像。透视装置通过 180° 弧线移动，同时聚焦在脊柱的一个孤立点上。该系统以高空间分辨率协议进行校准，当弧线通过 180° 或更低分辨率协议时，可拍摄多个透视图像，而在高分辨率协议下则拍摄更少的图像。系统允许自动参考，其优点是不需要术前CT 扫描。术中图像采集的同时，允许术后扫描评估螺钉位置的准确性。3D C 臂可作为常规的透视设备，也可以与图像引导手术软件配备，作为复杂脊柱手术的导航系统。

然而，该导航系统也有一些缺点。它根据选定的等中心点对患者进行扫描。因此，所获得的图像都来自扫描范围内脊柱的 1 个片段，扫描范围限制在 6~7 个椎体节段。虽然 3D C 臂生成的图像类似于重建的 CT 扫描，但图像质量不如常规的术前 CT 扫描。

4.4.2.2 锥形线束 CT

大量的锥形线束 CT（cone beam CT，CBCT）设备已经上市，它们可以在术前或术中使用。图像质量优于 3D C 臂，图像采集时间也较短。术中 CBCT 设备允许自动配准，具有更大的扫描范围，因此，与 3D C 臂系统相比，可以在一次扫描中筛选更多的椎节。它们既可以提供常规的透视图像，也可以在轴向、矢状和冠状位上提供重建的 CT 图像。而且，CBCT 设备的辐射剂量比传统 CT 扫描仪低，可以用来评估术中螺钉放置的准确性。

4.4.2.3 第三代脊柱导航

第三代脊柱导航系统被认为是该领域的最新发展。该导航系统可以进行术中 CT 扫描，随后自动配准，可以提供良好的 CT 图像，也可以扫描整个脊柱。该系统提供了一个将导航结合微创外科手术的机会。使用这种基于 CT 的系统对患者的辐射暴露可能比基于透视的导航系统高得多。这些成像设备具有可调的辐射密度阈值，即使密度降低到最大剂量的 25%~50%，也能提供良好的图像。

4.4.3 笔者的微创导航外科技术

笔者的 MIS 技术主要集中在执行特殊部分

手术的导航。我们将概述在执行导航 MIS-TLIF 时手术室配置、用于跟踪的数据采集、仪器 / 患者的配准和手术步骤。

4.5 适应证

1. 关节突关节形态复杂的退行性脊柱滑脱。

2. Ⅰ~Ⅲ度脊椎峡部裂性脊柱滑脱和椎弓根狭窄的脊柱滑脱。

3. 具有选择性融合指征的退行性脊柱侧凸伴椎体旋转。

4. 脊柱翻修手术——邻椎病。

4.5.1 手术室配置

笔者的手术室设置如下：患者俯卧在手术室的中心，图像增强器从房间的右侧进入（从患者的尾端看）。带有导航指南的监护仪保持在患者右肩上方。配准摄像头在手术床的头侧上方。

4.5.2 麻醉

导航 TLIF 在全身麻醉下进行。

4.5.3 定位

插管后，将患者俯卧置于可向多方向倾斜的透光手术台上，并用胶带 / 皮带固定。肘部呈 90° 放置以减少对臂丛的牵引力，软垫置于尺神经和腓神经下方。另外，在下肢下方放置枕头（图 4.1）。定位后，检查 Foley 导尿管的流动性，固定气管插管，将透视机置于术野。采用反向 Trendelenburg 体位，使操作平面尽可能垂直于地面，避免长时间使用显微镜后出现异常体位。

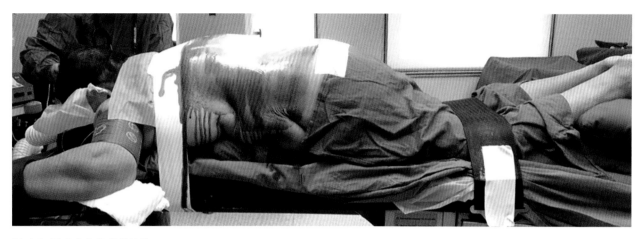

图 4.1 手术台上患者的体位

4.5.4 3D 导航配准

标准消毒铺巾后，导航参考架安置于相邻的棘突上（通常是上一个节段）。开启 3D C 臂使之围绕患者旋转扫描，获得的图像被格式化为所有平面的图像（矢状面、冠状面和轴向面）。然后这些图像被传输到 Slealth 显示器上。无论追踪器安装和配准在哪个部位 / 仪器上，Stealth™ 摄像机都可以使用红外线探测和跟踪解剖位置。旋转 3D C 臂时，手术人员离开手术室以避免辐射。从消毒铺巾到配准患者数据再到 3D 导航的总时间约为 45 min。作者注意到，在 C 臂拍摄图像时，固定参照系，患者固定体位，暂停通气以避免呼吸运动（一般为 1 min），对减少解剖（配准）误差起到关键作用[10,11]。文献显示，脊柱所有区域的患者参考阵列在小于 1 mm 的平移和 5° 旋转时，误差均在正常范围内[12]。

作为核实后的第一步，导航的 Jamshedi 针被配准并跟踪到光学系统，随后在 3D 实时可视化导航下进行椎弓根穿刺。经皮导丝通过 Jamshedi 针进入椎弓根（11G）。作者倾向于先置入椎弓根导丝，再置入椎间融合器，最后置入椎弓根螺钉和连接棒。这是因为和术前扫描的解剖结构相比，椎间盘处理和融合器置入导致了解剖结构的变化。确定导航 Jamshedi 针在椎体内的适当位置后，将钝头螺纹导丝置入椎弓根。注意不要将导丝向前推进到距离椎体前壁 10 mm 以内。通过导航图像确认后，从导航的 Jamshedi 针中取出导丝的尖端。其余椎弓根重复上述步骤，所有导丝弯离术野并将其固定，注意不能折弯太急（图 4.2）。

4.5.5 减压

使用 Wiltse 的方法，配合 3D 导航，连续插入直径增加到 22 mm 的扩张器。将适当长度的管状牵开器（5/6/7 cm）置于扩张器之上，并准确地固定在椎板 - 关节突复合体上（图 4.3）。取出扩张器后，最终的牵开器系统可以是固定刚性管（METRx），或可展开的分叶管状牵开器（QUADRANT，MARS 3 牵开器等）。然后调整手术显微镜至合适位置，通过管状牵开器进行减压和椎间融合，可根据具体情况调整手术步骤。用长单极烧灼器和 Kerrison 咬骨钳去除关节突上的软组织。用导航刮匙勾画出小关节 - 椎板连接交界处。使用斜角刮匙，在用导航下高速磨钻磨薄椎板后，确认椎板和黄韧带（ligamentum flavum，LF）之间的间隙。使用 Kerrison 咬骨钳，

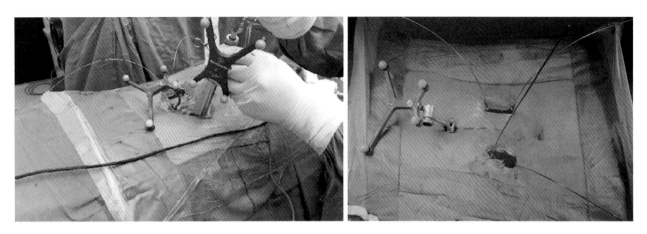

图 4.2 3D导航与导丝放置

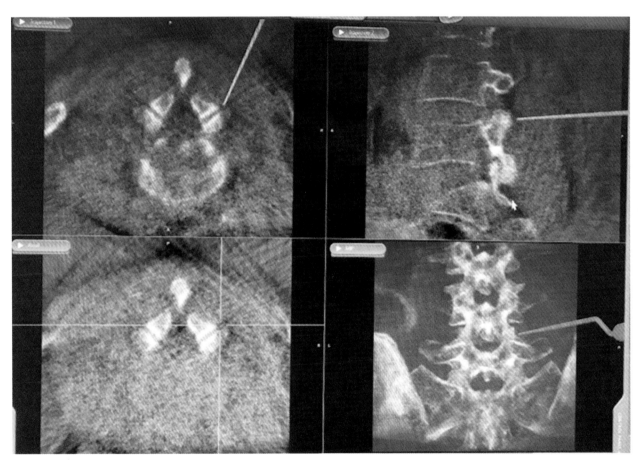

图 4.3 规划导管放置——导航探头

咬除椎板和小关节面的连接处。如果没有狭窄，可以做部分椎板切除，暴露神经根。如果患者同侧有狭窄，应进行全椎板切除术。如有双侧狭窄，则需要切除棘突根部，同时通过倾斜扩张套管完成对侧椎板切除术和内侧关节突部分切除术。如果狭窄严重或对侧有明显的椎间孔狭窄，建议从侧隐窝减压至出口区[13]。为了确认充分减压，导航探头检查同侧和对侧的侧隐窝和椎间孔（图 4.4）。可使用导航磨钻磨开椎板和关节面，但这减少了植骨的数量，因为外科医师依赖于切除的骨块进行融合。

4.5.6 椎间盘间隙的准备

下一步是暴露椎间盘间隙，一般来说，神经行走根位于椎弓根内侧，出口神经根在出神经孔时紧贴上椎弓根，通常位于神经孔内椎间盘的头侧。虽然不一定要显露出口神经根，但可以通过在椎间孔中放置一个朝向椎弓根头部的小块来保护它。椎间盘切除和椎间盘间隙准备需要椎间盘钳、Kerrison 咬骨钳、卡式刮匙和旋转端板刮刀。通过在椎间盘间隙的对侧后部、前部、同侧前部、后部象限引入导航阵列探头来评估椎间盘切除的完整性（图 4.5）[14]。一旦椎间盘间隙的残余椎间盘被清除，便可刮除上、下软骨终板，直到终板床出现浅表出血，以促进融合。在某些复杂的情况下，如重度腰椎滑脱、椎间盘间隙塌陷等，可能很难识别纤维环后部和椎间盘，导航探头在识别精确解剖结构方面可以发挥一定作用。

然后将适当尺寸的椎间融合器试模放置到椎间盘中，在导航屏幕上确认正确放置后取出试模，进一步清理椎间盘，清除骨碎片和软骨碎片。用漏斗将自体骨移植物填入椎间盘前间隙，用导航

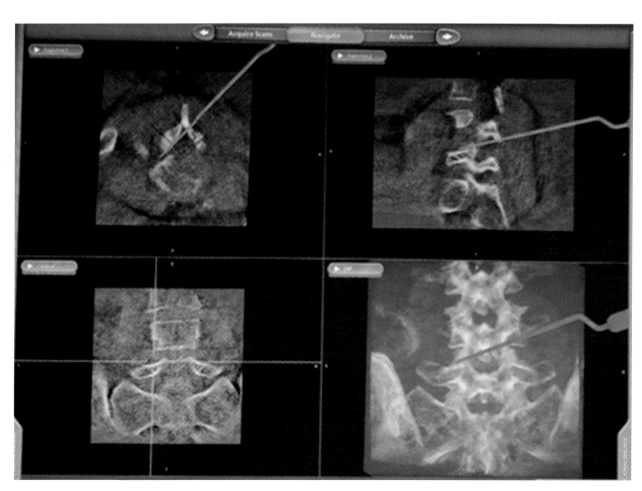

图 4.4 减压评估

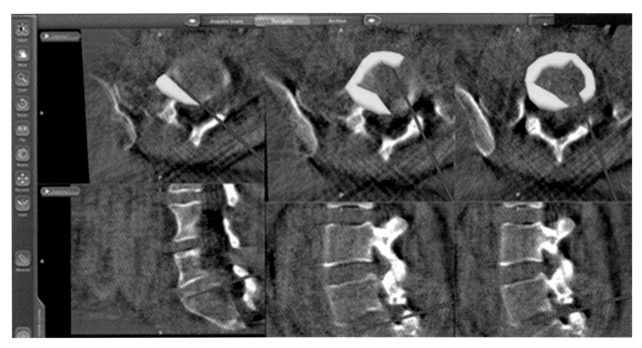

图 4.5　融合器放置

探针检查移植物的均匀分布。将椎间融合器（充满碎骨块的融合器）推进椎间盘间隙。融合器的大小和位置放置是在隐藏监视器上使用校准应用程序计算的。使用钛合金或者 PEEK 融合器和自体骨进行体间融合，可以精确导航融合器的位置并进行验证。

4.5.7　经皮椎弓根螺钉棒固定

通过连续扩张器扩张皮肤和肌筋膜，在最初放置的导丝上为椎弓根螺钉做扩张通道。最大的扩张器保留在适当的位置以保护周围软组织。使用连接导航辅助跟踪器的空心丝锥通过导丝向下进入椎弓根。攻丝时，利用导航测量软件可以计算出椎弓根的深度和直径。注意防止导丝前进或后退。攻丝结束后，使用导航辅助多轴螺丝刀推进椎弓根螺钉，避免破坏小关节头部，直到达到适当的深度（图 4.6）。术中检查冠状位、轴位、矢状位图像，以确认螺钉在椎弓根内的位置、方向和深度。应注意避免将螺钉头拧进骨皮质，这

将限制固定棒的功能。当螺钉进入椎弓根时，抽出导丝，以避免导丝在螺钉尖之前弯曲而被卡住，进钉结束后取出螺钉刀。后续椎弓根螺钉放置采用相同的技术。需要注意的是，在进行下一步操作之前，所有螺丝塔组件应该在相同的方向和高度上对齐（图 4.6）。放置棒测量导向器以便于测量棒的尺寸。通过单独的切口（SEXTANT）经皮穿棒，或者在一些其他设计产品中通过徒手放置固定棒，棒两端留足够的长度。穿棒就位后，放置螺钉帽并扭紧。加压可以通过系统特定的方法来实现。使用反扭矩稳定器和扭矩限制驱动器将螺帽最终锁紧，拆除螺丝塔组件。术中透视确认最终的钉棒及融合器位置（图 4.7）。腰背部筋膜使用可吸收的 2.0 带针缝线，皮下皮肤使用 3.0 合成可吸收缝线。

4.5.8　术后护理

通常在术后第一天开始下床活动。术后平均住院时间为 2 天，有其他系统并发症的患者可能

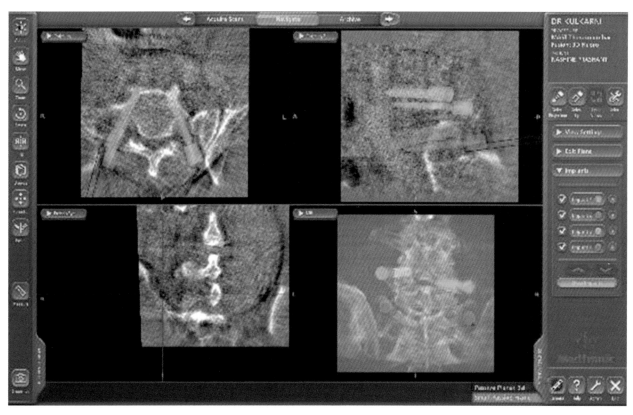

图 4.6 椎弓根螺钉置入

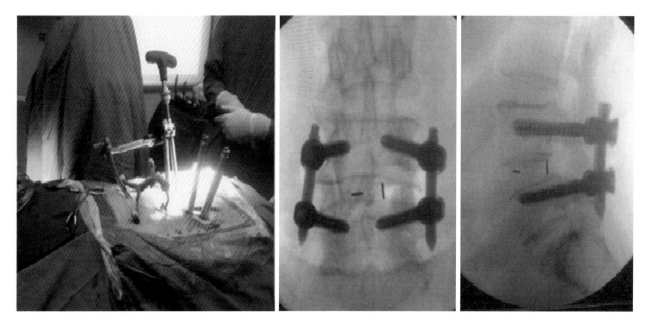

图 4.7 螺钉和棒的放置

会延长住院时间，但绝大多数患者在术后第4天可以在外力辅助下下床行走并出院。术后6周随访时，手术瘢痕已比较美观（图4.8）。

4.5.9 微创的优点

传统的后路开放入路导致大面积软组织剥离，使肌肉丧失部分神经支配、大量失血、纤维组织增生（无效腔）、持续背痛和术后肌肉痉挛[15~17]。Kawaguchi等[18]证明了脊柱手术中肌肉收缩的持续时间、牵开器的压力和暴露水平的数量与术后血清肌酐磷酸激酶同工酶的升高直接相关，肌酐磷酸激酶同工酶是肌肉损伤的标志物。与开放TLIF相比，MIS-TLIF在减少失血量上（术中和术后）具有明显优势，因此无须输血，降低了感染率[19,20]。这些特殊的优点可以归因于通道取出后扩张的肌肉回缩，从而使无效腔塌陷，这反过来有助于加速MIS-TLIF的术后恢复和早期康复。

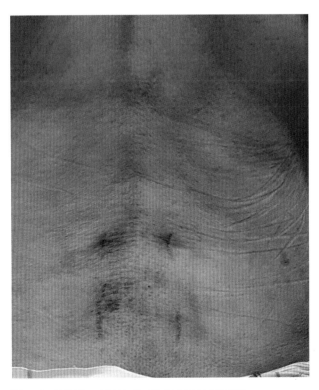

图4.8 单节段3D导航MIS-TLIF术后6周的瘢痕

4.6 导航辅助手术的优点

尽管透视MIS-TLIF对患者的损伤较小，但外科医师在置入经皮椎弓根螺钉时所面临的术中挑战是脊柱的对齐、多裂肌的质量和数量以及螺钉进入点的深度。此外，椎弓根大小、关节突关节炎、螺钉位置（同侧和对侧）、螺钉长度、螺钉直径、皮质侵犯、直接穿透、螺钉轨迹角均为置入椎弓根螺钉相关的不确定性变量[4]。

4.6.1 准确性

导航辅助螺钉定位与徒手定位相比，错位率较低。Rajasekaran等在最近的一篇文章中分析了椎弓根，并记录了术中使用CT导航的准确率为96.2%[21]。除了椎弓根螺钉的放置，导航有助于辨识不可置钉的椎弓根，以防止医师试图置钉带来的不良后果。导航使得椎弓根螺钉突破椎弓根壁的概率低至1%~5%。3D导航系统的精度优于虚拟透视和2D导航[22]。9019枚胸椎椎弓根螺钉的Meta分析证实了CT导航设备优于透视引导[23]。Castro等注意到，在透视辅助手术中徒手置入椎弓根螺钉后，尽管进针点解剖结构肉眼可见[24]，仍有40%的椎弓根破裂。经皮置钉可能有更高的错位率。导航脊柱手术有可能预测虚拟螺钉轨迹，并帮助外科医师在适当的水平做穿刺切口，通过该切口，螺钉可以根据虚拟图像轻松放置。Baaj等使用术中导航在退行性脊柱病变的短节段固定手术中应用经皮椎弓根螺钉[25]。Kim等发现，使用术中CT结合导航技术的经皮置钉准确率为96.6%[26]。

4.6.2 辐射安全

已有文献报道，脊柱外科医师的辐射暴露比其他骨科手术高出10~12倍，可能接近或超过指南中的累积暴露量[27]。脊柱微创手术（MISS）

由于徒手放置螺钉时解剖标志不可见，给外科医师和其他手术室工作人员带来了大量的辐射。在这种情况下，导航辅助手术减少了手术团队的辐射暴露，因为在扫描过程中所有成员都受到保护。他们还发现，MISS 中使用 CT 导航比使用普通透视相比，辐射暴露次数减少 87%[28]。从患者的角度来看，CT 导航系统的辐射暴露明显高于透视系统，但仍在允许范围内。

4.6.3 手术部位感染

研究表明，MIS-TLIF 的感染率为 0%~10%[26]。作者团队也得到了类似的结论[20]。O 'Toole 等发现 MIS-TLIF 术后手术伤口感染的发生率（0.6%）明显低于开放 TLIF（4.0%）[29]。为了降低 MIS-TLIF 的感染率，建议避免将手指放在手术伤口中，如果外科医师的手套出现微小的破裂口，这可能会增加手术伤口感染的风险。Naor A 还得出结论，与开放性 TLIF 相比，MIS-TLIF 与手术部位感染的发生率较低有关[30]。

4.6.4 小关节保护

MISS 中小关节侵犯的概率也很高，进而导致相邻节段退变。导航 MIS-TLIF 的真正优势在于，可以采用精确的入路以保护小关节，并以最大的螺钉长度在轴向面形成最佳轨迹，从而获得近乎完美的、极其安全的椎弓根螺钉，并具有尽可能大的抗拔出强度（图 4.9）。Lau 等观察到 MISS 中，使用术中导航时小关节侵犯较少[31]。

4.6.5 肥胖 / 骨质疏松患者

在肥胖患者和虚弱的骨质疏松患者中使用 MISS 器械具有挑战性，因为用手触摸椎弓根是不可能的，脊柱导航在这种情况下就能提供帮助。

4.7 脊柱导航的注意事项

4.7.1 手术时间

采用手动匹配注册的老一代导航系统明显延长了手术时间。新一代导航系统克服了这一缺陷，该导航系统可以自动配准和延伸到多个脊椎节段更大的扫描范围（BRAINLAB）。多年来，虚拟图像质量的提高、采集时间的缩短和自动注册过程的改进都有助于缩短手术时间。随着外科医师和手术室工作人员经验的增加，从长远来看，总体持续时间将得到改善，从而在长期内形成系统化的工作流程。

4.7.2 摆动和运动相关的伪影

虽然通过图像引导手术可以清楚地确定器械的进入点和轨迹，但由于从轴中心开始的最大径向运动，手动敲击或在相关轨迹上插入螺钉所产生的摆动都可能导致不准确[10]。最好的避免方法是在所有计划的螺钉轨迹创建完成后推迟螺钉插入过程。现在，动力椎弓根螺钉驱动系统可以提高外科医师的水平，从而实现更快、更准确地插入螺钉。在瘦弱和体质差的患者中，胸椎的通气相关运动可能会影响导航的准确性。最好在非通气模式下获取图像，并在这种情况下减小潮气量，以减少运动相关的伪影。更重要的是，所有参与手术区域周围器械操作的护理人员和辅助外科医师必须意识到这样一个事实，即参考架的最轻微的偏移都可能导致严重的不准确。如果不能确定是否准确，则需要重新校正。如果指针的尖端出现在薄板下方或悬挂在上方的空间中，就可以确定阵列受到了干扰，需要重复整个导航校准过程。有时，尽管把手术器械和相机放在"视野"内，导航也可能出现误差。这可能是由于覆盖在球形二极管上的血迹或异物碎片。应该小心地轻轻清除它，以避免干扰参考架的位置。

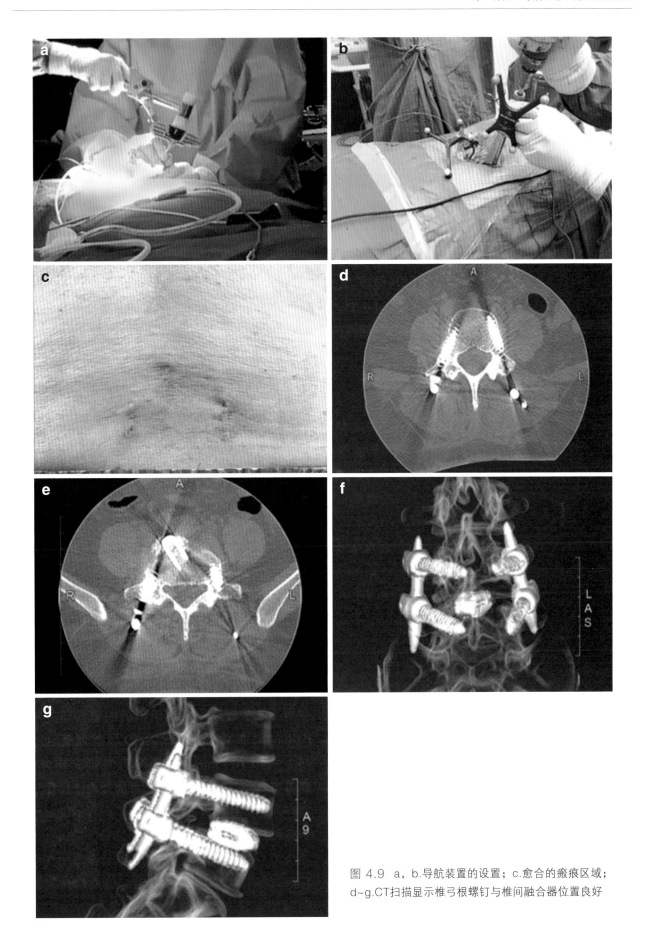

图 4.9　a，b.导航装置的设置；c.愈合的瘢痕区域；
d～g.CT扫描显示椎弓根螺钉与椎间融合器位置良好

4.7.3 与参考架的距离

仪器的精度与相关水平与参考架距离成正比。尽管目前的系统能够成像整个脊柱，但在距离参考架最远的点上，其准确性是有争议的。这个问题可以通过两种方式解决。首先，当外科医师在复杂畸形的情况下需要对整个脊柱进行成像，并且手术涉及超过 12 节段时，将参考架固定在手术切口两端的中间是合适的。另一方面，当外科医师不能得到一个足够固定的点时，如儿童颈椎手术时，考虑到髂骨距离内固定区域较远，最好将参考架放置在固定区域，如 Mayfield 头架。当在远端进行固定时，最好手动重新验证准确性。

4.7.4 成本效益

导航技术的应用受到开展、采购和维护成本的限制。脊柱导航的反对者认为这是主要的缺点之一。经济评估已经认识到其局限性和挑战性，因为成本效益取决于多个因素，如手术的数量、外科手术的复杂性、并发症和再次手术的成本。但一项研究也得出结论，对于每年进行超过 254 例脊柱手术的脊柱外科来说，这实际上是一种节省成本的手术。Al-Khouja 等在其系统综述中指出，图像引导手术的最大优势是防止再手术，7 项研究中有 4 项的再手术率为 0%[33]。

4.7.5 学习曲线

与任何新技术及其用户体验一样，脊柱导航手术的学习曲线相对陡峭。它需要组织良好的手术室人员作为一个整体来发挥作用，而成功与否取决于整个团队的学习曲线。每个团队成员都需要有效地理解和执行他们的角色，以减少手术时间和技术缺陷的细微差别。Bai 等在其前瞻性研究中分析了使用图像导航脊柱手术的外科医师的学习曲线，发现到 6 个月时手术时间和螺钉穿孔

率急剧下降，12 个月时达到平台期。Sasso 等在对 4 年数据的回顾性分析中指出，使用导航和图像引导的腰椎融合手术时间平均减少 40 min[35]。Ryang 等在使用 3D 透视对学习曲线进行前瞻性分析时发现，掌握放置腰椎和胸椎椎弓根螺钉的学习时间为 4 个月[36]。

4.8 经验

学者们尝试评估 3D 导航在 MIS-TLIF 中的影响。

1. 导航设置时间。
2. 辐射暴露。
3. 椎间盘处理。
4. 融合器置入。
5. 椎弓根螺钉置入的准确性。
6. 头端邻椎小关节侵犯。
7. 椎管减压的评估。

4.8.1 结果

3D 导航设置时间：设置导航的总时间包括术前时间，即消毒、铺巾、初始化 3D C 臂以及安置导航工作站、在患者身上安装参考架、获取扫描结果并将其传输到导航工作站所需的时间，总时长为 46.65 min ± 9.45 min。结果显示，随着经验的积累，导航设置时间逐渐缩短。我们的设定时间值与 Balling 等的研究结果一致。在对 306 个后路内固定手术的前瞻性研究中，Balling 记录了 O 臂引导的 3D 导航设置时间为 46.2 min ± 10.1 min[37]。在我们的研究中，1 例患者出现导航错误的情况，可能是由于操作时参考阵列的平移造成的，这导致了患者的椎弓根内侧破裂，但在当时立即得到了修补。Rampersaud 等认为，在脊柱的所有区域，患者参考架在小于 1 mm 的平移和 5° 的旋转时，误差均在正常范围内[38]。此外，Rahmathullah 等的一项研究，

根据他们在 1 500 个导航案例中的经验，指出在注册过程中打开预热器可能会导致图像伪影，从而导致错误[39]。再者，虽然注册和设置导航需要额外的时间，但与透视辅助的 MI-TLIF 相比，对于解剖结构复杂的患者，总操作时间可能会更短。为了尽量减少可能由于呼吸运动引起的解剖错误，作者在使用 C 臂捕捉透视图像时暂停通气（一般为 1 min）[40]。

辐射暴露： 根据作者的经验，117 例患者接受单节段 3D 导航 MI-TLIF 治疗，15 例失访，共置入 408 枚椎弓根螺钉，平均使用透视时间为 97.6 min ± 11.67 min，平均透视辐射量为 4.43 mSv ± 0.87 mSv，这与 Mendelsohn 等的研究结果相似，他们报道使用 O 臂导航术患者的辐射暴露是非导航术的 2.77 倍。然而，5.69 mSv 的剂量远低于传统 CT（7.5 mSv），相当于每年允许的职业暴露总量的 1/4。他们还发现，与 MIS 手术中使用的透视相比，术中 CT 暴露在辐射下的时间减少 87%。从患者的角度来看，CT 导航系统的辐射暴露明显高于透视系统，但仍在允许范围内[28]。Kim 等也得出结论，在脊柱微创手术中使用导航辅助透视是可行和安全的，减少了患者和手术团队的辐射暴露[41]。

椎间盘切除量： 充分的椎间盘处理对融合至关重要。在我们的病例中，同侧 – 前象限椎间盘切除量为 75%，同侧 – 后象限为 81%，对侧 – 前象限为 63%，对侧 – 后象限为 43%。椎间盘切除术后，Hurly 等比较了使用导航探头的锥波束导航和开放技术两种术式的椎间盘空隙[42]。使用锥束导航术切除椎间盘的同侧前象限为 75%，同侧后象限为 81%，对侧前象限为 63%，对侧后象限为 43%。Rhin 等在对 40 例腰椎 TLIF 的随机研究中表明，开放式入路和 MIS 入路之间按体积切除椎间盘的百分比（80% 与 77%，$P = 0.41$）、按质量切除椎间盘的百分比（77% 与 75%，$P = 0.55$）和按面积切除总椎间盘的百分比（73% 与 71%，$P = 0.63$）几乎相同。与开放组和 MIS

组的其他 3 个象限相比，对侧后象限椎间盘切除率最低（分别为 50% 和 60%）。因此得出结论：导航可以帮助术中引导足够的椎间盘准备，在进行对侧后象限椎间盘切除术时，术者应做扩大切除，以减小假关节的可能性[43]。

融合器置入： 经椎间孔腰椎体间融合术需要用骨移植物填充前 1/3 的椎间盘间隙，而导航则可以使用导航探针评估骨移植物的厚度。虽然关于椎间融合器的确切位置的指南还没有发表，但许多论文显示放置在椎间盘间隙前正中的位置可得到令人满意的结果[44]。在我们的研究中，87 例患者的椎间融合器位于正中位置，6 例患者在对侧正中前位，8 例患者在同侧中央偏后。在融合器放置方面，两个检查者对观察者间相关性的 Cohen's kappa 统计检验为 0.92。在 1 例最初于后外侧放置融合器的患者中，发现融合器进行性移位，并进行了返修。Schupper 等在 $L_{3\sim4}$ 翻修病例中使用导航，用以辅助在小切口下确定融合器位置。TLIF 融合器能够恰当地放置在塌陷的位置，同时可精准地置入椎弓根螺钉，从而改善腰椎前凸。同样，Lian 等在其收治的 33 例患者中通过导航确定了融合器的大小和方向，在融合器置入后，进行二次扫描，以验证所置入物的准确性。导航还可以让外科医师在需要的位置放置和撞击融合器，最重要的是避免意外穿透前纵韧带和把融合器打入腹膜后[45]。

失血量： 术中平均失血量为 89.65 mL ± 23.67 mL，低于 Xu YF 等[46]和 Foley 等[47]的研究数据。

椎弓根螺钉置入的准确性： 在椎弓根螺钉导致腰椎关节突关节破坏的分级中，0 级占 95.6%，1 级占 4.4%。1 例发生 3 级椎弓根螺钉破裂。该患者在术中 C 臂透视时发现螺钉位置可疑，通过 3D C 臂扫描并在拔管前提取图像来确认。椎弓根螺钉断裂的 Cohen's kappa 统计检验为 0.889，具有较高的重复精度。在畸形椎弓根和正常解剖标志变形的区域徒手置钉错位率远高于其他脊柱节段，如创伤、矫正手术和脊柱强直，使徒手置钉更具挑战性。导航可使椎弓根穿孔率低至1%~5%。3D导航系统的精度优于虚拟透视和2D导航[22]。纳入9 019枚椎弓根螺钉的Meta分析证实了CT导航内固定优于透视引导[22,23]。同样，根据Lau等的观察，94.6%为0级，5.4%为1级[31]。因此，3D导航可以确保椎弓根螺钉在3D平面以最精确的轨迹置入，同时还能减少辐射。

头端临椎小关节破坏：头侧邻椎小关节是重要的解剖结构，保护该关节对于避免邻近节段疾病至关重要[48,49]。在本研究中，408枚椎弓根螺钉中仅有25枚（6.1%）侵犯了小关节头部，分别有94.6%和5.4%的椎弓根螺钉侵犯等级为0级和1级，增强了导航辅助置入椎弓根螺钉的优势。并且，根据Babu等的分类，这6.1%螺钉的侵犯程度似乎相对无关紧要（1级）[50]。头端邻椎小关节破坏的Cohen's kappa统计检验为0.878，具有较高的重现精度。Ohba等回顾了28例连续患者的194枚椎弓根螺钉，发现传统透视组和3D导航组置入的螺钉分别有87.5%和94%没有侵犯小关节[51]。Park等报道，与开放手术相比，透视MISS手术的小关节头部破坏率较高（31.5%与15.2%，$P<0.001$）[48]。

椎管减压的评估：在我们的研究中，导航阵列探针被用于验证减压的充分性，并在必要时确认解剖标志。Lee等[52]对28例接受MIS-TLIF的患者进行的研究发现，椎间盘间隙的平均椎管横截面积在术后12个月显著增加，从157.5 mm²增加到294.3 mm²（$P = 0.012$），从而产生了良好的临床效果，像我们研究中的病例一样，这可以在术中借助导航轻松地进行评估[42]。

减少手术部位感染：在117例患者的研究中，未发现手术部位感染。在我们的另一项研究中，采用MIS技术治疗的1 043例患者中，763例接受了非融合手术，280例接受了融合手术。MISS后的总感染率为0.29%，非器械病例为0%，器械病例为1.07%（3/280）。Nassr A还得出结论：MIS-TLIF与开放TLIF相比，手术部位感染发生率较低[30]。

病例1
图4.10显示了1例成人退行性脊柱侧凸患者在L₄-₅ MIS-TLIF中使用导航的情况，该患者仅对L₄-₅进行了选择性融合。

病例2
图4.11显示了在晚期退行性小关节炎L₄-₅解剖位置不明确的情况下使用3D导航的情况。

4.9 结论

在作者所在的研究机构，几乎所有需要融合的病例都采用MIS-TLIF技术，并结合透视和3D导航进行手术。凭借微创技术方面的丰富经验，我们发现MIS与开放技术相比，术后感染率更低。通过3D导航，MIS变得更安全、更精确。采用3D导航的MIS-TLIF具有令人满意的临床结果和融合率，此外还有术后初期疼痛减轻、失血量减少、康复时间提前和住院时间缩短等优点。

利益冲突 作者没有需要披露的利益冲突。

伦理审查委员会声明 该研究已获得孟买Saifee医院机构审查委员会（批准视频–SaHo7840）的批准。

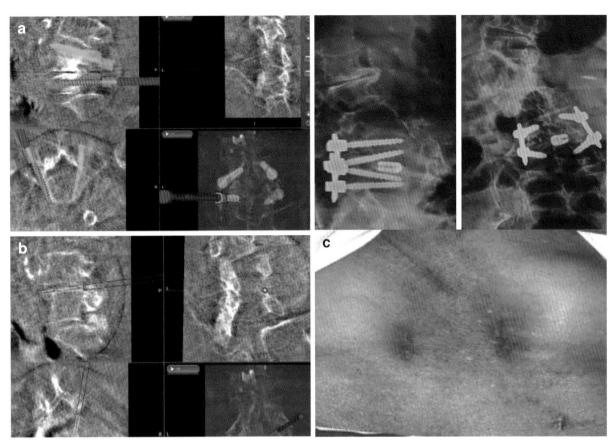

图 4.10　成人退行性脊柱侧凸患者中使用导航进行 L$_{4-5}$ MIS-TLIF 的情况，仅对L$_{4-5}$进行了选择性融合。 a.严重的退行性关节炎导致旋转的椎弓根解剖结构畸形，通过导航可以准确地进行椎弓根螺钉置入；b. 使用导航可以把融合器放置在最佳位置；c.MIS-TLIF 术后 X 线片和愈合的瘢痕

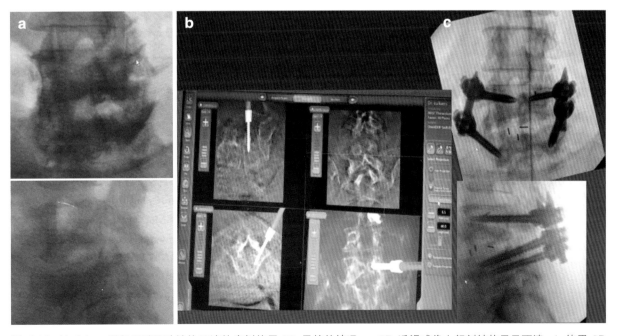

图 4.11　针对 L$_{4-5}$ 退行严重导致结构不清的病例使用 3D 导航的情况。a.2D 透视成像上解剖结构显示不清；b.使用 3D 导航进行椎弓根螺钉置入；c.MIS-TLIF 术后 X 线片

参考文献

1. ELIYAS J K, KARAHALIOS D. Surgery for degenerative lumbar spine disease[J]. Dis Mon, 2011, 57(8): 592–606.

2. VACCARO A R, BONO C M. Minimally invasive spine surgery[M].New York:CRC Press, 2007.

3. PHILLIPS F M, LIEBERMAN I H, POLLY D W, et al. Minimally invasive spine surgery: surgical techniques and disease management[M]. Berlin:Springer Nature, 2020.

4. KIM M C, CHUNG H T, CHO J L, et al. Factors affecting the accurate placement of percutaneous pedicle screws during minimally invasive transforaminal lumbar interbody fusion[J]. Eur Spine J, 2011, 20(12): 1635–1643.

5. RAJASEKARAN S, SHTTY A P. Section 11, Chapter 14: Navigation in spine surgery[M]//Lumbar spine online textbook. DT Internet publisher - ISSLS, Wheeless Online, 2020.

6. JAHNG T A, FU T S, CUNNINGHAM B W, et al. Endoscopic instrumented posterolateral lumbar fusion with Healos and recombinant human growth/differentiation factor-5[J]. Neurosurgery, 2004, 54(1): 171–181.

7. FOLEY K T, HOLLY L T, SCHWENDER J D, et al. Minimally invasive lumbar fusion[J]. Spine, 2003, 28(15): S26–S35.

8. KAMBIN P. Letters[J]. Spine, 2004, 29(5): 598–599.

9. KIM D H, JAIKUMAR S, KAM A C, et al. Minimally invasive spine instrumentation[J]. Neurosurgery, 2002, 51(5): S15–S25.

10. RAHMATHULLA G, NOTTMEIER E W, PIRRIS S M, et al. Intraoperative image-guided spinal navigation: technical pitfalls and their avoidance[J]. Neurosurg Focus, 2014, 36(5): E3.

11. GUHA D, JAKUBOVIC R, GUPTA S, et al. Intraoperative error propagation in 3-dimensional spinal navigation from nonsegmental registration: a prospective cadaveric and clinical study[J]. Glob Spine J, 2019, 9(6): 512–520.

12. RAMPERSAUD Y R, SIMON D A, FOLEY K T, et al. Accuracy requirements for image-guided spinal pedicle screw placement[J]. Spine, 2001, 26(4): 352–359.

13. KULKARNI A G, SAGANE S S, KUNDER T S, et al. Management of spondylolisthesis using MIS techniques: recent advances[J]. J Clin Orthop Trauma, 2020, 11(5): 839–847.

14. HURLEY R K, ANDERSON E R 3rd, LAWSON B K, et al. Comparing lumbar disc space preparation with fluoroscopy versus cone beam-computed tomography and navigation: a cadaveric study[J]. Spine, 2018, 43(5): 959–964.

15. SIHVONEN T, HERNO A, PALJARVI L, et al. Local denervation atrophy of paraspinal muscles in postoperative failed back syndrome[J]. Spine, 1993, 18(6): 575–581.

16. STYF J R, WILLÉN J. The effects of external compression by three different retractors on pressure in the erector spine muscles during and after posterior lumbar spine surgery in humans[J]. Spine, 1998, 23(2): 354–358.

17. GEJO R, MATSUI H, KAWAGUCHI Y, et al. Serial changes in trunk muscle performance after posterior lumbar surgery[J]. Spine, 1999, 24(9): 1023–1028.

18. KAWAGUCHI Y, MATSUI H, TSUJI H, et al. Changes in serum creatine phosphokinase MM isoenzyme after lumbar spine surgery[J]. Spine, 1997, 22(7): 1018–1023.

19. KULKARNI A G, PATEL R S, DUTTA S, et al. Is closed-suction drainage essential after minimally invasive lumbar fusion surgery? A retrospective review of 381 cases[J]. J Minim Invasive Spine Surg Tech, 2017, 2(1): 27–31.

20. KULKARNI A G, PATEL R S, DUTTA S, et al. Does minimally invasive spine surgery minimize surgical site infections? Asian Spine J, 2016, 10(6): 1000–1006.

21. RAJASEKARAN S, BHUSHAN M, AIYER S, et al. Accuracy of pedicle screw insertion by AIRO intraoperative CT in complex spinal deformity assessed by a new classification based on technical complexity of screw insertion[J]. Eur Spine J, 2018, 27(9): 2339–2347.

22. SILBERMANN J, RIESE F, ALLAM Y, et al. Computer tomography assessment of pedicle screw placement in lumbar and sacral spine: comparison between free-hand and O-arm based navigation techniques[J]. Eur Spine J, 2011, 20(7): 875–881.

23. MENG X T, GUAN X F, ZHANG H L, et al. Computer navigation versus fluoroscopy-guided navigation for thoracic pedicle screw placement: a meta-analysis[J]. Neurosurg Rev, 2016, 39(3): 385–391.

24. CASTRO W H M, HALM H, JEROSCH J, et al. Accuracy of pedicle screw placement in lumbar vertebrae[J]. Spine, 1996, 21(11): 1320–1324.

25. BAAJ A A, BECKMAN J, SMITH D A, et al. O-Arm-based image guidance in minimally invasive spine surgery: technical note[J]. Clin Neurol Neurosurg, 2013, 115(6): 342–345.

26. KIM T T, DRAZIN D, SHWEIKEH F, et al. Clinical and radiographic outcomes of minimally invasive percutaneous pedicle screw placement with intraoperative CT (O-arm) image guidance navigation[J]. Neurosurg Focus, 2014, 36(5): E1.

27. RAMPERSAUD Y R, RAJA RAMPERSAUD Y, FOLEY K T, et al. Radiation exposure to the spine surgeon during fluoroscopically assisted pedicle screw insertion[J]. Spine, 2000, 25(18): 2637–2645.

28. MENDELSOHN D, STRELZOW J, DEA N, et al. Patient and surgeon radiation exposure during spinal instrumentation using

intraoperative computed tomography-based navigation[J]. Spine J, 2016, 16(3): 343–354.

29. O'TOOLE J E, EICHHOLZ K M, FESSLER R G, et al. Surgical site infection rates after minimally invasive spinal surgery[J]. J Neurosurg Spine, 2009, 11(3): 471–476.

30. NASSR A. CORR insights®: does minimally invasive surgery have a lower risk of surgical site infections compared with open spinal surgery?[J]Clin Orthop Relat Res, 2014, 472(5): 1725–1726.

31. LAU D, TERMAN S W, PATEL R, et al. Incidence of and risk factors for superior facet violation in minimally invasive versus open pedicle screw placement during transforaminal lumbar interbody fusion: a comparative analysis[J]. J Neurosurg Spine, 2013, 18(3): 356–361.

32. DEA N, FISHER C G, BATKE J, et al. Economic evaluation comparing intraoperative cone beam CT-based navigation and conventional fluoroscopy for the placement of spinal pedicle screws: a patient-level data cost-effectiveness analysis[J]. Spine J, 2016, 16(1): 23–31.

33. DRAZIN D, AL-KHOUJA L, SHWEIKEH F, et al. Economics of image guidance and navigation in spine surgery[J]. Surg Neurol Int, 2015, 6: 323.

34. WANG D, ZHANG K, QIANG M, et al. Computer-assisted preoperative planning improves the learning curve of PFNA-II in the treatment of intertrochanteric femoral fractures[J]. BMC Musculoskelet Disord, 2020,21(1): 1-7..

35. SASSO R C, GARRIDO B J. Computer-assisted spinal navigation versus serial radiography and operative time for posterior spinal fusion[J]. J Spinal Disord Tech, 2007, 20(2): 118–122.

36. RYANG Y M, VILLARD J, OBERMÜLLER T, et al. Learning curve of 3D fluoroscopy image–guided pedicle screw placement in the thoracolumbar spine[J]. Spine J, 2015, 15(4): 467–476.

37. BALLING H. Time demand and radiation dose in 3D-fluoroscopy-based navigation-assisted 3D-fluoroscopy-controlled pedicle screw instrumentations[J]. Spine, 2018, 43(9): E512–E519.

38. RAMPERSAUD Y R, SIMON D A, FOLEY K T, et al. Accuracy requirements for image-guided spinal pedicle screw placement[J]. Spine, 2001, 26(4): 352–9.

39. RAHMATHULLA G, NOTTMEIER E W, PIRRIS S M, et al. Intraoperative image-guided spinal navigation: technical pitfalls and their avoidance[J]. Neurosurg Focus, 2014, 36(3): E3.

40. GUHA D, JAKUBOVIC R, GUPTA S, et al. Intraoperative error propagation in 3-dimensional spinal navigation from nonsegmental registration: a prospective cadaveric and clinical study[J]. Glob Spine J, 2019, 9(5): 512–520.

41. KIM C W, LEE Y P, TAYLOR W, et al. Use of navigation-assisted fluoroscopy to decrease radiation exposure during minimally invasive spine surgery[J]. Spine J, 2008, 8(6): 584–590.

42. HURLEY R K, ANDERSON E R, LAWSON B K, et al. Comparing lumbar disc space preparation with fluoroscopy versus cone beam-computed tomography and navigation[J]. Spine, 2018, 43(14): 959–964.

43. RIHN J A, GANDHI S D, SHEEHAN P, et al. Disc space preparation in transforaminal lumbar interbody fusion: a comparison of minimally invasive and open approaches[J]. Clin Orthop Relat Res, 2014, 472(5): 1800–1805.

44. CASTELLVI A D, THAMPI S K, COOK D J, et al. Effect of TLIF cage placement on in vivo kinematics[J]. Int J Spine Surg, 2015, 9: 38.

45. LIAN X, NAVARRO-RAMIREZ R, BERLIN C, et al. Total 3D Airo® navigation for minimally invasive transforaminal lumbar interbody fusion[J]. Biomed Res Int, 2016, 2016: 5027340.

46. XU Y F, LE X F, TIAN W, et al. Computer-assisted, minimally invasive transforaminal lumbar interbody fusion[J]. Medicine, 2018, 97(23): e11423.

47. SCHWENDER J D, HOLLY L T, ROUBEN D P, et al. Minimally invasive transforaminal lumbar interbody fusion (TLIF): technical feasibility and initial results[J]. J Spinal Disord Tech, 2005, 18(3): S1–S6.

48. PARK Y, HA J W, LEE Y T, et al. Cranial facet joint violations by percutaneously placed pedicle screws adjacent to a minimally invasive lumbar spinal fusion[J]. Spine J, 2011, 11(4): 295–302.

49. CHEN Z, ZHAO J, XU H, et al. Technical factors related to the incidence of adjacent superior segment facet joint violation after transpedicular instrumentation in the lumbar spine[J]. Eur Spine J, 2008, 17(11): 1476–1480.

50. BABU R, PARK J G, MEHTA A I, et al. Comparison of superior-level facet joint violations during open and percutaneous pedicle screw placement[J]. Neurosurgery, 2012, 71(5): 962–970.

51. OHBA T, EBATA S, FUJITA K, et al. Percutaneous pedicle screw placements: accuracy and rates of cranial facet joint violation using conventional fluoroscopy compared with intraoperative three-dimensional computed tomography computer navigation[J]. Eur Spine J, 2016, 25(6): 1775–1780.

52. LEE C K, PARK J Y, ZHANG H Y, et al. Minimally invasive transforaminal lumbar interbody fusion using a single interbody cage and a tubular retraction system: technical tips, and perioperative, radiologic and clinical outcomes[J]. J Korean Neurosurg Soc, 2010, 48(4): 219–222.

导航引导下斜外侧腰椎椎体间融合术 5

斜外侧腰椎椎体间融合术（OLIF）是一种通过腰大肌前方的腹膜后间隙的斜向通道放置腰椎间融合器的腰椎椎体间融合技术。通过腰大肌前方入路行腰椎椎体间融合术已经存在了 20 多年，首次是由 Mayer 于 1997 年提出。OLIF 手术指从左侧经腹膜后间隙入路在腰大肌前缘和腹主动脉之间的通道插入一个较大型号的椎间融合器[1]。该手术现在是全球许多外科医师开展腰椎椎体间融合术的首选。作为一种手术时间更短、生物力学特性更好的微创技术，即使在许多研究中，OLIF 相对于 TILF 尚未体现出优势，至少也有相似的效果[2~4]。该技术的主要缺点之一是采取术者相对陌生的斜方入路进行椎间盘的准备和融合器的置入，导致需要反复透视暴露，增加了手术室人员的辐射风险。导航对 OLIF 的补充减少和降低了很多 OLIF 手术的缺点和风险[5,6]。

5.1 适应证

OLIF 适用于下列需要行 $L_{1~5}$ 融合的患者。对于 L_5~S_1 节段、髂嵴高位、血管窗的前部位置以及一套不同的器械对 OLIF 来说是有挑战的，需要足够的专业知识[7]。但是，最近许多医师在 L_5~S_1 节段采用 OLIF 手术。一般而言，OLIF 手

术适应证包括以下几点：

1. 有或无 Ⅰ / Ⅱ 度滑脱的退行性脊柱病。
2. 椎间盘炎。
3. 成人退行性脊柱侧弯。
4. 邻椎病。

5.2 OLIF 相对于其他椎体间融合术的优势[8]

5.2.1 OLIF 与 TLIF 的对比

1. 生物力学：OLIF 的椎间融合器比 TLIF 大，并且沿着承重的生物力学轴线放置，可以更好地矫正腰椎前凸和节段性腰椎前凸[9]。

2. 生物学：OLIF 提供了广阔的植骨床，便于充分准备椎体终板，并允许在椎体的环状突起（椎体最坚固的部分）上置入宽的椎间融合器。从理论上讲，这些优势增加了融合的可能性，降低了融合器下沉的发生率[10]。

3. 间接减压：OLIF 依赖于神经管的间接减压，即通过增加椎间盘高度使黄韧带（LF）拉紧，同时增加椎间孔的直径。与硬脊膜没有相互作用，因此造成硬脊膜损伤的概率最小[11,12]。

4. 后方结构的保护：手术中保留了背部肌肉组织、后部张力带结构和后方骨组织。另外，

OLIF 作为采取微创入路的手术，对腹部肌肉的损伤最小，患者术后恢复更快并可早期活动。

5.2.2 OLIF 与直接/侧路腰椎椎体间融合术（direct/lateral lumbar interbody fusion，DLIF/LLIF）的对比

为了减少 LLIF 相关并发症，我们引入了 OLIF 入路。腰丛损伤是 LLIF 的主要缺点。OLIF 可以避免穿过腰大肌的暴露，进而减少腰丛损伤的机会[13]。

5.3 相关手术解剖

为了给手术创造一个安全的通道，有必要了解手术过程中涉及的重要结构[14]，如腹壁肌肉，肋下、髂腹下和髂腹股沟神经，腰大肌，腰丛神经，生殖股神经，股神经，输尿管，交感神经链，腹主动脉，节段性血管以及髂腰血管（图 5.1）。

腹壁前肌由腹外斜肌、腹内斜肌和腹横肌组成。肋下神经、髂腹下神经和髂腹股沟神经在这些肌肉中走行。腰大肌起源于 $L_{1\sim5}$ 椎体的横突，是手术入路的重要标志。在腰大肌肌肉前缘的前面进入椎间盘。腰丛由来自腰椎神经根 $L_{1\sim4}$ 的神经网络组成。腰丛位于 $L_{1\sim3}$ 椎体侧位的后 1/4 处以及 $L_{4\sim5}$ 椎体侧位的后 1/2 处。从腰丛发出的重要神经包括髂腹下神经、髂腹股沟神经、股神经和闭孔神经。股神经（L_2，L_3，L_4）是最大的分支，位于腰大肌后半部分，在 $L_{4\sim5}$ 椎间盘由后向前逐渐下降。它从腰大肌和髂肌之间穿过，在腹股沟韧带下方进入大腿。髂腹下神经和髂腹股沟神经从腰大肌的后外侧边界出现并斜向穿入腰方肌和髂肌前的腹膜后间隙以达到髂嵴。生殖股神经在腰大肌的起点斜行穿入腰大肌，经过 $L_{2\sim3}$ 椎间盘，并在 $L_{3\sim4}$ 水平从其内侧边界出现，然后在腰大肌的表面下降，在腹膜下面以及 L_4 和 L_5 椎体的前 1/4。另一个需要考虑的重要神经结构是腰交感神经链，它位于椎体的前外侧，腰大肌内侧缘的下面[15]。

输尿管是另一该入路中的重要结构，输尿管

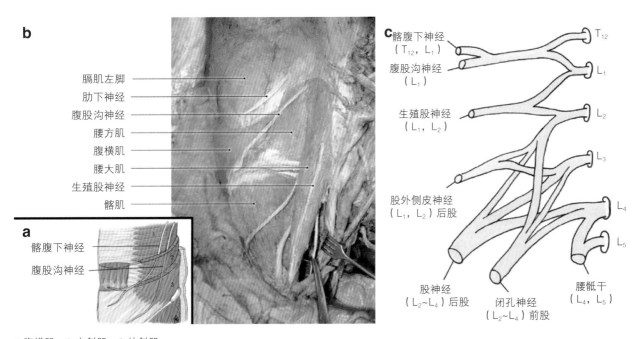

膈肌左脚
肋下神经
腹股沟神经
腰方肌
腹横肌
腰大肌
生殖股神经
髂肌

髂腹下神经
腹股沟神经

髂腹下神经（T_{12}，L_1）
腹股沟神经（L_1）
生殖股神经（L_1，L_2）
股外侧皮神经（L_1，L_2）后股
股神经（$L_2\sim L_4$）后股
闭孔神经（$L_2\sim L_4$）前股
腰骶干（L_4，L_5）

T_{12}
L_1
L_2
L_3
L_4
L_5

1.腹横肌；2.内斜肌；3.外斜肌。

图 5.1 前腹壁的解剖。a.腹壁肌肉组织和相关神经；b.腰大肌和重要神经的关系；c.腰丛的解剖

是从肾脏的前内侧面开始向下通过腹膜后脂肪、腰大肌的前外侧的一种细管状结构。它附着在腹膜的后部。输尿管的识别对建立 OLIF 通道具有重要意义。

腔静脉位于患者的右侧，而主动脉更多地位于中线。这种解剖结构允许从患者的左侧进行斜向通道的置入。因此，将患者置于右侧卧位，血管会因重力移动到右侧，从而增加通道的大小[16]。主动脉和腔静脉的分叉最常见于 L_4 椎体的下部。节段性腰动脉出现在多个节段，从椎体中部横向发出。髂腰静脉是 L_5 椎体的节段性静脉，它从前向后横向穿过 L_5 椎体，然后转向头侧方向，经过 $L_{4\sim5}$ 椎间盘间隙的后方。如果患者有解剖变异，可以在 $L_{4\sim5}$ 椎间盘观察到髂腰静脉的走行。如果是这种情况，手术过程中就可以仔细观察并保护它。

5.4 导航在 OLIF 中的优势

在 OLIF 中，皮肤标记、终板准备、椎间融合器置入和经皮椎弓根螺钉置入的许多步骤都需要透视。此外，对于对斜向通道不熟悉的初学者来说，透视次数会增加[17~19]。与基于透视的 OLIF 相比，导航的增加具有许多优势，包括：

1. 无或者减少射线暴露。

2. 减少手术时间。

3. 提高椎间植骨床准备和内固定置入的准确性。

4. 减少与内固定置入相关的并发症[20]。

5. 可掌握器械的实时位置和深度。

6. 随着经验的增多，可以同时置入椎间融合器和经皮椎弓根螺钉[21]。

这些优势能否改善患者的结果、促进其快速恢复仍有待相关研究的证实。

5.5 OLIF 技术

1. 术前计划：与所有的融合手术一样，术前评估包括站立 AP 位 X 线片、侧位 X 线片和 MRI 分析。X 线片分析包括评估椎间盘高度、节段性前凸、整个腰椎前凸、腰椎滑脱程度（如果存在的话）、冠状位对线、髂嵴高度等。MRI 评估对于确定患者是否适合 OLIF 手术至关重要，对比应仔细评估腰大肌的形态以及腰大肌与前方血管结构间的通道。腰大肌前缘和主动脉外侧缘之间的手术通道（称为固定的 OLIF 通道）应至少达 1 cm。腰大肌和椎间盘之间存在一个脂肪平面，这意味着它可以被很容易地牵开。牵开腰大肌直到椎间盘的中间所形成的空间称为灵活的 OLIF 通道。还应评估腰大肌的体积。必须注意并仔细评估任何腹部脏器的异常，特别是肾脏、输尿管和主动脉（图 5.2）。

2. 患者体位：OLIF 的标准入路是从患者的左侧进入。对于导航辅助的 OLIF，需要使用射线可透过的手术床（最好是碳纤维 Jackson 床）。患者取右侧卧位，左侧朝上。患者被固定在手术床上，胸部和髂嵴用胶带固定，背侧和腹侧给予支撑。手术医师站在患者的腹侧。身体所有突出的部分都要放置衬垫，腋窝部位放置腋窝卷以保护神经血管结构，另在膝关节之间放置衬垫。右髋和膝关节保持伸展，而左髋和膝关节屈曲以放松腰大肌。折叠手术床以增加胸腔和髂嵴之间的距离，这取决于手术医师的个人选择和患者的特点。虽然这样确实便于进入，但如果持续时间较长，可能会增加腰丛牵拉损伤的概率（图 5.3）。

3. 导航系统的注册：成功和精确实施手术的一个关键步骤是插入参考架（也称为患者参考阵列）。在髂后上棘近侧 3~4 cm 处的髂嵴处切开，并将参考架固定在骨上。必须指出的是，参考架与目标椎间盘间的距离越大，精度越低。因此，在 $L_{2\sim3}$ 行 OLIF 的情况下，最好将参考架安装在头侧椎体的棘突上。在安装完参考架后，进行

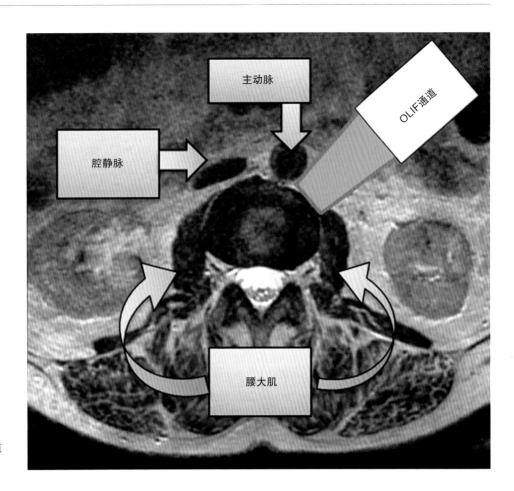

图 5.2　MRI分析OLIF通道
显示重要解剖结构

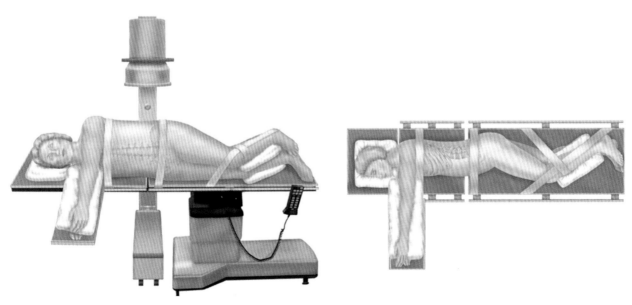

图 5.3　患者在Jackson手术床上的位置（前面观和上面观）

3D 扫描并将数据注册到导航系统中（图 5.4）。

4.节段定位： 应用导航，椎间盘的定位变得非常容易。将目标节段的终板标记在皮肤上，同时标注椎间盘的倾斜和椎间盘的中点。从椎间盘的中点开始做一个长为 4~5 cm 的斜切口。

5.解剖：取皮肤切口并剥离皮下脂肪后，到达腹部肌肉组织。双极电凝比单极电凝更适用于止血。到达腹外斜肌筋膜，将其大幅切开，然后剥离腹内斜肌和腹横肌。沿着肌肉纤维解剖的方向剥离，因为这些肌肉层朝反方向延伸。识别和保护入路中遇到的神经。在钝性穿透腹横筋膜后，黄色的腹膜后脂肪被暴露出来，在这个阶段应注意不要损伤腹膜。一旦进入腹膜后间隙，示指向后顺着腹内壁向下到达腰大肌。在切口内从前方斜行穿过腹横筋膜到达腰方肌的后方可以防止意外进入腹膜。首先触摸到腰方肌，然后是横突的尖端，最后是腰大肌，这样将有助于验证我们正在进入的是正确的腹膜后平面，并确保腹膜没有受损。用手指轻轻触及腹膜内容物，包括输尿管。输尿管是腹膜及前方的腹膜后脂肪的标志。除了触觉之外，还可以对结构进行可视化，以确保安全进入椎间盘空间，没有血管、腹膜和神经的阻碍。用手指或纱布进行钝性分离以清理腰大肌

和椎体前外侧部分。医师可以触摸腹侧主动脉的搏动[22]。可从背侧活动腰大肌直至椎间盘的中点（图 5.5）。

6.扩张器和牵开器的放置：使用导航扩张器，对椎间盘的前部进行定位。最初扩张器的位置在腰大肌的前面。在初始扩张器上，放置系列扩张器，直到放置 22 mm 可扩张的牵开器，并将光纤光源连接到牵开器系统上（图 5.6）。然后将牵开器连接在柔性手术台臂上以保持牵开器的位置。重要的是调整牵开器的叶片，使它们之间的开口平行于椎间盘。最初在皮肤上做的终板标记可以作为参考。牵引器的叶片用螺纹销固定在椎体上。插入螺纹销时应避免损伤节段血管。通过术前 MRI 仔细评估髂腰静脉，在置入 L_5 螺纹销时识别并保护髂腰静脉。导航避免了在椎间盘间隙使用最初的 Jamshidi 针和导丝，从而降低了对侧神经根被锐器损伤的概率。避开腰大肌的后半部分以保护腰丛。尸体解剖研究已经证实腰丛位于腰大肌后 1/3 处。利用导航探头可以实时评估牵开器叶片的位置和通道的方向。

7.纤维环切开与椎间盘准备：使用 Penfield 剥离器将纤维环表面残留的软组织剥除掉。在可视化条件下进行 15~20 mm 的长方形纤维环切

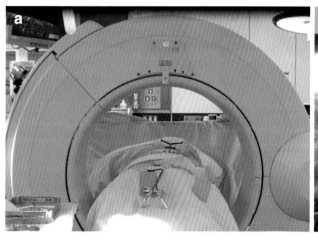
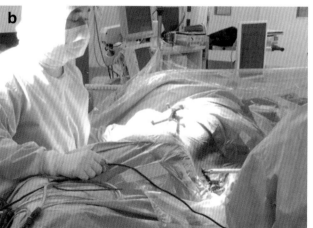

图 5.4 a.导航系统注册；b.安装参考架

开术，保护主动脉腹侧和腰大肌背侧。腰大肌可以收缩到椎间盘中部。然后使用垂体钳、切除器和终板刮匙准备椎间盘。将大的 Cobb 骨膜剥离器沿着 2 个终板传递到对侧纤维环。然后用木槌轻轻松开对侧纤维环的上方和下方。这一步对于确保适当的牵拉至关重要，以便可以放置一个更大尺寸的椎间融合器。所有的椎间盘准备工具，包括 Cobb 骨膜剥离器和终板刮刀，都通过牵开器斜行插入，然后转向背部以允许手术医师呈垂直方向穿过椎间盘并释放对侧纤维环。牵开器叶片应稍微打开以允许工具能够在垂直方向转动。通过彻底切除软骨终板来充分准备椎间盘是实现适当融合的必要条件。同样重要的是，骨性终板不能被破坏，以防止椎体间融合器下沉。

8. 试模：在进入椎间盘之前，连续、逐级地插入试模并垂直旋转。插入具有最大可能高度的融合器以获得足够的间接减压。棘突应该在融合器中间，融合器跨越两侧的整个环状突起（图 5.7）。使用导航的融合器，可以实时获得关于试模位置的信息。然而，依靠试模导航难以判断椎间盘牵引力，最好通过试验与椎间盘空间的牢固配合来判断。

9. 置入物的放置：经过试模，选择一个合适高度、长度和前凸的聚醚醚酮（polyether ether

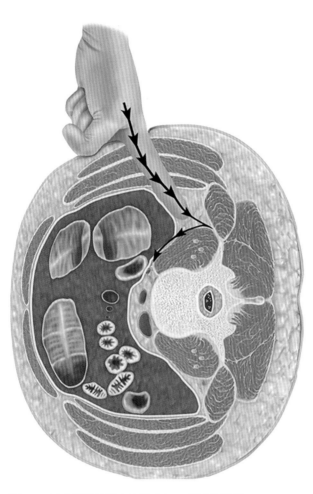

图 5.5　用手指钝性剥离法剥离OLIF通道的路径

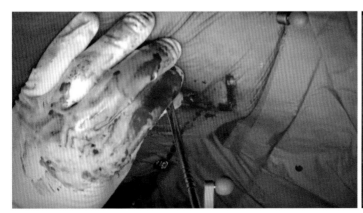

图 5.6　用初级导航扩张器标记并定位椎间盘

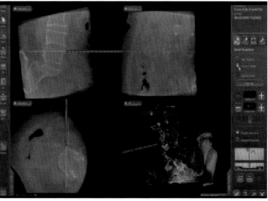

ketone，PEEK）融合器，并用自体骨或骨移植替代物填充。融合器插入器具有可伸缩的套筒，套筒覆盖融合器的植骨部位并防止植骨在插入过程中移位。通过导航，融合器被轻轻地敲击到正确的方向。可以使用导航实时监控融合器的位置和角度（图 5.8）。一旦到达适当的位置，拧开插入器并取出。

10. 缝合：在取出插入器之后，牵开器的螺纹销和叶片被取出。确保用生理盐水彻底清洗。腹外斜腱膜用可吸收缝线间断缝合。之后完成浅筋膜和皮肤的缝合。

11. 经皮椎弓根螺钉（percutaneous pedicle screw，PPS）置入：将患者俯卧，再次获得 O 臂或 3D C 臂图像并与导航系统配准。使用导航系统置入经皮椎弓根螺钉。让两组外科医师同时在外侧位插入 OLIF 融合器和 PPS。同时进行手术需要更强的协调能力和熟练程度，但节省了手术时间（图 5.9）。图 5.10 和图 5.11 为典型案例。

5.6 OLIF 并发症与避免并发症的技巧

OLIF 并发症可分为术中并发症及术后并发症（表 5.1）[23,24]。

表5.1 OLIF并发症

术中	术后即刻	术后远期
髂腹股沟神经、髂腹下神经损伤	暂时性髋关节无力、大腿前部麻木	邻近节段退变
输尿管损伤	深静脉血栓	融合器下沉及假关节形成
血管损伤：主动脉、节段性血管、髂腰静脉	麻痹性肠梗阻	
由交感神经链损伤、腰丛损伤引起的下肢症状	逆行性射精	
对侧神经根损伤	腰丛病	
腹膜裂伤	手术部位感染	
终板骨折	椎弓根螺钉断裂	
硬脊膜腹侧损伤[25]		

1. 神经损伤：在手术入路过程中，腹壁解剖时可能会损伤髂腹股沟神经、髂腹下神经。在牵开器置入时，位于腰大肌腹侧面的生殖股神经也容易受到损伤。仔细观察和钝性剥离是避免这些伤害的关键。

2. 输尿管损伤：输尿管损伤发生在腹膜后脂肪剥离过程中。在多节段固定手术中，如果没有正确剥离腹膜后平面，从一节段到另一节段操作牵开器叶片可能会损伤输尿管，需要及时注意和修复[26]。

3. 血管损伤：是迄今为止文献报道中最常见

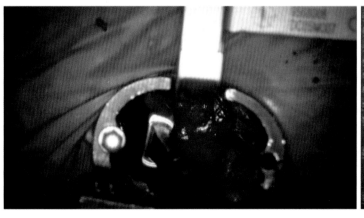
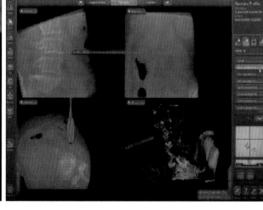

图 5.7 实时影像导航下置入试模

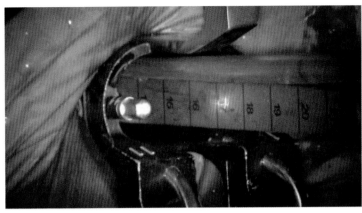
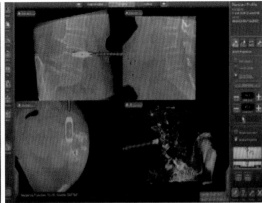

图 5.8 实时影像导航下置入最后的融合器

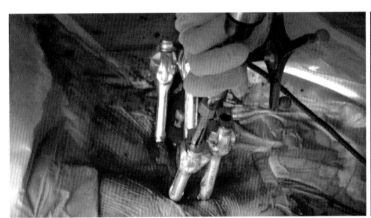
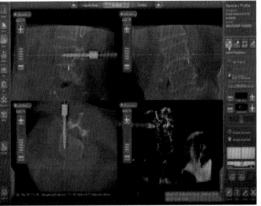

图 5.9 经皮椎弓根螺钉的置入

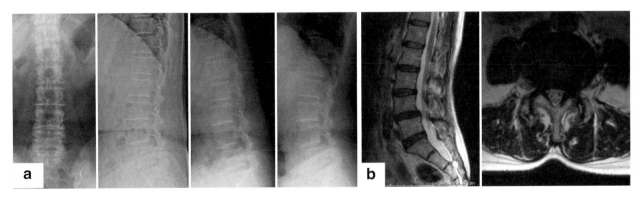

图 5.10 a.患者术前X线片显示L$_{4\sim5}$节段滑脱伴动态不稳；b.MRI显示L$_{4\sim5}$节段椎管狭窄

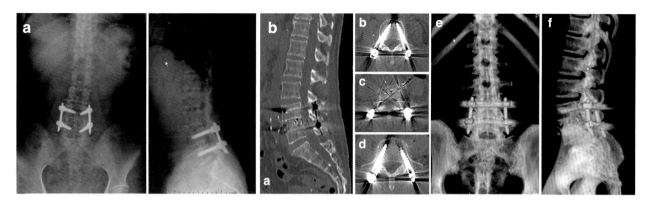

图 5.11 a.同一患者术后X线片显示置入物的原位置入；b.术中采集的O臂图像显示螺钉和融合器的正确位置

的损伤。主动脉、节段动脉和静脉以及髂腰静脉均有损伤相关的报道。极少数情况下，如果从右侧入路，下腔静脉可能会受损。我们观察到，在椎间盘的慢性退行性改变中，主动脉会黏附在骨赘和退变的椎间盘上。在极少数情况下，主动脉可能有内在疾病，例如主动脉瘤和主动脉夹层，这些疾病在术前 MRI 上可以很好地被识别。腰动脉或节段性动脉沿相应节段椎体的中部走行，在插入牵开器叶片 Schanz 螺钉时，这些结构可能会受到损伤。因此，在固定这些螺钉时，应尽可能靠近终板放置。在 L_5 节段，髂腰静脉非常靠近 L_4、L_5 椎间盘。这条静脉的出血量很大，一旦出血很难控制。因此，如果在计划手术的节段存在这种静脉，识别这种静脉是必要的。如果这种静脉存在，最好避免放置 L_5 螺纹销。

4.交感神经链损伤与腰丛病：交感神经链位于主动脉和腰大肌前缘之间，在椎间盘准备过程中容易受损。交感神经链损伤会引起血管舒缩功能丧失，导致术后肢体感觉异常和体温升高。在某些情况下，逆行射精也是可能发生的。腰神经丛在腰大肌前入路中受损的可能性较小。然而，长时间超过矢状面中线的牵拉或长时间折弯 Jackson 手术床会增加腰丛损伤的机会。

5.硬脊膜撕裂与对侧神经根损伤：这些并发症可能发生在终板准备和融合器置入过程中。OLIF 通道的方向是斜的，并且与对侧神经根保

持一致。如果器械插入过于倾斜，腹侧的硬脊膜囊可能会受损。因此，正交操作是终板准备和融合器置入非常重要的步骤。正交操作引导工具导向侧面，从而保护硬脊膜和对侧神经根。

6.其他罕见并发症：许多其他罕见的并发症已在多个文献中被描述。术者缺乏经验或和患者骨质疏松可能导致终板断裂，影响撑开效果。融合器下沉和假关节形成是与各种融合手术相关但较罕见和晚期可能会发生的并发症。

5.7 OLIF 的缺点

虽然手术相关并发症很少，但是该技术也有一些缺点。对于初学者来说，学习一项不熟悉手术入路的微创技术，学习曲线相对陡峭。传统 OLIF 手术需要频繁的射线暴露，而导航减少了与射线辐射相关的大部分缺点。导航设置有其自身的技术要领，需要对手术室工作人员和手术医师进行培训，并在开始应用该技术的前几个病例中增加手术时间。

5.8 OLIF 的限制

尽管 OLIF 可以用于任何可以使用 TLIF 技术的患者，但是在少数情况下 OLIF 是不实用的。对于腰大肌肥大的患者，采用经腰大肌入路可能

比经腰大肌前入路更容易。另有一些情况需要注意，如椎间盘炎，其解剖细节可能模糊不清，椎间植骨床不足。虽然有报道 OLIF 可以改善脊柱矢状位参数，但对于严重畸形的病例可能不够充分，需要辅助后路矫正性截骨术。然而，随着经验的积累，OLIF 可用于几乎所有进行椎间融合的患者。

5.9　总结

OLIF 作为一种融合技术的应用越来越广泛，导航的增加强化了它的优势。通过向手术医师提供工具的实时位置和深度，导航提高了手术的有效性和安全性，也大大减少了手术室工作人员的射线暴露。可以同时进行椎间融合器和经皮椎弓根螺钉的置入。

参考文献

1. JIN C, JAISWAL M S , JEUN S S ,et al. Outcomes of oblique lateral interbody fusion for degenerative lumbar disease in patients under or over 65 years of age[J]. J Orthop Surg Res, 2018, 13(1): 38.

2. KOIKE Y, KOTANI Y, TERAO H, et al. Comparison of outcomes of oblique lateral interbody fusion with percutaneous posterior fixation in lateral position and minimally invasive transforaminal lumbar interbody fusion for degenerative spondylolisthesis[J]. Asian Spine J, 2021, 15(1): 97.

3. KEOROCHANA G, SETRKRAISING K, WORATANARAT P, et al. Clinical outcomes after minimally invasive transforaminal lumbar interbody fusion and lateral lumbar interbody fusion for treatment of degenerative lumbar disease: a systematic review and meta-analysis[J]. Neurosurg Rev, 2018, 41(4): 755–770.

4. LIN G X, AKVARY K K, VIT Q O, et al. Clinical and radiologic outcomes of direct versus indirect decompression with lumbar interbody fusion: a matched-pair comparison analysis[J]. World Neurosurg, 2018, 119: e898–e909.

5. KONIECZNY M R, KRAUSPE R. Navigation versus fluoroscopy in multilevel MIS pedicle screw insertion: separate analysis of exposure to radiation of the surgeon and of the patients[J]. Clin Spine Surg, 2019, 32(4): E258–E265.

6. SARDHARA J, SINGH S, MEHROTRA A, et al. Neuro-navigation assisted pre-psoas minimally invasive oblique lumbar interbody fusion (MI-OLIF): new roads and impediments[J]. Neurol India, 2019, 67(3): 803–812.

7. KIM J S, SHARMA S B. HOW I DO IT - SPINE DEGENERATIVE How I do it? Oblique lumbar interbody fusion at L5S1(OLIF51)[J]. Acta Neurochir, 2019, 161(7): 1079–1083.

8. MOBBS R, PHAN K, MALHAM G, et al. Lumbar interbody fusion: techniques, indications and comparison of interbody fusion options including PLIF, TLIF, MI-TLIF, OLIF/ATP, LLIF and ALIF[J]. J Spine Surg, 2015, 1(1): 2–18.

9. LU T, LU Y. Comparison of biomechanical performance among posterolateral fusion and transforaminal, extreme, and oblique lumbar interbody fusion: a finite element analysis[J]. World Neurosurg, 2019, 129: e890–e899.

10. LIN G X, SHARMA S, RUI G, et al. Minimally invasive transforaminal lumbar interbody fusion with intraoperative fluoroscopy for disc space preparation: analysis of fusion rate and clinical results[J]. Oper Neurosurg, 2020,19(1):51-58.

11. MAHATTHANATRAKUL A, KIM H S, LIN G X, et al. Decreasing thickness and remodeling of ligamentum flavum after oblique lumbar interbody fusion[J]. Neuroradiology, 2020, 62(10): 971–978.

12. LIN G X, RUI G, SHARMA S, et al. The correlation of intraoperative distraction of intervertebral disc with the postoperative canal and foramen expansion following oblique lumbar interbody fusion[J]. Eur Spine J, 2020, 29(7):1667-1674.

13. JIN J, RYU K S , HUR J W ,et al. et al. Comparative study of the difference of perioperative complication and radiologic results[J]. Clin Spine Surg, 2018, 31(1): 31–36.

14. URIBE J S, ARREDONDO N, DAKWAR E, et al. Defining the safe working zones using the minimally invasive lateral retroperitoneal transpsoas approach: an anatomical study[J]. J Neurosurg Spine, 2010, 13(2): 260–266.

15. WANG H, ZHANG Y , MA X ,et al. et al. Radiographic study of lumbar sympathetic trunk in oblique lateral interbody fusion surgery[J]. World Neurosurg, 2018, 116: e380–e385.

16. OUCHIDA J, KANEMURA T, SATAKE K, et al. Anatomic evaluation of retroperitoneal organs for lateral approach surgery: a prospective imaging study using computed tomography in the lateral decubitus position[J]. Eur Spine J, 2018, 27(6):1303-1309.

17. ZHANG Y H, WHITE I, POTTS E, et al. Comparison perioperative factors during minimally invasive pre-psoas lateral interbody fusion of the lumbar spine using either navigation or conventional fluoroscopy[J]. Glob Spine J, 2017, 7(6):

657–663.

18. PARK P. Impact of spinal navigation on the oblique lumbar interbody fusion[J]. Neurospine, 2020, 17(3): 268–269.

19. TAJSIC T, PATEL K, FARMER R, et al. Spinal navigation for minimally invasive thoracic and lumbosacral spine fixation: implications for radiation exposure, operative time, and accuracy of pedicle screw placement[J]. Eur Spine J, 2018, 27(9): 1918–1924.

20. XI Z, CHOU D, MUMMANENI P V, et al. The navigated oblique lumbar interbody fusion: accuracy rate, effect on surgical time, and complications[J]. Neurospine, 2020, 17(3): 260–267.

21. TANAKA M, RUPAREL S, FUJIWARA Y, et al. Simultaneous oblique lumbar interbody fusion (OLIF) and lateral percutaneous pedicle screw fixation (lateral PPS): a technical note[J]. Res Arthritis Bone Study, 2019, 1: 1–8.

22. MOLINARES D M, DAVIS T T, FUNG D A. Retroperitoneal oblique corridor to the L2-S1 intervertebral discs: an MRI study[J]. J Neurosurg Spine, 2015, 24: 1–8.

23. SILVESTRE C, MAC-THIONG J M, HILMI R, et al. Complications and morbidities of mini-open anterior retroperitoneal lumbar interbody fusion: oblique lumbar interbody fusion in 179 patients[J]. Asian Spine J, 2012, 6(1): 89–97.

24. QUILLO-OLIVERA J, LIN G X, JO H J, et al. Complications on minimally invasive oblique lumbar interbody fusion at L2-L5 levels: a review of the literature and surgical strategies[J]. Ann Transl Med, 2018, 6(9): 101.

25. CHANG J, KIM J S, JO H. Ventral dural injury after oblique lumbar interbody fusion[J]. World Neurosurg, 2017, 98: 881. e1–881.e4.

26. LEE H J, KIM J S, RYU K S, et al. Ureter injury as a complication of oblique lumbar interbody fusion[J]. World Neurosurg, 2017, 102: 693.e7.

导航引导下复杂脊柱疾病及畸形的 MIS 融合与重建　6

6.1 简介

在脊柱外科领域，诊断技术[1,2]和外科手术技术[3~5]不断取得进展，新开发的置入物[6,7]和生物制剂[8]已经改变了我们对各种脊柱疾病的理解和治疗。各种疾病情况如创伤、退行性疾病、畸形和炎症性疾病的手术结果良好，这已在过去进行过报道。然而，对于严重的脊柱畸形、背部手术失败综合征、背部多次手术、脊柱肿瘤和先天性畸形等复杂情况，往往需要进行更复杂的外科手术。技术上具有挑战性的手术需要外科医师具备高水平的技能，并往往涉及手术时间长、创伤大、并发症风险增加等情况。因此，需要可靠和安全的手术方法。

近年来，各种脊柱微创（MIS）手术的需求迅速增加，随着社会老龄化和预期寿命的延长，脊柱微创手术技术也得到了推广，包括 Foley 等[3,7]描述的使用经皮椎弓根螺钉的 MIS-TLIF 手术以及 Khoo 等[9]描述的通过管状牵开器结合显微内镜技术和经皮内固定进行的 MIS-PLIF 手术。

2001 年 Pimenta 的一项研究[10]报道了一种使用侧方内镜经腰大肌腹膜后入路的新的 MIS 手术方法。在这项研究之后，牵开器和脊柱监测

发展起来以允许直接观察，从而创建了极外侧腰椎椎体间融合（extreme lateral interbody fusion，XLIF）手术[11]。Mayer 在 1987 年首次描述了斜外侧腰椎椎体间融合术（lateral interbody fusion，LIF）[12]，该手术进行了额外的改良，以预防腹膜后入路会导致的肌肉分裂的并发症，如腰丛和股神经麻痹[12]。这种改良的手术入路方式使 LIF 手术的适用范围多样化，并实现脊柱畸形的椎体间矫正和椎管狭窄的间接减压[13]。MIS-TLIF、MIS 长节段融合、经皮后凸成形术、XLIF/DLIF/OLIF、皮质骨轨迹和全椎间盘置换等微创脊柱固定（minimally invasive spine stabilization，MISt）技术因可提供脊柱的即时稳定而受到欢迎。此外，这些技术与既往可用的方法相比，可以减少肌肉损伤、失血量，缩短恢复时间、住院时间、必要的卧床休息时间，减缓术后疼痛和受影响节段的运动保留。因此，MISt 提供了一个有前景的传统开放手术的替代手术，其重点在于最大限度降低显露相关患病率。

尽管具有优势，但 MISt 手术为外科医师带来了一些困难和局限性，包括皮肤小切口导致的狭窄的工作空间，缺乏清晰的解剖标志和有限的整体视野。MISt 的学习曲线平缓，并发症相对

较少，并为外科医师提供了开放手术的替代方案。随着导航技术的发展，脊柱内固定的安全性和准确性得到了显著提高。虽然脊柱外科的导航手术基本上最初是在传统的开放式方法中实施的，但 MIS 技术的日益采用促使了导航在 MIS 中的使用。

6.2 基于 CT（O 臂）的导航手术

1981 年，日本向世界介绍了汽车导航技术。这项技术很快被用于医疗用途，即基于 CT 的导航技术，并继续在世界范围内获得关注。通过将车载导航技术应用于医学领域，有可能解决 MIS 中的一大挑战，即减轻外科医师的负担，同时提供更安全、更准确的手术治疗。这项技术在手术室里创造了一个微观世界，将导航系统的红外传感器与卫星、患者的身体与地图、各种手术器械与汽车之间进行对比。手术器械越来越多地采用汽车等创新技术，气动钻头等仪器的引入使适应证范围扩大，准确性提高。最新一代的导航技术已经通过使用移动 O 臂（Medtronic，Minneapolis，MN，USA）进行术中 3D CT 导航，极大地提高了脊柱的成像分辨率[14]。基于 CT 的导航使外科医师能够通过增强实时虚拟图像、计划轨迹的绘制以及深部脊柱解剖的可视化来完善 MIS 技术。通过提高颈椎、胸椎和腰椎椎弓根螺钉和内固定置入的准确性，基于 CT 的导航技术在脊柱手术中的应用已经使内固定相关发病率显著降低。

利用现有的技术，基于 CT 的导航技术可以在以下方面发挥重要作用：①融合器、椎弓根螺钉、骨盆锚钉置入[15~17]；②骨肿瘤切除[18]；③采用前部漂浮法治疗后纵韧带骨化（ossification of the posterior longitudinal ligament，OPLL）。导航技术在 MISt 微创椎弓根螺钉置入中仍然有效。即使是对于脊柱畸形矫正手术、肿瘤切除手术和 OPLL 切除等开放性手术，导航的应用

也可以降低常规手术的创伤（例如较少的软组织暴露，更高的准确性和更好的边缘切除率）。在成人脊柱畸形的矫正手术中，O 臂导航允许医师精确放置微创外侧椎体间融合器、经皮椎弓根螺钉和 S_2 骶髂骨螺钉（图 6.1）。它可用于三柱截骨术如椎弓根减压截骨术和脊椎切除术，以获得清晰的剥离方向。在骨肿瘤切除术中，导航使外科医师能够进行适当边缘的肿瘤切除术。在 O 臂导航下行腰椎骨软骨瘤的肿瘤切除见图 6.2 所示。肿瘤的完全切除可以在较大的切缘范围内进行。另一方面，导航的应用有一些局限性，包括高成本、医疗暴露、操作人员的界面误差以及与参考标记相关的误差。

6.3 基于混合现实的导航

近年来，虚拟现实（virtual reality，VR）、增强现实（augmented reality，AR）和混合现实（mixed reality，MR）等沉浸式技术在医学领域得到了广泛应用。VR 提供了通过人工环境体验的完整的感官沉浸体验。AR 将人工环境投射到物理环境中。MR 在虚拟的两个极端之间进行调节，人工环境被投射到物理环境中，或者物理环境完全被人工环境所浸入。这些技术现在已经被应用于多个产业，如电影、制造业、建筑业、物流、广告、旅游、教育和体育。

自 2017 年以来，我们已经将应用微软 Hololens 全息透镜的混合现实技术应用于脊柱外科。微软全息透镜是由微软公司开发及制造的智能眼镜。全息透镜是第一个支持微软混合现实平台的头戴式显示器，该平台作为 Windows 10 计算机操作系统的一部分被引入。全息透镜配备了一组光学传感器，四个外周传感器（便于环境感知），一个主要面向下方的用于探测手部动作的深度摄像机，以及通过捕捉头部相关传输函数来模拟声音空间化的专门扬声器。全息透镜还有几个麦克风、一个头戴式摄像头、一个环境光传

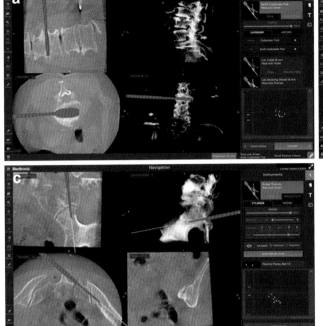

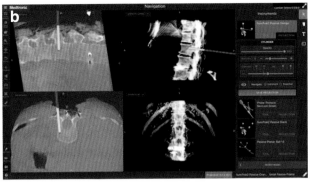

图 6.1　基于CT（O臂）的导航手术治疗严重成人脊柱畸形。O臂导航允许准确定位微创侧方椎间融合器（a），经皮椎弓根螺钉（b）和 S$_2$AI螺钉（c）

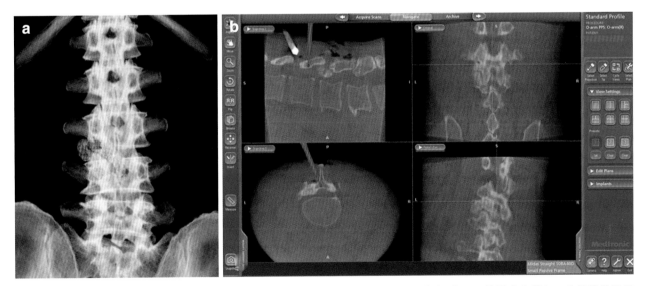

图 6.2　基于CT（O臂）的导航手术确保合适的骨肿瘤边缘切除。术前3D CT图像（a）显示骨肿瘤为紫色。在导航监视器（b）上，可以很容易地检测到较宽的边界以完成全脊椎切除术

感器，以及一个定制的"全息处理器"，微软声称其处理能力超过普通笔记本电脑。这些组件的组合允许设备感知显示装置的空间方向，跟踪墙壁和物体，并将全息图像融入环境中。在实际

手术中，多边形模型是根据术前或术中CT图像的体积数据创建的，并安装在全息透镜中[19]。由全息透镜制造的MR技术可以将器官、血管和骨骼的3D图像投影到患者的身体或实际的

术野（图 6.3 a）。使用 MR 技术的工具可以成为内植物置入以及了解组织和器官术中定位的有益工具。此外，椎弓根螺钉的轨迹和位置可以添加到多边形数据中（图 6.3 a）。另一个优点是同样的 3D 图像可以通过 Wi-Fi 在多个全息透镜之间共享（图 6.3 b）。根据我们的经验，这种卓越的 MR 技术可以应用于复杂的脊柱外科手术，如严重的脊柱畸形和全脊椎切除术。虽然这项技术仍处于发展阶段，但我们相信该项技术未来还有很大的发展潜力。

6.4 基于增强现实技术的导航

AR 技术是将实时信息加载到真实世界的运动图像中的技术的总称。AR 技术的常见应用示例是为智能手机相机拍摄的面部照片添加计算机动画（computer graphics，CG）插图。AR 技术具有三个基本特征：①真实和虚拟的结合；②实时交互；③3D 配准[20]。基于 AR 技术的导航是一种新型的导航方式，它有别于其他先进的导航系统。飞利浦 N.V. 引入了新一代 AR 系统（ClarifEye; Philips, Amsterdam, Netherlands），装备有可见光摄像机，通过脊柱

透视同时捕获身体表面的跟踪标记（图 6.4）。ClarifEye 系统是基于 4 个安装在 C 臂探测器框架内的光学摄像机视频输入的表面参考导航系统。通过连续视频检测随机放置在术区周围皮肤的 8~10 个无菌、扁平、粘贴的圆形标记，进行信息的获取和患者跟踪。此外，配备有光学标记仪器，杆上带有光学标记的骨头穿刺针（Galt Medical Corp., Garland, TX, USA）可以被导航系统在 3D 空间中跟踪。该穿刺针是专门为系统跟踪功能设计的，不需要任何校准。在穿刺针置入过程中，AR 视野能够向外科医师提供实时反馈（图 6.4 c, d）。AR 视野在 CBCT 体积重建图像中显示穿刺针的位置和计划路径。所述穿刺针的位置至少覆盖在一个所述光学摄像机视图上，以显示被追踪穿刺针的准确性。C 臂使用 3D CBCT 扫描（XperCT; Philips, Amsterdam, Netherlands）能够计划螺钉的放置以及确认螺钉的位置。利用计划软件对椎体和相应椎弓根进行自动分割，由术者指定通过椎体的最佳螺钉路径和螺钉物理尺寸。术中 CT 计划的螺钉放置路径和穿刺针的位置被添加到手术区域的视频图像中。既往的一项研究表明，与标准的透视引导下经皮椎弓根螺钉置入术相比，基于 AR 导

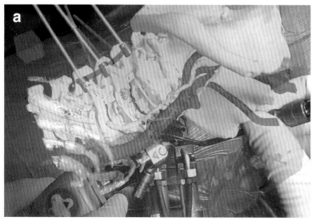
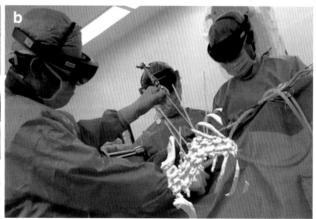

图 6.3 基于混合现实的导航技术应用于严重脊柱畸形。全息透镜可以将器官、血管和骨骼的3D图像投影到患者的身体上（a），同样的投影图像在术中可以在术者和助手之间共享（b）

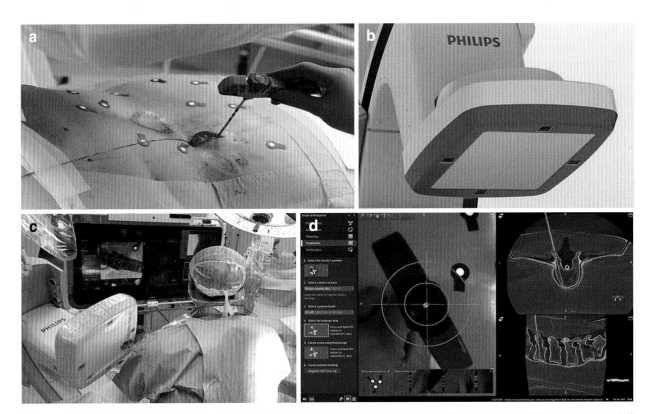

图 6.4　基于增强现实技术（ClarifEye）的导航技术在脊柱畸形中的应用。摄像机集成到X线探测器框架盖（b）用于跟踪放置在患者皮肤上的非侵入性的标记（a）。c，d.用脊柱的3D立体渲染和椎弓根螺钉的规划路径增强摄像机的现场展示。d.左侧视窗对应牛眼视图，其他视窗显示工具对齐的路线（a，c，d）。图片由瑞士卢加诺神经外科医师Scarone博士提供

航和工具跟踪功能的经皮椎弓根螺钉置入术是可行的，结果准确[21]。一组大多数为脊柱畸形病例的另一项研究表明，与徒手技术相比，在混合手术室中使用术中3D成像的AR手术导航技术的螺钉放置准确性在统计学上更高[22]。手术时间、住院时间和失血量在两种手术技术上没有统计学差异。XperCT和O臂的比较研究表明，采用O臂，估计的患者剂量在小型、中型和大型水模时分别是低剂量、标准剂量和高剂量，范围分别为9.4~27.6 mGy，8.9~33.3 mGy和13.8~40.6 mGy。采用XperCT系统，在相同条件下估计的患者剂量分别为2.8~4.6 mGy，5.7~10.0 mGy和11.0~15.2 mGy。小型、中型和大型水模的对比度噪声比分别提高了2.9倍、3.7倍、2.0~3.0倍，使用XperCT系统高

出2.5~2.6倍[23]。尽管基于AR的导航手术在脊柱外科领域的应用还处于发展阶段，但在未来具有很大的发展潜力。

参考文献

1. ISHII K, ISOGAI N, SHIONO Y, et al. Contraindication of minimally invasive lateral interbody fusion for percutaneous reduction of degenerative spondylolisthesis: a new radiographic indicator of bony lateral recess stenosis using I line[J]. Asian Spine J, 2020, 14(6):987-995.

2. FUJIYOSHI T, YAMAZAKI M, KAWABE J, et al. A new concept for making decisions regarding the surgical approach for cervical ossification of the posterior longitudinal ligament: the K-line[J]. Spine, 2008, 33(26): E990–E993.

3. FOLEY K T, GUPTA S K, JUSTIS J R, et al. Percutaneous pedicle screw fixation of the lumbar spine[J]. Neurosurg Focus,

2001, 10(4): E10.

4. ISHII K, SHIONO Y, FUNAO H, et al. A novel groove-entry technique for inserting thoracic percutaneous pedicle screws[J]. Clin Spine Surg, 2017, 30(2): 57–64.

5. TOMITA K, KAWAHARA N, BABA H, et al. Total en bloc spondylectomy. A new surgical technique for primary malignant vertebral tumors[J]. Spine, 1997, 22(3): 324–333.

6. ISHII K, KANEKO Y, FUNAO H, et al. A novel percutaneous guide wire (S-Wire) for percutaneous pedicle screw insertion: its development, efficacy, and safety[J]. Surg Innov, 2015, 22(5): 469–473.

7. FOLEY K T, HOLLY L T, SCHWENDER J D, et al. Minimally invasive lumbar fusion[J]. Spine, 2003, 28(15 Suppl): S26–S35.

8. CHIBA K, MATSUYAMA Y, SEO T, et al. Condoliase for the treatment of lumbar disc herniation: a randomized controlled trial[J]. Spine, 2018, 43(15): E869–E876.

9. KHOO L T, PALMER S, LAICH D T, et al. Minimally invasive percutaneous posterior lumbar interbody fusion[J]. Neurosurgery, 2002, 51(5 Suppl): S166–S181.

10. PIMENTA L. Lateral endoscopic transpsoas retroperitoneal approach for lumbar spine surgery[J]. Arthroscopy, 2017, 33(10): 1977-1983.

11. OZGUR B M, ARYAN H E, PIMENTA L, et al. Extreme Lateral Interbody Fusion (XLIF): a novel surgical technique for anterior lumbar interbody fusion[J]. Spine J, 2006, 6(4): 435–443.

12. MAYER H M. A new microsurgical technique for minimally invasive anterior lumbar interbody fusion[J]. Spine, 1997, 22(6): 691–700.

13. BERJANO P, LAMARATINA C. Far lateral approaches (XLIF) in adult scoliosis[J]. Eur Spine J, 2013, 22(Suppl 2): S242–S253.

14. HOLLY L T, FOLEY K T. Intraoperative spinal navigation[J]. Spine, 2003, 28(15 Suppl): S54–S61.

15. LARSON A N, SANTOS E R, POLLY D W Jr, et al. Pediatric pedicle screw placement using intraoperative computed tomography and 3-dimensional image-guided navigation[J]. Spine, 2012, 37(3): E188–E194.

16. RAY W Z, RAVINDRA V M, SCHMIDT M H, et al. Stereotactic navigation with the O-arm for placement of S-2 alar iliac screws in pelvic lumbar fixation[J]. J Neurosurg Spine, 2013, 18(5): 490–495.

17. DRAZIN D, LIU J C, ACOSTA F L, et al. CT navigated lateral interbody fusion[J]. J Clin Neurosci, 2013, 20(10): 1438–1441.

18. DRAZIN D, BHAMB N, AL-KHOUJA L T, et al. Image-guided resection of aggressive sacral tumors[J]. Neurosurg Focus, 2017, 42(1): E15.

19. SAITO Y, SUGIMOTO M, IMURA S, et al. Intraoperative 3D hologram support with mixed reality techniques in liver surgery[J]. Ann Surg, 2020, 271(1): e4–e7.

20. YAMADA Y, NAKAMURA T, YAMADA M, et al. Use of augmented reality to assist teaching for future perfusionists in extracorporeal technology[J]. J Extra Corpor Technol, 2019, 51(4): 244–247.

21. PEH S, CHATTERJEA A, PFARR J, et al. Accuracy of augmented reality surgical navigation for minimally invasive pedicle screw insertion in the thoracic and lumbar spine with a new tracking device[J]. Spine J, 2020, 20(4): 629–637.

22. ELMI-TERANDER A, BURSTRÖM G, NACHABÉ R, et al. Augmented reality navigation with intraoperative 3D imaging vs fluoroscopy-assisted free-hand surgery for spine fixation surgery: a matched-control study comparing accuracy[J]. Sci Rep, 2020, 10(1): 707.

23. NACHABÉ R, STRAUSS K, SCHUELER B, et al. Radiation dose and image quality comparison during spine surgery with two different, intraoperative 3D imaging navigation systems[J]. J Appl Clin Med Phys, 2019, 20(2): 136–145.

O 臂导航引导下单体位侧方腰 7 椎椎体间融合术：基于单一侧 卧位的前后路手术技术

7.1 简介

斜外侧腰椎椎体间融合术（LIF）已被广泛用于治疗脊柱不稳、畸形或腰椎管狭窄患者。与后侧或后外侧入路放置的融合器相比，LIF 中使用的融合器具有更高、横截面积更大等优势，从而实现了更坚固的脊柱稳定、对准矫正和椎间盘的恢复[1,2]。此外，LIF 融合器的这些优点提供了有效的间接减压，联合后路经皮椎弓根螺钉（PPS）可完成微创脊柱融合[3,4]。另一方面，前后部位手术需要医务人员在前路和后路固定过程中重新摆放体位，重新消毒并铺无菌单，与单体位手术相比，增加了手术步骤及医疗物品消耗。

应用术中 CT 导航技术我们完成了将单一侧卧位的 LIF 手术和 PPS 手术的结合。导航系统中使用的术中 CT 图像可提供精准可靠的患者术中图像，特别是针对肥胖症和明显的脊柱退变病例，而传统术中影像透视很难提供这一类复杂病例的脊柱解剖标志。此外，与传统透视方法相比，此类手术也显著降低了外科医师和医务人员的辐射暴露。在这种手术技术中，2 名外科医师可同时进行前后手术操作。

此类单一体位的前后路固定手术的适应证与间接减压手术相同，即腰椎椎管狭窄伴不稳和轻中度腰椎滑脱（Ⅱ度以内）。椎间孔钙化、严重腰椎滑脱（Ⅲ度及以上）、术前膀胱和直肠障碍或运动麻痹等不属于该类手术的适应证[5]。同时进行的前后路手术医师均需熟练掌握脊柱融合技术。

7.2 手术设置和手术技术

全身麻醉后，将患者以侧卧位置于手术台上。侧卧方向取决于术前 CT 评估的肠道、血管和输尿管等的解剖位置。将要进行手术一侧的躯体朝上，髋、膝关节分别弯曲 30° 并用胶带固定在手术台上（图 7.1）。在大腿、小腿和床之间放置软垫以防止皮肤损伤或周围神经压迫。之后调整患者的前后位置，使手术台不影响近地侧置入螺钉，比如在患者的背部和手术床边缘保留一个手掌的空间等（图 7.1 a）。手术床可弯曲部位应位于患者的腰部，以防止髂骨干扰下位腰椎手术（图 7.1 b，c）。术中使用 CT 扫描时，手术台的弯曲应限制在 15°~20°，任何更进一步的弯曲都可能导致手术台与 CT 机之间发生碰撞。常规进行消毒铺单，建立无菌的手术野。由于近

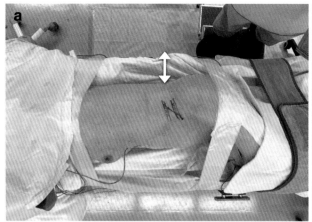
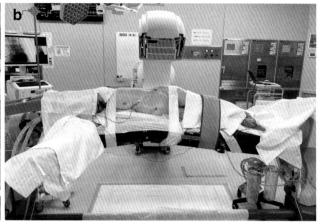
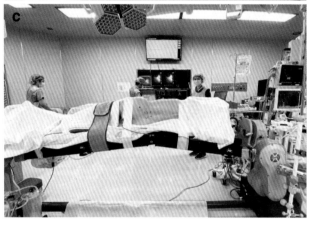

图 7.1 应用胶带将患者固定于可弯曲的Jackson床®
（ProAxis® Spinal Surgery Table, MIZUHO OSI, Union
City, CA, USA）。调整患者的位置以确保患者和手术床
边缘之间的距离不能过远（双头箭头），避免在近地端置
钉时造成器械的遮挡。前侧螺钉插入（a）时患者前方图像
（b）和后方图像（c）

地侧螺钉置入的皮肤切口和手术床非常接近，为了防止污染，要进行确切铺单及缝合加固。

为了同时进行前后路固定手术，负责前路部分的外科医师站在患者的腹侧，而进行后路手术的外科医师站在患者的背侧。两台显示导航影像的显示器应分别位于两名术者的前方以提供实时导航视野。光学导航摄像头应放置在患者的头侧。术中CT单元位于患者的足侧，并能滑动至头侧进行图像采集。最好为两名外科医师分别配备一名助手（图 7.2）。

在患者的髋部做一个小切口，将导航参考架置于手术入路侧髂骨上（图 7.3）。导航参考架的放置位置和方向对于CT导航辅助侧方单体位手术的无障碍操作至关重要。在前入路置入融合器和后入路置入螺钉时，参考架的放置应具有一定角度，以避免手术器械与红外接收器之间

的干扰。通过O-arm® O2成像系统（Medtronic Sofamor Danek, Inc., Memphis, TN, USA）获取术中CT图像后，前固定外科医师参照导航图像，在患者腹部外侧做皮肤切口，采用腹膜后入路接近前椎间盘外侧区域，进行前椎间盘剥离，置入LIF融合器。

行后路固定手术的外科医师使用经皮椎弓根螺钉置钉技术置入螺钉（图 7.4）。由于前后路导航引导通道不能同时使用，两名外科医师在必要时可以交替使用参考导航以同时进行手术操作（图 7.5）。螺钉置入应由头侧椎体开始，其原因在于导航参考架位于手术节段远端，而椎间盘处理以及椎间盘的撑开使得椎体产生位移，均会对导航的准确性产生影响，尤其是位于参考架远端椎体（图 7.6）。当所有椎间融合器放置完毕后，将棒连接到PPS上，并完成复位

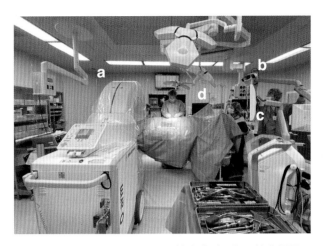

a.O-arm；b.导航光学相机；c.前路外科医师导航监视器；
d.后路外科医师导航监视器。

图 7.2　外科辅助设备的位置。照片从患者的后侧拍摄

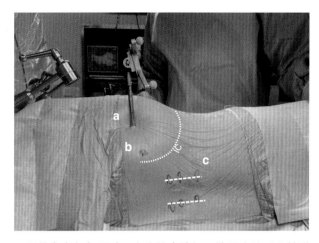

a.导航参考框架通过一个小的皮肤切口放置在髂后上棘附
近；b.与移植骨混合的骨髓采集部位；c.经皮椎弓根螺钉置
入皮肤切口位置。IC.髂骨。

图 7.3　导航参考架的位置

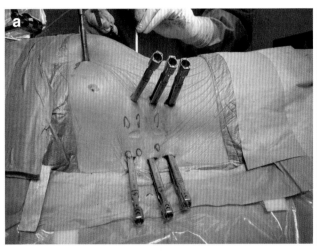

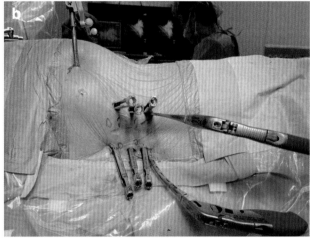

图 7.4　在侧卧位采用PPS技术置入螺钉。a.所有经皮螺钉均置入；b.安装螺钉连接棒使螺钉互相连接

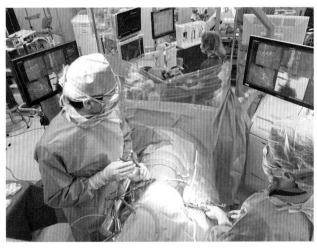

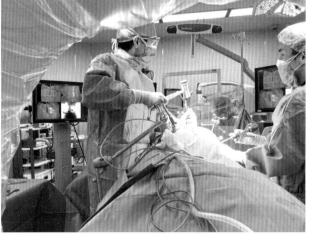

图 7.5　同时进行前后路手术。前后路外科医师分别观察两个导航监视器。注意：由于一次只有一个导航系统可用，外科医师
需交替使用导航

固定。此时，建议使用透视检查来检测导航是否出现偏差或确认仪器位置。在完成手术前，需确保前路手术部位没有内脏或血管损伤的迹象并取出牵开器。在确认前后手术部位无持续出血后，进行皮肤缝合。

7.3 单体位侧方腰椎椎体间融合术的优点

与传统的两期复位手术相比，单体位侧方腰椎椎体间融合术可缩短手术室占用时间。作者机构的一项研究比较了传统手术与单一体位手术进行平均 1.2 椎体节段的手术室占用时间，发现传统手术为 272 min，单一体位组降至 176 min[6]。

该方法允许两名外科医师同时进行前后路手术，如此一来，既缩短了手术时间，也减少了长时间手术导致的并发症发生的风险。在一项比较研究中，Blizzard 等也证明了在侧方腰椎融合手术中，使用透视引导下的单体位侧方融合手术在准确放置螺钉、节省手术时间和透视效果上都是可行的，且并发症发生率与传统前后路手术相当[7]。单体位技术可减少前路手术和后路手术体位变化所需的工作人员和手术材料，具有成本效益。另一方面，研究发现，术中失血量有增加的趋势（93.4 mL 与 40.9 mL，$P<0.001$）[6]，因此建议要进行更加细致的止血操作。

虽然侧卧位脊柱融合术中腰椎前凸的恢复程度仍有争议，但研究表明，在放射学评估中，单一体位手术与传统二次体位手术在腰椎前凸和椎体高度恢复上是相同的。此外，Hiyama 等报道

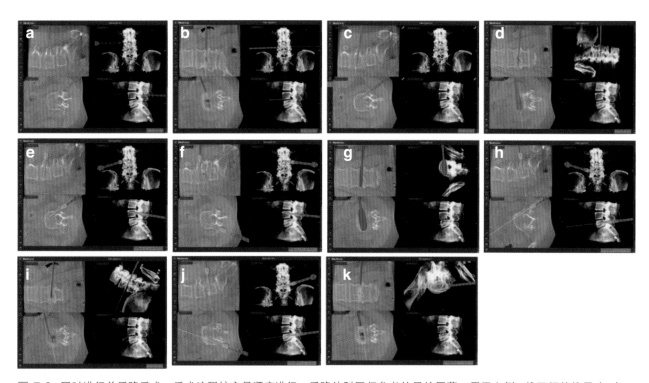

图 7.6 同时进行前后路手术。手术流程按字母顺序进行。后路外科医师参考的导航屏幕；用于左侧L₄椎弓根的锥子（a），左侧L₄椎弓根螺钉攻丝（c），椎弓根螺钉置入左L₄椎弓根（e）、右L₄椎弓根（f）、左L₅椎弓根（h）、右侧L₅椎弓根（f）。前路外科医师参考的导航屏幕；探针（b），Cobb剥离器（d），试模（g），椎间刮刀（i），椎弓根螺钉置入（j），OLIF融合器置入到L₄₋₅椎间盘（k）。注意：由于一次只有一个导航系统可用，外科医师交替参考导航

了单一体位手术组与传统二次体位手术组相比，术后的影像学参数改变和 MRI 观察到的硬膜囊面积扩大等方面均无差异[8]。

术中 CT 图像为手术提供了可靠的支持，尤其是针对术中透视无法明辨解剖结构的肥胖症患者和严重退变患者。因此与传统透视方法相比，术中 CT 图像可降低外科医师和医务人员的辐射暴露[9]。

7.4　学习曲线

我们对单一体位手术与传统二次体位手术的学习曲线进行了比较。由 2 名外科医师自始至终完成连续 39 例单一体位手术，另外 2 名外科医师自始至终完成连续 38 例传统二次体位手术。将手术时间、手术室占用时间以及术后 CT 扫描评估螺钉的准确性作为反映学习曲线的变量。与常规方法相比，第 1~10 例患者的手术时间显著减少了约 30 min（83.0 min ± 14.7 min 与 110.3 min ± 34.8 min），第 21 例及以后的手术时间明显缩短了 60 min 以上（201.6 min ± 60.0 min 与 262.4 ± 42.7 min）。此外，试验的早期手术案例（第 1~10 例）的螺钉置入准确性与传统方法相当。本研究表明，基于 O 臂导航的单一体位 LIF-PPS 展现出了与传统需要重新定位体位 LIF-PPS 相同的手术效果，并且从最初开始便减少了手术室占用时间。最后，我们注意到手术时间随着病例数的增加而有缩短的趋势。我们认为，采用传统重新定位方法进行两阶段脊柱融合术的手术机构，有望通过引入单一体位手术技术获得良好的治疗效果和时间效益。

7.5　未来单体位手术的可能性

多篇论文已经报道了间接减压的疗效，Thomas 等报道了间接减压下腰椎节段的手术失败率非常低（1.7%）[10]。间接减压是通过经皮后路复位固定方法，不直接在硬脑膜周围操作，因此具有微创、神经损伤风险小的优点。由于与变换体位手术相比，单体位手术可显著缩短手术时间，故可能是使手术更安全的解决方案之一，因此在手术策略中应根据每位患者的病理情况考虑进行直接减压的必要性，以及需要正确评估手术时间延长和术中失血增加等风险。由于 PPS 是微创的，故对于有合并症或不能耐受大规模手术的患者也是一种有效选择。我们认为，对于解剖复杂的患者，术中 CT 导航辅助与单体位脊柱手术在兼容方面具有极高的潜能。此外，虽然我们机构的病例是由 2 名外科医师共同完成初次脊柱融合手术，而单体位技术被认为与传统的变换体位技术具有可比性，可由 1 名外科医师完成，甚至是完成翻修手术[11]，这种手术技术可能成为不需要直接减压病例的前后路联合技术的金标准。

除了进行短节段脊柱复位固定治疗腰椎滑脱症以外，这种手术有望广泛应用于其他脊柱疾病。典型病例之一是强直性脊柱炎骨折脱位合并严重的后凸畸形，患者仰卧位时无法获得充分复位（图 7.7）。患者体位灵活性的增加也有助于脊柱移位创伤复位技术的发展。单体位手术也可能有利于脊柱恶性肿瘤的脊柱固定（如转移性脊柱肿瘤的脊柱固定姑息手术）、需要微创干预或不能耐受全身麻醉下的长时间手术。

术中 CT 导航辅助对具有复杂解剖特征的患者进行螺钉置入手术是有用的。此外，导航引导下的脊柱机器人手术最近已被引入，并有望应用于卧位 PPS 手术[13]。Huntsman 等在术中 CT 导航下，使用机器人辅助技术进行单体位椎弓根螺钉置入并进行了术后影像学评估，结果显示螺钉置入的准确率为 98%[14]。导航辅助手术的发展有望应用于复杂的解剖结构。例如，由于腰骶段的解剖复杂性，使用 MIS 技术和仰卧位的前路技术仍然具有挑战性。然而，随着导航技术的发展，单一体位手术对于目前的手术方式仍然难以处理的部位可能是一种更安全的术式选择[15]。

单一体位手术为脊柱前后路手术提供了一种选择，与传统变化体位手术比较，该术式可以通过节省时间来提高医疗效率，减少由于手术时间延长而引起的并发症，以及用于重新定位的人员和医疗资源的数量。我们相信，导航辅助技术的进步、机器人手术的应用以及增强现实技术的引入，将进一步扩展单一体位手术的应用范围。

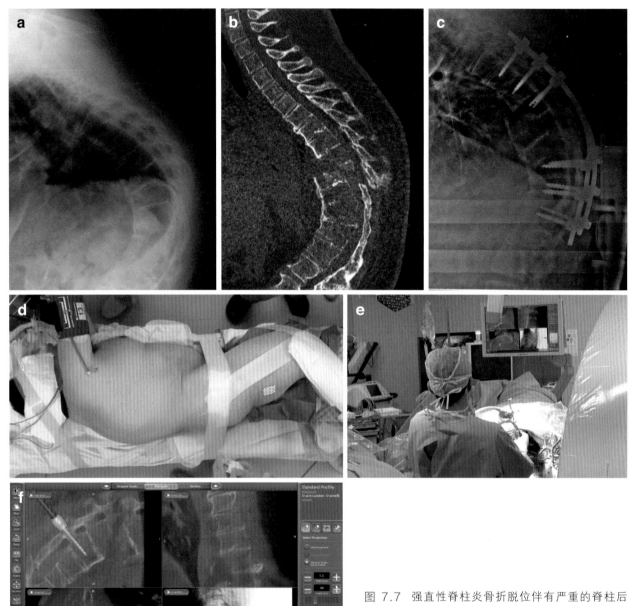

图 7.7 强直性脊柱炎骨折脱位伴有严重的脊柱后凸。a.术前侧位X线片；b.矢状面CT；c.侧卧位O臂导航下后路固定术后的侧位X线片；d.侧卧位体位示意；e.应用导航手术钻头制备胸椎椎弓根螺钉钉道；f.胸椎椎弓根螺钉置入时的导航影像

参考文献

1. KOTWAL S, KAWAGUCHI S, LEBL D, et al. Minimally invasive lateral lumbar interbody fusion clinical and radiographic outcome at a minimum 2-year follow-up[J]. J Spinal Disord Tech, 2015, 28(4): 119–125.

2. TORMENTI M J, MASERATI M B, BONFIELD C M, et al. Complications and radiographic correction in adult scoliosis following combined transpsoas extreme lateral interbody fusion and posterior pedicle screw instrumentation[J]. Neurosurg Focus, 2010, 28(3): E7.

3. NAKASHIMA H, KANEMURA T, SATAKE K, et al. Patient-reported quality of life following posterior lumbar interbody fusion or indirect decompression using lateral lumbar interbody fusion[J]. Spine, 2020, 45(18): E1172–E1178.

4. OLIVEIRA L, MARCHI L, COUTINHO E, et al. A radiographic assessment of the ability of the extreme lateral interbody fusion procedure to indirectly decompress the neural elements[J]. Spine, 2010, 35(26 suppl): S331–S337.

5. NAKASHIMA H, KANEMURA T, SATAKE K, et al. Unplanned second-stage decompression for neurological deterioration caused by central canal stenosis after indirect lumbar decompression surgery[J]. Asian Spine J, 2019, 13(4): 584–591.

6. OUCHIDA J, KANEMURA T, SATAKE K, et al. Simultaneous single-position lateral interbody fusion and percutaneous pedicle screw fixation using O-arm-based navigation reduces the occupancy time of the operating room[J]. Eur Spine J, 2020 , 29(7): 1660-1669.

7. BLIZZARD D J, THOMAS J A. MIS single-position lateral and oblique lateral lumbar interbody fusion and bilateral pedicle screw fixation[J]. Spine, 2018, 43(6): 440–446.

8. HIYAMA A, KATO H, SAKAI D, et al. Comparison of radiological changes after single-position versus dual-position for lateral interbody fusion and pedicle screw fixation[J]. BMC Musculoskelet Disord, 2019, 20(1): 1–9.

9. HOUTEN J K, NASSER R, BAIX N. Clinical assessment of percutaneous lumbar pedicle screw placement using the O-arm multidimensional surgical imaging system[J]. Neurosurgery, 2012, 70(4): 990–995.

10. THOMAS J A, THOMASON C I, BRALY B A, et al. Rate of failure of indirect decompression in lateral single-position surgery: clinical results[J]. Neurosurg Focus, 2020, 49(3): E5.

11. ZIINO C, ARZENO A, CHENG I. Analysis of single-position for revision surgery using lateral interbody fusion and pedicle screw fixation: feasibility and perioperative results[J]. J Spine Surg, 2019, 5(2): 201.

12. LARATTA J L, WEEGENS R, MALONE K T, et al. Minimally invasive lateral approaches for the treatment of spinal tumors: single-position surgery without the "flip"[J]. J Spine Surg, 2020, 6(1): 62.

13. WALKER C T, GODZIK J, XU D S, et al. Minimally invasive single-position lateral interbody fusion with robotic bilateral percutaneous pedicle screw fixation: 2-dimensional operative video[J]. Oper Neurosurg, 2019, 16(4): E121.

14. HUNTSMAN K T, RIGGLEMAN J R, AHRENDTSEN L A, et al. Navigated robot-guided pedicle screws placed successfully in single-position lateral lumbar interbody fusion[J]. J Robot Surg, 2020, 14(4): 643–647.

15. BAUM G R, LIN J D, MORR S, et al. Minimally invasive approach to the lumbosacral junction with a single position, 360° fusion[J]. J Spine Surg, 2019, 5(suppl 1): S68-S73.

3D 导航在颈椎微创手术中 　　8
的应用

8.1 3D 导航在颈椎微创手术中的应用

8.1.1 颈椎后路固定的演变

在各种颈椎疾病或创伤中，需要安全的固定以保护受损的骨骼或神经结构。自 20 世纪初以来，颈椎前路和后路固定的方法不断发展。与单纯使用金属板或融合器的前路固定不同，后路固定技术已经升级，可以在更复杂的病例中实现更安全的固定。

Hadra 在 1891 年报道了棘突钢丝捆扎技术治疗波特病[1]，随后发展了捆扎技术[2~6]。20 世纪 70 年代，椎板间钳夹技术用于 C_1 和 C_2 椎体的固定[7]。虽然后路捆扎固定技术可以恢复后方张力带结构，但是无法对抗后伸、旋转及侧屈的力矩[8]。此外，钢丝捆扎和椎板间钳夹技术不能用于需要后路减压手术的患者[9]。因此，学者开发了与板或棒相结合的螺钉系统。Roy-Camille 报道了侧块钢板螺钉固定颈椎不稳的情况[10]。该手术后来被其他人进行了改进，改变了螺钉的入钉点和轨迹[11~13]。

20 世纪 80 年代和 90 年代，学者研发了后路钉棒系统[14,15]，以应用于严重的退行性颈椎病或创伤[16]。该系统还可以实现多节段固定，包括枕颈或颈胸病变[16]。

Abumi[17] 等首次报道了颈椎椎弓根螺钉（cervical pedicle screw，CPS）固定治疗下颈椎轴性损伤病例。CPS 的置入提供了三柱固定[18]，它可以在各种生物力学试验中提供很大的抗拔力[19~21]。然而，由于 CPS 的直径较小，椎弓根内聚角较大[8]，徒手精确放置颈椎椎弓根螺钉在技术上是困难的[22~24]，特别是在下颈椎[25,26]。CPS 的置入存在损伤椎动脉或出口神经根的潜在风险[8,27]。因此，导航系统有望解决颈椎椎弓根螺钉放置技术所面临的技术难题。

8.1.2 导航系统在颈椎手术中应用的发展

自 21 世纪初，基于 CT 扫描的导航计算机辅助技术已应用于颈椎手术，特别是用于 CPS 的置入[28~30]。与单独使用侧位透视的徒手技术相比，基于 CT 扫描的导航系统显著提高了 CPS 置入的准确性[28,31]。

第一种导航系统是基于术前获取的 CT 数据。将一组 CT 数据导入导航系统，但在颈椎曲度方面，仰卧位与术中俯卧位所获得的数据存在差异。为了调整每个椎体的位置间隙，导航手术的第一步需要进行复杂的配准过程和表面匹配。配准的过程很耗时，而且一直被认为是导致导航误差的原因，尤其是对于颈椎手术中小的椎弓根而言[32,33]。因此，术中提供 3D CT 图像的透视技术已经取代了基于术前 CT 的导航系统。

Iso-C 3D（Arcadis Orbic 3D®，Siemens Medical Solutions，Erlangen，Germany）（图 8.1）是第一个可以提供术中 3D 图像的导航设备。该系统不需要解剖配准，并且能够在手术过程中再次更新 3D 图像。与仅使用 2D 透视的常规技术相比，可显著降低 CPS 置入错位率[31]。缺点是与传统 CT 相比图像质量较低，术中扫描时存在污染手术区域的潜在风险。

2006 年，O 臂 导 航（O-arm®，Medtronic Navigation，Littleton，CO，USA）引入了术中全旋转和多维图像系统。在 O 臂上，X 线管和平板探测器可以 360° 旋转。此外，图像质量几乎与最新的多层螺旋 CT 扫描相同。O 臂上覆盖着一个特制的塑料无菌保护套，有助于避免手术区域的污染。它可以提供比 Iso-C 3D 更清晰的图像，极大地减少了金属伪影，也可以方便地在术中检测置入物位置。这样有助于减小内固定的误差。虽然没有关于 CPS 置入准确性的直接比较报道，但在同一研究所发表的 2 份报道中，O 臂与 Iso-C 3D 相比，颈椎椎弓根螺钉置入的错位率更低[31,34]。2015 年，O 臂的最新版本 O 臂 2 代（图 8.2）发布。它将最大辐射暴露降低到第一代 O 臂的 50%。此外，扫描范围从 20 cm 扩大到 40 cm，图像传输到导航系统的时间也缩短了。

8.1.3 导航工具的发展

自脊柱外科 3D 导航系统发展以来，已有报道称 CPS 置入的准确性有所提高[28,31,34~44]，特别是基于 O 臂的全方位图像采集，提供了高质量的图像，并且有助于评估术中 CPS 的位置[34,35]。颈椎的参考框架与过去的胸椎或腰椎类型相同，其中包括连接脊突的夹钳。这种夹钳并不适合小的颈椎棘突，并且外科医师在小的手术野接触这种夹钳时，它可能出现意外漂移。最近发布的带三点钳夹的参考架（用于 C_2）（图 8.3）和双臂钳夹棘突参考架（用于颈椎下段）（图 8.4）可

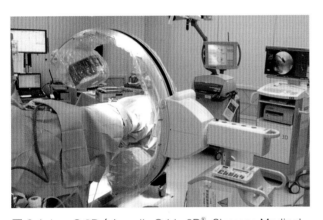

图 8.1 Iso-C 3D（Arcadis Orbic 3D®, Siemens Medical Solutions, Erlangen, Germany）

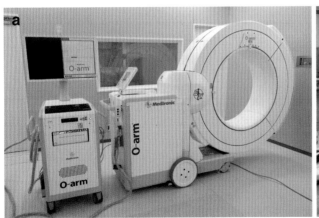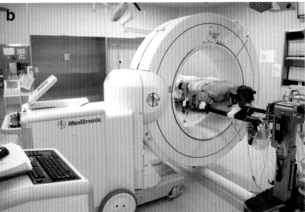

图 8.2 第二代 O 臂导航系统（O-arm2®, Medtronic Navigation, Littleton, CO, USA）。a.图像获取系统（O形机架）和可移动图像工作站；b.第二代 O 臂导航系统应用于颈椎后路手术

以提高导航系统的稳定性和可靠性。同时还开发了具有导航功能的各种手术工具（丝锥或置钉器，图8.5和图8.6）。基于这些导航工具，每个过程都可以投射到导航监视器上。

8.2 导航下CPS置入

CPS固定能够比其他固定技术（如椎板间捆扎或侧块螺钉固定）提供更好的节段稳定性[19,22,45,46]，并有助于治疗颈椎的各种疾病或创伤[47~49]。在引言中已经提到，由于颈椎椎弓根直径小[22~24]，椎弓根内聚角大[25,26]，徒手准确置入CPS在技术上具有挑战性[8]，尤其是在颈椎下段。

在术中定位和再现CPS置入的理想进钉点和置入轨迹具有挑战性。至于进钉点，很少有解剖学特征能指导外科医师进行颈椎侧块螺钉置入。对于退行性或损伤的颈椎，情况要复杂得多。侧位透视可在矢状面引导椎弓根螺钉置入。然而，透视前后位视图不能在轴向平面上显示精确的

轨迹。就CPS错位而言，椎弓根外壁受到破坏后会存在椎动脉损伤（vertebral artery，VA）的潜在风险。椎弓根内壁或头侧受到侵犯有损伤脊髓或出口神经根的危险[8,27]。尽管VA的发病率很低，但它是一种特别严重的，会危及生命的并发症[8]。然而，先前的文献报道椎弓根外壁侵犯的比例比内壁侵犯的比例更高[27,50]。

Abumi等[51]使用侧位透视进行了CPS置入，报道螺钉异位率为6.8%，合并1例VA和2例神经根损伤。Yukawa等[52]报道在颈椎创伤病例中使用斜透视法同时识别进钉点和颈椎椎弓根螺钉置入轨迹的椎弓根轴位视图法，异位率为13.1%。Miyamoto等[53]发明了一种CT剪切图像技术，利用轴位消毒后的CT剪切图像指示进钉点和轨迹，异位率为3.8%。

在脊柱导航方面，Kotani等描述了使用计算机辅助导航系统提高颈椎椎弓根置入准确性的方法，异位率为1.2%[28]。后来，Ito等介绍了在术中使用基于3D CT导航完成CPS和LMS放置的方式，结果表明，异位率为2.8%[39]。

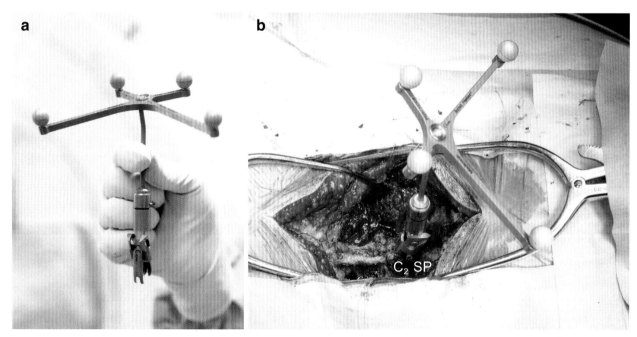

C_2 SP.C_2棘突。

图8.3 带三点夹的导航参考架。a.适合固定于C_2棘突；b.固定于C_2棘突上

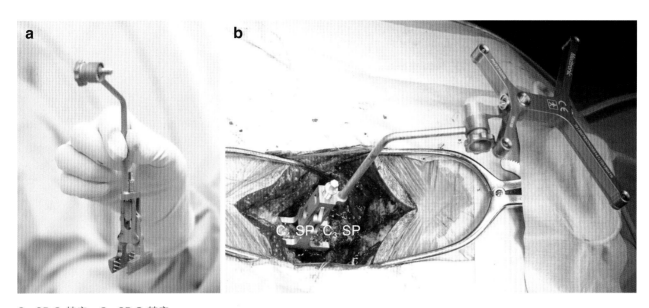

C₄ SP.C₄棘突；C₃ SP.C₃棘突。

图 8.4　双臂钳夹棘突参考架。a.可以固定2~3个颈椎棘突；b.固定于C₃₋₄棘突上

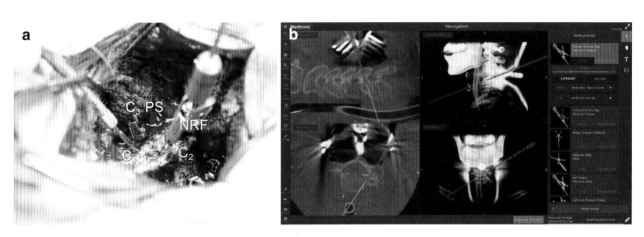

NFR，导航参考架；PS，椎弓根螺钉。

图 8.5　颈椎椎弓根导航螺钉丝锥。a.导航丝锥用于C₄椎弓根；b.导航监视器展示导航丝锥用于C₅椎弓根

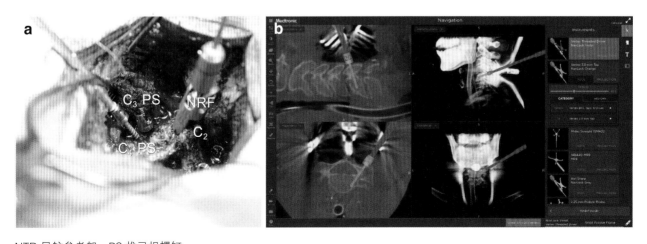

NTR.导航参考架；PS.椎弓根螺钉。

图 8.6　颈椎椎弓根导航螺丝刀。a.用导航螺丝刀插入C₄椎弓根螺钉；b.导航屏幕显示器显示C₅椎弓根螺钉

8.2.1 术中基于 3D CT 导航系统下 CPS 置入

在全身麻醉诱导后，将患者放置在可透视手术台上，如 Jackson 手术床（Modular Table System，Mizuho OSI®，CA，USA），使用 Mayfield 头架固定颅骨。在手术铺单前应检查和调整颈椎对齐。使用额外的绷带确保可以将 Mayfield 头架安全地固定在手术床上。手术区域铺单后，O 臂上覆盖无菌塑料保护套，放置在手术台的尾端。

即使在导航手术中，与传统的徒手技术一样，颈椎责任椎体也需要完全暴露。这是由于可降低椎旁肌肉向内侧的压力。因此，在获得 3D CT 图像之前，外科医师应大致估计每个椎体的进钉点，并使用探针或丝攻模拟进钉轨迹。如果椎旁肌肉仍然是采取适当轨迹进行探查的阻碍，则应在头端和尾部进行更大的暴露，向头和尾侧延伸。对于下颈椎，C_{2-7} 的每个侧块都应暴露到外侧边缘。

C_2 棘突是固定参考架最安全的位置。牵开器的放置不能阻挡参考架与导航系统的红外摄像机之间的光线。通过调整术中 O 臂的位置，将其前后位和侧位的透视视图聚焦于颈椎责任节段。将 O 臂移动到目标区域，进行 3D 扫描。3D CT 扫描期间应屏住呼吸，从而减少图像偏差。将扫描图像数据集传输到导航系统，O 臂移至手术床尾端。注册各种导航工具（探针、丝攻和持钉器）。在开始 CPS 置入前，医师应在导航监视器中验证实际骨骼与虚拟图像之间的表面匹配。

探头应以旋转力矩的方式逐步推进，不能以推力推进。在导航监视器的轴向平面上，探头轨迹应该比解剖轴线更靠近椎弓根内侧皮层。这是因为外科医师能够感受到椎弓根内侧壁骨皮质的阻力，并可以沿着骨皮质推进探针。外科医师应通过偶尔松开探针的方法来评估监视器中的进钉轨迹。探测完成后，在监视器中测量长度和直径，并选择合适的螺钉规格。CPS 的位置应通过术中 3D CT 图像检查。

8.2.2 导航下 CPS 置入的问题

有些理论解释了为什么侧向偏移在 CPS 错位中的比例较高。第一，颈椎椎弓根内壁比外壁厚[23,24,27,50]，且椎弓根轴位解剖角很大，尤其是 C_{3-6}，最初的探查倾向于向外侧偏移[25]。第二，椎旁肌迫使探针工具向内移，使探头尖端朝着横突孔方向向外[27,50]，使得置入轨迹比椎弓根解剖轴线更倾向于骨表面内侧的点。第三，来自椎旁肌肉的压力要求外科医师紧紧持握置入工具，从而使颈椎快速向另一侧旋转，即使使用 Mayfield 头架固定[27,34]，颈椎的旋转也会导致置入轨迹侧移。最后，在骨松质稀疏的颈椎椎弓根内，一旦开始探入，很难调整接下来的攻丝和旋入的过程，因此，最初的进钉点选择错误也容易导致螺钉异位。

8.2.3 导航电钻引导下行颈椎椎弓根螺钉置入

导航引导下的高速电钻（Stealth-Midas®，Medtronic Powered Surgical Solutions，Fortworth，TX，USA）（图 8.7）是最新研发的集成了导航探测器的高动力电钻，可以在导航显示器上监测（Stealth Station S8®，Medtronic Navigation，Littleton，CO，USA）（图 8.8）。该工具于 2016 年上市，我们使用这种导航钻头进行 CPS 置入的初始探测，然后将其与基于 O 臂的导航系统相结合。然而，到目前为止，还没有关于导航钻应用于 CPS 置入的临床报道。

8.2.3.1 基于 O 臂的导航电钻引导下行 CPS 置入

将导航钻头连接到电机系统，转速为 2 000～3 000 r/min。导航电钻上安装 2.2 mm 不锈钢钻头（火柴头型，图 8.9 a）。将钻头轻轻通过椎弓根向上移动至椎体（图 8.9 b），在进一步探查到椎体前壁之后，用手动探针完成探查。攻丝和螺钉置入过程也在导航引导下进行。导航钻头在 CPS 置入中最大的优势在于可以在没有暴力操作的情况下探测椎弓根。由于尖端较短（从附件顶部到尖端最大 24 mm），电钻钻头比手动钻头更坚硬。此外，它可以通过旋转力矩来推进椎弓根，而不是通过推力。即使轻柔地操作，也能紧贴较厚的椎弓根内壁进入。因此，即使是存在各种解剖问题（椎旁肌肉厚、直径小且内聚角大的椎弓根或优势侧关节突增生肥厚）的困难病例，为了沿着解剖椎弓根轴的通道置入 CPS，外科医师可以用导航钻头预先在内侧紧贴内壁钻孔以便导向。

如前所述，导航钻头设置在非常低的转速（2 000~3 000 r/min）。我们证实在这样的速度下钻头甚至穿透不了外科医师的塑料手套。这种低速钻头便于外科医师感受内侧皮层的细微阻力，而无须强制操作。此外，它还可以减少导航系统监视器中虚拟图像的丢失。

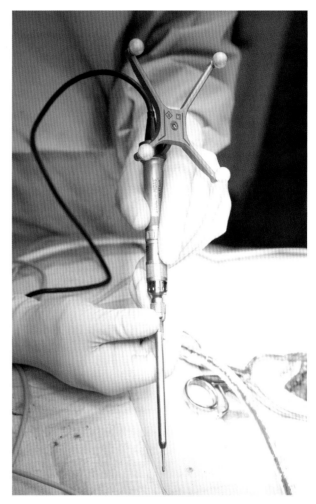

图 8.7 导航引导下的高速电钻（Stealth-Midas® Medtronic Powered Surgical Solutions, Fortworth, TX, USA）

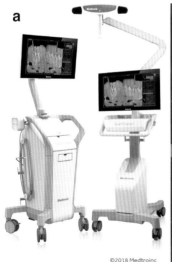
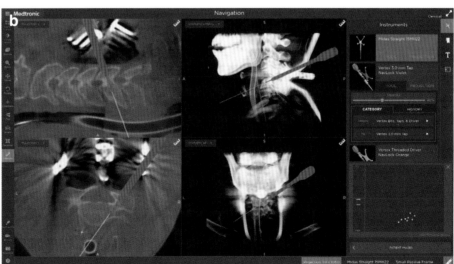

图 8.8 外科手术导航系统（StealthStation S8®, Medtronic Navigation, Littleton, CO, USA）

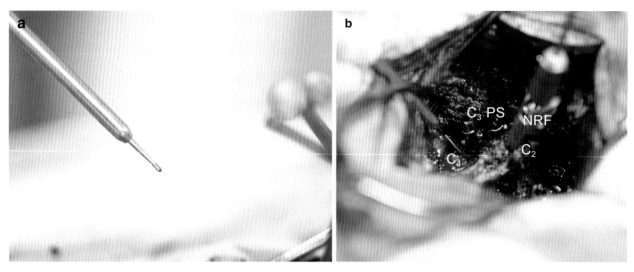

NPF.导航参考架；PS.椎弓根螺钉。

图8.9 导航高速磨钻。a.导航电钻上安装2.2 mm不锈钢钻头。将钻头轻轻通过椎弓根向上移动至椎体；b.采用导航高速磨钻头在C_4椎弓根置入点打孔

8.2.3.2 临床结果

在我们的研究中[54]，术后CT图像使用Neo分级量表评价[27]，结果显示，导航钻头与常规手动探针相比，椎弓根壁侵犯率降低，但差异不显著（导航钻头与手动探针，1级分别为5.9%与10.9%，2级分别为1.3%与3.6%，$P = 0.25$）。然而，与传统的手动探针相比，导航钻头对外侧皮层的侵犯率（36.4%与87.5%，$P = 0.037$）显著降低。硬膜囊距椎弓根内侧边界2.4~3.1 mm[55]。理论上，这个空间允许颈椎椎弓根螺钉2级侵犯。另一方面，根据CT血管造影研究，横孔中椎动脉的安全区（椎弓根侧壁与椎动脉之间的空间）为0.65~1.70 mm[55]。

Mahesh等报道了侧位透视下放置颈椎椎弓根螺钉的内壁部分钻孔技术，侧位穿孔率为13.9%[56]。然而，在轴状位没有任何引导的情况下，准确估计轴向角并钻取内壁皮质在技术上要求很高。尽管导航钻头可能不会降低椎弓根壁的总穿孔率，但是它能降低颈椎椎弓根置入时椎弓根外壁穿孔的发生率。导航钻头可以使得初始的探查更容易，而且无须强制操作，因为这样可

能会引起椎体旋转。

8.2.3.3 案例展示

68岁男性，患有弥漫性特发性骨质增生，意外摔倒导致C_{6-7}脱位骨折（图8.10 a）。该名患者超重（BMI=27.5），而且颈部短粗。术前CT血管造影显示左侧为优势椎动脉（图8.10 b）。后路C_4~T_2行CPS固定融合术。术后CT显示C_4左侧椎弓根内壁颈椎椎弓根螺钉1级侵犯。然而，横突孔保持完整，左侧椎动脉是安全的（图8.10 c）。

8.3　后外侧微创CPS固定

颈椎椎弓根螺钉固定提供了很好的机械强度；然而，它需要进行广泛的软组织脱离。在损伤的急性期，大面积后路暴露也会造成大出血的风险。虽然CPS固定是脊柱病变结构重建的重要组成部分，但如前所述[57]，它有损伤椎动脉的潜在风险。为了避免CPS的侧向错位，我们开发了一种通过后外侧入路的微创颈椎椎

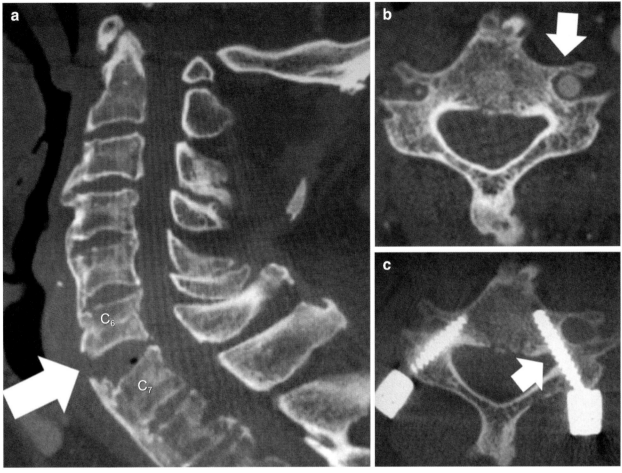

图 8.10　68岁男性，C$_{6-7}$脱位骨折。a.术前CT矢状面图像（白色箭头为骨折部位）；b.C$_4$术前CT血管造影（白色箭头为左侧横孔的优势VA）；c.术后CT C$_4$轴位像（白色箭头为左侧CPS内侧侵犯）

弓根螺钉固定术（minimally invasive cervical pedicle screw，MICEPS）。

8.3.1　MICEPS

经后外侧入路 MICEPS 的适应证与常规 C$_2$~C$_7$ 后路颈椎融合术相同，如外伤引起的颈椎不稳、颈椎转移瘤、颈椎感染性脊柱炎、退行性颈椎疾病的节段性不稳定。

MICEPS 的禁忌证有：先天性异常（颈椎椎弓根缺损）、外伤性椎动脉瘤和双侧椎动脉损伤（vertebral artery injuries，VAI），以及俯卧位困难。此外，颈椎骨折脱位或侧块骨折患者常伴有外伤性 VAI，通过闭合复位术可导致脑干或小脑梗死。理想情况是先对患者受伤的椎动脉进行线圈栓塞，然后复位脱位。将 PS 置入栓塞的一侧不会造成问题；然而，必须非常谨慎地将螺钉置入优势侧。后外侧入路直接显示小关节，即使闭合复位失败，也能复位脱位了的小关节。

8.3.1.1 器械和材料

在进行 MICEPS 时，需要以下仪器和材料：透视手术台和碳纤维 Mayfield 头架、术中 CT 和 3D 导航工作站、术中透视、高速磨钻、1.4 mm 导丝、2.9 mm 空心钻、电动工具、导航工作通道、椎弓根螺钉和钉棒系统。

8.3.1.2 手术技术

患者俯卧在带有碳纤维 Mayfield 头架的可透视手术台上。对于颈椎小关节脱位患者，术前应尽可能进行闭合复位。

体位固定时颈椎与地面平行，肩膀向尾侧拉扯并用胶带固定。旋转图像增强器，以便在距离中矢面 30°~45° 的倾斜角中识别椎弓根皮质的圆形部分（椎弓根轴视图[52]），然后标记切口线。手术区域广泛消毒，靠近耳，环绕患者颈部 360°。参考架通过中后侧皮肤小切口连接到棘突。等中心的 C 臂绕患者颈椎自动 190° 旋转时，可获得多个连续图像。图像采集后，导航工作站生成轴向、矢状面和冠状面解剖重建成像。CiosSpin（Siemens Healthineers, Munich, Germany）和 Kick（BrainlabAG, Germany）用于计算机导航的 CPS 置入。

8.3.1.3 手术的流程

1. 切口与暴露：在导航引导下经双侧皮肤切口置入螺钉。在皮肤上切开长约 4 cm 的切口后，用电刀将皮下组织和颈筋膜分开。钝性剥离并暴露外侧块，将 1 根手指插入肩胛骨提肌和夹肌之间（图 8.11a）。脊神经根后支的内侧分支通常出现在多裂肌下，应牵开（图 8.12a）。使用半固定管状牵开器，在分离的肌纤维之间施加照明，可持续暴露侧块（图 8.11a）。这种后外侧入路经肌肉间隙剥离，通常无出血。为了暴露 C_2 螺钉的进钉点，向内侧牵开头斜下肌和向头侧牵开枕大神经（C_2 后神经根）。当 C_3 螺钉置入时必须牵开第 3 枕神经。

2. 进钉点的识别：将多裂肌与颈椎侧块钝性分离。使用 3D 导航系统确定进钉点（图 8.13），并通过 C 臂斜位的椎弓根轴视图确认。从侧块到椎弓根松质骨，用 5 mm 高速钻头凿出一个起始孔。使用带有 10 mm、限深 3 mm 的高速钻头钻出一个导向孔，以便进入椎管内壁。

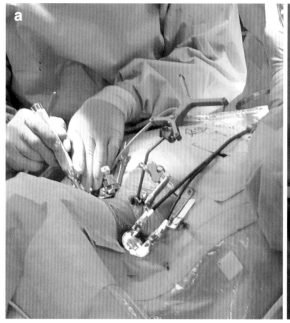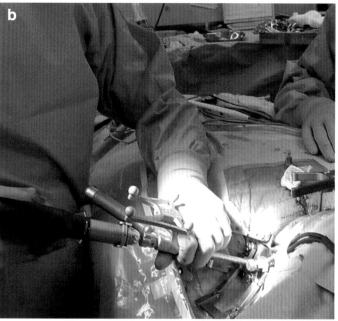

图 8.11 定位和手术准备。a.带照明的管状牵开器；b.导丝斜插入椎弓根，使用导航导管和电钻驱动器

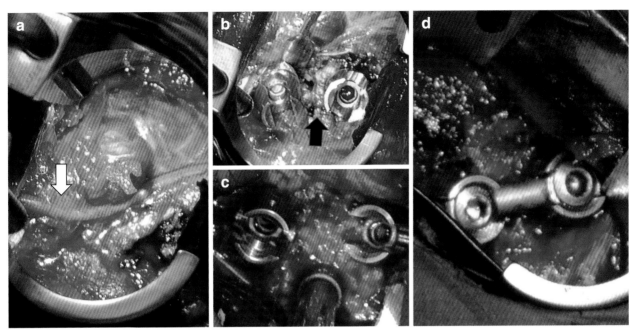

图 8.12　术中照片。a.多裂肌和脊神经后支内侧支（白色箭头）；b.置入椎弓根螺钉和C$_{6\sim7}$关节突关节复位（黑色箭头）；c.小关节骨移植物；d.将棒与椎弓根螺钉连接

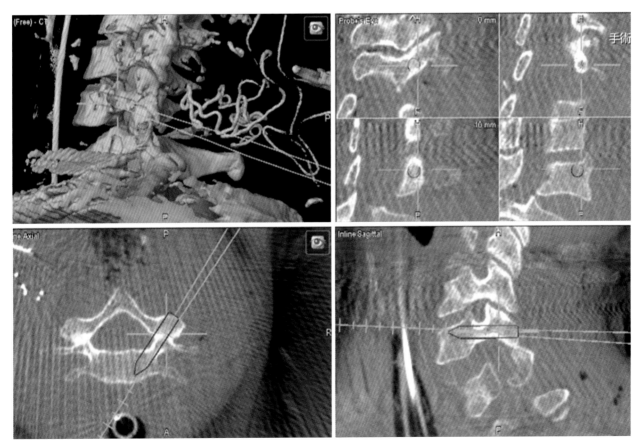

图 8.13　术中左侧C$_6$椎弓根3D导航图像

3. 导丝方向：使用导航套管和电钻将 1.4 mm 导丝从椎弓根的引导孔斜插入椎体（图 8.11b）。该手术最关键的一点是将导丝依照导航图像的轴向视图引导至椎管内壁，而不是椎弓根轴心（图 8.13）。该过程必须注意避免破坏横突孔。不建议使用椎弓根探针，因为它经常导致方向错误。当插入椎弓根探针对椎体一侧施加压力时，椎体倾向于偏离预定的放置点，导致探针更垂直地插入。使用侧位透视图像仔细检查导丝的方向和深度（图 8.14）。

4. PS 的置入：为避免椎动脉损伤（VAI），外科医师应通过电钻感受内侧皮质的硬度。将 1 个钻头、1 个丝锥、1 个套管和 PS 按顺序插入导丝上。在此过程中插入的空心 PS 的直径为 4.0 mm，长度为 26~30 mm（图 8.15）。一般允许螺钉在椎弓根内侧穿孔，因为与外侧穿孔相比，内侧穿孔能够提供更多的机械强度和安全性。为了置入 Th₁ 和 Th₂ 的 PS，额外做一个皮肤小中线切口，并按常规放置。手指钝性分离肌肉后，推棒连接颈椎和胸椎的 PS。

5. 关节突融合：通过后外侧入路可以直接看到关节突关节（图 8.12b）。如果必要的话，通过用刮刀施加杠杆力提起下关节突，可以对脱位的小关节突进行开放复位。用磨钻对关节突关节进行去皮质，将棘突取下的局部骨和人工骨（如羟基磷灰石）移植到关节突和侧块上（图 8.12c）。

6. 棒的连接：棒放置在螺钉头上并固定（图 8.12d）。可用侧位 X 线片确认是否对齐。然后分层闭合伤口，无须留置引流管。

8.3.1.4 并发症

虽然 VAI 很罕见，但一旦发生，就是致命的。外科医师在手术前应评估椎动脉结构。后外侧入路在最短的距离内提供了 PS 置入的最佳轨迹。PS 置入应靠近椎管内侧皮质，以获得坚实的骨固定，避免 VAI。如果在准备螺钉轨道的过程中发生血管损伤，通常可以用骨蜡填充孔来止血。

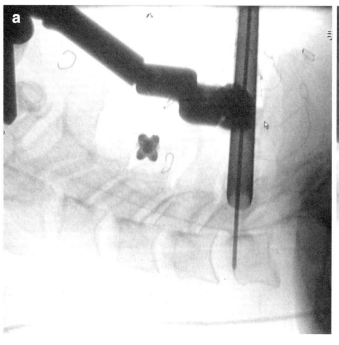
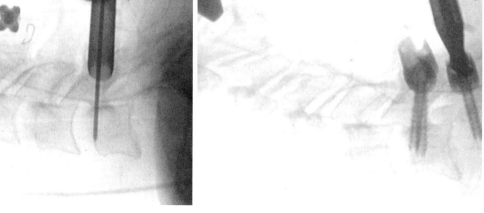

图 8.14 术中透视图像。a.导丝的插入；b.置入空心椎弓根螺钉

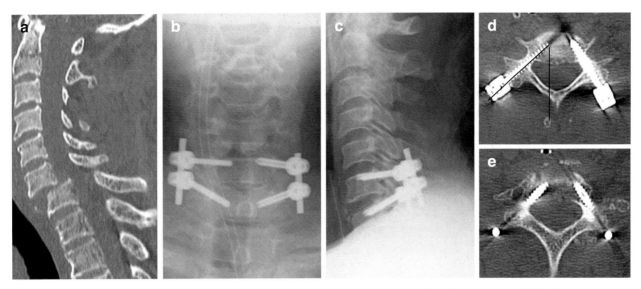

图 8.15 77岁男性，C$_{6\sim7}$双侧关节突脱位。a.术前CT显示前C$_6$脱位；b.术后前后位矢状面X线片；c.侧位X线片；d.C$_6$术后CT，黑线表示α角；e.C$_7$术后CT

如果螺钉穿破椎弓根尾侧并刺激神经根，则可能发生神经根损伤。术后，任何出现新的神经根症状的患者都应接受更进一步的影像学检查，以确保螺钉没有错位。此外，置入椎弓根螺钉时，必须密切注意防止损伤后支内侧，特别是枕大神经（C$_2$）和第三枕神经（C$_3$）（图 8.16）。

8.3.1.5 临床结果

本研究比较了 119 例连续接受颈椎骨折手术的患者（常规颈椎 PS 固定组 19 例；MICEPS 固定组 100 例），共置入 342 枚颈椎 PS。MICEPS 固定组，32 例和 68 例患者分别行单侧和双侧融合术，82 例患者（82%）在受伤后 24 小时内接

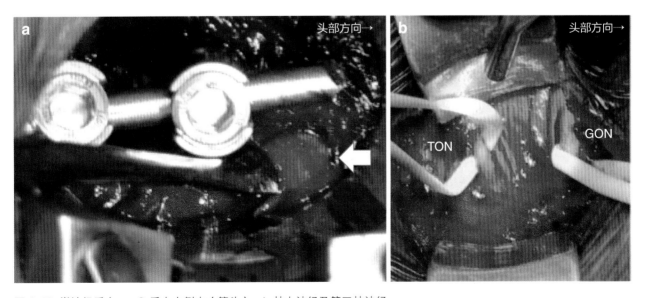

图 8.16 脊神经后支。a.C$_4$后支内侧支（箭头）；b.枕大神经及第三枕神经

受手术。所有颈椎 PS 都是使用脊柱导航系统置入的。

常规颈椎 PS 固定组平均手术时间为 217 min，MICEPS 固定组为 152 min（$P = 0.0014$）。常规颈椎 PS 固定组和 MICEPS 固定组的术中平均出血量分别为 560 mL 和 150 mL（$P<0.0001$）。根据 Neo 分级采用 CT 图像对 434 颗螺钉的位置进行了评估：0 级，无偏移（即螺钉包含在椎弓根内）；1 级，偏差 <2 mm；2 级，偏差 >2 mm 但 <4 mm；3 级，偏差 >4mm。2 级或 3 级的 PS 偏移在本研究中具有临床意义，MICEPS 固定组 2 级或 3 级螺钉偏移发生率明显低于常规颈椎 PS 固定组（$P = 0.0039$）。常规颈椎 PS 固定组中，0、1 级 71 枚（87.7%），2、3 级 10 枚（12%），其中 4 枚发生外侧偏斜，6 枚发生内侧偏斜。1 例螺钉外侧偏移的患者发生小脑梗死，但完全康复。MICEPS 固定组中，348 枚（98.0%）为 0 级或 1 级，7 枚（2.0%）为 2 级或 3 级内偏。两组患者均无因螺钉内侧偏移引起的神经系统并发症，因此，没有更换螺钉。MICEPS 固定组的螺钉偏差发生率明显低于常规颈椎 PS 固定组（$P = 0.0039$）。

术后 CT 扫描结果显示，MICEPS 固定组椎弓根螺钉的 α 角度（图 8.15 d）与常规组相比更倾斜，即 PS 的置入角度接近水平线（表 8.1）。

8.3.2 MICEPS 固定的优势

使用 PS 系统的后路固定手术可以确保良好的生物力学稳定性；然而，大量的后侧暴露会造成大出血的风险，而且厚实的肌肉会干扰 PS 的置入轨迹，从而导致侧向偏移和椎动脉损伤（VAI）。MICEPS 固定的优点之一是在中颈椎水平固定颈椎 PS 可以避免 VAI。因为它是微创的，并为 PS 提供了一个理想的轨迹以防止 VAI。

为了实现这一技术，计算机 3D 导航系统是必不可少的。C_7PS 应从肌肉（即斜方肌）较厚的中线后入路置入。如果外科医师希望通过后外侧入路固定 C_7 或 T_1 椎体的 PS，可以通过皮下通道连接固定棒。

这种小切口肌间入路可使用 3D 导航系统实现理想的 PS 置入轨迹，并减少术中出血。

8.4 后外侧入路 $C_{1~2}$ 微创后路固定

寰枢关节是一个高度复杂的区域，具有重要的神经血管结构，如 VA 和上颈脊髓，能够大范围的活动。$C_{1~2}$ 后路融合术是治疗创伤性、炎症性和先天性 $C_{1~2}$ 关节不稳定的一种众所周知的技术。然而，下椎板捆扎术后的基础稳定性通常很差，并且有相当高的不融合率。Magerl 描述的经关节螺钉固定显示出接近 100% 的高融

表 8.1 α 角

		C_2	C_3	C_4	C_5	C_6	C_7	T_1	合计
传统颈椎椎弓根螺钉	螺钉数	8	6	11	13	18	17	8	81
	α 角*	20	43	44	37	34	27	26	–
微创颈椎椎弓根螺钉	螺钉数	18	19	55	91	94	47	29	353
	α 角*	36	48	52	51	48	34	20	–

*均数

合率[58]，但它在技术上有很高的要求。Goel[59,60]和 Harms[61] 描述的 $C_{1~2}$ 侧块螺钉固定技术已成为经关节螺钉固定的有效替代方法；然而，它需要广泛的后方暴露，这与浅表感染和枕神经损伤有关。$C_{1~2}$ 关节暴露时静脉丛出血也很常见。由于椎动脉的解剖变异和 C_1 椎体的不稳，患者术中椎动脉损伤的风险也增加。脊柱导航技术常用于 $C_{1~2}$ 后路稳定，以避免神经血管损伤[62]。

从导航技术的角度来看，由于 C_1 椎体骨面较小，且 C_1 侧块上螺钉入点较深，均会阻碍 C_1 椎体的表面匹配。在摆放体位后，术中使用 CT 扫描可以克服这些问题，同时降低 $C_{1~2}$ 的螺钉异位率[62,63]。为克服传统后路入路的局限性，C_1 和 C_2 节段采用后外侧肌间入路。下面介绍一种新型的应用术中 3D 导航引导下经后外侧入路的微创上颈椎内固定技术。

8.4.1 $C_{1~2}$ 微创后路内固定

经后外侧入路微创 $C_{1~2}$ 后路固定的适应证包括：骨折、肿瘤、先天性畸形、退行性或炎性疾病。该节段的适应证引起的颈椎不稳，对相应的神经血管结构可能构成重大风险。

8.4.1.1 手术技术

在进行微创 $C_{1~2}$ 后路固定时，需要使用与 MICEPS 相同的器械和材料。全身麻醉下，患者俯卧于带有碳 Mayfield 头架的可透视手术台上，术中使用与 MICEPS 技术相同的 CT 扫描和计算机导航系统。手术区域广泛消毒，尤其是靠近耳朵和枕骨的区域，患者的颈部行 360° 无菌覆盖。在颈椎后路相应节段定位下行中线小切口，并将参考架固定在 C_2 棘突上。

8.4.1.2 手术流程

1. 后外侧入路：在 $C_{1~2}$ 水平后外侧行 4 cm 长的纵向皮肤切口，距离 C_2 棘突外侧 4~5 cm。电刀切开皮下组织及颈筋膜。打开筋膜，用手指钝性分离头颈部后方竖脊肌。钝性分离沿着头下斜肌（oblique capitis inferior，OCI）下缘进行（图 8.17）。

枕大神经（great occipital nerve，GON）位于 COI 下方（图 8.17 a）。第三枕神经（third occipital nerve，TON）常位于 $C_{3~4}$ 水平的多裂肌下方。每条神经都用血管胶带悬挂起来。GON 是该入路的第一个解剖定位标志。外侧肌间隙内较大的静脉丛必须适当处理。在颅枕下三角沿着 OCI 的上边界行钝性剥离（图 8.17 b）。OCI 在 C_1 附着的内侧边界是 C_1 侧块螺钉的入钉点（图 8.17 c）。VA 由牵开器向头端牵开保护[64]。

该后外侧入路经肌间隙剥离，通常无出血。然而，大静脉丛偶尔出现在 OCI 后方。双极电凝和止血剂，如含有凝血酶的可流动明胶基质，可以用于控制 C_2 神经周围静脉丛和 VA 周围静脉丛的出血。

2. C_2 椎弓根螺钉：向头侧牵开 GON，并在 C_2 侧块上剥离多裂肌（图 8.18 a，b）。使用导航系统确定 C_2 椎弓根螺钉的进针点（图 8.18 c，d）。如果患者 C_2 椎体的 VA 位置异常偏高（图 8.19），沿着平行于 VA 通过椎管的通路置入螺钉。C_2 椎弓根螺钉的轨迹不是峡部螺钉方向而是实际的椎弓根螺钉方向。用 3 mm 高速钻头钻一个直径 5 mm 的入孔（图 8.18 c）。在导航系统和电钻驱动器的帮助下，通过导管斜置入 1.4 mm 导丝（图 8.18 d）。通过该导丝进行钻孔和攻丝，并置入直径 4.0 mm 的空心螺钉（图 8.18 d）。

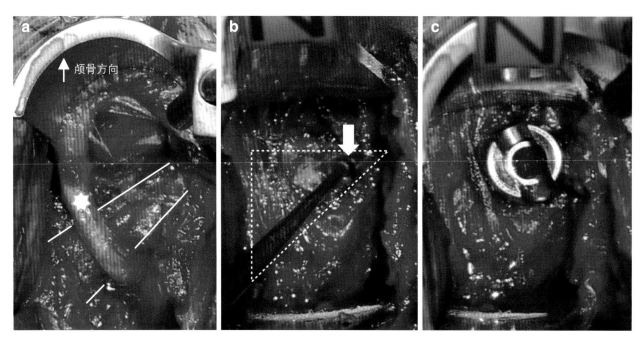

图 8.17 C₁侧块螺钉入位点。a.白星表示枕大神经，白线周围的肌肉为头下斜肌；b.折线表示枕下三角，白色箭头为C₁侧块螺钉入钉点；c.置入C₁侧块螺钉

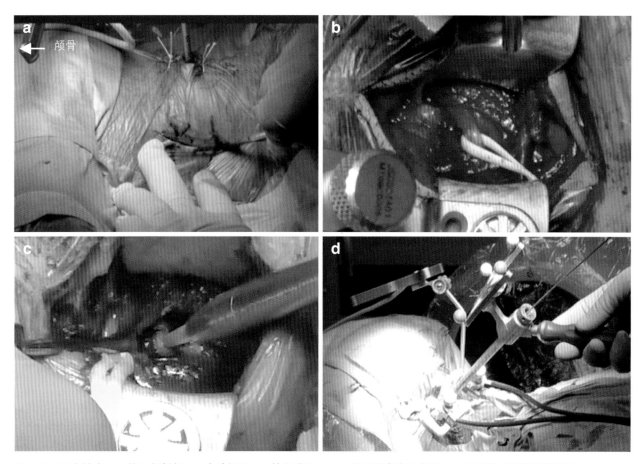

图 8.18 手术技术：C₂椎弓根螺钉。a.皮肤切开；b.枕大神经；c. C₂椎弓根螺钉入钉点；d.导丝通过导航导管插入

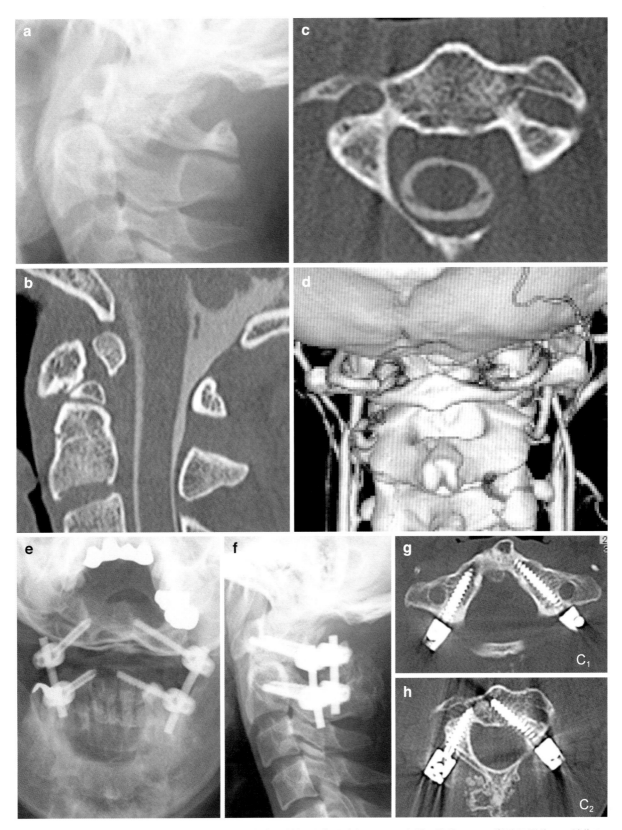

图 8.19 椎动脉位置异常偏高（36岁男性，齿状突骨折假关节形成）。a.C$_{1-2}$侧位X线片；b.CT脊髓显影像；c.轴位CT脊髓图像显示椎动脉高位；d.增强3D CT血管剪影；e.术后18个月前后正位X线片；f.术后18个月侧位X线片；g.术后18个月C$_1$椎体轴位CT，C$_1$右侧椎弓根螺钉α角为33°，左侧为40°；h.术后18个月C$_2$椎体轴位CT，右侧椎弓根螺钉α角为30°，左侧为49°

空心椎弓根螺钉使用 3D 导航系统瞄准 C_2 椎管内壁以避免侧位移位。螺钉能够在 C_2 椎管内壁穿孔，因为它与外侧偏差相比，提供了更好的机械强度和安全性。如果 C_2 处有风险，则首选 C_3 椎弓根螺钉。

3.C_1 侧块螺钉：当 C_1 侧块暴露时，有两种方法处理 OCI。一种方法是向尾侧牵拉 OCI，通过枕下三角进入侧块。这种方法可以快速直接暴露侧块；然而，VA 常出现在头端（图 8.19）。另一种方式是将 COI 的 C_1 下部附着部位电凝并切除，暴露出 C_1 侧块的一半，剩余的肌纤维用于保护头端 VA（图 8.20 a）。

在 C_2 椎弓根螺钉和 OCI 之间应用自固定牵开器，允许 C_1 侧块持续暴露，从而使 GON 和 OCI 一起向头侧牵开。C_1 上 COI 的附着点内侧边界是 C_1 侧块螺钉的进钉点，并且可以通过导航系统确认精确的进钉点（图 8.20 b 和图 8.21）。部分切除 C_1 上 OCI 的附着点有助于暴露 C_1 侧块螺钉的进钉点。

通过套管置入 1.4 mm 克氏针至 C_1 前弓（图 8.20 c）。但是 C_1 是不稳定的，导航参考架的固定在所有情况下都不如 C_2 可靠。

使用导丝和电钻驱动器可以防止椎体旋转减少不稳定的 C_1 椎体的压力。使用侧位透视图像仔细检查导丝的方向和深度（图 8.20 c）。

置入 C_1 的空心椎弓根螺钉直径为 4.0 mm，长度为 26~34 mm，而且建议使用足够长度的螺钉。

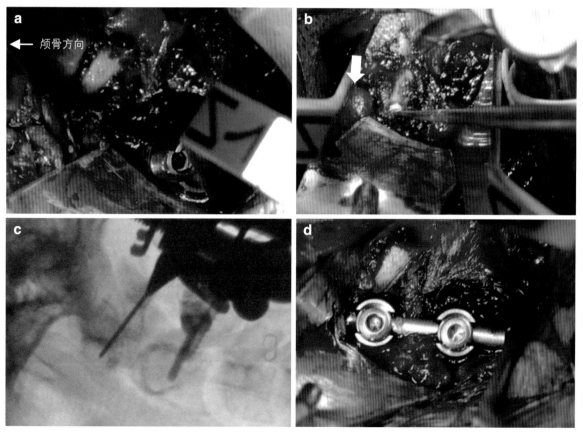

图 8.20 手术技术：C_1 侧块螺钉。a.牵开器位于 C_2 椎弓根螺钉和头下斜肌之间；b.C_1 侧块螺钉的进钉点，白色箭头为椎动脉；c.术中透视 C_1 侧块螺钉置入导丝；d.C_{1-2} 用棒连接

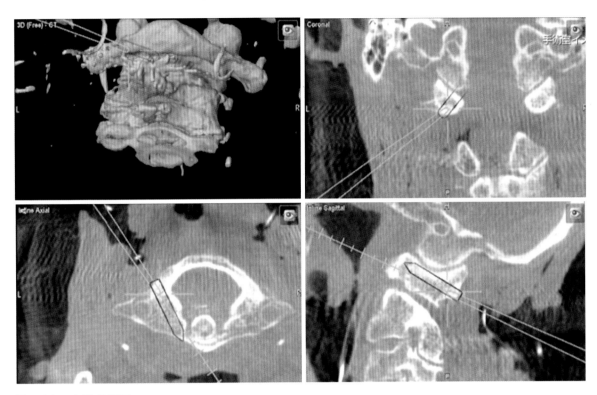

图 8.21 C_1 侧块导航图

4. 植骨：对 C_1 和 C_2 螺钉周围的骨进行去皮质，为植骨创造空间。当使用高速磨钻对 $C_{1～2}$ 关节突关节进行广泛的去皮质时，静脉出血源于 C_2 神经周围的硬膜外静脉丛。含有凝血酶的可流动明胶基质有助于快速止血。同种异体骨、自体骨或人工骨，如羟基磷灰石，均可用来植骨。为了在齿状突骨折的病例中获得有效的骨融合，移植骨可通过后正中入路添加到 $C_{1～2}$ 手术区域。

5. 棒连接：棒用于固定并维持 $C_{1～2}$ 椎体稳定（图 8.20 d）。

8.4.1.3 并发症

一旦发生 VA 损伤可能是灾难性的。在 $C_{1～2}$ 节段，VA 通路的解剖结构变异并不罕见。术前应使用增强 3D CT 对 VA 解剖进行评估（图 8.19 d）。对 VA 而言，与 Magerl 经关节突固定相比，使用

该技术置入螺钉更容易且安全。如果在准备螺钉轨道的过程中发生血管损伤，通常可以用骨蜡填充孔来止血。如果 VA 于 C_1 的头侧入路损伤[64]，止血会更困难。此时，必须立即求助血管外科医师或行导管介入的放射医师，同时在纱布中填充止血剂，如含有凝血酶的流动明胶基质，并按压止血。

尽管在 Goel 和 Harms 技术中，C_2 神经根被常规切除[59,60]，但该方法保留了神经。枕大神经（GON）是 C_2 神经的后支，其内侧受头下斜肌（OCI）保护。C_2 神经节和前支都没有出现在该技术中，因为它们的位置较深。如果在手术中损伤了枕大神经，术后会出现枕骨痛。

8.4.1.4 临床结果

40 例患者采用了这种新方法（MIS 组），并与 13 例采用传统颈后正中入路进行 C_1 侧块

螺钉、C₂ 椎弓根螺钉固定的患者（P 组）进行了比较。平均手术年龄为 72 岁（27~97 岁）。轴状骨折 21 例，寰椎骨折 1 例，类风湿关节炎（rheumatoid arthritis，RA）4 例，C$_{1~2}$ 退行性半脱位 13 例，C$_{1~2}$ 哑铃瘤 1 例。在术后 CT 上测量螺钉矢状轴的插入角度（α 角）（图 8.22）。

MIS 组平均出血量为 115 mL，P 组为 352 mL（P = 0.010 2），MIS 组平均手术时间为 198 min，P 组为 260 min（P = 0.119 0）。C₁ 侧块累计置入 48 颗螺钉，C₂ 椎弓根累计置入 42 颗螺钉，C₃ 椎弓根累计置入 26 颗螺钉，反向经 C₁、C₂ 关节突累计置入 10 颗螺钉。未发生明显并发症或螺钉错位。C₂ 的 42 枚椎弓根螺钉中有 3 枚（7.1%）向内侧偏移是为了避免损伤高位的 VA。C₁ 侧块螺钉 MIS 组的 α 角平均为 32.0°，P 组为 7.1°；MIS 组 C₂ 的 α 角为 38.4°，P 组为 14.3°。MIS 组所有螺钉直径均为 4.0 mm，P 组为 3.5 mm。经过 12 个月以上的随访，MIS 组融合率为 18/18（100%），P 组为 84.6%（11/13），P 组由于术后 C₁ 侧块螺钉松动导致半脱位，而后经 C$_{1~2}$ 关节螺钉复位固定术进行翻修。

8.4.2 术中 3D 导航下微创 C$_{1~2}$ 后路固定

Goel–Harms 技术已经成为 Magerl 经关节突固定的有效替代方法；然而，它需要广泛的后露，这与浅表感染和枕神经损伤有关。去除 C₂ 神经节能够为手术的进行提供广泛的暴露，这使得在没有导航系统的情况下将螺钉插入 C₁ 侧块的中心。C₂ 神经切除术后出现大量静脉出血和术后枕骨神经痛。C₁ 侧块的另一个进钉点建议在 C₁ 后弓的中点（Tan 法[64]）或者 C₁ 后弓的下边缘（notch 法）。需要注意的是，VA 常位于 C₁ 后弓上外侧的沟中[65]，应注意避免在该区域钻孔或丝攻。C₁ 后弓太小，在某些情况下无法置入 3.5 mm 螺钉。动力磨钻很少会破坏后弓或损伤 VA[65]。每一种传统后路方法都有其缺点，这催生了一种新的 C$_{1~2}$ 区域后外侧入路的创新发展，即在术中 3D CT 导航的帮助下完成手术。

后外侧入路是可以直接看到 C₁ 和 C₂ 侧块以及避免 VA 损伤的最佳螺钉放置轨迹（图 8.23）。静脉丛出现在 OCI 后，出血是完全可控的。椎动脉（VA）位于 C₁ 后弓沟之上，由牵开器和 OCI 纤维向头端牵开保护。将 4.0 mm 空心螺

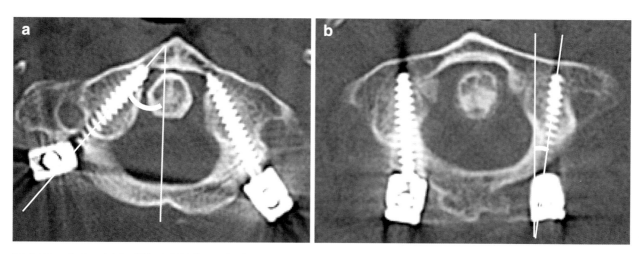

图 8.22 术后 CT 上测量螺钉矢状轴的插入角度（α 角）。a.MIS 组 C₁ 侧块螺钉，右侧 α 角度为 40°；b.P 组 C₁ 侧块螺钉，左侧 α 角度为 -9°

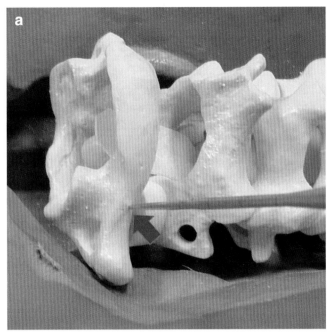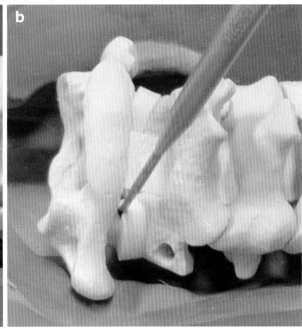

图 8.23　C_1 侧块螺钉的进钉点。a.C_1 侧块螺钉的 1 个新的进钉点（红色箭头），这种新的方法可以直接探查 C_1 侧块螺钉；b. 传统置钉技术的进钉点

钉置于 C_1 椎体中，因为暴露的侧块比这个入路更宽。如果患者 VA 在 C_2 的位置高跨，则采用斜入路平行于 VA 的方向置入椎弓根螺钉。

　　脊柱导航系统可以降低后路 $C_{1\sim2}$ 内固定手术发生 VAI 的风险；但是 C_1 椎体是不稳定的，C_1 相对 C_2 来说导航更不可靠。因此，为了验证导航的准确性，术中应对解剖标志进行细致的辨认（图 8.5）。尽管解剖复杂，但 C_1 和 C_2 螺钉置入的精准性已被证实，这都归功于术中 3D 导航系统和一种新的后外侧入路手术技术 [62,63]。

　　该方法使用术中 3D 导航系统提供了 C_1 侧块的直接、斜向探查。它使得螺钉在置入时可以选择正确的倾斜角度，从而减少了螺钉的侧方偏移，减少了肌肉损伤和静脉丛出血。

参考文献

1.　HADRA B E. Wiring of the vertebrae as a means of immobilization in fractures and Pott's disease[J]. Med Times Reg, 1891, 2: 1–8.

2.　ABDU W A, BOHLMAN H H. Techniques of subaxial posterior cervical spine fusions: an overview[J]. Orthopedics, 1992, 15(3): 287–295.

3.　WHITEHILL R, STOWERS S F, FECHNER R E, et al. Posterior cervical fusions using cerclage wires, methylmethacrylate cement and autogenous bone graft. An experimental study of a canine model[J]. Spine, 1987, 12(1): 12–22.

4.　BENZEL E C, KESTERSON L. Posterior cervical interspinous compression wiring and fusion for mid to low cervical spinal injuries[J]. J Neurosurg, 1989, 70(6): 893–899.

5.　ROGERS W A. Treatment of fracture-dislocation of the cervical spine[J]. J Bone Joint Surg Am, 1942, 24: 245–258.

6.　ROGERS W A. Fractures and dislocations of the cervical spine: an end-result study[J]. J Bone Joint Surg Am, 1957, 39A: 341–376.

7.　TUCKER H H. Technical report: method of fixation of subluxed or dislocated cervical spine below C1-C2[J]. Can J Neurol Sci, 1975, 2(4): 381–382.

8.　GHORI A, LE H V, MAKANJI H, et al. Posterior fixation techniques in the subaxial cervical spine[J]. Cureus,

2015, 7(10): e338.

9. TUKKAPURAM V R, KUNIYOSHI A, ITO M. A review of the historical evolution, biomechanical advantage, clinical applications, and safe insertion techniques of cervical pedicle screw fixation[J]. Spine Surg Relat Res, 2019, 3(2): 126–135.

10. ROY-CAMILLE R, SAILLANT G, MAZEL C. Internal fixation of the unstable cervical spine by a posterior osteosynthesis with plates and screws[J]//Cervical Spine Research Society Editorial Committee. The cervical spine. 2nd ed. Philadelphia: JB Lippincott,1989: 390–403.

11. JEANNERET B, GEBHARD J S, MAGERL F. Transpedicular screw fixation of articular mass fracture-separation: results of an anatomical study and operative technique[J]. J Spinal Disord, 1994, 7(3): 222–229.

12. ANDERSON P A, HENLEY M B, GRADY M S, et al. Posterior cervical arthrodesis with AO reconstruction plates and bone graft[J]. Spine, 1991, 16(3 Suppl): S72–S79.

13. AN H S, COPPES M A. Posterior cervical fixation for fracture and degenerative disc disease[J]. Clin Orthop Relat Res, 1997, 335: 101–111.

14. OMEIS I, DEMATTIA J A, HILLARD V H, et al. History of instrumentation for stabilization of the subaxial cervical spine[J]. Neurosurg Focus, 2004, 16(1): E10.

15. FIELDING J W. The status of arthrodesis of the cervical spine[J]. J Bone Joint Surg Am, 1988, 70(10): 1571–1574.

16. JEANNERET B. Posterior rod system of the cervical spine: a new implant allowing optimal screw insertion[J]. Eur Spine J, 1996, 5(5): 350–356.

17. ABUMI K, ITOH H, TANEICHI H, et al. Transpedicular screw fixation for traumatic lesions of the middle and lower cervical spine: description of the techniques and preliminary report[J]. J Spinal Disord, 1994, 7(1): 19–28.

18. JUNG Y G, JUNG S K, LEE B J, et al. The subaxial cervical pedicle screw for cervical spine diseases: the review of technical developments and complication avoidance[J]. Neurol Med Chir (Tokyo), 2020, 60(5): 231–243.

19. JOHNSTON T L, KARAIKOVIC E E, LAUTENSCHLAGER E P, et al. Cervical pedicle screws vs. lateral mass screws: uniplanar fatigue analysis and residual pullout strengths[J]. Spine J, 2006, 6(6): 667–672.

20. KOWALSKI J M, LUDWIG S C, HUTTON W C, et al. Cervical spine pedicle screws: a biomechanical comparison of two insertion techniques[J]. Spine, 2000, 25(22): 2865–2867.

21. KOTANI Y, CUNNINGHAM B W, ABUMI K, et al. Biomechanical analysis of cervical stabilization systems. An assessment of transpedicular screw fixation in the cervical spine[J]. Spine, 1994, 19(22): 2529–2539.

22. JONES E L, HELLER J G, SILCOX D H, et al. Cervical pedicle screws versus lateral mass screws. Anatomic feasibility and biomechanical comparison[J]. Spine, 1997, 22(9): 977–982.

23. KARAIKOVIC E E, DAUBS M D, MADSEN R W, et al. Morphologic characteristics of human cervical pedicles[J]. Spine, 1997, 22(5): 493–500.

24. PANJABI M M, SHIN E K, CHEN N C, et al. Internal morphology of human cervical pedicles[J]. Spine, 2000, 25(10): 1197–1205.

25. ONIBEOKUN A, KHOO L T, BISTAZZONI S, et al. Anatomical considerations for cervical pedicle screw insertion: the use of multiplanar computerized tomography measurements in 122 consecutive clinical cases[J]. Spine J, 2009, 9(9): 729–734.

26. CHAZONO M, SOSHI S, INOUE T, et al. Anatomical considerations for cervical pedicle screw insertion: the use of multiplanar computerized tomography reconstruction measurements[J]. J Neurosurg Spine, 2006, 4(6): 472–477.

27. NEO M, SAKAMOTO T, FUJIBAYASHI S, et al. The clinical risk of vertebral artery injury from cervical pedicle screws inserted in degenerative vertebrae[J]. Spine, 2005, 30(24): 2800–2805.

28. KOTANI Y, ABUMI K, ITO M, et al. Improved accuracy of computer-assisted cervical pedicle screw insertion[J]. J Neurosurg, 2003, 99(3 Suppl): 257–263.

29. HOLLY L T, FOLEY K T. Intraoperative spinal navigation[J]. Spine, 2003, 28(15 Suppl): S54–S61.

30. TJARDES T, SHAFIZADEH S, RIXEN D, et al. Image-guided spine surgery: state of the art and future directions[J]. Eur Spine J, 2010, 19(1): 25–45.

31. ISHIKAWA Y, KANEMURA T, YOSHIDA G, et al. Clinical accuracy of three-dimensional fluoroscopy-based computer-assisted cervical pedicle screw placement: a retrospective comparative study of conventional versus computer-assisted cervical pedicle screw placement[J]. J Neurosurg Spine, 2010, 13(5): 606–611.

32. HOTT J S, DESHMUKH V R, KLOPFENSTEIN J D, et al. Intraoperative Iso-C C-arm navigation in craniospinal surgery: the first 60 cases[J]. Neurosurgery, 2004, 54(5): 1131–1137.

33. RAJASEKARAN S, VIDYADHARA S, SHTTY A P. Iso-C3D fluoroscopy-based navigation in direct pedicle screw fixation of Hangman fracture: a case report[J]. J Spinal Disord Tech, 2007, 20(8): 616–619.

34. ISHIKAWA Y, KANEMURA T, YOSHIDA G, et al. Intraoperative, full-rotation, three-dimensional image (O-arm)-based navigation system for cervical pedicle screw insertion[J]. J Neurosurg Spine, 2011, 15(5): 472–478.

35. CHACHAN S, BIN ABD RAZAK H R, LOO W L, et al. Cervical pedicle screw instrumentation is more reliable with O-arm-based 3D navigation: analysis of cervical pedicle screw placement accuracy with O-arm-based 3D navigation[J]. Eur Spine J, 2018, 27(11): 2729–2736.

36. LUDWIG S C, KRAMER D L, BALDERSTON R A, et al. Placement of pedicle screws in the human cadaveric cervical spine: comparative accuracy of three techniques[J]. Spine, 2000, 25(13): 1655–1667.

37. RICHTER M, CAKIR B, SCHMIDT R. Cervical pedicle screws: conventional versus computer-assisted placement of cannulated screws[J]. Spine, 2005, 30(20): 2280–2287.

38. BREDOW J, OPPERMANN J, KRAUS B, et al. The accuracy of 3D fluoroscopy-navigated screw insertion in the upper and subaxial cervical spine[J]. Eur Spine J, 2015, 24(12): 2967–2976.

39. ITO Y, SUGIMOTO Y, TOMIOKA M, et al. Clinical accuracy of 3D fluoroscopy-assisted cervical pedicle screw insertion[J]. J Neurosurg Spine, 2008, 9(5): 450–453.

40. LIU Y J, TIAN W, LIU B, et al. Comparison of the clinical accuracy of cervical (C2-C7) pedicle screw insertion assisted by fluoroscopy, computed tomography-based navigation, and intraoperative three-dimensional C-arm navigation[J]. Chin Med J, 2010, 123(21): 2995–2998.

41. MASON A, PAULSEN R, BABUSKA J M, et al. The accuracy of pedicle screw placement using intraoperative image guidance systems[J]. J Neurosurg Spine, 2014, 20(2): 196–203.

42. RAJASEKARAN S, KANNA P R, SHTTY T A. Intraoperative computer navigation guided cervical pedicle screw insertion in thirty-three complex cervical spine deformities[J]. J Craniovertebr Junction Spine, 2010, 1(1): 38–43.

43. TIAN W, LIU Y, ZHENG S, et al. Accuracy of lower cervical pedicle screw placement with assistance of distinct navigation systems: a human cadaveric study[J]. Eur Spine J, 2013, 22(1): 148–155.

44. ZHANG H L, ZHOU D S, JIANG Z S. Analysis of accuracy of computer-assisted navigation in cervical pedicle screw installation[J]. Orthop Surg, 2011, 3(1): 52–56.

45. KOTH R, RÜTHER W, SCHNEIDER E, et al. Biomechanical analysis of transpedicular screw fixation in the subaxial cervical spine[J]. Spine, 2004, 29(17): 1869–1875.

46. BARNES A H, EGUIZEBAL J A, ACOSTA F L, et al. Biomechanical pullout strength and stability of the cervical artificial pedicle screw[J]. Spine, 2009, 34(1): E16–E20.

47. KAST E, MOHR K, RICHTER H P, et al. Complications of transpedicular screw fixation in the cervical spine[J]. Eur Spine J, 2006, 15(3): 327–334.

48. PELTON M A, SCHWARTZ J, SINGH K. Subaxial cervical and cervicothoracic fixation techniques--indications, techniques, and outcomes[J]. Orthop Clin North Am, 2012, 43(1): 19–28.

49. ABUMI K, ITO M, SUDO H. Reconstruction of the subaxial cervical spine using pedicle screw instrumentation[J]. Spine, 2012, 37(5): E349–E356.

50. UEHARA M, TAKAHASHI J, IKEGAMI S, et al. Screw perforation features in 129 consecutive patients performed computer-guided cervical pedicle screw insertion[J]. Eur Spine J, 2014, 23(10): 2189–2195.

51. ABUMI K, SHONO Y, ITO M, et al. Complications of pedicle screw fixation in reconstructive surgery of the cervical spine[J]. Spine, 2000, 25(8): 962–969.

52. YUKAWA Y, KATO F, ITO K, et al. Placement and complications of cervical pedicle screws in 144 cervical trauma patients using pedicle axis view techniques by fluoroscope[J]. Eur Spine J, 2009, 18(9): 1293–1299.

53. MIYAMOTO H, UNO K. Cervical pedicle screw insertion using a computed tomography cutout technique[J]. J Neurosurg Spine, 2009, 11(6): 681–687.

54. SATAKE K, KANEMURA T, ITO K, et al. Pedicle screw placement with use of a navigated surgical drill at subaxial cervical spine[J]. J Clin Neurosci, 2021, 88: 28–33.

55. TOMASINO A, PARIKH K, KOLLER H, et al. The vertebral artery and the cervical pedicle: morphometric analysis of a critical neighborhood[J]. J Neurosurg Spine, 2010, 13(1): 52–60.

56. MAHESH B, UPENDRA B, MAHAN R S. The medial cortical pedicle screw--a new technique for cervical pedicle screw placement with partial drilling of medial cortex[J]. Spine J, 2014, 14(2): 371–380.

57. KOMATSUBARA T, TOKIOKA T, SUGIMOTO Y. Minimally invasive cervical pedicle screw fixation by a posterolateral approach for acute cervical injury[J]. Clin Spine Surg, 2017, 30: 466–469.

58. MAGERL F, SEEMAN P. Stable posterior fusion of the atlas and axis by transarticular screw fixation[J]//KEHR P, WEIDNER A. Cervical spine I. Wien, New York: Springer,1987:22–27.

59. GOEL A, LAHERI V. Plate and screw fixation for atlanto-axial subluxation[J]. Acta Neurochir (Wien), 1994, 129: 47–53.

60. GOEL A, DESAI K I, MUZUMDAR D P. Atlantoaxial fixation using plate and screw method: a report of 160 treated patients[J]. Neurosurgery, 2002, 51: 1351–1356.

61. HARMS J, MELCHER R P. Posterior C1-C2 fusion with polyaxial screw and rod fixation[J]. Spine, 2001, 26: 2467–

2671.

62. YANG Y L, ZHOU D S, HE J L. Comparison of isocentric C-Arm 3-dimensional navigation and conventional fluoroscopy for C1 lateral mass and C2 pedicle screw placement for atlantoaxial instability[J]. J Spinal Disord Tech, 2013, 26: 127–134.

63. HUR J W, KIM J S, RYU K S, et al. Accuracy and safety in screw placement in the high cervical spine: retrospective analysis of O-arm based navigation-assisted C1 lateral mass and C2

pedicle screws[J]. Clin Spine Surg, 2019, 32(4): E193–E199.

64. TAN M, WANG H, WANG Y, et al. Morphometric evaluation of screw fixation in atlas via posterior arch and lateral mass[J]. Spine, 2003, 28: 888–895.

65. YEOM J S, BUCHOWSKI J M, PARK K W, et al. Undetected vertebral artery groove and foramen violations during C1 lateral mass and C2 pedicle screw placement[J]. Spine, 2008, 33(25): 942–949.

CT 导航引导下微创经腰大肌入路　　9

9.1　介绍

9.1.1　背景

　　在 20 世纪 90 年代末期和 21 世纪初期,与前路、后路椎体间融合术相关的疾病发病率明显增加,这使脊柱外科医师需要寻找新的手术入路,以实现更好的骨性融合。

　　在内镜技术发展的推动下,逐渐形成了经腰大肌进入腰椎的前外侧入路手术路径[1]。但是由于没有术中神经电生理监测,内镜下的该手术术后神经损伤的发生率高达 30%[2],故内镜下经腰大肌入路腰椎融合术已经被取代。

　　在 21 世纪早期,Luiz Pimenta 教授发明了小切口下外侧腹膜后入路。该手术入路作为一种微创手术技术,可以在不分离主动脉和下腔静脉的情况下进行腰椎间盘切除术及腰椎融合术。由于与传统的前路腰椎椎体间融合术(anterior lumbar interbody fusion,ALIF)相比,该手术入路操作简单,视野开阔,能够治疗范围更广的脊柱病变,因此在接下来的 10 年中,该入路的应用十分广泛。

　　该技术的雏形是微创下经肌间隙入路[4],在文献中被称为经腰大肌侧方椎体间融合术。与后路手术相比,该手术入路方式可以对神经进行间

接减压,还保留脊柱韧带结构的完整性[5],避免干扰神经,还可以放入不同型号的椎间融合器,同时可以设计不同形状的椎间融合器以适应脊柱的解剖结构[6]。

　　2004 年,Bergey 等发表了第一篇该手术入路的论文。他们的研究采用诱发 EMG 的方式确认了腰丛的位置。虽然结果很好,但是术后发生大腿麻木和疼痛的概率仍然高达 30%。

　　2010 年,Uribe 等[7]第一次确认了安全操作区域的存在。从 2011 年开始,术中神经电生理监测(intraoperative neuromonitoring,INOM)被广泛地运用于该式术,将腰丛损伤的发生率从 30% 降至 0.7%[8]。

　　目前,该手术方式存在多种变种,其中包括直接侧路腰椎椎体间融合术(direct lateral interbody fusion,DLIF®,Medtronic Sofamor Danek,memphis,TN)、侧路腰椎椎体间融合术(LLIF®,Globus Medical Inc.,Audubon,PA)以及极外侧腰椎椎体间融合术(XLIF®,NuVasive Inc.,San Diego,CA)。

　　无论哪一种方式,均要求术中拍摄透视成像确认手术间隙以及置入物的位置。在很多情况下,建议术中保持术野清晰,使外科医师能够在侧面和正面看见腰椎。实际上,术前和术中患者体位的改变会干扰外科医师观察椎间盘的清晰度和

轨迹，同时在椎间盘准备过程中增加术中损伤血管的发生率[6,9]。

除了术中影像外，各手术方式之间存在细微的差异，包括术中扩张器及术中电生理监测的使用。

本章节集中描述 Acosta 等[10]采用的 LLIF。简单来说，该手术方式要求在处理椎间盘前能直接看到腰大肌的侧面。术中还需要采用神经电极确认腰大肌中腰丛的位置。与传统侧路手术相比[10]，该手术需要将撑开器插入腰大肌中，所以还需要通过导航技术确认腰丛的具体位置，同时使用神经电极再次确认腰丛的位置，以避免撑开器损伤神经。该手术并没有切断腰大肌的肌肉纤维，而是采用逐级扩张的方式撑开肌肉，并锚定在腰椎的侧面。

9.1.2 CT 辅助下 3D 导航

近几年，术中导航技术的进展，使得术中实时 3D 引导手术器械成为可能。大量的文献证明该手术方式可以增加椎弓根螺钉置入的准确性[11~16]，减少手术时间[13,17]，减少术中失血量[13,18~20]，缩短住院时间[21]以及减少术中 X 线辐射暴露[22]。很多文献都采用锥形束 CT（O-arm®，Medtronic，Sofamor，Danek，Memphis，TN）或便携式 32 层螺旋 CT 扫描仪（Airo®，Brainlab AG，Feldkirchen，Germany）。

很多文献都聚焦于评估 3D 导航技术对颈椎、胸椎和腰椎椎弓根螺钉置入的准确性。同时，这些文献也在术中和（或）术后分析了术中 CT 对置入物位置评估的准确性[23,24]。但是在实际临床运用中，该优势并不明显。其他研究试图评估 3D 导航在脊柱手术中的影响，重点关注术中神经损伤和椎弓根螺钉定位错误导致的再手术率[25]。但也许是因为以上并发症的发生率太低，所以并没有很好的临床证据。在一项纳入 1 288 例患者，超过 5 000 枚椎弓根螺钉的 Meta

分析中，与传统手术相比，Verma 等并没有发现术中导航技术可以降低神经损伤和提高手术效果。但是在准确性上确实更胜一筹[26]。该结果也与最近发表的一篇文献一致[16]。

但是，尽管缺乏循证医学证据，脊柱外科医师还是能够明显感觉到，术中 CT（intraoperative CT，iCT）辅助下 3D 导航技术可以更准确地辨认存在解剖位置改变的病例（例如脊柱侧弯、脊柱退变及强直性脊柱炎），同时对于肥胖患者也有更好的效果[27]。

与传统 2D 技术相比，该技术可以改善手术效率和工作流程[28]。最近 Khanna 等的一项回顾性研究结果显示，与徒手置钉相比，尽管在准备时间上无明显差异，但是术中导航技术可以缩短置钉时间。并且，该研究同时发现，随着经验的积累，手术时间可以进一步缩短，该结果说明这种技术存在明显的学习曲线。结合其他作者报道的个人经验[29]，这些数据表明，脊柱导航与 iCT 结合可以显著改善复杂脊柱手术的手术流程，并且在包括外侧入路在内的手术操作中也有作用。

其实，此前已有作者报道侧路脊柱手术中导航的运用。Webb 等[30]在尸体研究中发现 C 臂辅助下的导航技术可以缩短手术时间和减少放射线暴露。

Drazin 在 2013 年报道了锥形束 CT（O-Arm®）辅助下的 3D 导航技术[31]。在随后的几年中，不断有病例系列研究和回顾性研究证明该技术可以增加内植物置入的准确性，同时并没有增加放射线暴露[32,33]。2018 年，Jiang 等[34]在一项回顾性研究中发现，导航（O-Arm）与无导航辅助下的 DLIF 手术相比，两者的手术效果相当，但是导航技术辅助可以减少术中的放射暴露。

Strong 等[35]最近进行了一项病例系列研究，该研究包含 59 例脊柱侧弯患者，所有患者均接受后路固定侧路椎间融合器置入的手术。该研究共有 175 枚椎间融合器，结果有 2 例患者（3.4%）

出现导航不准确，1 枚椎间融合器（0.6%）置入失败，需要进行翻修手术。

Yu 等[36]首次报道了术中可移动 iCT（Airo，Brainlab AG，Feldkirchen，Germany）辅助下的 3D 导航技术。其在 20 例胸腰椎截骨患者中使用该项技术，结果显示与 2D 影像辅助相比，该技术在出血量、手术时间、住院时间及翻修率上无明显差异，但是术中放射暴露量明显减少。目前关于 3D 导航技术辅助通道下侧路脊柱手术的报道还比较少，据我们所知，目前还没有研究着眼于便携式术中 iCT 辅助下 3D 导航技术在此手术中的运用。

9.1.3　主要适应证与禁忌证

侧方入路可用于进行 L_{1-5} 的椎间融合，适应证包括轻中度退行性腰椎滑脱（Meyerding[37] Ⅰ 度滑脱）、成人脊柱侧弯、腰椎间盘退行性疾病、假关节 / 腰椎不融合、椎间盘炎、PLIF 或 TLIF 术后感染以及 PLIF/TLIF 术后邻椎病的翻修手术。但是由于髂骨的阻挡，L_5、S_1 椎间盘的处理依旧是一个棘手的问题。绝对禁忌证包括既往有腹膜后手术、腹部创伤、腹膜后感染（例如憩室炎）、骨密度降低或者骨质疏松（会增加椎间融合器沉降的风险）。相对禁忌证主要包括某些 L_{4-5} 的疾病，这类疾病的术后大腿运动功能障碍的风险较高，特别是对于 L_5 腰椎骶化的患者，其腰丛的位置较普通患者前移。同时，对于此类患者，术前需仔细判断髂骨的解剖结构，判断其是否阻挡手术入路。

9.1.4　术前评估与规划

对于严重脊柱畸形的患者，术前需进行腰椎 CT 检查以判断血管与前纵韧带（anterior longitudinal ligament，ALL）和椎体的位置关系。这些评估可以帮助判断哪一侧入路更为安全，因

为大血管，尤其是下腔静脉在从 L_1 移动到 L_5 时可能发生后移或侧方移动[9]，所以这些评估是必要的。我们通常避免在 L_{4-5} 进行手术，因为这个部位手术入路较为困难，神经更容易受到损伤。如果必须采用，通常选用左侧入路，因为左侧入路会碰到主动脉，相比于右侧入路可能碰到的下腔静脉，主动脉壁更厚，所以不容易损伤。但是根据不同的疾病，手术入路的选择也会发生变化。例如，如果患者右侧椎间孔重度狭窄伴有右侧大腿神经放射症状，则多伴有椎体的旋转，所以采用左侧入路很难解决问题。同时，极少见情况下，某些患者伴有内脏转位。对于这类患者，也需要术前仔细判断。

术前腰椎 MRI 也是一个重要的评估依据。对于腰椎 MRI，需要重点观察腰大肌的直径和形态，以评估患者的神经系统风险并选择最安全的手术通道。此前的解剖学和放射学研究中发现[38,39]，经腰大肌手术入路需要避免损伤腰丛。同时，腰大肌前后径远大于左右径时，术中损伤神经和术后疼痛的发生率较高[40]。Hu 等[39]分析了 48 例患者腰大肌和血管的解剖，根据 Moro 分区[38]将椎间盘分为 6 个不同区域，结果显示，在 L_{1-2} 和 L_{2-3} 中，Ⅱ 区较为安全，在 L_{3-4} 中，仅有 Ⅱ 区是安全的（图 9.1）。通常来说，椎体前 1/3 的区域较为安全，因为腰丛神经主要经过后 2/3 的位置[7]。

有些作者认为术前需通过坐位腰椎 MRI 来判断腰大肌的准确形态。因为在该体位下可以判断下肢屈曲时的外侧边界[41]。但是目前尚缺乏足够的证据支持这一说法。

有些脊柱外科医师认为应行术前核磁神经显像来评估手术方案[42]。但是该方法在很多区域内无法准确清晰地显示神经影像，特别是在超重的患者中。

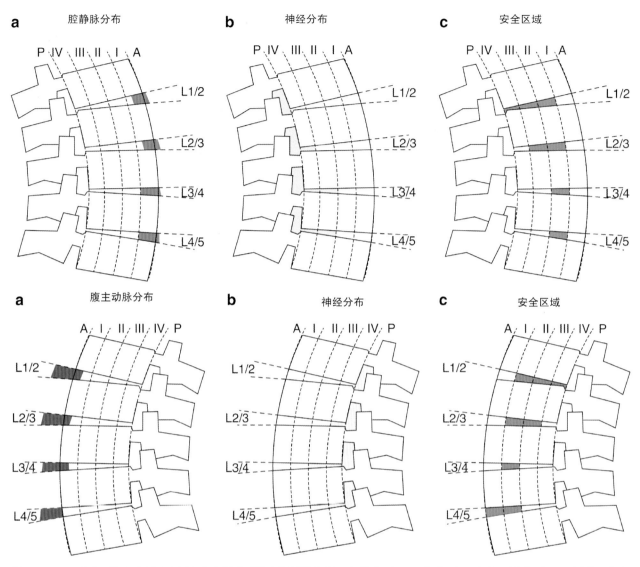

图 9.1 LLIF手术入路中左侧（上图）和右侧（下图）解剖示意图：血管（a）；腰丛（b）；安全区域（c），可以放置扩张器进行椎间盘处理和融合器置入的位置。从头侧到尾侧，安全区域的面积逐渐缩小并且靠前（图片取自参考文献[39]）

9.2 操作步骤说明

9.2.1 手术技术

9.2.1.1 体位摆放

患者体位的正确摆放是手术成功的第一步，也是最重要的一步，在脊柱侧入路的情况下更是如此。首先将患者在全身麻醉下放置于完整的、不可弯曲的移动式可透射线碳纤维手术床上（Trumpf TruSystem 7500，Trumpf Inc.，Farmington，Connecticut，USA）。根据前文所述，选择合适的手术入路侧。在患者腋窝下方放置腋窝卷以保护臂丛神经，在腰部下方放置支撑垫以增加肋缘和髂骨的距离，增加手术视野。下肢轻度屈曲，同时将上肢举向头侧并屈曲肘关节（图 9.2）。肋缘下方距离打开不够会影响手术视野，并且医师需要保证患者的身体尽可能与手术床垂直，以避免脊柱旋转带来的安全区域减小。由有经验的神经电生理师放置术中 IONM 电极，以进行术中运动诱发电位（motor evoked potential，MEP）和自发肌电图（spontaneous electromyography，sEMG）监测。

要点

・术中注意保持臂丛的张力。

・放置合适的腰部支撑垫以尽量增加肋缘和髂骨之间的距离。

・保证脊柱未发生旋转。但是如果采用术中 CT，此时则不需要 X 线确认。

9.2.1.2 手术室和导航设备准备

患者头部朝向术中 CT（AIRO®，Brainlab AG，Feldkrichen，Germany）的位置。麻醉医师位于患者头侧，器械护士位于患者脚侧，

主刀医师位于患者两侧（图 9.3）。红外导航摄像机（Brainlab Curve，Brainlab AG，Feldkrichen，Germany）位于患者脚侧。

术区常规消毒铺巾。此时注意消毒范围应包括髂前上棘（anterior superior iliac spine，ASIS）。有时也需要利用髂后上棘（superior iliac spine，PSIS）。体位摆放好后应常规检测 MEP。用无菌包包裹 iCT。然后在 ASIS 或 PSIS 处切开皮肤，插入 2 枚固定针作为参照器固定位置（BrainLAB®，Brainlab AG，Feldkrichen，Germany）（图 9.4）。此时进行第一次扫描，图像会自动传输至图像导航系统（Brainlab Curve，Brainlab AG，Feldkrichen，Germany）；然后用体表解剖标志（例如髂骨）判断扫描准确性。

常规注册手术器械，包括导航下电钻

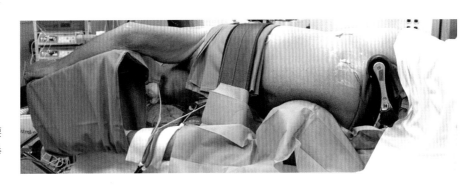

图 9.2　术中患者体位。患者腰部下方放置支撑垫。患者上肢举向头侧，下肢屈曲

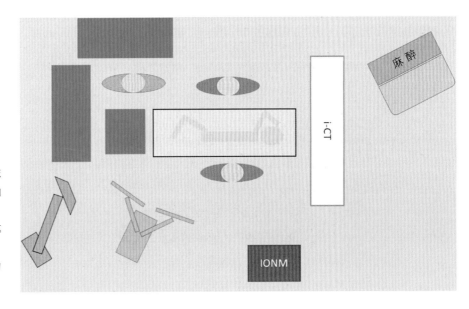

图 9.3　iCT 放置于患者头侧，麻醉医师站于 iCT 后。主刀医师和助手（绿色）站于手术床两侧，器械护士（蓝色）、导航屏幕（橙色）和导航摄像机（灰色）位于患者脚侧。IONM 位于主刀医师背侧

（Brainlab AG，Feldkrichen，Germany），然后进行手术切口。

要点

· 铺单时应预留相应空间使手术床可以自由

移动。

· 确保手术床下无物品阻挡 iCT 移动。

· 确保参考架稳定地置于髂前上棘，参考架和摄像机之间不能有物体遮挡。

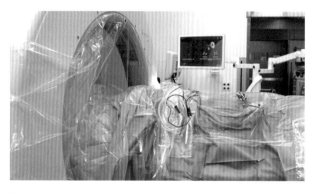

图 9.4　患者取右侧卧位，常规消毒铺巾。导航参考架置于髂前上棘。无菌包布包裹术中 iCT 及患者头部，从麻醉侧形成屏障，使患者和 iCT 转换区形成无菌空间

9.2.1.3 手术切口与初步剥离

资深作者（senior author，PS）多采用单切口手术入路。通过正侧位 X 线片确定椎体的前缘、侧缘及相应的椎间盘。手术切口位于椎间盘体表投影处，长约 3 cm（图 9.5）。如果需要处理两个椎间盘，手术切口多位于两个椎间盘的中点处。

钝性分离皮下组织和脂肪层。此时避免使用单极电凝以避免损伤肋下神经导致腹壁肌肉失去

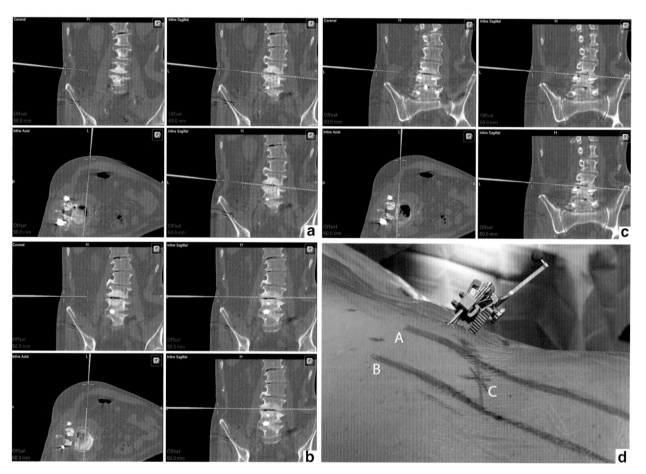

A.椎体前缘；B.椎体后缘；C.椎间盘水平的椎体中点。

图 9.5　手术切口为c平面下a到b的连线（此例为 L$_{3\sim4}$）。图a、b、c为手术解剖标志的导航图像；导航参考点在体表（绿色）和60 mm延长线（红色）

神经支配。分离筋膜，根据肌肉纤维走行撑开腹壁肌肉层（腹外斜肌，腹内斜肌及腹横肌）。用弯曲刀片从后向前小心分离并推动腹膜内脏器，然后可见腰大肌的侧面。

要点

• 术中可以在导航引导下进行切口设计。

• 术中避免使用单极电凝以减少髂腹下神经分支的损伤。

9.2.1.4 腰大肌的处理

通过导航系统确定切开腰大肌的位置（图9.6）。在切开肌肉前，需手持 EMG 探头在腰大肌表面采用不同阈值刺激神经电生理电极（Inomed，Emmendinigen，Germany）以确定腰丛的分布。唤起反应使用的阈值越低，说明此处离运动神经越近。通常从肌肉前缘开始，逐渐向后移动电极，以获得神经的准确分布位置。通常，在肌肉后侧所需要的阈值较低（5 mA），前侧需要的阈值较高（>15 mA）。在确保肌肉前部完全无神经刺激后才能开始放置撑开器。

在安全区域内插入导航撑开器（Brainlab AG，Feldr-richen，Germany）并放置于椎体侧方

（图9.7）。然后在钢丝上插入连续扩张器，最后放置一个由3个或4个独立刀片和照明系统组成的微创可扩展管状牵开器（MARS™3VL，Globus Medical，Audubon，PA），从而直接地观察手术视野（图9.7）。

放入撑开器时需进行 sEMG 监测以确定肌肉扩张的范围。如果发现肌束颤动或神经电生理阈值降低则需缩小撑开的范围。最后检查 MEP，如果出现50%以上部位肌肉的电位降低，则需改变撑开器的位置。

要点

• 在 EMG 确保安全之前，避免任何切开腰大肌的操作。

• 如果碰到横行神经，可将其向背侧牵拉。

• 撑开器放置的位置应在腰大肌的前部，并且沿着腰大肌纤维走行撑开；术中采用导航确认椎间盘的位置，并且避免过度暴露椎体侧面。

9.2.1.5 切除椎间盘并置入椎间融合器

充分暴露椎间盘以及终板的上缘和下缘后，用手术刀切开纤维环，然后取出髓核。如果侧方

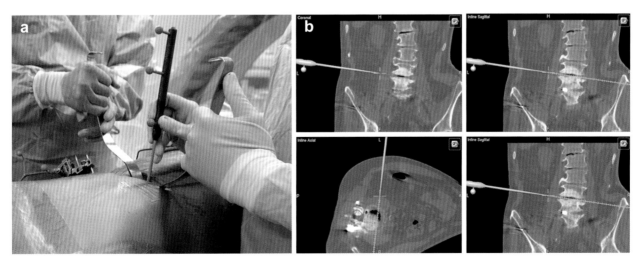

图9.6　a.导航下确定切开腰大肌的进入点为椎体前1/3；b.不同层面的导航图像截图

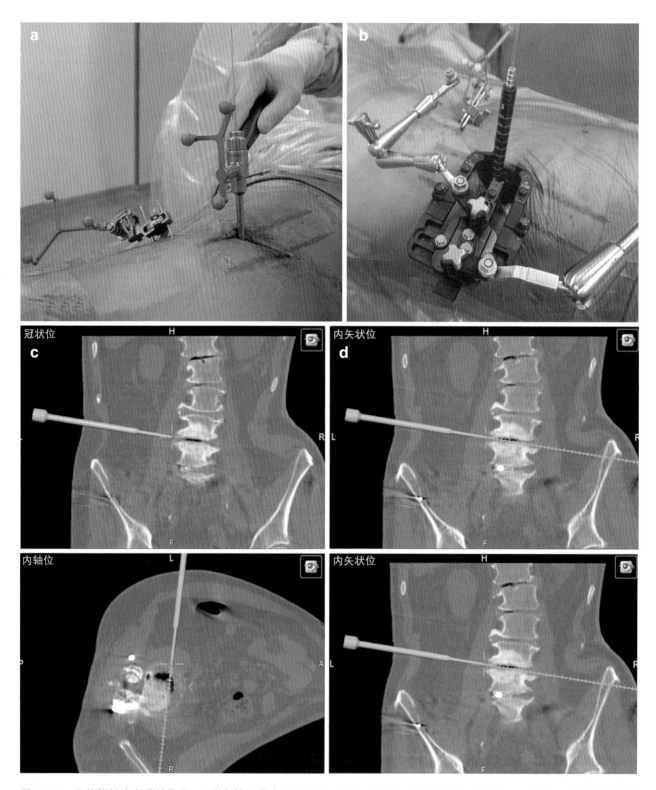

图 9.7 a.导航探针确定进针位置；b.微创撑开器（MARSTM，3VL，Globus Medical，Audubon，PA），固定于手术床上，通过活动臂与其连接；c, d.不同平面的导航截图

有骨赘遮挡，可用磨钻或咬骨钳切除骨赘以充分暴露椎间盘的侧面。用终板刷切除上下终板。最后在 X 线引导下，用高 5 mm、长 20 mm 的钝刀撑开对侧椎间盘。避免使用刮匙以减少对侧腰大肌和血管的损伤。在 X 线的辅助下确认椎间融合器的长度。融合器的高度应在术前，根据

患者腰椎前凸的程度来确认。在可撑开融合器（ELSA®-ATP，Globus Medical，Audubon，PA）中放入骨活性材料（Signify®，Globus Medical，Audubon，PA），然后在 X 线和神经电生理辅助下放入融合器（图 9.8）。如果出现电生理监测仪上检测到神经电位，并且没有自发性消失，则

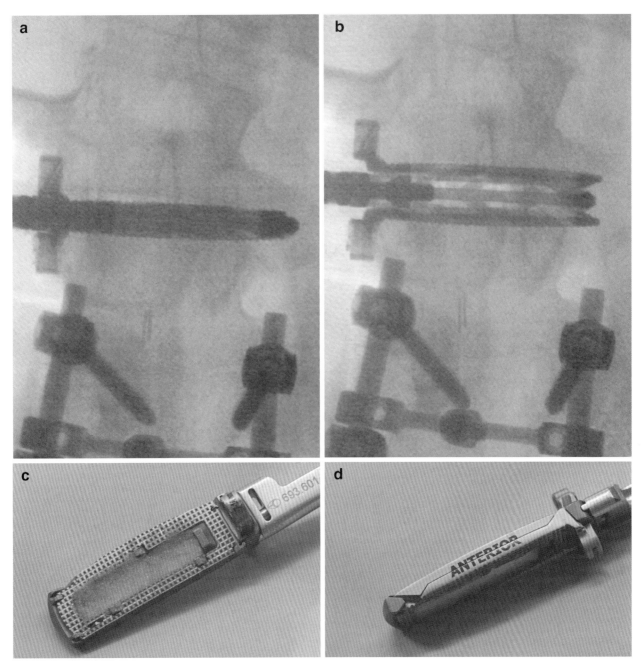

图 9.8　a.可撑开融合器（ELSA-ATP，Globus Medical，Audubon，PA）在L$_{3-4}$的X线图片；b.融合器撑开的影像；c、d.装填骨的融合器

需降低撑开的高度。

然后用螺钉将撑开器固定在椎体上。可通过导航确认螺钉置入的方向（图 9.9）。如果患者以往使用过椎弓根螺钉进行后路融合，则更需要导航确认该螺钉和之前的螺钉无交叉的情况。

最后，缓慢撤掉撑开器，再次进行 CT 扫描以确定置入物的位置（图 9.10）。关闭切口前采集 MEP，并与术前进行比较，以确保未损伤到神经。根据我们的经验，单节段手术的全过程约需要 100 min。

要点

- 在椎间盘切除术中尽量减少使用刮匙和 Cobb 剥离器以避免损伤终板。
- 如果椎间盘严重塌陷，可使用导航系统确保融合器置入过程中无终板损伤。
- 不要过度撑开融合器以避免术后下沉：一般

情况下，如果相邻椎间隙无塌陷，可采用其高度确定撑开高度。

9.2.2 使用术中 CT 导航

我们采用的术中 CT（Intraoperative CT，iCT）导航系统是 32 层螺旋 CT 扫描仪（Airo®，Brainlab AG，Feldkirchen，Germany），在干预期间使用该扫描仪可获得薄层 CT。与锥形线束 CT 扫描（cone-beam CT scanner，CBCT）相比，iCT 发射"扇形"X 线，并由线性探测器阵列检测[43]。与其他术中成像方式相比，该仪器可以提供更加精细的软组织和骨组织的影像。术中影像的分辨率越高，就越能准确地评估椎弓根和椎体的位置，特别是在解剖复杂的患者中，例如脊柱畸形或特殊区域（颈胸交界段）[44]。这种扫描仪具有较大的扫描范围，避免术中反复扫描，

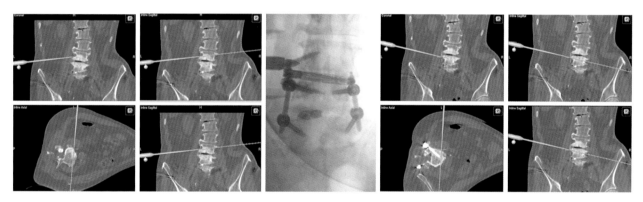

图 9.9 融合器通过螺钉固定于椎间盘内的导航截图和 X 线片。导航可用于确认螺钉的方向，特别是对于已有后路内固定系统的患者

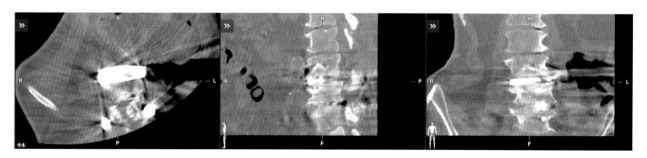

图 9.10 术中 CT 辅助下导航影像

使其更加适合侧方入路手术,包括经腰大肌入路。

该扫描仪采用从头端到尾端的扫描顺序,然后建立 3D 影像资料,并且通过专用软件自动传输到导航工作站中(Brainlab Curve,Brainlab AG,Feldkirchen,Germany)。外科医师可以使用预先校准的特殊仪器,例如导航下定位针和引导器以精准地规划手术,定位到靶向椎间盘的正确轨迹以及测量内植物的直径,比如融合器和椎弓根螺钉。

在手术结束时,iCT 还可以在置入内植物后立即进行扫描来确认内植物在位。如果发生移位,医师还可以重新放置。总的来说,放置内植物后,如果脊柱解剖发生变化,则需重新对感兴趣区(region of interest,ROI)进行扫描。

此外,与锥形束 CT 扫描(O-arm®,Medtronic Sofamor Danek,Memphis,TN)一样,手术室工作人员不需要暴露在射线下。但是 iCT 的使用可能增加患者所接受的放射剂量。虽然在既往的研究中[16]并没有发现 32 层螺旋 CT 的放射剂量高于 O 臂,但是在侧方入路手术中是否如此需要进一步的研究。

9.2.3 术中神经电生理

IONM 包括诱发肌电图(triggered EMG,tEMG)和运动诱发电位(MEPs),在术中用来确定神经位置,避免损伤的发生。

检测电极放置于股神经、生殖股神经、髂腹股沟神经和髂腹下神经所支配的各处肌肉,包括双侧股内侧肌、股外侧肌、胫前肌和内收肌群,在男性中还需要放置于提睾肌,在女性中则需要检测腹股沟肌。同时还需要检测手术入路侧腹外斜肌的电位。一般将患者双侧大鱼际肌作为对照控制。

根据脑电图电极安放标准指南,刺激电极一般放置于 C_3~C_4 和 C_1~C_2 处(基于国际 10-20 系统脑电图头皮电极位置)。根据我们的经验,体感诱发电位(somatosensory evoked potentials,SSEP)通常准确性较差。部分研究支持使用隐神经 SSEP,但是该电位很难读取以及解读[45]。

诱发肌电图(tEMG)是侧方经腰大肌入路手术中使用最广泛的检测手段[4,46]。该方法直接对神经进行电刺激以获得肌肉反应,可为手术医师提供快速有效的信息,特别是在该手术入路中,必须剖开腰大肌进行椎间盘处理。既往研究表明,在健康人群中,直接刺激神经,在远端肌肉上可获得 2 mA 的电位[46]。

通过神经电生理定位神经的方法可以帮助确定准确的手术路径。由于目前的导航系统精度很高,定位神经并没有改变经腰大肌入路,但是该方法可以用于术中实时检测,以减少由于解剖变异所带来的导航不准确。

基于以往的研究[47,48],如果采用 1~5 mA 的阈值刺激神经,远端肌肉有反应,则说明该处离神经较近。如果该阈值大于 10 mA,则说明较安全。

在 $L_{3~4}$ 水平,偶见生殖股神经位于腰大肌表面,刺激该神经只会引起提睾肌或腹股沟肌收缩。这是辨认该神经的一种有效方法。如果这条神经是可见的,那么在该神经活动时应给予更多的注意,以避免损伤神经。

术中不能持续监测 MEP。因为做该检查时需要刺激相关神经,并且产生下肢的肌肉收缩,有可能造成患者体位的移动,从而影响手术的顺利进行。一般在以下几个阶段检测 MEP:切开皮肤之前、切开腰大肌之前、放置撑开器之后、放置融合器之后、改变撑开器和融合器的位置之后,以及缝合皮肤之前。当在腰大肌放置撑开器之后,sEMG 将贯穿整个手术过程。当发现肌电图出现剧烈波动时,需要与手术医师沟通。此时,医师需要改变通道的位置,然后重新定位腰丛。

另外,重新摆放通道位置后,MEP 的波峰减少仍大于 50% 时,医师需要对通道位置进行调整。

总的来说,在侧方经腰大肌入路中,撑开

肌肉的时间应尽量缩短。根据作者的经验，术中 MEP 的减小不一定与术后运动功能损伤有关，但是由同一神经（如股神经）支配的 1 或 2 块肌肉损伤是预后不良的危险因素之一。

9.2.4 术后管理

术后第 1 天患者可轻微活动。可在术后当天或第 2 天拍摄站立位 X 线片。术后疼痛和肌肉痉挛可以分别给予非甾体抗炎药和肌松药。该手术入路相关的并发症包括大腿疼痛、屈髋无力以及大腿前侧和腹股沟区的感觉异常。根据作者的经验，并发症多会在术后 3 个月之内缓解。最近的一项研究显示，84.6% 的患者术后出现疼痛、肌力减弱及感觉异常，但是在 3 个月内缓解，93.2% 的患者在 6 个月内缓解[49]。患者在物理治疗师评估后且肠功能正常的情况下可出院。在术后 1、3、6、12 个月时进行随访。在术后 6 个月和 12 个月时进行腰椎 CT 扫描。

9.3 结果

采用 LLIF 进行手术的主要原因是其与标准后入路相比有较高的融合率。Berjano 等[50]发现在 LLIF 术后 34.5 个月时，其融合率可达到 97.4%，Rodgers 等[51]发现术后 12 个月时融合率可达 97%。该手术缓解腰痛的疗效也相当显著[51]。

另外，该手术对腰椎滑脱的患者也有效果[52]，并且也可以处理复杂脊柱畸形患者的冠状面和矢状面失衡[53,54]。

LLIF 的主要优点是其可以提供坚强的前路支撑，而不需要损伤脊柱后侧弹力带[55]。脊柱的各种内固定系统，包括后路椎弓根螺钉、关节突螺钉或钢板固定均可用在此术式中。

近年来，LLIF 也用于治疗中央椎管狭窄。最开始此类患者是侧方入路手术的禁忌证[4]，但是其他的研究认为此类患者的治疗应由外科医师

自己决定[55]。在一项纳入 21 例中央椎管狭窄和椎间孔狭窄病例的前瞻性研究中，Oliveira 等[56]发现了侧方入路手术可以对神经进行间接减压。他们发现在使用独立的 XLIF 手术后，各项影像学指标都有明显好转，但是间接减压对于先天性椎管狭窄的疗效并不显著。

在最近的一项回顾性研究中，Beng 等[57]评估了经腰大肌入路手术对于成年脊柱畸形患者的临床疗效。他们发现间接减压对于重度中央椎管狭窄和前凸明显的患者疗效更为显著，这证明该技术可以用于治疗中央椎管狭窄，并与传统的后路直接减压技术相结合。

近年来更多新器械的产生使得侧方入路手术运用更为广泛，例如前文所述的可撑开融合器。其可通过较小的椎间盘放入更大的融合器，以增加椎间高度和椎间孔高度，并在中心狭窄的情况下获得更有效的间接减压。既往的回顾性研究[58,59]发现，在微创 TLIF 手术中，可撑开融合器和传统融合器的疗效相当[60]。

以后需要更多的前瞻性研究去比较可撑开融合器和传统融合器在侧方入路腰椎融合术中的疗效。

9.4 并发症

LLIF 作为一种经腹膜后手术入路，具有血管和内脏损伤的风险。文献中报道的血管损伤发生率为 0.1%~0.56%，在 ALIF 中该发生率为 3%[53,61,62]。另一方面，LLIF 中内脏损伤的发生率较低（大型回顾性研究证明该发生率为 0.08%[62]，而在 ALIF 中为 1.6%[63]）。LLIF 中的这些损伤是由于对腹膜的游离不够，在置入初级扩张器或导针时，容易损伤血管和内脏。另一方面，男性逆行性射精的发病率在 LLIF 中尚缺乏数据。在其他腹膜后脊柱手术中为 2%，而在腹腔镜下 ALIF 手术中则为 25%[53]。

文献还报道了腹壁疝的形成，该并发症是由

于损伤肋下神经造成的腹壁肌力减弱。所以作者推荐使用钝性分离的方式分离腹壁肌肉。

LLIF 特有的并发症是损伤腰丛所造成的周围神经损伤。根据 Moro 等 [38] 的解剖学研究，在 L_{4-5} 手术中最容易损伤股神经，而生殖股神经在腰大肌内从后方向前方走行，其在 L_{3-4} 椎间盘位置从腰大肌的深面行至表面。生殖股神经的损伤多由于撑开器安放错误，这种情况很少发生。在大多数损伤的病例中，生殖股神经，包括股神经多位于撑开器的背侧，在撑开的过程中会对其带来较大的张力。这可能造成大腿麻木（包括生殖股神经和股神经所支配的皮节区域，即大腿内侧和外侧）。文献报道这种短暂的感觉功能障碍的发生率为 0.7%~30%[8,64~66]。

运动功能损伤主要影响屈髋肌群，发生率为 3.4%~23.7%[53,66]。

目前对于 LLIF 术后并发症的发生率已有较为清晰的认识，均是由于腰丛部分或完全损伤。但是关于并发症的恢复目前还没有细致的研究。

Nubley 等 [49] 的一项前瞻性研究分析了经腰大肌入路腰椎手术的术后并发症。该研究纳入 115 例患者，其中 14.8% 出现神经损伤，于术后 6 周到 3 个月内缓解。20% 出现大腿疼痛，均在 3 个月内缓解；38% 出现屈髋或伸髋无力，其中的 90% 在 6 个月内缓解。

文献报道的 LLIF 术后并发症发生率有较大差异，主要原因是手术医师对解剖结构的熟悉程度和手术医师的经验不同，表现为手术入路的选择情况和手术时间的减少。减少手术时间可以降低腰大肌撑开的时间，这与术后运动功能损伤有直接联系 [67]。一些作者也提倡周期性刺激后叶片以降低这一风险 [67]。在我们医院，我们使用 iCT 辅助导航来确定分离腰大肌的路径（安全区域），从而避免干扰腰大肌后方 1/3 的肌肉，因为该处主要是运动神经走行的部位 [55]。第二，iCT 导航可降低手术时间以减少撑开腰大肌的时长。

9.5 一般性考虑

在作者看来，iCT 辅助下 3D 导航技术在 LLIF 中运用的最大优点是可以提高手术精度，并且可以适用于更多的患者（例如肥胖人群）。此外，因为切开腰大肌是该手术入路中必需的步骤，但是腰大肌在传统 X 线片中无法准确显影，同时解剖学的变化使得其难上加难。iCT D 导航技术可以实时帮助医师判断患者的解剖结构。

术中合理地安放腰大肌撑开器是减少神经相关并发症和准确置入椎间融合器的关键。在有些病例中，即使在 tEMG 的监测下，由于患者的解剖结构、BMI 及脊柱疾病的不同，很难单纯通过 X 线片进行判断。而反复更换工作通道的位置甚至可能带来更大的神经损伤风险。iCT 辅助下的 3D 导航技术则可以使手术更加安全，也减少了手术团队的辐射暴露。

术中 CT 辅助下的 3D 导航技术还可以更准确地规划融合器的大小，判断融合器的位置，从而减少椎间不融合和融合器沉降的发生。

9.6 结论

小切口下经腰大肌入路技术可以对椎管及椎间孔进行微创下间接减压和融合。由于解剖结构的不同，其存在一定的手术风险。但是 iCT 辅助下的 3D 导航技术可以降低此类风险的发生。

9.7 总结

与 ALIF 手术相比，LLIF 可以提供更简单的手术入路、更广阔的手术视野以及更高的椎间融合率，这些优势使得该技术在近年内得到更加广泛的使用。

虽然文献中发现 LLIF 比 ALIF 有更低的血管和内脏损伤风险，但是即使在神经电生理的保护下，腰丛的损伤率仍然较高。

术中规划和确认准确的手术入路是减少神经导航相关并发症发生的关键之一。

术中CT辅助下导航技术可以提供以下优势：

- 更加精准的3D实时术前规划和解剖结构的辨认，降低撑开器安放位置错误以及相关神经并发症的发生率。
- 实时规划融合器直径，控制融合器位置和CT扫描验证，减少融合器错误定位和复位率，并降低融合器沉降的风险。
- 降低手术团队人员的辐射暴露。

参考文献

1. PIMENTA L. Lateral endoscopic transpsoas retroperitoneal approach for lumbar spine surgery; proceedings of the VIII Brazilian Spine Society Meeting, F, 2001 [C]. Brazil: Belo Horizonte, Minas Gerais, 2001.

2. BERGEY D L, VILLAVICENCIO A T, GOLDSTEIN T, et al. Endoscopic lateral transpsoas approach to the lumbar spine[J]. Spine, 2004, 29(21): 1681–1688.

3. PIMENTA L. Approach retroperitoneal endoscopic transpsoas of the lumbar spine[J]. Acta Ortop Mex, 2004, 18(3): 91–95.

4. OZGUR B M, ARYAN H E, PIMENTA L, et al. Extreme Lateral Interbody Fusion (XLIF): a novel surgical technique for anterior lumbar interbody fusion[J]. Spine J, 2006, 6(4): 435–443.

5. ELOWITZ E H, YANNI D S, CHWAJOL M, et al. Evaluation of indirect decompression of the lumbar spinal canal following minimally invasive lateral transpsoas interbody fusion: radiographic and outcome analysis[J]. Minim Invasive Neurosurg, 2011, 54(5-6): 201–206.

6. SALZMANN S N, FANTINI G A, OKANO I, et al. Mini-open access for lateral lumbar interbody fusion indications, technique, and outcomes[J]. JBJS Essent Surg Tech, 2019, 9: 1–10.

7. URIBE J S, ARREDONDO N, DAKWAR E, et al. Defining the safe working zones using the minimally invasive lateral retroperitoneal transpsoas approach: an anatomical study[J]. J Neurosurg Spine, 2010, 13(2): 260–266.

8. RODGERS W B, GERBER E J, PATTERSON J. Intraoperative and early postoperative complications in extreme lateral interbody fusion: an analysis of 600 cases[J]. Spine, 2011, 36(6): 26–32.

9. ASSINA R, MAJMUNDAR N J, HERSCHMAN Y, et al. First report of major vascular injury due to lateral transpsoas approach leading to fatality[J]. J Neurosurg Spine, 2014, 21: 794–798.

10. ACOSTA F L, DRAZIN D, LIU J C. Supra-psoas shallow docking in lateral interbody fusion[J]. Neurosurgery, 2013, 73(1): 48–52.

11. KOSMPOULOS V, SCHIZAS C. Pedicle screw placement accuracy: a meta-analysis[J]. Spine, 2007, 32: E111–E120.

12. TIAN N F, XU H Z. Image-guided pedicle screw insertion accuracy: a meta-analysis[J]. Int Orthop, 2009, 32(4): 895–903.

13. SHIN B J, JAMES A R, NJOKU I U, et al. Pedicle screw navigation: a systematic review and meta-analysis of perforation risk for computer-navigated versus freehand insertion[J]. J Neurosurg Spine, 2012, 17(1): 113–122.

14. SHIMOKAWA N, TAKAMI T. Surgical safety of cervical pedicle screw placement with computer navigation system[J]. Neurosurg Rev, 2017, 40(2): 241-247.

15. CORDEMANS V, KAMINSKI L, BANSE X, et al. Pedicle screw insertion accuracy in terms of breach and reposition using a new intraoperative cone beam computed tomography imaging technique and evaluation of the factors associated with these parameters of accuracy: a series of 695 screws[J]. Eur Spine J, 2017, 26(12): 2917–2926.

16. SCARONE P, VINCENZO G, DISTEFANO D, et al. Use of the Airo mobile intraoperative CT system versus the O-arm for transpedicular screw fixation in the thoracic and lumbar spine: a retrospective cohort study of 263 patients[J]. J Neurosurg Spine, 2018, 29: 397–406.

17. RICHTER M, CAKIR B, SCHMIDT R. Cervical pedicle screws: conventional versus computer-assisted placement of cannulated screws[J]. Spine, 2005, 30(18): 2280–2287.

18. ITO H, NEO M, YOSHIDA M, et al. Efficacy of computer-assisted pedicle screw insertion for cervical instability in RA patients[J]. Rheumatol Int, 2007, 27(4): 567–574.

19. LAINE T, LUND T, YLIKOSKI M, et al. Accuracy of pedicle screw insertion with and without computer assistance: a randomised controlled clinical study in 100 consecutive patients[J]. Eur Spine J, 2000, 9(3): 235–240.

20. RAJASEKARAN S, VIDYADHARA S, RAMESH P, et al. Randomized clinical study to compare the accuracy of navigated and non-navigated thoracic pedicle screws in deformity correction surgeries[J]. Spine, 2007, 32(12): E56–E64.

21. XIAO R, MILLER J A, SABHARWAL N C, et al. Clinical

outcomes following spinal fusion using an intraoperative computed tomographic 3D imaging system[J]. J Neurosurg Spine, 2017, 26(6): 628–637.

22. VILLARD J, RYANG Y M, DEMETRIDES A K, et al. Radiation exposure to the surgeon and the patient during posterior lumbar spinal instrumentation: a prospective randomized comparison of navigated versus non-navigated freehand techniques[J]. Spine, 2014, 39(13): 1004–1009.

23. GERTZBEIN S D, ROBBINS S E. Accuracy of pedicle screw placement in vivo[J]. Spine, 1990, 15: 11–14.

24. HEARY R F, BONO C M, BLACK M. Thoracic pedicle screws: postoperative computerized tomography scanning assessment[J]. J Neurosurg, 2004, 100(4 suppl): 325–331.

25. BYDON M. Safety and efficacy of pedicle screw placement using intraoperative computed tomography: consecutive series of 1148 pedicle screws[J]. J Neurosurg Spine, 2014, 21(3): 320–328.

26. VERMA R, KRISHAN S, HAENDLMAYER K, et al. Functional outcome of computer-assisted spinal pedicle screw placement: a systematic review and meta-analysis of 23 studies including 5,992 pedicle screws[J]. Eur Spine J, 2010, 19(4): 370–375.

27. EPSTEIN N. Commentary: utility of the O-Arm in spinal surgery[J]. Surg Neurol Int, 2014, 5: 517.

28. KHANNA A R, YANAMADALA V, COUMANS J-V. Effect of intraoperative navigation on operative time in 1-level lumbar fusion surgery[J]. J Clin Neurosci, 2016, 32: 72–76.

29. KOCHANSKI R B, ALAHMADI H, O'TOOLE J E. Image guidance in minimally invasive spine surgery[J]//Minim Invasive Spine Surg, Cham: Springer International Publishing; 2019:83–92.

30. WEBB J E, REGEV G J, GARFIN S R, et al. Navigation-assisted fluoroscopy in minimally invasive direct lateral interbody fusion: a cadaveric study[J]. SAS J, 2010, 4(2): 115–121.

31. Drazin D, Liu JC, Acosta FL Jr, et al. CT navigated lateral interbody fusion[J]. J Clin Neurosci, 2013, 20(7): 1438–1441.

32. PARK P. Three-dimensional computed tomography-based spinal navigation in minimally invasive lateral lumbar interbody fusion: feasibility, technique, and initial results[J]. Neurosurgery, 2015, 11(Suppl 2): 259–267.

33. JOSEPH J R, SMITH B W, PATEL R D, et al. Use of 3D CT-based navigation in minimally invasive lateral lumbar interbody fusion[J]. J Neurosurg Spine, 2016, 25(3): 339–344.

34. JIANG J, GAN F, TAN H, et al. Effect of computer navigation-assisted minimally invasive direct lateral interbody fusion in the treatment of patients with lumbar tuberculosis: a retrospective study[J]. Medicine (Baltimore), 2018, 97(49): e13484.

35. STRONG M J, YEE T J, KHALSA S S S, et al. The feasibility of computer-assisted 3D navigation in multiple-level lateral lumbar interbody fusion in combination with posterior instrumentation for adult spinal deformity[J]. Neurosurg Focus, 2020, 49(6): 1–8.

36. YU J Y H, FRIDLEY J, GOKASLAN Z, et al. Minimally invasive thoracolumbar corpectomy and stabilization for unstable burst fractures using intraoperative computed tomography and computer-assisted spinal navigation[J]. World Neurosurg, 2019, 122: e1266–e1274.

37. MEYERDING H W. Spondylolisthesis; surgical fusion of lumbosacral portion of spinal column and interarticular facets; use of autogenous bone grafts for relief of disabling backache[J]. J Int Coll Surg, 1956, 26: 566–591.

38. MORO T, KIKUCHI S, KONNO S, et al. An anatomic study of the lumbar plexus with respect to retroperitoneal endoscopic surgery[J]. Spine, 2003, 28(5): 423–427.

39. HU W K, HE S S, ZHANG S C, et al. An MRI study of psoas major and abdominal large vessels with respect to the X/DLIF approach[J]. Eur Spine J, 2011, 20(3): 557–562.

40. BURIC J. Relationship between psoas muscle dimensions and post operative thigh pain. A possible preoperative evaluation factor[J]. Int J Spine Surg, 2015, 9: 27.

41. BUCKLAND A J, BEAUBRUN B M, ISAACS E, et al. Psoas morphology differs between supine and sitting magnetic resonance imaging lumbar spine: implications for lateral lumbar interbody fusion[J]. Asian Spine J, 2018, 12(1): 29–36.

42. QUINN J C, FRUAUFF K, LEBL D R, et al. Magnetic resonance neurography of the lumbar plexus at the L4–L5 disc[J]. Spine, 2015, 40(5): 942–947.

43. LUIS A, NAVARRO-RAMIREZ R, KIRNAZ S, et al. Navigated spinal fusion[J]// Minim Invasive Spine Surg,Cham: Springer International Publishing; 2019:355–374.

44. HABIB N, FILARDO G, DISTEFANO D, et al. Use of intraoperative CT improves accuracy of spinal navigation during screw fixation in Cervico-Thoracic Region[J]. Spine, 2020, 45(1): 1–9.

45. SILVERSTEIN J, MERMELSTEIN L, DEWALH S, et al. Saphenous nerve somatosensory evoked potentials[J]. Spine, 2014, 39(5): 1254–1260.

46. GUPTA M, TAYLOR S E, O'BRIEN R A, et al. Intraoperative neurophysiology monitoring[J]//Minim Invasive Spine Surg, Cham: Springer International Publishing,2019:69–81.

47. URIBE J S, VALE F L, DAKWAR E. Electromyographic monitoring and its anatomical implications in minimally invasive spine surgery[J]. Spine, 2010, 35(23): S368–S374.

48. TOHMEH A G, RODGERS W B, PETERSON M D.

Dynamically evoked, discrete-threshold electromyography in the extreme lateral interbody fusion approach[J]. J Neurosurg Spine, 2011, 14(1): 31–37.

49. NUNLEY P D, HILL C P, STRENGE K B, et al. A prospective, in-depth analysis of perioperative anterior thigh symptoms associated with a direct lateral access approach for lumbar interbody fusion[J]. Spine J, 2020, 20(suppl 1): S21–S22.

50. BERJANO P, LANGELLA F, DAMILANO M, et al. Fusion rate following extreme lateral lumbar interbody fusion[J]. Eur Spine J, 2015, 24(1): 369–371.

51. RODGERS W B, GERBER E J, PATTERSON J R. Fusion after minimally disruptive anterior lumbar interbody fusion: analysis of extreme lateral interbody fusion by computed tomography[J]. SAS J, 2010, 4(1): 63–66.

52. RODGERS W B, LEHMEN J A, GERBER E J, et al. Grade 2 spondylolisthesis at L4–5 treated by XLIF: safety and midterm results in the "worst case scenario"[J]. Scientific World Journal, 2012, 2012: 356712.

53. XU D S, WALKER C T, GODZIK J, et al. Minimally invasive anterior, lateral, and oblique lumbar interbody fusion: a literature review[J]. Ann Transl Med, 2018, 6(4): 104.

54. ARNOLD P, ANDERSON K, MCGUIRE R. The lateral transpsoas approach to the lumbar and thoracic spine: a review[J]. Surg Neurol Int, 2012, 3: 198.

55. CHOMBA D, RODGERS W C, RODGERS W B. Minimally disruptive lateral transpsoas approach for thoracolumbar anterior interbody fusion[J]//Minim Invasive Spine Surg, Cham: Springer International Publishing, 2019: 277–315.

56. OLIVEIRA L, MARCHI L, COUTINHO E, et al. A radiographic assessment of the ability of the extreme lateral interbody fusion procedure to indirectly decompress the neural elements[J]. Spine, 2010, 35(26 Suppl): S331–S337.

57. BENG T B, KOTANI Y, SIA U, et al. Effect of indirect neural decompression with oblique lateral interbody fusion was influenced by preoperative lumbar lordosis in adult spinal deformity surgery[J]. Asian Spine J, 2019, 13(5): 809–814.

58. KIM C W, DOERR T M, LUNA I Y, et al. Minimally invasive transforaminal lumbar interbody fusion using expandable technology: a clinical and radiographic analysis of 50 patients[J]. World Neurosurg, 2016, 90: 228–235.

59. KUCHARZYK D W, MILLER L E. Two-year clinical and radiographic results with a multidimensional, expandable interbody implant in minimally invasive lumbar spine surgery[J]. Cureus, 2020, 12(2): e7070.

60. JENKINS N W, PARRISH J M, KHECHEN B, et al. Outcomes of expandable interbody devices in lumbar fusion: a systematic review and meta-analysis[J]. Clin Spine Surg, 2020, 33(6): 230–243.

61. KUePER J, FANTINI G A, WALKER B R, et al. Incidence of vascular complications during lateral lumbar interbody fusion: an examination of the mini-open access technique[J]. Eur Spine J, 2015, 24(4): 800–809.

62. URIBE J S, DEUKMEDDIAN A R. Visceral, vascular, and wound complications following over 13,000 lateral interbody fusions: a survey study and literature review[J]. Eur Spine J, 2015, 24(4): 386–396.

63. RAJARAMAN V, VINGAN R, ROTH P, et al. Visceral and vascular complications resulting from anterior lumbar interbody fusion[J]. J Neurosurg Spine, 1999, 91(12): 60–64.

64. ABEL N A, JANUSZEWSKI J, VIVAS A C, et al. Femoral nerve and lumbar plexus injury after minimally invasive lateral retroperitoneal transpsoas approach: electrodiagnostic prognostic indicators and a roadmap to recovery[J]. Neurosurg Rev, 2017, 41(4): 457–464.

65. HOUTEN J K, ALEXANDRE L C, NASSER R, et al. Nerve injury during the transpsoas approach for lumbar fusion[J]. J Neurosurg Spine, 2011, 15(3): 280-284.

66. LEHMEN J A, GERBER E J. MIS lateral spine surgery: a systematic literature review of complications, outcomes, and economics[J]. Eur Spine J, 2015, 24(4): 287–313.

67. URIBE J S, ISAACS R E, YOUSSEF J A, et al. Can triggered electromyography monitoring throughout retraction predict postoperative symptomatic neurapraxia after XLIF? Results from a prospective multicenter trial[J]. Eur Spine J, 2015, 24(suppl 3): 378–385.

第二部分

导航引导下的脊柱微创减压术

导航引导下颈椎微创管状减压术　　10

10.1 引言

脊柱微创手术（MIS）被 AO 组织定义为一种可有助于减少肌肉损伤、失血和术后疼痛的手术技术 [1]。随着新的仪器设备和影像技术的出现，MIS 在脊柱外科各个领域，无论是在病理状态还是在生理解剖状态下，都得到了快速的发展并广泛应用。实时图像引导和导航技术的问世，以及与之对应的将这些数据处理和重建成交互式三维脊柱“模型”的计算能力的出现，将有助于提高外科医师对特定解剖结构的精准定位，同时减少术中对周围组织的附加损害。除了 MIS 定义中所提到的微创优势外，现在讨论的重点可以放在降低术后并发症和更快的恢复上。目前术中导航的运用已经扩展到颈椎部位的手术。

用于颈神经根减压的颈椎后路椎间孔切开成形术（posterior cervical microforaminotomy，PCM）是治疗退行性颈椎病伴神经根病变的一种成熟的手术方法。其主要用于后外侧椎间盘突出引起的单侧上肢神经根病变且保守治疗无效的情况。 PCM 首先于 1947 年由 Spurling、Scoville[2] 和 Frykholm[3] 等提出，并在 1951 年由 Scoville 等进一步改良 [4]。

在 Smith-Robinson 颈椎前路椎间盘切除融合术被提出后，颈椎后路椎间孔成形术的应用受到了限制。但近年来，人们对后路椎间孔成形术重新产生了兴趣，其中部分原因是此术式可避免融合和入路的相关并发症，以及术中导航辅助技术提高了外科医师对颈椎解剖结构的精准定位。相较于前路颈椎椎间盘切除术和融合术（anterior cervical discectomy and fusion，ACDF），从医疗成本方面考虑也更倾向于采用后路椎间孔成形术 [5,6]。

然而，前入路有损伤食管、气管、颈动脉、颈静脉、喉返神经、喉上神经和胸导管等风险。此外，颈椎前路融合术牺牲了患者的运动能力，也更易使患者邻近运动节段加速退化。显然，后路手术可以避免这些风险。

由于通道牵开器系统，如 METRx 系统（Medtronic Sofamor Danek，Memphis，TN）的微创特性，使得在后路开放手术中无须进行传统的广泛椎旁肌肉骨膜下剥离，从而避免了由此可能导致的术后颈部疼痛 [7]。然而，对于短颈的肥胖患者，在处理下颈椎或颈胸交界处时微创 PCM（minimally invasive PCM，MI-PCM）可能操作起来较困难。

本章将介绍 MI-PCM 的手术解剖、适应证、禁忌证以及术中导航引导下的手术技巧。读者也可以翻阅以前发表的文章，以便进一步参考 [8,9]。

10.2　相关解剖学

颈椎椎间孔以上位椎弓根的椎下切迹至下位椎弓根的椎上切迹为界。椎间孔前壁由钩突、椎间盘后外侧缘和邻近椎体构成。椎间孔后壁由小关节和下位上关节突构成。神经根从颅椎弓根和尾椎弓根的内侧缘进入椎间孔，并从颅椎弓根和尾椎弓根的外侧缘出椎间孔。神经孔在矢状面呈45°斜面。在矢状斜面上，神经根位于钩突尖部至上关节突尖部形成的连线以下（图10.1）[10]。

通过后路进入椎间孔时，最重要的解剖标志是椎板小关节连接，它是由上位椎体的椎板下缘和下位椎体的椎板上缘与小关节的内侧缘相汇合而成的（图10.2）。

10.3　手术指征

MI-PCM 主要适用于非中央型椎间盘突出（脱出的椎间盘位于硬膜囊边缘的外侧）或小关节退变和韧带骨性肥大引起的椎间孔狭窄。患者通常表现为神经根型颈椎病伴疼痛。其 MRI 改变与疼痛感觉分布区域以及神经病学表现相互对应。在某些情况下，还会合并运动障碍。手术禁忌证包括无相关神经症状的单纯轴性颈痛、影像学上显示颈椎动态不稳、有症状的中央型椎间盘巨大突出、前路弥漫性病理改变性疾病，如后纵韧带骨化（OPLL）、颈椎后凸畸形导致后路手术无法有效减压[11]等情况。

在临床影像学诊断不明确的情况下，完善肌电图和（或）辅以选择性神经根阻滞有助于确定需要干预的节段。

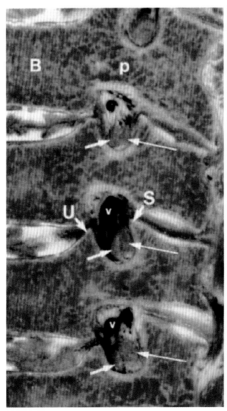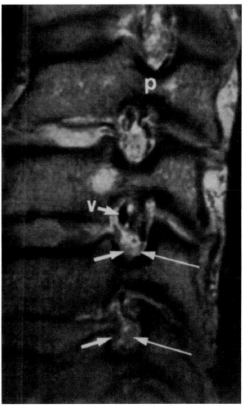

B.椎体；p.椎弓根；U.钩突；S.上关节突；v.椎间孔静脉。

图10.1　椎间孔呈45°的矢状斜切面（解剖标本与MRI T₁加权像对比）。神经根的背根和腹根分别用短箭头和长箭头表示[10]

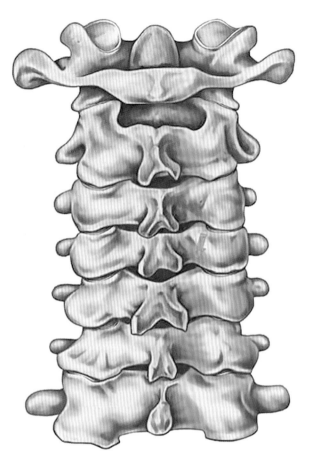

图 10.2　椎板小关节连接，如蓝色箭头所示，是上位椎体的椎板下缘和下位椎体的椎板上缘与小关节内侧形成的连接

10.4　手术技术

10.4.1 患者体位、麻醉和手术室设置

　　患者呈俯卧位，头部轻微屈曲，在充分全身麻醉条件下用 Mayfield 三点固定好头部。所有的骨质突出部分都充分填垫。在整个手术过程中使用体感诱发电位（somatosensoryevoked potentials，SSEP）和肌节 EMG（NIM-Spine System，Medtronic，Inc.，Memphis，TN）进行全程监测。在铺单之前，将一根脊柱穿刺针插入皮肤，并拍摄一张 X 线片，以确定将要操作的减压节段。

　　手术室采用 StealthStation Treon 系统（Medtronic Surgical Navigation Technologies，Louisville，CO）进行基于图像的导航，该系统包括位于手术台尾部的红外摄像机，其监视器放置在与外科医师相对的一侧，以方便手术过程中进行可视化观察。动态参考底座（dynamic reference base，DRB）安装在颈胸交界处或胸段上方，它包含一串被动标记来反射红外光源所发出的光，红外光源集成在跟踪相机系统中（图 10.3）。

　　一旦手术准备完毕，患者在手术台上固定好，就可用 O 臂设备（Medtronic，Inc.，Memphis，TN）获取术中 CT 图像，并将其传输到 StealthStation Treon 图像导航工作站，而后在那里完成自动登记。需在导航系统上对手术节段进行二次确认。

10.4.2 手术步骤

　　借助靶标小关节的矢状面 CT 重建图像和 X 线模式重建图像，以及椎板小关节连接处的轴位 CT 重建图像，确定合适的进针点——距离中线 1.5 cm（图 10.4）。在皮肤和颈筋膜上做一个长 1.6~2.0 cm 的切口。对于两个节段的手术，切口位置的选择要靠近两个节段的中间。用手指钝性分离椎旁肌肉，然后依次插入扩张器，并将 METRx 管状牵开器放置在椎板小关节连接处的皮质骨上。由于外侧黄韧带（LF）变薄，（牵开器容易穿透）导致医源性硬脊膜或脊髓损伤，因此管状牵开器必须抵靠在骨质上，从而避免穿透椎板间隙。

　　此时，需要将监视器上导航系统提供的图像与患者实际解剖位置进行精度匹配检查。为此，选择手术区域内的特定骨性标志作为探针的对照参考，然后进行比较，以确定导航是否安全。如果导航误差不能接受，则必须重新进行匹配。一旦通过导航重新确认了正确的手术节段，就用一个可伸缩的桌面牵开器固定臂将 METRx 牵开器

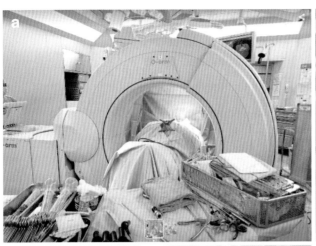

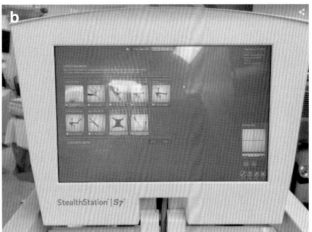

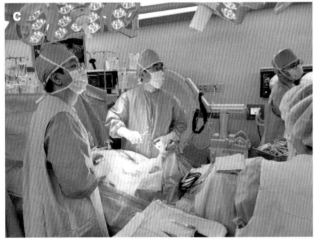

图 10.3　手术室设置。a.使用O臂进行术中CT扫描；b.导航监视器；c.外科医师使用动态参考底座（DRB）进行CT引导下导航

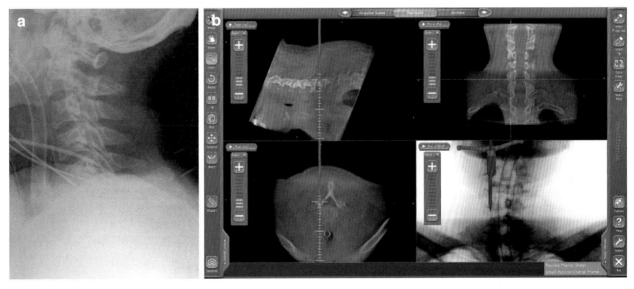

图 10.4　a.术前X线片难以正常显示手术入路所需节段（$C_{6\sim7}$）；b.O臂导航图像可正确定位手术节段以及椎板小关节连接处

固定在合适的位置上。牵开器固定好后，所有手术操作都在手术显微镜下进行。

将多余的软组织从视野中清除干净，以便能充分观察小关节，包括同侧和外侧的肿块以及椎板小关节的连接处。随后，根据术前计划，使用定位探针来确定钻孔的形状和尺寸。通常使用 4 mm 的金刚石骨钻与高速钻头，这样既可保护神经结构的安全，又可对骨面起到止血的作用。在只需要少量切开椎间孔的情况下，也可以换成 3 mm 的金刚石骨钻。从上、下半椎板的外侧开始截骨，然后截到小关节的内侧部。继续钻孔，直到整个上关节突的内侧部分暴露出来。然后用导航探头再次检查椎间孔切开成形的效果，以确定是否需要进一步调整。在椎间孔切除过程中，在不显著影响颈椎稳定性的情况下，可以钻开多达 50% 的小关节[12]。

随后，在上关节突和剩余的半椎板上钻孔，直到看到一层薄薄的深层骨皮质。然后，用一个 45° 角的小刮匙和一个 1 mm 的 Kerrison 咬骨钳，暴露覆盖神经孔和外侧椎管的软组织。用解剖钩和 1 mm 的 Kerrison 咬骨钳从外侧向内侧切除黄韧带，可以看到外侧硬膜囊和神经根。在硬膜外出血的情况下，可用含凝血酶激活剂的明胶泡沫或 Floseal（Baxter Healthcare Corporation，Deerfield，IL）进行出血点填充。不推荐经常使用双频电极灼烧，并在使用时维持在低强度模式。随后，用一个小探针来寻找上位和下位椎体的椎弓根，并用导航探针再次可视化和确认椎间孔成形切除后的缺损情况。然后，识别椎间盘间隙并进行椎间盘切除术，要么通过清理被挤压出的松散碎片来完成切除，要么先通过纤维环切开再进行椎间盘切除。由于神经根大约以 45° 的角度离开鞘囊，大部分椎间盘切除术均可在神经根的腋窝处完成。椎间盘切除术完成后，用钝头直角探头检查神经根的腋窝部和肩部，确认是否残留有松动的碎片，并通过观察神经根能否在孔内轻微移动以判断减压是否充分。

当神经根靠近椎动脉外侧时，应注意避免损伤椎动脉。手术器械不应穿过横突孔的骨性后缘。椎动脉周围密集的静脉丛如果受损，会快速形成暗红色的静脉出血。这种出血可作为避免进一步侧向剥离的有效警告，以防止医源性椎动脉损伤。

为了确保神经根减压完全，所有病例在手术过程中都要进行 O 臂扫描定位。随后，根据需要移除椎间孔内的任何残余压迫。检查减压充分后，闭合手术切口。在随访期间，可以行 CT 三维扫描来评估椎板小关节切除的程度（图 10.5）。

10.4.3 术后护理

大多数患者可在 24 小时内出院回家。但是存在由手术切口引起痉挛性颈部肌肉疼痛的或可能由于神经根处理而导致上肢残留感觉异常的患者，可以继续在医院观察 1~2 天，以便进行适当的疼痛处理。抗炎药物可根据用药原则使用。如果残留有轻度神经根症状，可使用加巴喷丁或普瑞巴林等神经调节药物帮助减轻。

在术后第 3 天进行伤口检查，并注意观察有无任何感染迹象。促进快速康复，伤口愈合后可开始物理治疗。也可根据外科医师的习惯，选择使用软性颈托。通常不需要后续的影像学复查。

10.4.4 并发症

这项手术一般是非常安全的，并发症报道很少。Adamson 等最早报道了在 100 例患者中有 3 例出现手术并发症（2 例硬脑膜穿破但无须介入处理，1 例浅表伤口感染）[13]。最近的一项 Meta 分析[14] 也报道了 MI-PCM 比常规 ACDF 的并发症发生率低（4% 与 7.8%）。

与 MI-PCM 相关的潜在并发症是由于手术节段的定位错误，尤其是在下颈椎更容易发生。而这也是使用导航的主要优点之一，手术期间可以实时确认操作节段，且误差很小。

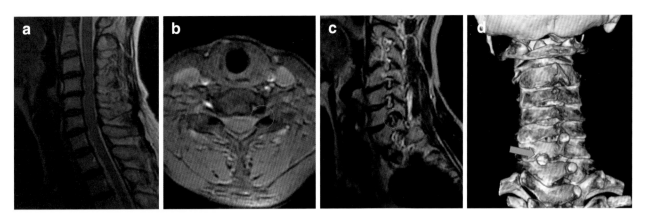

图 10.5　a~c.术前MRI显示左侧C$_{6~7}$节段存在重度椎间孔狭窄（画圈）；d.术后CT三维重建的后方视图，显示由于C$_{6~7}$左侧椎间孔狭窄减压所形成的小孔，并充分保留了小关节（箭头）

神经根损伤可能是由于神经被误认为椎间盘，或由于手术器械在狭窄的椎间孔内挤压神经根导致损伤。这些风险可以通过充分可视化观察神经根然后减压来有效避免。外科医师还应该在术前 MRI 上仔细寻找是否存在双根的迹象。

医源性硬膜囊撕裂通常可以使用硬膜囊封闭剂进行处理，一般在术后不会有并发症。偶尔较大的硬膜囊撕裂持续渗漏可能需要腰椎引流和直接的硬膜囊修复。应尽量减少双频电极的使用，带 45° 角的热灼探头可能更有助于椎间孔静脉丛出血血管的止血。

通过评估术前动态 X 线片，避免双侧同节段手术，并至少保留 50% 的小关节面，可以避免术后脊柱不稳定[12]。无论是否融合，脊柱后凸或脊柱曲度变直的患者都可能通过前路手术获得更好的治疗。

如前所述，如果小关节切除术后软组织侧方剥离太远，术中可能会发生椎动脉损伤。而术中使用 O 臂导航可以有效避免这种情况，它可以定位描绘出椎间孔切开的范围，从而避免椎间孔过度侧方剥离。同时，术前应仔细研究影像学资料，以及时发现任何椎动脉解剖的异常。

神经根症状复发应积极处理，因为它可能表明存在椎间孔减压不完全、神经损伤或术后硬膜外血肿或脓肿形成。通常可以通过术中 O 臂成像来确认减压的充分性，如果看到任何残余骨赘，应在切口闭合前予以清除。术后硬膜外血肿或脓肿应手术清除以解除压迫。

10.5　结论

O 臂导航辅助下的 MI-PCM 是治疗下颈椎及颈胸交界区外侧椎间盘突出和椎间孔狭窄的一种安全、有效、微创的手术方式，具有病灶定位准确、避免椎间孔狭窄残留的优点，同时降低了节段不稳的风险。

参考文献

1. HARTL R, KORGE A. Minimally invasive spine surgery – techniques, evidence and controversies[M]. 1st ed. New York: Georg Thieme, 2013.

2. SPURLING R G, SCOVILLE W B. Lateral rupture of the cervical intervertebral disc[J]. Surg Gynecol Obstet, 1944, 79: 350–358.

3. FRYKHOLM R. Deformities of dural pouches and strictures of dural sheaths in the cervical region producing nerve-root compression: a contribution to the etiology and operative treatment of brachial neuralgia[J]. J Neurosurg, 1947, 4: 403–513.

4. SCOVILLE W B, WHITCOMB B B, MACLAURIN R L. The

cervical ruptured disc: report of 115 operative cases[J]. Trans Am Neurol Assoc, 1951, 56: 222–224.

5. TUMIALÁN L M, PONTON R P, GLUF W M, et al. Management of unilateral cervical radiculopathy in the military: the cost effectiveness of posterior cervical foraminotomy compared with anterior cervical discectomy and fusion[J]. Neurosurg Focus, 2010, 28(5): E17.

6. WITIW C D, SMELIAUSKAS F, O'TOOLE J E, et al. Comparison of anterior cervical discectomy and fusion to posterior cervical foraminotomy for cervical radiculopathy: utilization, costs, and adverse events 2003-2014[J]. Neurosurgery, 2018, 5: 1–8.

7. WON S, KIM C H, CHUNG C K, et al. Clinical outcomes of single-level posterior percutaneous endoscopic cervical foraminotomy for patients with less cervical lordosis[J]. J Minim Invasive Spine Surg Tech, 2016, 1(1): 11–17.

8. DEL CURTO D, KIM J S, LEE S H, et al. Minimally invasive posterior cervical microforaminotomy in the lower cervical spine and C-T junction assisted by O-arm-based navigation[J]. Comput Aided Surg, 2013, 18(3–4): 76–83.

9. ZHANG C, WU J, XU C, et al. Minimally invasive full-endoscopic posterior cervical foraminotomy assisted by O-arm-based navigation[J]. Pain Physician, 2018, 21(3): E215–E223.

10. CZERVIONKE L F, DANIELS D L, HO P S, et al. Cervical neural foramina: correlative anatomic and MR imaging study[J]. Radiology, 1988, 169(3): 753–759.

11. O'TOOLE J E, SHEIKH H, EICHHOLZ K M, et al. Endoscopic posterior cervical foraminotomy and discectomy[J]. Neurosurg Clin N Am, 2006, 17: 411–422.

12. RAYNOR R B, PUGH J, SHAPIRO I. Cervical facetectomy and its effect on spine strength[J]. J Neurosurg, 1985, 63(2): 278–282.

13. ADAMSON T E. Microendoscopic posterior cervical laminoforaminotomy for unilateral radiculopathy: results of a new technique in 100 cases[J]. J Neurosurg, 2001, 95(1 Suppl): 51–57.

14. SAHAI N, CHANGOOR S, DUNN C J, et al. Minimally Invasive Posterior Cervical Foraminotomy as an Alternative to Anterior Cervical Discectomy and Fusion for Unilateral Cervical Radiculopathy: A Systematic Review and Meta-analysis[J]. Spine, 2019, 44(24): 1731–1739.

导航引导下腰椎管状减压术 11

11.1 引言

自 2000 年以来，脊柱外科手术术中导航技术得到了飞速发展。随着技术进步及支持的新功能增多，术中导航在各种手术环境中的运用正在不断扩大 [1]。导航在腰椎手术中被广泛用于辅助置入物放置，如椎间融合器（cage）和经皮椎弓根螺钉内固定等 [2~4]。多种原因使脊柱外科医师逐渐习惯了使用术中导航进行腰椎减压手术，也接受了术中成像技术昂贵的购买成本、维护成本、患者暴露于辐射的时长增加以及更长的设备安装和（或）手术室周转时间 [5~8]。一般情况下，开放和微创下腰椎减压手术无须术中导航即可成功完成。透视仅用于手术节段的定位，手术的其余操作可以通过解剖标志来指导。尽管如此，使用术中导航仍可以简化手术工作流程，并在传统的开放手术、内镜手术或通道下腰椎减压术中提供优势 [9~12]。

已有众多文献病例报道，术中导航辅助的腰椎减压手术获得了良好的临床效果 [13~16]。2013 年 Sembrano 等的一项纳入 38 例患者的前瞻性研究发现，使用 O 臂术中导航有助于充分评估腰椎减压情况 [16]。Cardali 等在另一项纳入 50 例接受 MIS 单侧椎板切开并对侧减压患者的研究中证实，当术中使用 3D 透视和导航来确定减压程度时，

神经根症状得到了更好的控制 [13]。他们发现骨性减压的程度与 VAS 和 ODI 评分的改善之间存在相关性。我们以前发明了一项"分步"（step-by-step）的外科手术技术用于微创椎板切开，通过使用便携式术中计算机断层扫描仪进行对侧"过顶"（over-the-top）椎间孔减压 [15]。其他作者也已经证明了术中导航引导在解剖结构复杂的减压手术中的优势 [17,18]。我们团队报道了 10 例椎间孔狭窄或椎间孔外椎间盘突出患者微创通道下导航引导的 L_5 神经根椎间孔外减压术 [18]。Hartmann 等报道了导航引导下 L_5 神经根减压术，并安全地清除了 L_5 椎体成形术后患者椎间孔外的骨水泥外渗 [17]。

由于解剖结构更具有挑战性，在上腰椎进行 MIS 减压时，导航引导可提供额外优势 [19]。例如，与低位腰椎节段相比，高位腰椎的椎板间隙明显较小、小关节走向更接近矢状面，并且椎板在这些节段中倾斜角度更大。如病例 2 所示，术中导航探针可精确定位峡部和小关节，以引导椎板切开术的范围，从而避免造成医源性不稳。由于缺乏对解剖结构的充分可视化，MIS 入路通常具有陡峭的学习曲线 [20~22]。术中导航对于不熟悉 MIS 技术的外科医师是有帮助的，并且可以防止手术节段操作错误 [23]。

脊柱手术导航引导相关的辐射暴露问题经常受到关注 [23~25]。术中导航的使用避免了透视

检查，因此，外科医师和其他手术室工作人员受到的辐射暴露显著减少。尽管患者在开始的术中CT扫描期间暴露于较高的辐射，但这一缺点可通过使用低剂量CT扫描来减少辐射剂量，而现在使用的较新的成像技术在低剂量CT扫描时即可获得可靠图像[1]。术中导航的使用简化了手术工作流程，尤其是在涉及肥胖、多节段疾病和其他复杂解剖结构（小关节过度增生、畸形、既往手术导致的瘢痕形成）的患者中。如果不使用术中导航，通常需要大量使用放射透视[12]。

11.2 适应证和禁忌证

导航引导下椎管减压术适合治疗各种腰椎病变，包括中央椎管狭窄、侧隐窝狭窄、椎间孔狭窄、硬膜外脂肪增多症和小关节囊肿引起的硬膜囊受压。患者通常表现为神经源性跛行，腿部、足部、臀部症状，以及神经根病或神经功能障碍。导航引导下椎管减压术的禁忌证包括高度脊椎滑脱、严重脊柱不稳和以机械性背痛为主要症状的患者。

11.3 手术室设置和体位

插管后，患者俯卧在可透X线的手术台上，手术台垂直于术中CT扫描仪（iCT）。所有管线，如插管、单极电灼器和吸引器，均通过iCT的机架送入。仔细填塞骨性突出压力点后，将患者固定在手术台上，确保固定可靠并提高导航的准确性。将参考阵列牢固固定在髂嵴上。再将两张无菌手术单铺在切口周围，并确定扫描范围。开始CT扫描时，包括放射科技师在内的所有工作人员均离开手术室，操作者将CT扫描仪的触摸屏移到门外并控制扫描仪。因此，外科医师或其他手术室工作人员都无须佩戴铅围裙。扫描完成后，图像自动传输至立体定向导航系统（BrainLab Curve，Brainlab AG，Feldkirchen，Germany）。手术室设置和导航工具的示意图如图11.1和图11.2所示。

立体定向导航有助于定位病灶、设计切口和规划恰当的手术轨迹（图11.3）。使用导航引导标记皮肤切口，以有效识别切口位置及合适的手术轨迹，这有助于以尽可能小的创伤入路获得

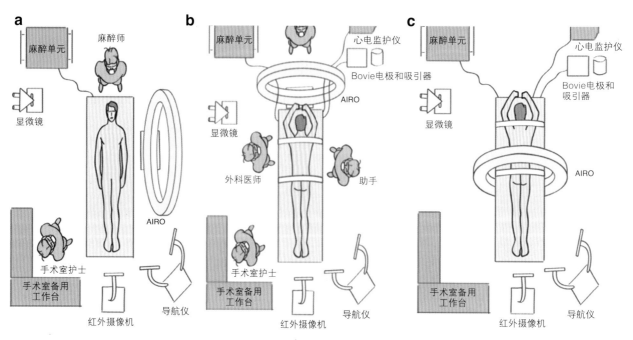

图 11.1 手术室设置和导航工具的示意图

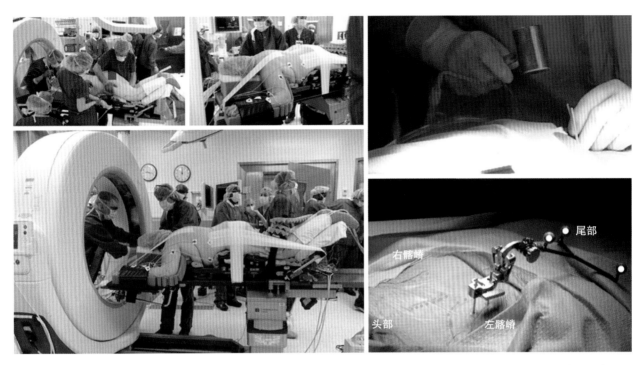

图 11.2 手术室设置的关键点包括：麻醉机和手术团队的位置应靠近患者头部；神经监测单元定位；术中CT定位；手术团队在患者两侧的定位；术中显微镜的定位；洗手护士和手术器械的定位；导航单元和红外摄像机的定位

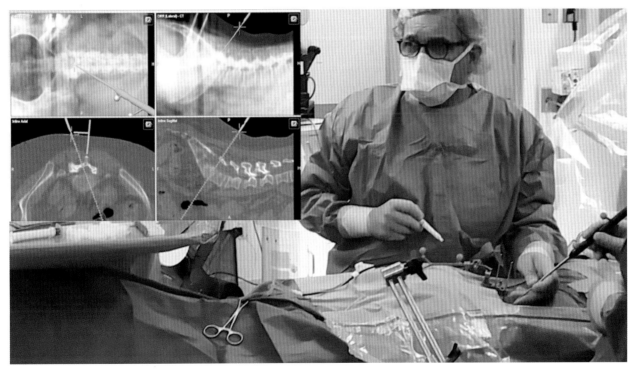

图 11.3 术中导航用于定位病灶、设计切口和规划恰当的手术轨迹

最佳的暴露，从而防止筋膜的阻碍，以获得抵达靶点的最佳轨迹。在皮肤切开之后，使用导航探针通过接触距参考阵列一定距离的横突来确认准确性。

在探针的辅助下，可预测管状牵开器内的视野范围。分别使用 15 mm 和 18 mm 的管状牵开器进行腰椎间盘切除术和椎板切除术，目的是充分显露工作区，包括上位椎体的峡部和椎板下缘以及下位椎体的上关节突所形成的小关节（图11.4）。然后用探针再次确认骨性解剖结构，并根据需要调整管状牵开器。

11.4 手术技术

充分暴露骨性解剖结构后，使用探针识别头侧椎板下缘和棘突基底的交叉点，这将作为钻孔起点。使用 3 mm 带曲度火柴头钻头、2 mm 和 3 mm 的刺刀形 Kerrison 咬骨钳进行同侧椎板切开，直至黄韧带（LF）的头侧附着点为止。使用圆头形探针或钝头神经钩提起 LF 的头侧附着处。然后，使用 2~3 mm 的 Kerrison 咬骨钳修剪同侧 LF。为了便于观察对侧，手术台向外科医师对侧倾斜，管状牵开器向内侧成角。棘突的基部可通过探针来识别。接下来，对棘突和对侧椎板进行切除。在操作该步骤时，需保持对侧 LF 完整，以便在对侧椎板切开时保护硬膜囊。进行关节下切除直至看见神经根穿过对侧的下位椎体椎弓根，进而完成对出口神经根的暴露和减压。为了进入对侧椎间孔，可能需要切除小关节腹侧。最后，可使用立体定向导航确认对侧减

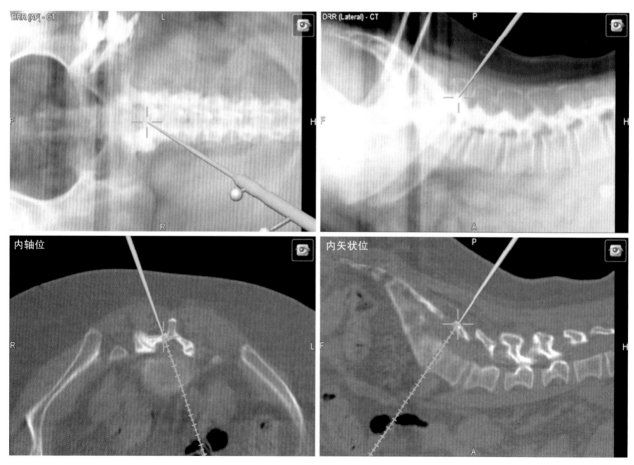

图 11.4 确定管状牵开器的位置和椎板切开的起始点

压是否充分。可通过生理盐水反复冲洗，以及使用双极电凝或止血剂、封合剂来实现止血。在发现和处理任何出血时，管状牵开器应缓慢取出。将筋膜闭合和皮下组织逐层缝合后，通过可吸收线皮内连续缝合闭合皮肤。术后可肌内注射局部麻醉药来控制疼痛（图 11.5）。

11.5 案例 1：翻修病例

患者为 51 岁女性，既往 10 个月前行左侧 $L_5 \sim S_1$ 显微椎间盘切除术，本次因 $L_5 \sim S_1$ 椎间孔椎间盘突出残留和复发压迫左侧 L_5 神经根就诊。患者出现左髋和左大腿部位的疼痛，并向下放射至小腿的前部和侧面，伴有左脚刺痛和麻木。她曾多次接受类固醇注射和其他非手术治疗，疗效不佳。除左侧直腿抬高试验阳性和 L_5 神经分布区域的左脚麻木外，患者的神经查体未见明显异常。患者行腰椎 MRI 检查，结果提示椎间孔和椎间孔外 $L_5 \sim S_1$ 椎间盘突出复发和残留。T1 加权对比图像显示与首次手术相比呈术后改变，沿椎间孔外入路区域和椎间盘切除侧有着广泛瘢痕形成。由于左侧存在广泛的椎间孔外瘢痕组织，并且第一次手术切除了部分左侧小关节，因此本次手术决定使用术中 3D 导航进行右侧微创下椎板切开以实施对侧"过顶"椎间孔减压。该技术的主要优点是直接通过"过顶"入路抵达椎间孔病变，最大限度地减少了对小关节的切除。在术中导航的帮助下，可以充分保留对侧的下关节突

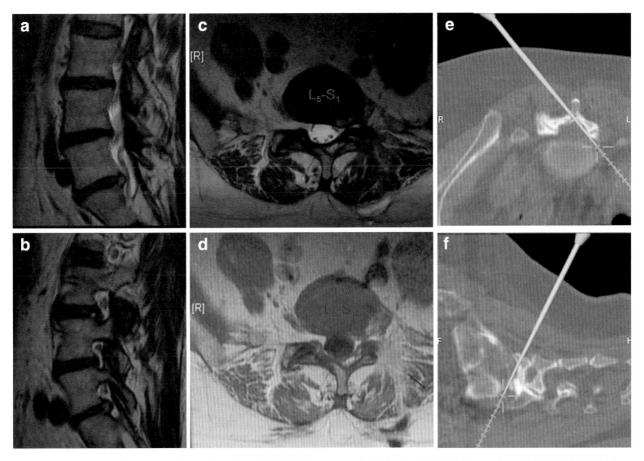

图 11.5 左侧 $L_5 \sim S_1$ 椎间孔巨大向上突出，重于后外侧椎间盘突出，导致左侧 L_5 神经根受压。a，b.矢状位T2加权MR图像；c，d.轴位T2加权MR图像；e，f.使用术中导航确认减压充分

及其关节囊周围的组织。患者术后状况良好，术后第 1 天出院。术后 6 个月随访期间患者症状完全消失（图 11.6）。

11.6 案例 2：上腰椎手术

患者为 52 岁男性，于 6 周前出现右侧下

腰痛，疼痛放射至右臀部近端、腹股沟和右大腿前部至膝关节水平。患者坐骨神经间歇性疼痛数年，保守治疗。最近症状急性发作，明显加重。行腰椎 MRI 检查，结果提示 L_{2-3} 椎间盘突出伴头侧移位并压迫了右侧 L_2 出口神经根，压迫位置与患者的症状侧一致。除直腿抬高试验阳性外，患者的神经查体未见明显异常。本次决

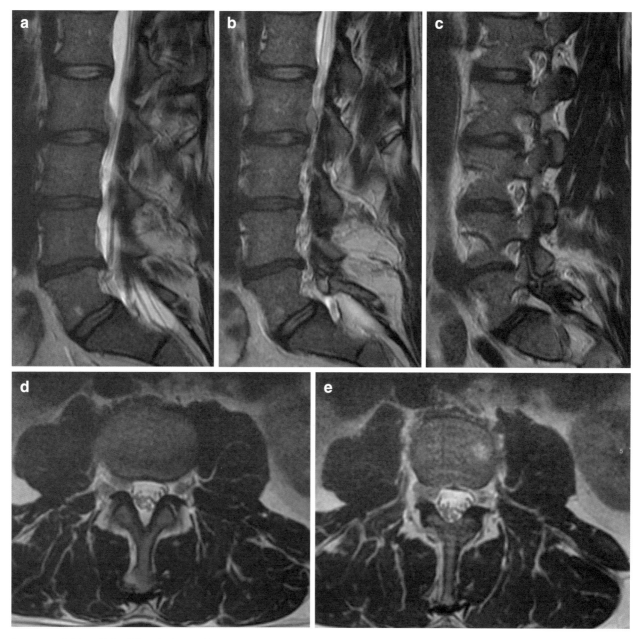

图 11.6　右侧 L_{2-3} 椎间孔椎间盘突出，伴头侧移位至神经孔，压迫右侧 L_2 神经根。a~c.矢状位T2加权MR图像；d, e.轴位T2加权MR图像

定行左侧微创椎板切开术，以进行对侧"过顶"椎间孔减压，从而更好地暴露 $L_{2\sim3}$ 椎间孔。当进行上腰椎手术时（例如 $L_{1\sim2}$、$L_{2\sim3}$），切口应更靠内侧，管状牵开器应更加垂直放置，以避免由于上腰椎椎板窗狭窄和小关节更靠近矢状面而引起同侧和对侧小关节过度切除或峡部破坏。在这

种情况，使用立体定向导航有助于规划切口和选择适当的手术轨迹，并确保小关节的保留。在这些情况下，导航显得非常重要，可以避免意外侵犯峡部。最后，使用术中导航确认对侧减压是否充分。患者的腿痛症状在术后立即消退，并于当天出院（图 11.7）。

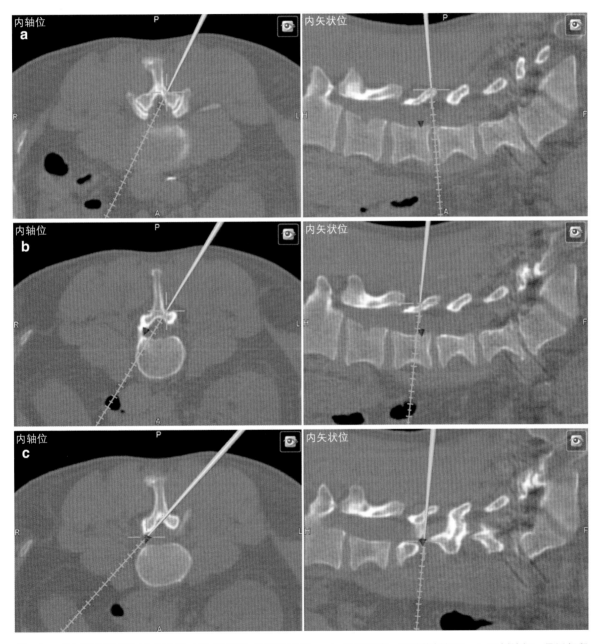

图 11.7 使用微创椎板切开术进行对侧"过顶"椎间孔减压。a.L_2椎板下缘：开始椎板切开；b.同侧峡部：予以保留以避免医源性不稳；c.对侧椎间孔：确认减压充分

11.7 案例3：复杂解剖结构

患者为85岁女性，因腰痛且疼痛放射至右臀部就诊。患者3周前无任何诱因出现症状。予以类固醇注射、物理治疗、口服镇痛药等处理无效。患者MRI显示右侧L_5~S_1节段椎间孔狭窄合并L_5出口神经根受压。患者行CT扫描结果提示重度小关节退变伴肥大、钩状骨赘增生和椎间盘嵴复合体形成导致严重的右侧L_5~S_1椎间孔狭窄（图11.8）。患者接受了右侧L_5~S_1远外侧椎间盘切除术和术中全导航下微创管状减压术（图11.9）。通过术中3D导航证实，内侧骨质和外侧骨质均得到了有效切除，从而实现了神经根的充分减压。在解剖结构复杂病例中，例如小关节退变、钩状骨赘形成和畸形，术中3D导航的使用有助于手术规划并可最大限度地减少小关节损伤，从而实现安全有效的减压。患者术后状况良好，并于当天出院（图11.10）。

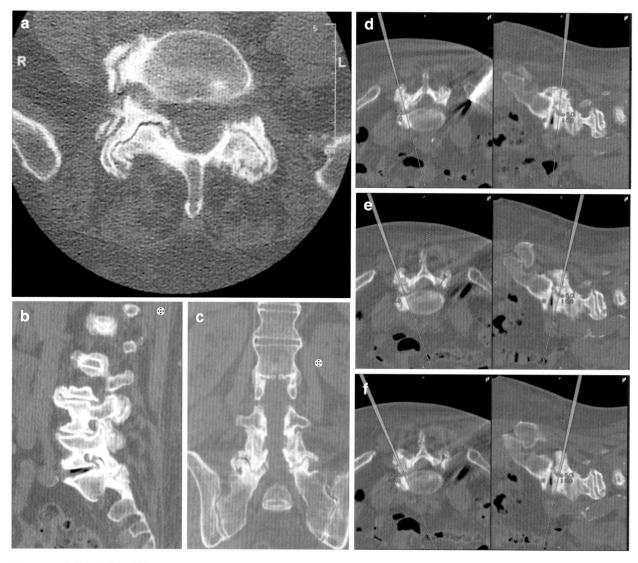

图11.8 重度小关节退变伴肥大、钩状骨赘增生和椎间盘嵴复合体形成导致严重的右侧L_5~S_1椎间孔狭窄。a.轴位CT图像；b.矢状位CT图像；c.冠状位CT图像；d~f.术中导航辅助切除小关节的侧面

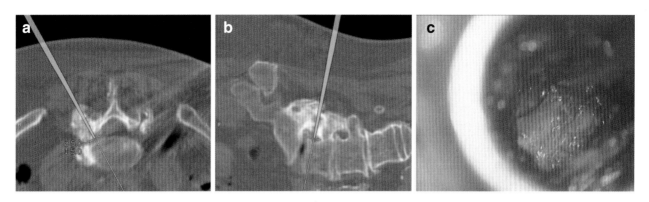

图 11.9　术中导航证实减压充分。a, b.术中导航截图；c.管状牵开器下的显微视图

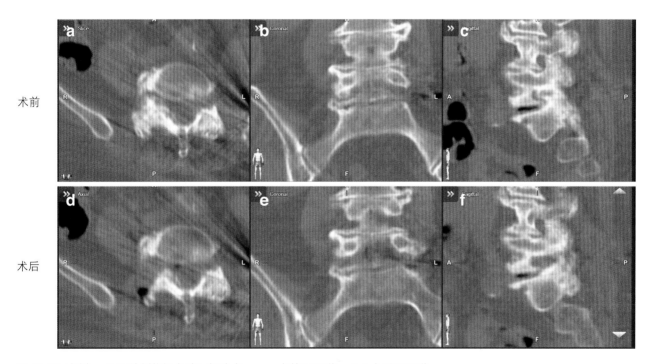

图 11.10　右侧L₅~S₁远外侧椎间盘减压切除术。a~c.术前CT图像；d~f.术后CT图像

11.8　总结

导航引导下的 MIS 腰椎管状减压术可安全高效地完成减压，并可预防医源性脊柱不稳。此外，使用导航进行腰椎减压可最大限度地降低神经损伤的风险，减少手术人员的辐射暴露，并优化手术工作流程。术中导航在复杂的减压病例中尤其有用，例如对于肥胖、多节段病变和解剖结构复杂的患者。

我们相信，导航的运用不仅对脊柱内固定患者有益，而且对需要减压或显微外科切除病灶但不需要融合的病例也有切实的益处。然而，为了将导航扩展到脊柱非内固定手术，甚至未来扩展到疼痛管理手术，有必要提高术前 MRI 结果与术中成像相匹配的能力，同时最大限度地减少辐射。

参考文献

1. HUSSAIN I, COSAR M, KIRNAZ S, et al. Evolving navigation, robotics, and augmented reality in minimally invasive spine surgery[J]. Global Spine J, 2020, 10(2 Suppl): 22s–33s.

2. KIRNAZ S, NAVARRO-RAMIREZ R, WIPPLINGER C, et al. Minimally invasive transforaminal lumbar interbody fusion using 3-dimensional total navigation: 2-dimensional operative video[J]. Oper Neurosurg (Hagerstown, Md), 2020, 18(1): E9–E10.

3. LIAN X, NAVARRO-RAMIREZ R, BERLIN C, et al. Total 3D Airo® navigation for minimally invasive transforaminal lumbar interbody fusion[J]. Biomed Res Int, 2016, 2016: 5027340.

4. NAVARRO-RAMIREZ R, LANG G, LIAN X, et al. Total navigation in spine surgery; a concise guide to eliminate fluoroscopy using a portable intraoperative computed tomography 3-dimensional navigation system[J]. World Neurosurg, 2017, 100: 325–335.

5. HUANG M, TETREAULT T A, VAISHNAV A, et al. The current state of navigation in robotic spine surgery[J]. Ann Transl Med, 2020, 9(1): 86.

6. JENKINS N W, PARRISH J M, SHEHA E D, et al. Intraoperative risks of radiation exposure for the surgeon and patient[J]. Ann Transl Med, 2020, 9(1): 84.

7. RAWICKI N, DOWDELL J E, SANDHU H S. Current state of navigation in spine surgery[J]. Ann Transl Med, 2020, 9(1): 85.

8. WEINER J A, MCCARTHY M H, SWIATEK P, et al. Narrative review of intraoperative image guidance for transforaminal lumbar interbody fusion[J]. Ann Transl Med, 2020, 9(1): 89.

9. KOCHANSKI R B, LOMBARDI J M, LARATTA J L, et al. Image-guided navigation and robotics in spine surgery[J]. Neurosurgery, 2019, 84(6): 1179–1189.

10. OVERLEY S C, CHO S K, MEHTA A I, et al. Navigation and robotics in spinal surgery: where are we now?[J]. Neurosurgery, 2017, 80(3s): S86–S99.

11. SEMBRANO J N, YSON S C, THEISMANN J J. Computer navigation in minimally invasive spine surgery[J]. Curr Rev Musculoskelet Med, 2019, 12(4): 415–424.

12. VIRK S, QURESHI S. Navigation in minimally invasive spine surgery[J]. J Spine Surg (Hong Kong), 2019, 5(Suppl 1): S25–S30.

13. CARDALI S M, CACCIOLA F, RAFFA G, et al. Navigated minimally invasive unilateral laminotomy with crossover for intraoperative prediction of outcome in degenerative lumbar stenosis[J]. J Craniovertebr Junction Spine, 2018, 9(2): 107–115.

14. HO T Y, LIN C W, CHANG C C, et al. Percutaneous endoscopic unilateral laminotomy and bilateral decompression under 3D real-time image-guided navigation for spinal stenosis in degenerative lumbar kyphoscoliosis patients: an innovative preliminary study[J]. BMC Musculoskelet Disord, 2020, 21(1): 734.

15. KIRNAZ S, WIPPLINGER C, SCHMIDT F A, et al. Minimally invasive laminotomy for contralateral "over-the-top" foraminal decompression using 3-dimensional total navigation: 2-dimensional operative video[J]. Oper Neurosurg (Hagerstown), 2020, 19(3): E296.

16. SEMBRANO J, SANTOS E G, POLLY D. New generation intraoperative three-dimensional imaging (O-arm) in 100 spine surgeries: Does it change the surgical procedure?[J]. J Clin Neurosci, 2014, 21: 225–231.

17. HARTMANN S, KAVAKEBI P, TSCHUGG A, et al. Navigation for tubular decompression of the L5 nerve root ganglion after cement leakage via a Wiltse approach[J]. Asian J Neurosurg, 2019, 14(2): 565–567.

18. STAVRINOU P, HÄRTL R, KRISCHEK B, et al. Navigated transtubular extraforaminal decompression of the L5 nerve root at the lumbosacral junction: clinical data, radiographic features, and outcome analysis[J]. Biomed Res Int, 2016, 2016: 3487437.

19. SUGIMOTO Y, ITO Y, TOMIOKA M, et al. Upper lumbar pedicle screw insertion using three-dimensional fluoroscopy navigation: assessment of clinical accuracy[J]. Acta Med Okayama, 2010, 64(5): 293–297.

20. AO S, WU J, TANG Y, et al. Percutaneous endoscopic lumbar discectomy assisted by O-arm-based navigation improves the learning curve[J]. Biomed Res Int, 2019, 2019: 6509409.

21. BAI Y S, ZHANG Y, CHEN Z Q, et al. Learning curve of computer-assisted navigation system in spine surgery[J]. Chin Med J, 2010, 123(21): 2989–2994.

22. TIAN W, LIU B, HE D, et al. Guidelines for navigation-assisted spine surgery[J]. Front Med, 2020, 14(4): 518–527.

23. RAHMATHULLA G, NOTTMEIER E W, PIRRIS S M, et al. Intraoperative image-guided spinal navigation: technical pitfalls and their avoidance[J]. Neurosurg Focus, 2014, 36(3): E3.

24. EDSTRÖM E, BURSTRÖM G, OMAR A, et al. Augmented reality surgical navigation in spine surgery to minimize staff radiation exposure[J]. Spine, 2020, 45(1): E45–E53.

25. NACHABE R, STRAUSS K, SCHUELER B, et al. Radiation dose and image quality comparison during spine surgery with two different, intraoperative 3D imaging navigation systems[J]. J Appl Clin Med Phys, 2019, 20(2): 136–145.

电磁导航引导下经椎间孔内镜腰椎间盘切除术　12

缩略词：

PN	经皮髓核消融术
APLD	自动化经皮腰椎间盘切除术
PELD	经皮内镜下腰椎间盘切除术
YESS	Yeung 脊柱内镜系统
THESSYS	Thomas Hoogland 脊柱内镜系统
TELD	经椎间孔内镜下腰椎间盘切除术
EM	电磁
LDH	腰椎间盘突出
2D	二维
3D	三维
CT	计算机断层扫描

关键点：

1.TELD 是治疗腰椎间盘突出症的微创技术之一。术者可以通过局部麻醉完成该手术，手术出血少，创伤小。可以通过自然的椎间孔通道到达椎间盘，而不影响正常的解剖结构。由此，患者可以在术后快速恢复活动。尽管如此，该微创技术伴随陡峭的学习曲线。特别是对于初学者，如果没有良好的术中透视引导，那么在术中会时常发生硬膜破裂和神经根损伤等并发症。

2.EM 导航是一种无框架的立体定位技术。

该技术整合了电磁技术、现代诊断放射学技术、立体定位技术和微创外科技术。通过计算机的辅助，电磁导航可以清楚地显示脊柱的解剖结构、三维空间位置和病灶的邻近关系。

3. 电磁导航引导下 TELD 具有定位精准、实时监测和减少放射暴露的优势。这项技术对于无微创外科经验的脊柱外科医师非常有帮助。它将来的应用将非常广泛，会进一步促进经皮脊柱内镜手术的发展。

12.1 简介

1975 年，Hijikata 等[1] 首次通过后外侧入路行 PN 治疗腰椎间盘突出症。通过局部麻醉，可以通过一个小切口从后外侧入路行腰椎间盘切除术。然而，由于工作通道的位置是通过 C 臂透视来决定的，而不是通过导航，通道不能进入椎管，因此这是一种无法提供直接视角的间接减压技术。同样，在接下来的几年，APLD[2] 也被用于去除髓核组织。然而，后来的研究显示，这种技术的成功率低于 65%，与保守治疗的成功率差别不大。另外，这两种手术方式的适应证相对狭窄，主要适用于包容性的椎间盘突出，而包容性的椎间盘突出是一种相对少见的椎间盘突出类型。根据 Hijikata 的经验，Schreiber[3] 改进了原来的手术器械，并研发了一系列新的套管和改良的内镜技术，这些改变使得髓核摘除的准确性和效率显著提高。新手术的成功率据报道可以高达72.5%。1年后，Hausmann等[4]报道表明可以通过改进的内镜技术对椎间盘间隙进行详尽且低风险的观察。

Kambin等[5]在1990年介绍了"安全工作区域"的解剖界限，Kambin三角成为PELD的理论基础。1997年，Yeung[6]等成功开发出第三代脊柱内镜系统，YESS强调通过Kambin安全三角进入椎间盘，通过直接视角按照从内向外的顺序切除髓核组织，并在直视下完成间接减压。YESS通过2.8 mm的手术通道完成由内向外的减压，该技术相对简单而且适用于包容性、后纵韧带下的腰椎间盘突出和一部分盘源性腰痛。Yeung和Tsou[7]至少对307例接受PELD的患者进行了回顾性研究分析，术后满意率为90.7%，根据改良的Macnab评分标准，优良率为89.3%，而并发症发生率为3.5%，手术效果与椎板开窗腰椎间盘切除术相当。尽管如此，因为该技术强调盘内减压，适应证相对狭窄，不适用于突出或者脱垂的髓核。而且，显微镜不能显露神经根和硬膜，在进出椎间孔的过程中容易损伤神经根。

为了解决YESS的缺点，Hoogland等[8]在2003年开发出THESSYS，对比YESS，THESSYS有更广泛的适应证。Hoogland[8]描述了由外向内的入路，经椎间孔脊柱内镜下切除关节突，直接到达硬膜外间隙，这样可以通过内镜看到LF、硬膜、神经根和突出的髓核组织。尽管如此，该技术有较高的技术要求和陡峭的学习曲线，初学者容易损伤神经根、血管和硬膜，从而导致严重的并发症。Hoogland[9]使用THESSYS治疗262例椎间盘突出复发患者，并对其中238例（90.84%）患者进行了2年的随访，结果显示并发症发生率为3.8%，包括3例神经根损伤、7例椎间盘突出早期复发（小于3个月），没有术后感染和椎间盘炎的发生。同样，Schubert[7]利用Hoogland设计的环锯切除部分上关节突，从而直接进入椎管，在脊柱内镜的辅助下去除游离的髓核组织。术后优良率为95.3%，复发率为3.6%。而且，他认为THESSYS的优势在于可以直接去除突出和游离进入椎管的髓核组织。尽管如此，由于难以进入椎间盘内，故难以处理坏死和破坏的髓核组织，这样也增加了术后复发的风险。

尽管TELD是最先进和最微创的治疗腰椎间盘突出症的手术技术，该技术仍然存在以下并发症[10~15]。①神经根损伤：由于解剖变异，在非直视的情况下进行穿刺、扩管和放置通道，可能导致神经根损伤。②硬膜破裂：这是一种少见但是严重的并发症，主要与手术过程中器械的损伤和射频电极的热灼伤有关。③减压不彻底和术后复发：减压不彻底主要是由于没有充分地切除突出的髓核和神经根管狭窄，椎间孔成形不充分。术后复发主要是由于无法去除压力因素、术后护理策略不当、过早进行弯腰动作、打喷嚏。④腹腔脏器和血管的损伤：建立工作通道的过程中可能损伤血管，穿刺针可能进入腹腔导致内脏（小肠、肾脏和大血管）的损伤。造成这些并发症的主要原因是手术技术不熟练和经验不足。而且，TELD需要反复进行X线透视引导，还需要动态监测手术器械的位置来确保患者的安全，这无疑增加了新手操作的难度，以及对患者和医师过度的放射暴露。

电磁导航是一种无框架的立体定位技术。该技术整合了电磁技术、现代诊断放射学技术、立体定位技术和微创外科技术[16~21]。通过计算机的辅助，电磁导航可以清楚地显示脊柱的解剖结构、三维空间定位和病损的邻近关系[20,21]。该系统基于强大的计算机技术和图像处理软件，通过远红外线探测技术和电磁工作原理，从而获取患者椎体、关节突、椎间盘和手术器械的相对位置，实时呈现手术操作过程，准确定位病损及其周围结构。总而言之，电磁导航引导下TELD，具有定位精度好、实时监测等优点，并可以减少放射暴露。

12.2 电磁导航系统的组成

用于 TELD 的电磁导航系统（Fiagon GmbH，Germany）包括导航显示器（图 12.1）、导航单位、示踪器（图 12.2）。显示器包括 3 个窗口，其中 2 个窗口动态显示手术器械在前后位和侧位透视图片上面的位置，第三个窗口显示内镜下的手术视野。导航单位配备了 DVD 驱动器、USB接口、导航探测器接头、患者的定位器、可视化的内镜计划软件和指示器系统。指示器系统包含连接头、指示器和感应光纤，用于准确追踪电磁范围的位置和方向。特制的 I-See 脊柱内镜手术系统（Joimax，IseeU，Germany）（图 12.3）是一种专用于匹配电磁导航的装置。

12.3 适应证和禁忌证

12.3.1 适应证

1. 中央型、旁中央型、极外侧型或脱垂型腰椎间盘突出。

2. 单侧下肢放射性疼痛，不伴腰痛，Lasegue征阳性。

3. MRI 或 CT 显示单节段腰椎间盘突出或脱垂。

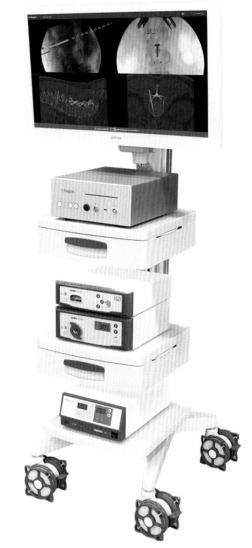

图 12.1 电磁导航显示器

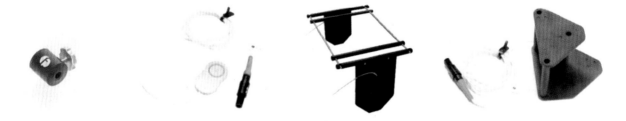

图 12.2 电磁导航单位和示踪器

4. 至少保守治疗 3 个月但失败。

5. 接受其他微创手术治疗后复发。

12.3.2 禁忌证

1. 临床症状或者体征和影像学检查不一致。

2. 马尾神经综合征。

3. 腰椎不稳和腰椎滑脱。

4. 腰椎感染、肿瘤或者畸形。

5. 手术切口处的局部皮肤条件不佳。

6. 患者不能耐受手术，或者由于其他原因不能配合。

12.4 手术步骤

患者俯卧在特制的非金属、碳纤维手术台上，以防止电磁干扰。电磁场发生器被固定在手术床上，接近患者的髋部，这样边框可以包含整个手术视野。对手术部位进行充分准备之后，将克氏针固定在手术节段邻近尾侧的椎体棘突上，深度为 2 cm，确保其固定牢固，定位器位于皮肤上距离克氏针 5~10 mm 距离处。之后，将追踪器与棘突连接牢固，并在定位器旁放置测绘块，定位器通过正位和侧位 X 线图像上的解剖标记进行鉴定（图 12.4）。

当透视图像通过 USB 启动器传递给导航系统后，系统自动上传数据并完成注册。在确认配准后，术中 2D 透视图像用于匹配术前的 CT 图像数据，3D 数据实现虚拟实时导航。穿刺目标点（通常选择上关节突或者突出的髓核组织），必须在手术开始之前出现在 EM 导航系统上（图 12.5）。

手术通过注射利多卡因进行局部浸润麻醉。首先，取出 18 号穿刺针的内芯，更换为 IseePointer 感受器。接着，穿刺针出现在多功能面板上用于校准，直到穿刺针的标记出现在导航显示器的右上角。在这之后，穿刺针在导航的实时指引下通过后外侧入路到达目标椎间盘的靶点位置。在这个过程中可以实时看到穿刺针角度和深度的变化（图 12.6）。

如果角度是正确的，显示器会显示绿色，如果显示红色则证明穿刺角度偏离了既定的路径。接下来的手术操作包括：①用 0.8 mm 的导丝替换针头；②沿着导丝做 1.5 cm 的皮肤切口；③校准之后，采用温合的逐级扩管技术，以保护出口神经根，防止疼痛；④将半锯齿状外工作套管插入由 IseePointer 和适配器组成的导航杆中；⑤插入校准的环锯；⑥引入一个带有工作通道的硬的导杆内镜，在持续性的盐水冲洗下，进行选择性椎间孔成形术和椎间盘切除术；⑦内镜进入的深度和位置可以通过导航显示器进行实时监测。此时，切除同侧黄韧带的外侧边缘，退变或者突出的椎间盘组织被切除，神经根被适当地减压。最后，通过自由活动的出口神经根和硬膜囊来确定终点。

通过术前 MRI 和 CT 可以确定椎间盘突出的位置，并指引工作通道的放置和减压。①对于最普遍的 LDH，旁正中型，首要任务就是在椎

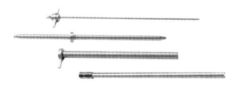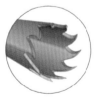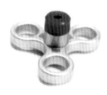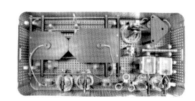

图 12.3 特殊的 I-See 内镜脊柱手术系统匹配电磁导航系统

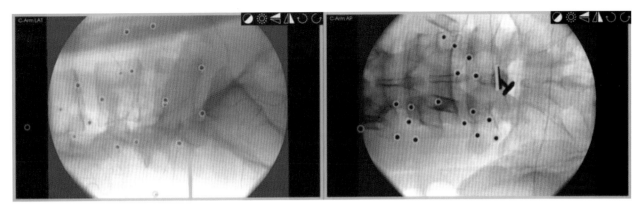

图 12.4 术中图像由3D C臂拍摄并发送至电磁导航系统

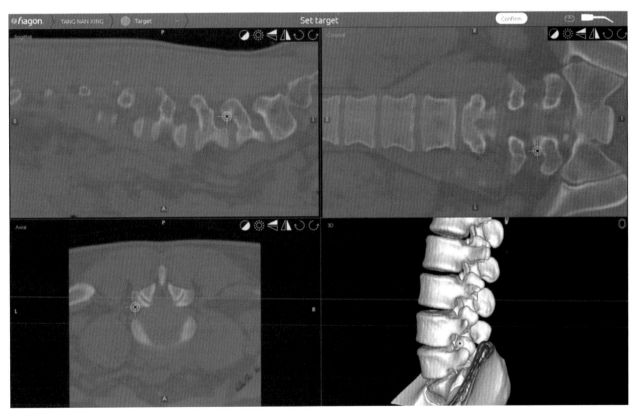

图 12.5 目标点设定

间孔成形术之前找到椎间孔成形术后的 LF 与椎间盘之间的间隙，然后在腹部方向探查椎间盘的破裂。切除破裂处周围多余的髓核组织，直到可以看到神经根的腹侧。如果神经根可以随着水压的变化浮动，则证明神经根减压成功，可采用射频消融术治疗纤维环断裂。②对于突出或者脱垂的组织，需要进行充分的椎孔成形术，以去除上关节突的骨性部分，使工作通道能够进入目标靶点。一般来说，摘除椎管内脱出的髓核组织后，有必要去探索椎间盘的破口，并去除退变性的髓核组织来减少复发的可能性。③对于极外侧型的 LDH，工作通道不需要完全进入椎间孔，但是需

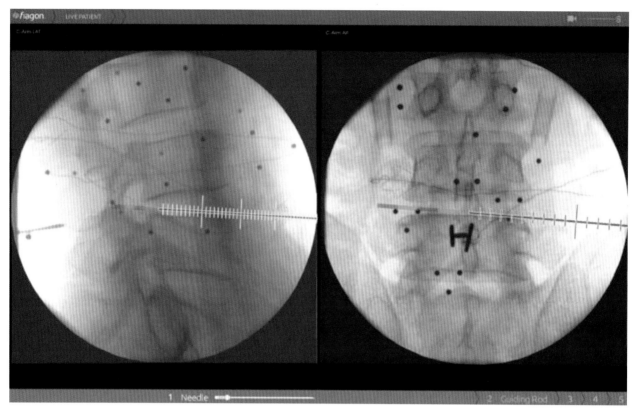

图 12.6 在电磁导航下穿刺

要到达上关节突的侧边，通过前后位 X 线片确认，同时到达椎间盘的后缘，通过侧位片确认。之后，脱出的髓核和出口神经根就可以被探查到。④对于完全包容型的腰椎间盘突出，如果椎间孔足够大，工作通道可以直接进入椎间盘组织，而无须进行椎间孔成形，可以直接去除退变的髓核组织。这样，逐渐将工作通道撤回到椎间孔区域，随后探查神经根。

术后无须放置引流管，患者无须使用抗生素和镇痛剂。通过 3 个小时的术后观察，如果患者没有明显的不适症状，可佩戴保护性支具行走。患者在术后首日即可出院，术后 6 周内减少剧烈活动，避免过度劳作和弯腰时间过长。

12.5 案例展示

患者男，54 岁，腰背部放射性疼痛，放射至左小腿、左足，症状持续 2 年，加重 3 个月。弯腰、举重、扭转、坐下等活动时疼痛加剧。患者经过多次保守治疗、激素封闭治疗后均未取得良好的临床效果。左侧直腿抬高试验阳性。视觉模拟评分法（visual analog scale，VAS）评分 7 分（满分 10 分）（图 12.7~ 图 12.10）。

12.6 讨论

TELD 成功的关键是准确而安全地建立工作通道。Kambin 三角由于上关节突的增生而变得狭小，特别是对于慢性退变性腰椎间孔狭窄，显著增加了 TELD 过程中置入工作套管的难度。对于初学者，操作经验相对欠缺，空间三维定位能力不足，施行 TELD 的难度显著增加，而且神经损伤的风险也显著增加。为了确保手术的安全性，工作通道需要在 C 臂引导下完成，显著增加患者和医师的放射暴露。越来越多的研究显示，放射暴露会诱发肿瘤、白内障、心血管疾病等，对于医患的健康威胁严重[1]。

计算机导航系统是脊柱微创和精准医疗的集中展示。导航技术可以精准定位病损部位，帮助选择最佳的手术路径，有效减少手术损伤和并发症。根据手术器械的空间位置，信号可以分为光学信号（红外线）、电磁信号（电磁场）和声学信号（超声），相对应的手术导航系统分别称为光电导航、电磁导航和声学导航[21-26]。

不同的导航系统具有不同的优缺点：①光学导航系统的准确率最高，但这种信号容易被手术器械和操作者遮挡，而且这种导航系统非常昂贵；②尽管声学导航系统有无创、无放射和实时追踪等优点，但是这种操作系统还没有被广泛应用于临床；③电磁导航系统不受视野和视线的限制，特别适合于脊柱微创手术，但是这种导航系统容易受到铁磁场的干扰。由于声学信号在骨组织的低渗透性，使其无法发挥对脊柱和椎管深处组织

的引导作用。脊柱外科导航的应用主要是光学导航和电磁导航。光学导航是传统的导航系统，具有非常强的反干扰能力，信号稳定，对手术室内的其他设备干扰小，而且价格低廉，缺点是设备体积大且笨重。另外，光学导航的导航信号常受到外科医师和手术器械的遮挡。在术中 C 臂机或 O 臂机的引导下，脊柱外科医师可以根据其临床经验完成手术。

相反，电磁导航是一种相对较新的技术，它具有在直视下操作安全和准确的特性，保证了术中影像的实时和准确重现。电磁导航系统不受视线遮挡的限制，没有视觉盲区，可以准确记录手术步骤，提高脊柱手术的精准性和安全性。另外，这种导航系统常被用于椎弓根螺钉的置入[20-25]。Hahn 等[3]在电磁导航的辅助下置入椎弓根螺钉，37 枚（77.1%）胸椎椎弓根螺钉的最大皮质骨渗透低于 2 mm，仅有 9 枚螺钉位置不佳，显示出电磁导航下的椎弓根螺钉置入是一种理想的方法。

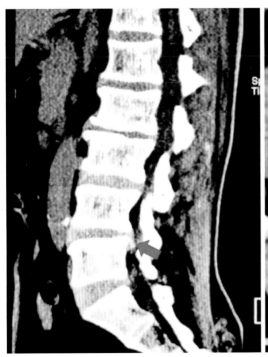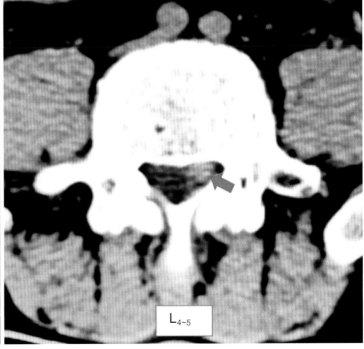

图 12.7　术前CT检查结果显示L$_{4\sim5}$左侧有LDH

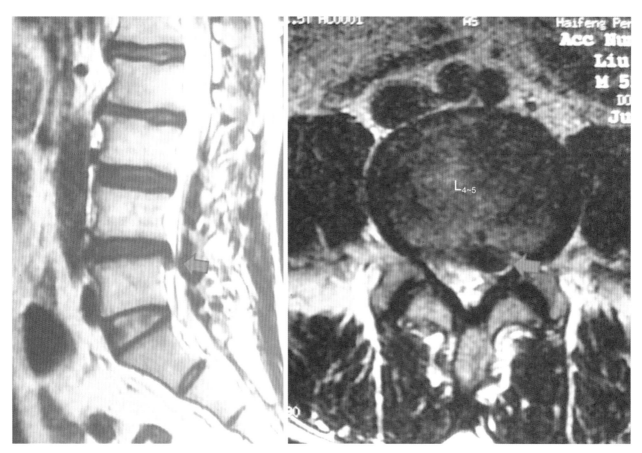

图 12.8 术前MRI结果显示L$_{4～5}$左侧有LDH

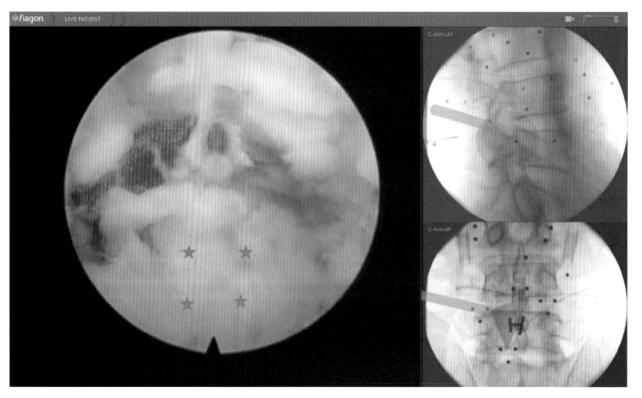

图 12.9 能够实时观察到的工作通道的位置及突出的椎间盘

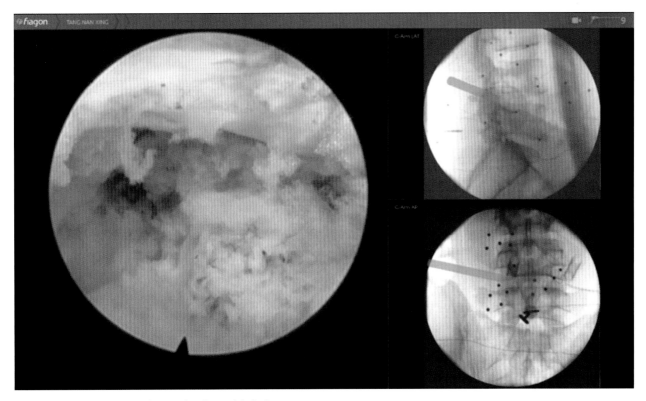

图 12.10 摘除突出的椎间盘后，神经根得到完全减压

除定位准确、术中阻碍物少、手术的连续性不受干扰外，电磁导航的优势还包括以下几个方面：①导航装置小，方便移动。一个成年人可以轻松地完成零件组装和调试，节省手术室空间，而且装置在手术室内可以轻松自由地移动。②整个手术区域位于电磁场范围内，不释放电磁场信号的物体不被显影，所以在手术过程中可以自由地使用该装备。无须重复调整仪器方向，提高了操作效率，节省了操作时间。③使用计算机控制，而不是使用手动控制，提高了手术的简便性、准确性和稳定性。④该设备支持热启动，整个装置可以随时关闭或打开，同时避免受其他系统的影响，对手术室内对其他装置干扰小，而且其准确性不易被各种手术器械干扰。⑤无须参考环境安装调试，整个手术过程中不会遇到视野障碍，这都归因于其感染率低[4]。

TELD 的优势包括清晰明亮的手术视野、精准的切除、较少的并发症。尽管如此，它还是存在一定的局限性：①内镜下的 2D 图像缺乏对深度的感知。②内镜下的解剖结构不同于传统显微镜下的解剖结构，医师若没有足够的经验常导致定位偏差。③狭窄的手术操作空间和手眼分离给术者增大了难度。④有时，在显微镜下难以止血，由于手术视野模糊、内镜和手术工具的位置难以确定，不得不停止手术。电磁导航辅助下的 TELD 可以降低上述情况引起的手术难度，同时通过平缓学习曲线给缺乏手术经验的医师提供更多的帮助。

电磁导航辅助下经皮脊柱内镜手术有如下优点：①提升了手术切除部位的安全性和准确性，有助于患者术后功能的恢复。②可以确定椎间盘病损和周围血管之间的位置关系，以及减压的范围和程度，有效避免了正常组织的损伤。③有利于个性化的穿刺设计，避开椎管内关键的结构和功能区域，减少手术创伤。④结合经皮脊柱内镜，可以增加手术适应证，并有效避免常规手术带来的创伤和并发症。尽管如此，电磁场会受到磁场范围内钢铁物质的影响，如果患者和钢铁接触，电磁导航就不能使用。另外，定位器必须在手术过程中牢牢固定，导航的准确性会因为定位器的摇晃而降低。因此，为了获得更加准确和没有障碍物的定位效果，还需要对其进行更加深入的研究。尽管如此，随着电磁场转换器的小型化和探头的解剖标记识别和注册准确性的改进，电磁导航会成为脊柱外科手术导航系统中的主流。

对于电磁导航辅助的 TELD，仍有几点值得我们注意：①外科医师和相关技术人员需接受专门训练，并熟练掌握整个导航系统的操作流程，从而减少建立导航系统的操作时间。随着经验的累积和对导航系统的熟悉，用于建立导航系统相关参数的时间将逐渐被缩短，一般可控制在 5~10 min。②电磁导航的感受器和针头定位器必须牢固固定在邻近手术节段棘突上面。另外，克氏针插入的深度必须达到 2 cm，以避免图像漂移造成严重的错误。③尽管穿刺针的方向和环锯插入的深度以及手术器械的位置在手术过程中可以被实时监测，术者还是应该熟悉显微镜下的解剖结构，在神经和血管周围谨慎操作从而避免不必要的损伤。④尽管对于年轻的脊柱外科医师来说，电磁导航可以显著缩短 PELD 的学习曲线，但导航本身也具有陡峭的学习曲线。我们有必要熟悉电磁导航设备的应用规则，并积累 20~30 例患者的手术经验，去克服电磁导航辅助下 TELD 的技术壁垒，并提高手术效率。

12.7 结论

基于电磁导航辅助的 TELD 是一种安全有效的微创技术，可用于治疗各种类型的腰椎间盘突出症。TELD 配备的实时电磁导航系统更加安全、准确，同时可以减少放射线的损伤。这项新技术对于没有经验的脊柱外科医师帮助很大。其应用前景非常广泛，基于电磁导航的系统将会推动经皮脊柱内镜手术的发展。

参考文献

1. HIJIKATA S. Percutaneous nucleotomy. A new concept technique and 12 years' experience[J]. Clin Orthop Relat Res, 1989, 238: 9.

2. ONIK G, HELMS C A, GINBERG L, et al. Percutaneous lumbar diskectomy using a new aspiration probe: porcine and cadaver model[J]. Radiology, 1985, 155(1): 251–252.

3. HAHN P, OEZDEMIR S, KOMP M, et al. Navigation of pedicle screws in the thoracic spine with a new electromagnetic navigation system: a human cadaver study[J]. Biomed Res Int, 2015, 2015: 183586.

4. HAUSMANN B, FORST R. Nucleoscope. Instrumentarium for endoscopy of the intervertebral disc space[J]. Arch Orthop Trauma Surg, 1983, 102(1): 57–59.

5. KAMBIN P, NASS. Arthroscopic microdiscectomy[J]. Spine, 2003, 3(3 Suppl): 60S–4S.

6. YEUNG A T. Minimally invasive disc surgery with the yeung endoscopic spine system (YESS)[J]. Surg Technol Int, 1999, 8: 267–277.

7. YEUNG A T, TSOU P M. Posterolateral endoscopic excision for lumbar disc herniation: Surgical technique, outcome, and complications in 307 consecutive cases[J]. Spine, 2002, 27(7): 722–731.

8. HOOGLAND T, SCHUBERT M, MIKLITZ B, et al. Transforaminal posterolateral endoscopic discectomy with or without the combination of a low-dose chymopapain: a prospective randomized study in 280 consecutive cases[J]. Spine, 2006, 31(24): E890–E897.

9. HOOGLAND T, VAN DEN BREKEL-DIKSTRA K, SCHUBERT M, et al. Endoscopic transforaminal discectomy for recurrent lumbar disc herniation: a prospective, cohort evaluation of 262 consecutive cases[J]. Spine, 2008, 33(9): 973–978.

10. PAN M, LI Q, LI S, et al. Percutaneous endoscopic lumbar discectomy: indications and complications[J]. Pain Physician, 2020, 23(1): 49–56.

11. TACCONI L, BALDO S, MERCI G, et al. Transforaminal percutaneous endoscopic lumbar discectomy: outcome and complications in 270 cases[J]. J Neurosurg Sci, 2018, 26: 531–536.

12. PANAGIOTOPOULOS K, GAZZERI R, BRUNI A, et al. Pseudoaneurysm of a segmental lumbar artery following a full-endoscopic transforaminal lumbar discectomy: a rare approach-

related complication[J]. Acta Neurochir, 2019, 161(5): 907–910.

13. AHN Y. Transforaminal percutaneous endoscopic lumbar discectomy: technical tips to prevent complications[J]. Expert Rev Med Devices, 2012, 9(4): 361–366.

14. KAPETANAKES S, GKANTSINIKOUDIS N, CHANIOtakIS C, et al. Percutaneous transforaminal endoscopic discectomy for the treatment of lumbar disc herniation in obese patients: health-related quality of life assessment in a 2-year follow-up[J]. World Neurosurg, 2018, 113: e638–e649.

15. HILBERT T, BOEHM O, PFLUGMACHER R, et al. Rare complication after endoscopic discectomy[J]. Anaesthesist, 2014, 63(1): 41–46.

16. HSU P K, WU Y C. Electromagnetic navigation-guided one-stage dual localization of small pulmonary nodules[J]. Chest, 2018, 154(6): 1462–1463.

17. ARENBERG D. Electromagnetic navigation guided bronchoscopy[J]. Cancer Imaging, 2009, 9(1): 89–95.

18. PUTZER D, ARCO D, SCHAMBERGER B, et al. Comparison of two electromagnetic navigation systems for CT-guided punctures: a phantom study[J]. Rofo, 2016, 188(5): 470–478.

19. DURAND P, MOREAU-GAUDRY A, SILVENT A S, et al. Computer assisted electromagnetic navigation improves accuracy in computed tomography guided interventions: a prospective randomized clinical trial[J]. PLoS One, 2019, 12(3): e0173751.

20. VON JAKO R A, CARRINO J A, YONEMURA K S, et al. Electromagnetic navigation for percutaneous guide-wire insertion: accuracy and efficiency compared to conventional fluoroscopic guidance[J]. NeuroImage, 2009, 47(Suppl 2): T127–T132.

21. VON JAKO R, FINN M A, YONEMURA K S, et al. Minimally invasive percutaneous transpedicular screw fixation: increased accuracy and reduced radiation exposure by means of a novel electromagnetic navigation system[J]. Acta Neurochir, 2011, 153(3): 589–596.

22. ALLISON R R. The electromagnetic spectrum: current and future applications in oncology[J]. Oncologia, 2013, 9(5): 657–667.

23. MEHTA A C, HOOD K L, SCHWARZ Y, et al. The evolutional history of electromagnetic navigation bronchoscopy: state of the art[J]. Chest, 2018, 154(4): 935–947.

24. KOMUNE N, MATSUSHIMA K, MATSUO S, et al. The accuracy of an electromagnetic navigation system in lateral skull base approaches[J]. Laryngoscope, 2017, 127(2): 450–459.

25. CAI K, YANG R, LIN Q, et al. Near-infrared camera calibration for optical surgical navigation[J]. J Med Syst, 2016, 40(3): 67.

26. DIANA M, SOLER L, AGNUS V, et al. Prospective evaluation of precision multimodal gallbladder surgery navigation: virtual reality, near-infrared fluorescence, and X-ray-based intraoperative cholangiography[J]. Ann Surg, 2017, 266(5): 890–897.

27. KAPOOR R, RAMASAMY S, GARDI A, et al. Acoustic sensors for air and surface navigation applications[J]. Sensors (Basel), 2018, 18(2): 499.

导航引导下内镜椎板切除术　13

缩略词：

CT	计算机断层扫描
EM	电磁
EMTS	电磁追踪系统
IR	红外
LE-ULBD	腰椎内镜下单侧椎板切开双侧减压术
MRI	磁共振成像
OTS	光学追踪系统
PECD	后路内镜下颈椎间盘切除术
TELD	经椎间孔内镜下腰椎间盘切除术
ULBD	单侧椎板切开双侧减压术

13.1　介绍

对于腰椎管狭窄症患者来说，手术减压是保守治疗无效时的唯一选择。直接减压，如椎板切开术和椎板切除术伴（或不伴）融合，都是骨科和神经外科住院医师培训的标准内容。腰椎内镜下单侧椎板切开双侧减压术（LE-ULBD）是另一种用于治疗腰椎管狭窄症的侵入性相对较小的手术。LE-ULBD 的优点包括可减少出血、缩短手术时间、缩短住院时间、降低术后早期疼痛评分和减少脊髓肌肉损伤[1]；LE-

ULBD 的缺点包括手术医师对于内镜视野、仪器操作、出血控制不熟悉，辐射暴露和陡峭的学习曲线[2]。

在脊柱手术中常用到术中三维成像导航，这种方式可以缩短手术时间，减少手术团队的辐射暴露，提高如椎弓根螺钉或皮质螺钉等内固定置入的准确度[3~6]。导航通常与各种脊柱内镜手术结合使用，目前，PECD 结合导航是治疗神经根型颈椎病的一种有效方法[7]。此外，也有报道导航下 TELD 和导航下椎间孔内镜椎间融合减压术缩短了辐射暴露时间和学习曲线[8~11]。在 LE-ULBD 中，导航也能缩短学习曲线和辐射暴露，这在住院医师和专科医师培训中优势显著，尤其是在处理解剖结构改变的病例时[12]。

13.2　适应证

一般情况下 LE-ULBD 的适应证与使用手术显微镜进行 ULBD 类似。LE-ULBD 适用于因背侧病变导致双侧症状的椎管狭窄症患者，例如伴有小关节肥大、黄韧带肥厚、小关节囊肿、轻度椎体滑脱或退变性脊柱侧弯的腰椎退行性疾病[13]。

13.3　仪器设备

• 椎间盘内镜通用手术设备：监视器，光源，冲洗液，双极射频发生器，内镜，工作鞘，内镜钻，咬骨钳，镊子（图13.1）。

- 手术导航系统：光学追踪相机，参考架，校准探头，跟踪器内镜。
- 术中3D透视镜或移动CT扫描仪。

13.4　操作设置

患者全身麻醉，俯卧于手术台上（图13.2）。连接参考架至手术台（图13.3）。将内镜监视器

置于手术者对面。光学追踪相机和导航监视器置于手术台末端。

13.5　手术步骤

常规消毒铺中。通过术中3D透视获得3D图像。将内镜和追踪器登记到参考框架中（图13.4）。使用导航探头而非2D透视镜定位手术标志（图13.5）。按照标准的椎板间内镜入路插入扩张器和工作鞘。用导航探头检查工作鞘的

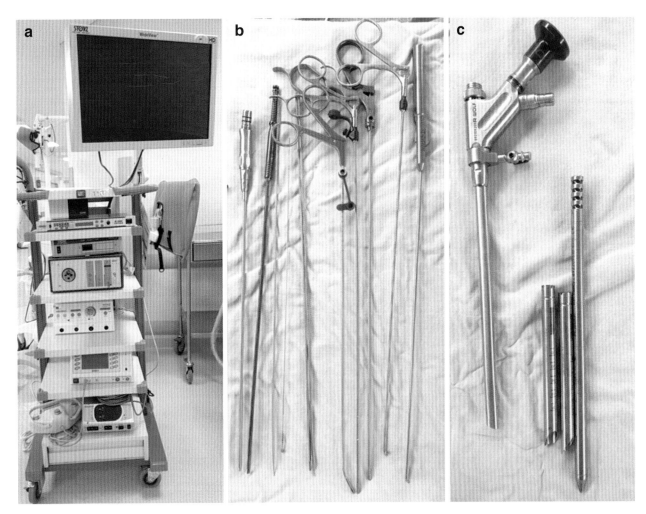

图13.1　内镜手术设备。a.内镜工作站；b.内镜仪器；c.脊柱内镜

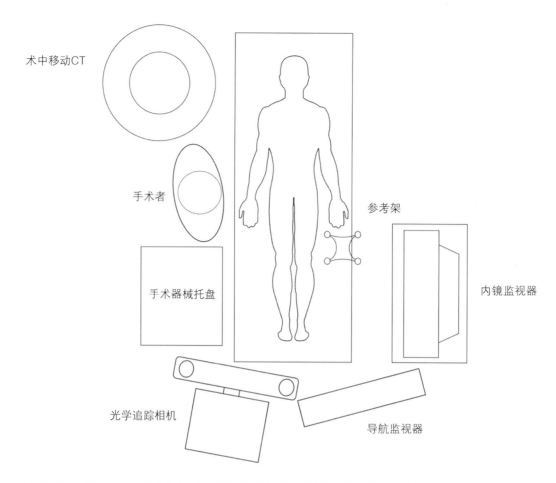

术中移动CT

手术者

手术器械托盘

光学追踪相机

参考架

内镜监视器

导航监视器

图 13.2　手术室设置。患者俯卧于手术台上。光学相机和监视器置于台面末端。参考架连接于手术台轨。内镜监视器置于术者对面

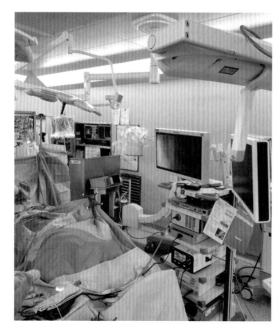

图 13.3　参考架的放置

位置（图 13.6）。手术者操作内镜，利用 C 臂透视检查内镜的位置，确保手术节段准确。启动标准的 LE–ULBD 程序，电凝止血，并通过分离软组织暴露椎板创造工作通道。使用磨钻和咬骨钳去除下椎板的上端，然后是下关节突的内侧，直到黄韧带暴露出来，最后是上椎板的下端。钻对侧板时保持韧带完整，以免损伤硬脑膜。切除黄韧带和小关节以减压对侧外侧隐窝，确保双侧椎管减压。利用内镜视图和导航视图来确认减压的充分性，而不需要过度切除。使用术中 3D 透视镜或 CT 以确定减压程度（图 13.7）。

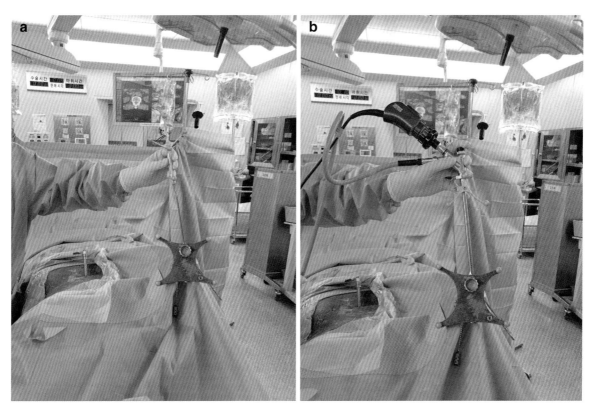

图 13.4　导航探头（a）和内镜（b）的配准

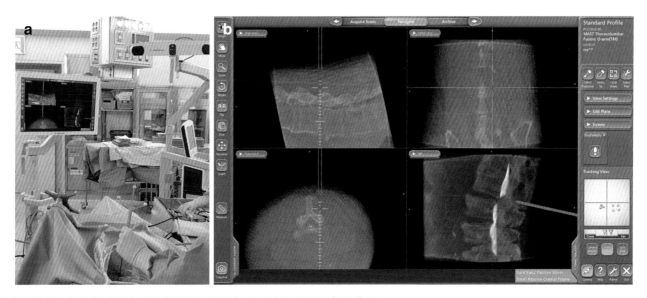

图 13.5　a.导航探头下完成工作鞘插入的标志；b.导航视图显示探头位置

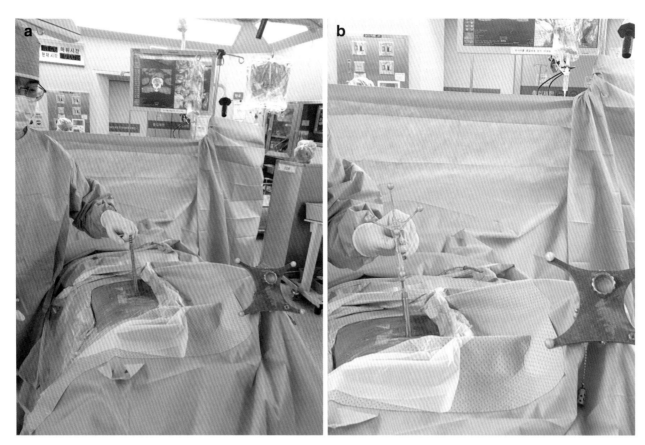

图 13.6　a.插入扩张器和工作鞘；b.导航探头下确认工作鞘的位置

13.6　案例展示

患者男，59 岁，既往诊断为强直性脊柱炎，主诉腰痛及右大腿刺痛持续 6 个月，查体示右膝关节伸展功能下降，右踝关节背翻肌力Ⅳ级。动态 X 线片示 $L_{3\sim4}$ 椎体后移（图 13.8）。MRI 示 $L_{3\sim4}$ 中央型椎管狭窄，右侧 $L_{3\sim4}$ 小关节囊肿，左侧 $L_{4\sim5}$ 节段侧隐窝狭窄（图 13.9）。但患者无左侧 $L_{4\sim5}$ 神经根受压症状。在右侧 $L_{3\sim4}$ 节段行导航引导下的 LE-ULBD（图 13.10）。术中行 CT 和 MRI 显示椎管减压情况（图 13.11）。

导航引导下腰椎椎板切除术的优点：

- 减少了技术人员和手术团队的辐射暴露。
- 在内镜视野和导航下便于评估减压程度。
- 在导航内镜下便于定位小关节的切除程度。
- 易于向住院医师和研究人员展示手术步骤流程图。
- 缩短 LE-ULBD 手术者的学习曲线。
- 使用 SureTrack 系统可以导航任何直线仪器。

导航引导下腰椎椎板切除术的缺点：

- 设置时间较长。
- 患者辐射暴露时间较长。
- 对患者体位改变较敏感。
- 需要增加使用设备和熟悉设备的时长。
- 成本较高。

13.7　讨论

当前的手术导航系统依赖于 OTS、EMTS 或者两者结合使用。OTS 通常利用红外光束和红外相机来检测附着在患者参考框架和导航仪器上的标志物的位置。这种 OTS 需要红外相机和标

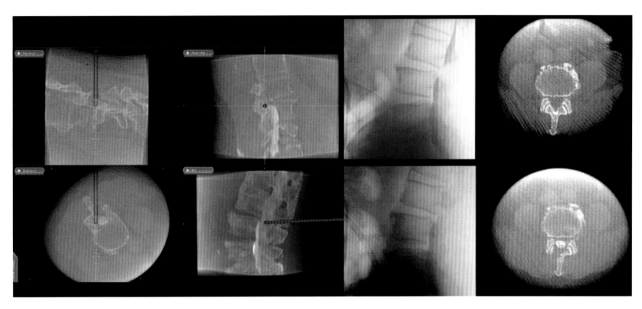

图 13.7 术中成像显示减压充分性和小关节保留

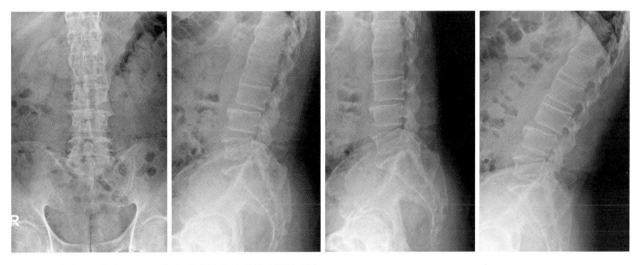

图 13.8 动态 X 线光片显示 $L_{3\sim4}$ 节段稳定性椎体后移和脊柱强直

志物在视线范围内进行精确导航。EMTS 由发电机产生的电磁场、电磁患者参考和导航仪器上的电磁传感器组成。这两种系统都具有相当高的精度[14,15]。OTS 因其受金属伪影影响较小更常用于神经外科、脊柱外科和整形外科。EMTS 提供了一种特殊的优势，因为传感器不需要带跟踪源的视线；因此，它适合被放在灵活的内镜尖端[14]。

肥胖是公认的脊柱手术术后导致并发症的危险因素之一[16,17]。脊柱内镜检查可以减少肥胖患者术后并发症（如感染）。但是，该手术也面临许多挑战[18]。因为患者皮下脂肪较厚，导致透视成像不是很清晰。此外，在肥胖人群中，随着切口初始位置到椎间盘或椎板距离的加深，切口位置也会发生变化。当外科医师为肥胖患者进行 LE-ULBD 检查时，导航可以帮助规划对侧减压中置针的位置，消除 2D 透视镜中软组织的模糊

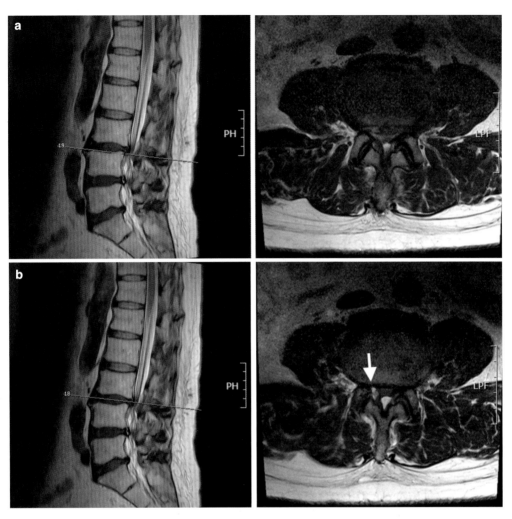

图 13.9 术前MRI示中央型椎管狭窄（a）和右侧小关节囊肿（b）（箭头所示）

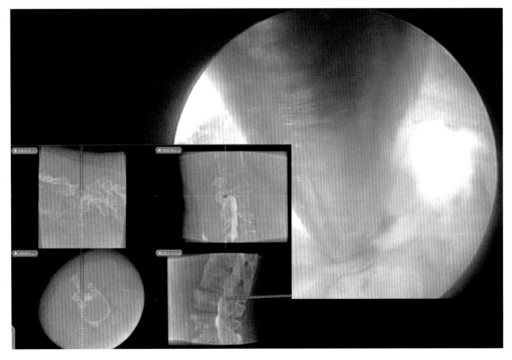

图 13.10 术中情况和逐步单侧椎板切除双侧减压

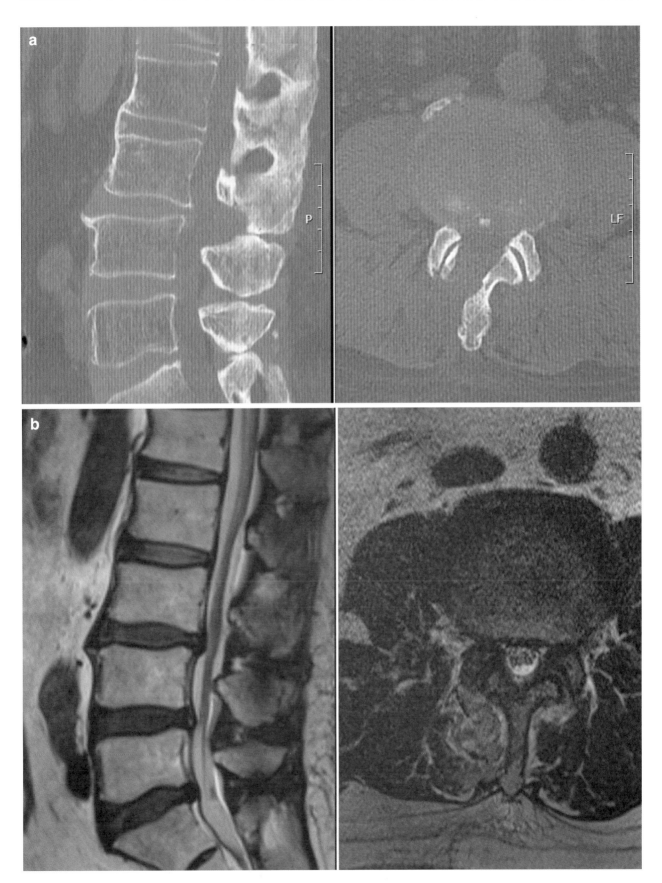

图 13.11 术后影像。a.术后CT示骨切除范围和小关节保留；b.术后MRI示减压程度

情况。

在 LE-ULBD 中，尤其是学习曲线的第一部分 [2,19]，难以评估减压的充分性和关节突关节切除的过度程度。术中 CT 脊髓造影显示狭窄程度（图 13.5），确保在手术室时就充分减压，防止因减压不足而导致再次手术（图 13.6）。

再次手术显著增加了治疗费用。术中导航虽然最初的设备成本高，但是再次手术率低，提高了成本效益，尤其是在大样本中心的调查中尤为显著 [20,21]。导航也显示出内固定脊柱融合术手术时间的减少，手术时间的减少抵消了导航系统的高初始成本 [5]。

椎板间脊柱内镜目前已经发展到第三代。由于外径和工作通道较大，外科医师可以在同一切口中有效地减压中央椎管、侧隐窝和神经孔 [22]。专门为导航设计的内镜，比如在柔性器械尖端增加 EM 传感器或双极射频，与 OTS 和 ETMS 导航系统结合，可以提高手术过程的准确性，缩短术者的学习曲线，提高 LE-ULBD 的整体安全性。

13.8 结论

LE-ULBD 是一种减压双侧椎管狭窄的微创手术。术中导航是一种可以提高骨切除和保留小关节准确性的辅助工具，而且能够缩短外科医师的学习曲线，减少手术团队的辐射暴露。

参考文献

1. KOMP M, HAHN P, OEZDEMIR S, et al. Bilateral spinal decompression of lumbar central stenosis with the full-endoscopic interlaminar versus microsurgical laminotomy technique: a prospective, randomized, controlled study[J]. Pain Physician, 2015, 18(1): 61-70.
2. LEE C W, YOON K J, KIM S W. Percutaneous endoscopic decompression in lumbar canal and lateral recess stenosis - the surgical learning curve[J]. Neurospine, 2019, 16(1): 63-71.
3. JOHNSON N. Imaging, navigation, and robotics in spine surgery[J]. Spine, 2016, 41(Suppl 7): S32.
4. KOCHANSKI R B, LOMBARDI J M, LARATTA J L, et al. Image-guided navigation and robotics in spine surgery[J]. Neurosurgery, 2019, 84(6): 1179-1189.
5. HUSSAIN I, COSAR M, KIRNAZ S, et al. Evolving navigation, robotics, and augmented reality in minimally invasive spine surgery[J]. Global Spine J, 2020, 10(2 Suppl): 22S-33S.
6. KOTHEEERANUR K, LIN G X, MAHATTHANATR KUL A, et al. Endoscope-assisted anterior lumbar interbody fusion with computed tomography-guided, image-navigated unilateral cortical bone trajectory screw fixation in managing adjacent segment disease in L5/S1: technical note[J]. World Neurosurg, 2019, 122: 469-473.
7. ZHANG C, WU J, XU C, et al. Minimally invasive full-endoscopic posterior cervical foraminotomy assisted by O-arm-based navigation[J]. Pain Physician, 2018, 21(3): E215-E223.
8. QIN H, HUANG S, XU L, et al. Radiation exposure and operation time in percutaneous endoscopic lumbar discectomy using fluoroscopy-based navigation system[J]. World Neurosurg, 2019, 127: e39-e48.
9. AO S, WU J, TANG Y, et al. Percutaneous endoscopic lumbar discectomy assisted by O-arm-based navigation improves the learning curve[J]. Biomed Res Int, 2019, 2019: 6509409.
10. FAN G, HAN R, GU X, et al. Navigation improves the learning curve of transforaminal percutaneous endoscopic lumbar discectomy[J]. Int Orthop, 2017, 41(2): 323-332.
11. CHEN K T, SONG M S, KIM J S. How I do it? Interlaminar contralateral endoscopic lumbar foraminotomy assisted with the O-arm navigation[J]. Acta Neurochir, 2020, 162(1): 121-125.
12. SHIN Y, SUNADA H, SHIRAISHI Y, et al. Navigation-assisted full-endoscopic spine surgery: a technical note[J]. J Spine Surg, 2020, 6(2): 513-520.
13. HASAN S, MCGRATH L B, SEN R D, et al. Comparison of full-endoscopic and minimally invasive decompression for lumbar spinal stenosis in the setting of degenerative scoliosis and spondylolisthesis[J]. Neurosurg Focus, 2019, 46(5): E16.
14. SORRIENTO A, PORFIDO M B, MAZZOLENI S, et al. Optical and electromagnetic tracking systems for biomedical applications: a critical review on potentialities and limitations[J]. IEEE Rev Biomed Eng, 2020, 13: 212-232.
15. KOIVUKANGAS T, KATISKO J P, KOIVUKANGAS J P. Technical accuracy of optical and the electromagnetic tracking systems[J]. Springerplus, 2013, 2(1): 90.
16. JACKSON K L II, DEVINE J G. The effects of obesity on spine surgery: a systematic review of the literature[J]. Global Spine J, 2016, 6(4): 394-400.
17. KATSEVMAN G A, DAFFNER S D, BRANDMEIR N J, et al.

Complexities of spine surgery in obese patient populations: a narrative review[J]. Spine J, 2020, 20(4): 501–511.

18. KAPETANAKES S, GKANTSINIKOUDIS N, CHANIOTAKIS C, et al. Percutaneous transforaminal endoscopic discectomy for the treatment of lumbar disc herniation in obese patients: health-related quality of life assessment in a 2-year follow-up[J]. World Neurosurg, 2018, 113: e638–e649.

19. LIM K T, NAM H G W, KIM S B, et al. Therapeutic feasibility of full endoscopic decompression in one- to three-level lumbar canal stenosis via a single skin port using a new endoscopic system, percutaneous stenoscopic lumbar decompression[J].

Asian Spine J, 2019, 13(2): 272–282.

20. AL-KHOUJA L, SHWEIKEH F, PASHMAN R, et al. Economics of image guidance and navigation in spine surgery[J]. Surg Neurol Int, 2015, 6(Suppl 10): S323–S326.

21. COSTA F, PORRAZZI E, RESTELLI U, et al. Economic study: a cost-effectiveness analysis of an intraoperative compared with a preoperative image-guided system in lumbar pedicle screw fixation in patients with degenerative spondylolisthesis[J]. Spine J, 2014, 14(8): 1790–1796.

22. CHEN K T, JABRI H, LOKANATH Y K, et al. The evolution of interlaminar endoscopic spine surgery[J]. J Spine Surg, 2020, 6(2): 502–512.

O 臂导航引导下腰椎椎 间孔成形术   **14**

14.1 简介

腰椎管狭窄症是指椎管或椎间孔狭窄,并引起神经结构受压。LFS 是其中的一种亚型,常压迫出口神经根。LFS 患者通常表现为单侧腿部呈放射状疼痛,伴或不伴运动无力[1,2]。若保守治疗失败,应行手术治疗。

目前治疗 LFS 的手术策略可分为单纯减压和减压融合两种。融合通常用于有严重脊柱畸形的患者,如脊柱侧弯或脊柱滑脱,或存在术后发生医源性不稳定的潜在风险者。传统的开放性和微创后入路治疗 LFS 需要进行适度的椎板切开或椎板切除术,部分切除内侧小关节以减

压神经根[3]。传统入路的风险在于进一步破坏小关节复合体的稳定。此外,如果狭窄延伸到孔的外侧,可能无法从内侧入路进行完全减压。1988 年,Wiltse 和 Spencer 报道了椎旁入路治疗 LFS 的显微减压方法[4]。这种技术在对神经根减压的同时保持了其稳定性,已成为治疗 LFS 和远外综合征(即远侧椎间盘突出)的标准手术方式。然而,传统的显微外科减压术有一定的局限性。背根神经节的过度操作可导致术后感觉障碍。在多数手术过程中,仪器的可及性和可视性会受到限制。手术视野的局限可能导致不完全减压。

最初发展的全内镜腰椎手术主要通过后外侧入路穿过椎间孔治疗软性腰椎间盘突出症。外科医师也可以使用环钻或钻孔实现硬骨狭窄减压。内镜视野非常聚焦,使得解剖定位具有挑战性。因此,标准的全内镜脊柱手术应由术中透视检查进行引导。这种 2D 成像模式需要大量的经验积累才能掌握,因为整合外科技术和透视引导的概念需要自发地从认知上将 2D 图像转化为 3D 导航,这类似于使用纸质地形图和指南针在山脉中导航。这种技巧是可以学习的,但会延长全内镜脊柱手术医师的学习曲线。最近,基于 CT 图像的术中计算机立体定向导航模式已应用于脊柱微创手术(如 O-Arm-Medtronic、Brain-

Lab 等）[5,6]。导航系统不间断地向计算机提供重建的 3D 信息。简而言之，这类似于从使用纸质地图过渡到基于智能手机的导航。计算机立体定向导航已广泛应用于脊柱外科器械的放置。对于脊柱内镜手术，计算机立体定向导航已被证明可以通过减少获得内镜手术能力所需的经验来缩短学习曲线[7,8]。本章描述了计算机立体定向导航腰椎椎间孔成形术的原理和技术要求。

14.1.1 相关解剖

椎间孔是椎管外侧的卵形窗口，包含来自硬脑膜囊的出口神经根。椎间孔的腹背侧边界由多个部分组成。椎体和椎间盘的后缘是椎间孔的腹侧边界。背侧边界由韧带和关节突组成。颅骨的椎下切迹和椎骨的椎上切迹形成椎间孔的颅侧边界（图 14.1）。椎间孔的直径为 $40\sim160\ mm^2$，高度为 $20\sim23\ mm$[9]。出口神经根和 DRG 位于椎间孔的上区，通常约占矢状面椎间孔面积的 30%[10]。DRG 相对于孔的位置多有变化。L_4 和 L_5 DRG 多见于椎间孔内，第 1 骶骨 DRG 多位于头侧或椎管内[11~13]。

LFS 的常见病理可能是 SAP 肥大、韧带肥大或这些病变合并椎间盘突出。上述结构的退行性改变决定了椎间孔的尺寸。神经根疼痛通常源于因孔狭窄而使 DRG 和出口神经根受到压迫[14]。Lee 等提出了一种实用的矢状面 LFS-MRI 分级系统。与症状相符的 MRI 分级系统对手术决策至关重要。从技术上考虑，确定椎管外侧区沿神经根狭窄的临界点至关重要。外侧区在水平面上可细分为 3 个区域（图 14.2）。其分类类似于椎间盘突出的命名法。关节下区是指小关节内侧边缘和椎弓根内侧线之间的区域。椎间孔区位于椎弓根内侧和外侧线之间。肥厚的小关节和韧带常阻塞这两个区域并压迫出口神经根。硬骨刺也会使椎间孔狭窄。椎间孔外区位于椎间孔区的外侧。有时，钙化骨刺和椎间盘突出可能是该区

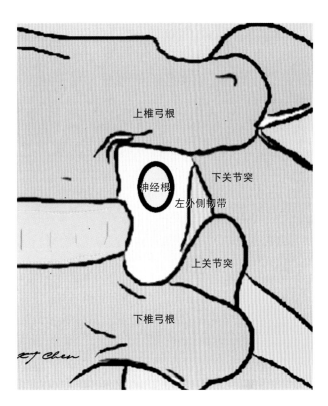

图 14.1　椎间孔解剖

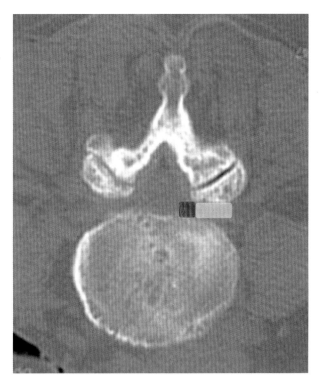

图 14.2　轴位 CT 图像上椎管外侧区分为 3 个区域。从内侧到外侧分别是关节下区（红色）、椎间孔区（黄色）和椎间孔外区（蓝色）

域的病理表现。

14.1.2 全内镜腰椎椎间孔成形术的选择

全内镜下椎间孔成形术可分为 TELF 和 ICELF（图 14.3）。这 2 种方法有一些不同之处，TELF 的入口点在后外侧，减压是从椎间孔外侧到内侧。然而，ICELF 是从对侧的中位入口点开始的，从内侧到外侧对椎间孔进行减压。

决策主要基于病理的解剖特征和外科医师的经验。L$_{2-5}$ 水平的 LFS 的常用方法是 TELF。而对于 L$_5$~S$_1$ 处的 LFS，如果有高髂骨，ICELF 可能是更有益的。椎间孔狭窄有时合并其他病理，如外侧椎间盘突出、骨刺、侧隐窝狭窄或中央椎管狭窄。解决组合式狭窄在技术上要求很高，需要改进技术。TELF 更有利于椎间孔狭窄和椎间孔外椎间盘突出症的减压。如果椎间孔狭窄合并明显的外侧隐窝或中央椎管狭窄，ICELF 可能有利于完全减压。ICELF 无法触及外侧椎间孔的病变。在上腰椎水平层间窗变窄的情况下，骨切除术可能很耗时。必须有内镜减压治疗椎管狭窄的经验，

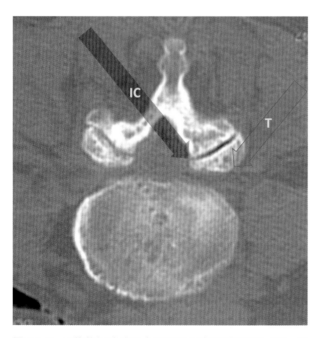

图 14.3 腰椎椎间孔成形术的两条入路包括椎间孔（T，蓝色箭头）入路和对侧椎板间（IC，红色箭头）入路

才能有效实施 ICELF。因此，术中导航系统在执行复杂的联合狭窄减压技术时是有益的。

14.1.3 适应证

LFS 引起的单侧神经根疼痛伴（或不伴）运动无力，经过至少 6 周的保守治疗（包括经椎间孔硬膜外类固醇注射）仍未改善。术前必须进行 CT 和 MRI 的影像学评估。神经根症状与中重度椎间孔狭窄相一致，MRI 图像表现为神经周围脂肪闭塞或神经根塌陷。伴有狭窄、节段性不稳或同时有感染、肿瘤等病理条件的患者应排除。

14.2 手术方法

如下是作者首选的成像和导航设备。因获取多种竞争性技术来执行这些程序的费用高昂，故作者的选择可能失之偏颇。其他类似的导航系统也存在。然而，值得注意的是，目前的脊柱内镜没有集成的导航跟踪器。如果使用的不是所介绍的系统，则必须有适配器将导航跟踪器连接到内镜和其他工具上。在整个手术过程中使用这些工具时，必须验证导航的准确性。这可以通过触诊已知的解剖标志或使用透视成像来完成。外科医师（而不是电脑）应随时明确手术工具的位置，从而避免伤害患者。

14.2.1 手术室设置

两种不同的内镜椎间孔减压方法的 O 臂导航设置是相似的。O 臂导航操作套件包括 O 臂 CT 扫描仪、计算机辅助引导系统（O-arm Surgical Imaging System and Stealth-Station S7，Medtronic，Minneapolis，MN）和跟踪仪器（SureTrak™ Ⅱ Universal Instrument Adaptor）、内镜设备和带有抗前凸框架的透光工作台。患者俯卧于手术台上。手术可以在局部麻醉或全身麻

醉下进行。全身麻醉是减少手术中患者运动引起导航误差的首选方法。

　　无菌准备后，应在术中 CT 扫描前建立参照系。与其他脊柱微创手术一样，参考架通常固定在棘突或髂骨上。如果参考架安装在棘突上，则需要额外的切口。如果手术平面位于上腰椎，则髂骨上的参照系可能离目标太远，从而增加导航误差。另一种方法是将参考架通过手术部位附近皮肤上 1~2 个固定点固定（图 14.4）。皮肤参照技术提高了手术效率，减少了切口数量。通过 O 臂对腰椎进行螺旋 CT 扫描。术中图像由导航工作站（Stealth-Station S7；Medtronic，Minneapolis，MN）进行整合。在计算机程序中处理术中 3D 图像的图像配准和重建工作。跟踪仪器（SureTrakTM Ⅱ Universal Instrument Adaptor）被固定在内镜仪器上，并注册用于术

中导航（图 14.5）。

14.2.1.1 O 臂导航引导经椎间孔内镜腰椎椎间孔成形术

　　设备注册之后，外科医师可以使用指针探针来确定手术水平，并相应地规划进针点。该轨迹瞄准轴向和矢状平面上的 SAP。用刀片刺穿筋膜并做 8 mm 的切口。将导航引导器在导航引导下插入并锚定到 SAP 上。此时，外科医师可以通过触诊器械的着陆位置和可视化导航系统的相应图像来验证导航。通常，触诊和可视化观察是在容易触诊标志表面的 x、y 和 z 平面上进行的（最常见的是关节突和横突）。将 8 mm 斜面工作套管引入引导器，然后用内镜取代引导器。使用射频凝血器切除腹外侧小关节的软组织。内镜或工

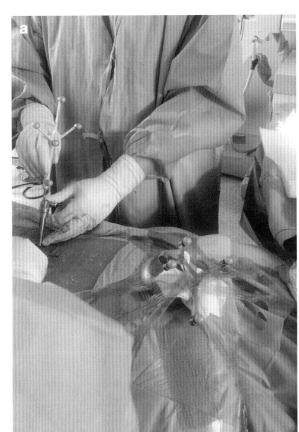
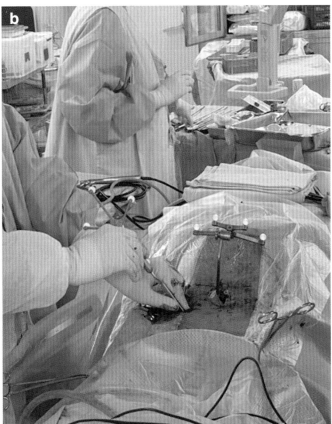

图 14.4　安装参考框架的常用方法。a.表面固定参考架；b.在棘突上安装参考架

作套管上的导航跟踪器有助于在行椎间孔切开术之前识别目标。进行椎间孔成形术主要应用2种工具。外科医师可以使用固定在手柄上的跟踪器与导航铰刀或内镜刺。因此，在内镜可视化和术中导航下，外科医师可以用3.0 mm的金刚石毛刺切除SAP尖端（图14.6）。去除SAP尖端后，小心剥离椎间孔韧带，打个小孔后用镊子取出。从外侧椎间孔区到椎弓根内侧边界的整个出口神经根应该是可见的，而且减压后活动自如。术中重复CT扫描可评估椎间孔成形术的范围程度。在双极射频凝血的帮助下完成止血。然后，用皮下针缝合伤口。

14.2.1.2 案例说明

56岁女性，2008年在L_{4-5}节段进行后路腰

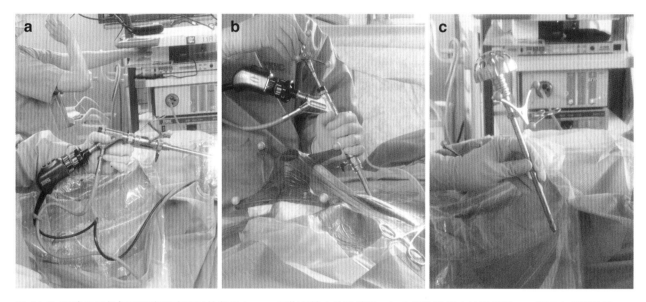

图 14.5 跟踪器可根据需要安装在不同的仪器上。 a.工作套管上的追踪器；b.内镜钻手柄上的跟踪器；c.铰刀上的跟踪器

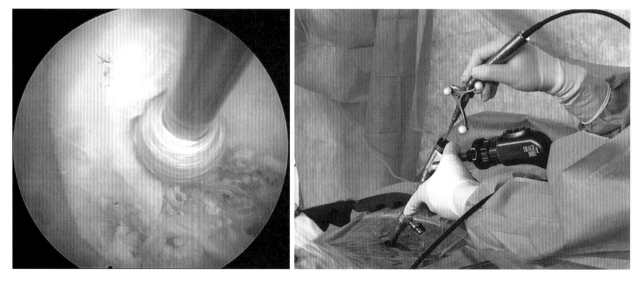

图 14.6 安装跟踪器的内镜仪器可以辅助椎间孔切开术进行实时导航

椎椎体间融合术。随后于 2013 年行 L_{3-4} 椎板成形术并取出 L_{4-5} 螺钉。自 2015 年开始，患者从臀部到左腿出现放射性疼痛。疼痛主要位于左大腿前外侧，伴温感异常，轻度膝伸无力。动态腰椎放射显示 L_{3-4} 段无腰椎不稳。磁共振图像显示左侧 L_{3-4} 椎间孔和侧隐窝狭窄。经过药物治疗和神经阻滞，症状时隐时现。后来，患者主诉无法行走，在步行不到 3 分钟后，由于疼痛加重导致无法步行。患者行 O 臂导航的左侧 L_{3-4} TELF 手术后，第二天，腿痛 VAS 评分由 8 分改善至 2 分。患者可独立行走 10 分钟以上，而且无背部疼痛。术后即时 CT 显示椎间孔增宽，神经根减压（图 14.7 a，b）。随访 X 线片未见医源性不稳定（图 14.7 c）。

14.2.1.3 O 臂导航引导下对侧椎间孔内镜腰椎成形术

外科医师站在健侧，使用指针探头确认手术水平，并规划导航系统的入口点。入口点通常在中线外侧 1~2 cm，通过瞄准矢状平面上的目标点 SAP 和轴向平面上的颅板棘层交界处来确定轨迹。在计划的导航入口处做 1 cm 长的切口。将导航引导器插入并固定在椎板交界处。通过引导器插入 10 mm 的工作套管，初始阶段使用外径 9.5 mm 的内镜。

清除软组织后，暴露同侧棘板交界处。使用 3.5 mm 内镜钻通过中间椎板成形术扩大椎间窗（图 14.8）。范围包括上位椎板下缘、下位

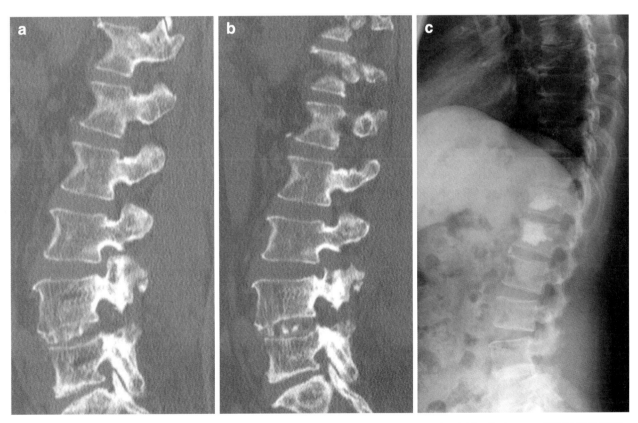

图 14.7　56 岁女性行 O 臂导航左侧 L_{3-4} TELF 手术。a.术前 CT 图像；b.术后 CT 图像；c.术后侧位 X 线片显示无医源性脊椎滑脱

椎板上缘和棘突基部。该范围可通过术中导航进行调整。

然后，以椎板下方式使用磨钻进行对侧椎间孔内镜腰椎成形术。由于内镜视野中缺乏标志物，在此阶段可能会出现方向感障碍。因此，术中导航可以帮助引导内镜轨迹的前进方向。对侧椎间孔内镜腰椎成形术后，可以看到对侧关节突的内侧表面（图 14.9）。用微型打孔器和钳子取出黄韧带，再用较小直径的内镜切除，以便于更容易进入外侧隐窝和孔。

第二期使用直径 8 mm、工作通道 4.2 mm 的内镜行对侧椎间孔成形术。采用较小直径的内镜，

可提高内镜视野和器械在有限空间内的灵活性。这一阶段的目标是达 SAP 的尖部。可用磨钻镜下切除 SAP 尖部以扩大椎间孔，从而在内镜下可以切除肥大韧带或突出的椎间盘等软组织。在对现有的出口神经根进行总体减压后，可以通过导航系统确认手术终点（图 14.10）。为防止硬膜外血肿，可考虑置引流管。止血后，用皮下缝合方式缝合伤口。

14.2.1.4 案例说明

64 岁女性，因左腿处有从大腿后外侧至足

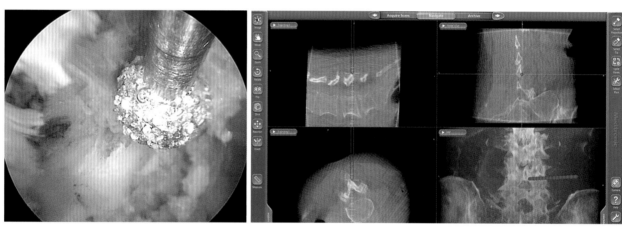

图 14.8 导航引导下中椎板成形术

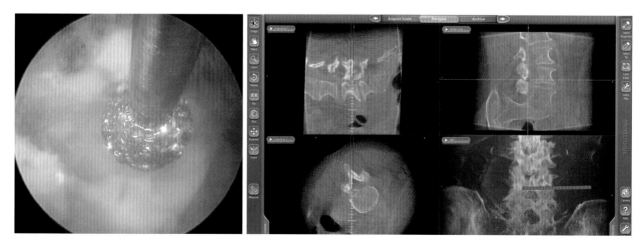

图 14.9 行对侧椎板成形术至对侧关节下区

背处的放射性疼痛，6 个多月前往门诊就诊。左脚有刺痛感伴主观上背侧后伸无力。行走时症状加重，休息减轻。动态腰椎 X 线片显示无腰椎不稳定。磁共振图像显示左侧 L_{4-5} 椎间孔和关节下区狭窄。经椎间孔硬膜外阻滞可暂时缓解症状。接受左侧 L_{4-5} O 臂导航 ICELF 手术。术后 VAS 评分从 7 分改善到 2 分。术后即刻行 CT 检查，结果显示椎间孔增宽（图 14.11）。

14.3　困难和并发症

虽然手术采用内镜可视化和 O 臂导航相结合的方式进行，但仍然存在并发症的潜在风险，包括感染、硬膜外血肿、术后感觉障碍、硬膜撕裂、神经损伤和医源性不稳定[15]。为了避免出现并发症，操作人员需要确保计算机导航系统正常工作。在进行椎间孔成形术时，导航错误可能导致神经损伤或医源性不稳定。在设备不稳定的情况下，导航不准确经常发生。不建议将参考系固定在目标节段外 2 椎骨的位置。因此，在使用过程中，仪器上的参考架和导航跟踪器在操作时应固定牢固，不得移位。全身麻醉和术中轻柔操作可以减少因疼痛而引起导航不准确的风险。

在进行 TELF 时，过度刺激背根神经节可能导致术后感觉异常。至于 ICELF，内镜下钻孔椎板成形术中可能会导致硬膜切开。在椎板下钻孔时保留黄韧带可降低硬膜撕裂的风险。

控制出血是维持内镜下视野清晰可见的必要技术。从粗糙骨表面或硬膜外静脉渗出的血会使内镜视野模糊，并在手术中造成硬膜撕裂的风险。通过内镜下金刚石磨钻可以很容易控制椎板成形术或椎间孔成形术时骨表面的出血。在椎板间隙入路中，对确定的骨出血也可以用 Kerrison 咬骨钳进行止血。硬膜外静脉出血可用双极电凝尖止血。当手术野存在血液渗出，但没有发现出血点时，可以考虑用明胶海绵或止血凝胶临时填充控制出血。

14.4　结论

目前，图像引导手术在脊柱微创手术中得到广泛应用。术中图像采集和计算机立体定向导航的成熟应用促进了微创手术的发展。我们之前的经验和结果证明了脊柱内镜手术和计算机立体定向导航之间可以进行可靠的整合。计算机立体定向导航可以缩短内镜医师的学习曲线。经验有限的外科医师也能安全自信地进行导航内镜下椎间孔成形术。计算机立体定向导航的应用可以避

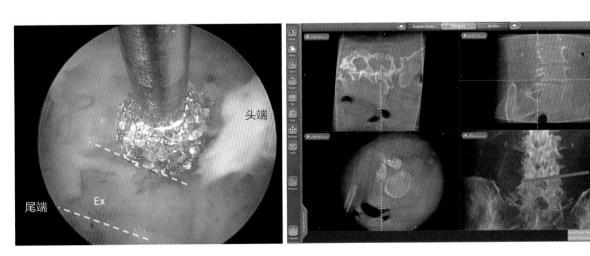

图 14.10　通过内镜观察和术中导航确认出口神经根减压

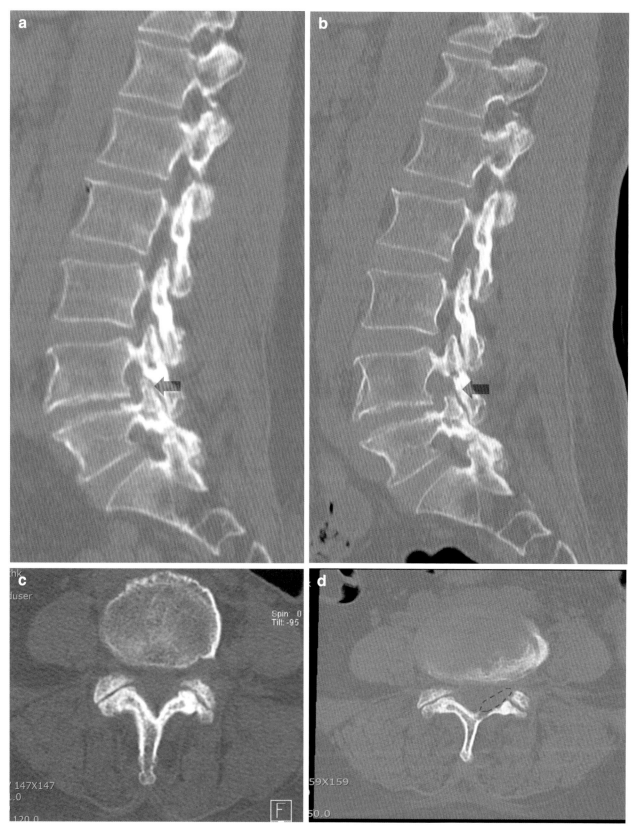

图 14.11　64岁女性，左侧L₄~₅段行O臂导航ICELF手术。与术前图像（a，c）比较，术后CT图像（b，d）显示术后左侧L₄~₅椎间孔及关节下区增宽

免因内镜显示聚焦而偶尔发生的定向障碍。不断更新的导航可以确保减压的程度，降低关节突关节破坏和随后的医源性不稳定的风险。因此，内镜脊柱外科医师可以利用先进的技术，更安全、更舒适地获得良好的结果。

参考文献

1. PORTER R W, HIBBERT C, EVANS C. The natural history of root entrapment syndrome[J]. Spine, 1984, 9(4): 418–421.

2. KUNOGI J, HASUE M. Diagnosis and operative treatment of intraforaminal and extraforaminal nerve root compression[J]. Spine, 1991, 16(11): 1312–1320.

3. JENIS L G, AN H S, GORDIN R. Foraminal stenosis of the lumbar spine: a review of 65 surgical cases[J]. Am J Orthop, 2001, 30(3): 205–211.

4. WILTSE L L, SPENCER C W. New uses and refinements of the paraspinal approach to the lumbar spine[J]. Spine, 1988, 13(6): 696–706.

5. KIM J S, EUN S S, PRADA N, et al. Modified transcorporeal anterior cervical microforaminotomy assisted by O-arm-based navigation: a technical case report[J]. Eur Spine J, 2011, 20(Suppl 2): S147–S152.

6. KIM T T, JOHNSON J P, PASHMAN R, et al. Minimally invasive spinal surgery with intraoperative image-guided navigation[J]. Biomed Res Int, 2016, 2016: 5716235.

7. FAN G, FENG C, XIE W, et al. Isocentric navigation for the training of percutaneous endoscopic transforaminal discectomy: a feasibility study[J]. Biomed Res Int, 2018, 2018: 6740942.

8. AO S, WU J, TANG Y, et al. Percutaneous endoscopic lumbar discectomy assisted by O-arm-based navigation improves the learning curve[J]. Biomed Res Int, 2019, 2019: 6509409.

9. STEPHENS M M, EVANS J H, OBRIEN J P. Lumbar intervertebral foramina. An in vitro study of their shape in relation to intervertebral disc pathology[J]. Spine, 1991, 16(5): 525–529.

10. HASUE M, KUNOGI J, KONNO S, et al. Classification by position of dorsal root ganglia in the lumbosacral region[J]. Spine, 1989, 14(11): 1261–1264.

11. KIKUCHI S, SATO K, KONNO S, et al. Anatomic and radiographic study of dorsal root ganglia[J]. Spine, 1994, 19(1): 6–11.

12. HASEGAWA T, MIKAWA Y, WATANABE R, et al. Morphometric analysis of the lumbosacral nerve roots and dorsal root ganglia by magnetic resonance imaging[J]. Spine, 1996, 21(9): 1005–1009.

13. SILAV G, ARSLAN M, COMERT A, et al. Relationship of dorsal root ganglion to intervertebral foramina in lumbar region: an anatomical study and review of literature[J]. J Neurosurg Sci, 2016, 60(3): 339–344.

14. LEE S, LEE J W, YEOM J S, et al. A practical MRI grading system for lumbar foraminal stenosis[J]. AJR Am J Roentgenol, 2010, 194(4): 1095–1098.

15. SAIRYO K, SAKAI T, HIGASHINO K, et al. Complications of endoscopic lumbar decompression surgery[J]. Minim Invasive Neurosurg, 2010, 53(4): 175–178.

电磁导航引导下经皮内镜   15
腰椎椎间孔成形术

缩略词：

LDH   腰椎间盘突出症

SAP   上关节突

SEESSYS   I-See（全可视化内镜系统）
电磁导航脊柱内镜手术系统

TESSYS   经椎间孔内镜手术系统

VAS   视觉模拟评分法

YESS   Yeung 脊柱内镜系统

关键点：

1. 电磁导航可以帮助外科医师通过最精确的路径找到目标。

2. 到达目标点后可以精确地切除病变组织，降低神经损伤风险。

3. 具有预先设定导航路径、实时定位、减少X线辐射损伤等优点。

15.1 简介

15.1.1 椎间孔成形术的发展

1983 年，Kambin P[1] 将椎间盘后外侧的三角区域定义为介入治疗的安全干预工作区，称为"安全三角"或"Kambin 三角"，该区域由三面组成：椎体尾侧上缘、硬膜囊或横神经根的外缘、出口神经根的内缘。1999 年 Yeung AT[2] 首次报道了 YESS 可以通过安全三角完成微创椎间盘切除术并取得良好疗效。但该技术主要适用于包含型 LDH，适应证相对有限。在此基础上，Hoogland T 等[3] 引入了椎间孔成形术的概念，以扩大安全三角的手术空间，称为 TESSYS。该方法可通过专用铰刀切除部分关节突，从而为手术提供更大的操作空间，扩大了经椎间孔镜下腰椎间盘切除术的应用范围。

15.1.2 腰椎椎间孔成形术的解剖学基础

椎间孔的边界包括上下相邻椎弓根、上椎体椎间盘的后下缘、下椎体和小关节的后上切迹。椎间孔上部是神经根的出口，边界较宽。而椎间孔下部因占用上关节突的空间而狭窄。但该区域无神经、血管等重要组织，因此被认为是经椎间孔镜手术的安全通道。

15.1.3 TESSYS 技术的关键步骤

精确的穿刺和椎间孔成形直接决定了工作通道的位置和后续探查减压的可操作性，是手术成功的关键。如果不进行椎间孔成形术，工作通道只能在冠状面上穿刺至椎间孔约 20° 并到达后纤维环，难以进入椎管。通过椎间孔成形术，可以通过环钻、铰刀或高速钻头将部分上关节突切除，以扩大狭窄的椎间孔下部。这不仅可为内镜打开进入椎管的通道，而且可以有效地实现椎间孔及侧隐窝的减压，扩大了经皮椎间孔镜手术的适应证。

然而，由于安全三角狭窄、解剖结构闭塞，或缺乏手术经验的初学者立体感差，有时难以精确穿刺并实施椎间孔成形术。根据以往的报道，经皮椎间孔镜手术后并发症的平均发生率为 4.89%~17.00%[4,5]。因此，需要在整个手术过程中反复进行 X 线透视，以保证手术的彻底性和患者的安全。然而，反复 X 线透视不仅增加了手术时间，而且对手术室工作人员和患者造成了更多的辐射损伤，可能诱发肿瘤、白内障、心血管疾病等[6]。为了建立良好的工作通道，提高手术精度，脊柱手术中引入了瞄准装置或计算机导航技术，以提高手术效率，增强手术效果，降低风险发生率。

15.1.4 导航系统在脊柱手术中的应用

目前，导航系统在脊柱外科的主要应用是用于椎弓根螺钉置入，大大提高了手术的精确性和安全性[7,8]。使用手术导航系统可以将椎弓根螺钉置入的错误率降低到 1%~3%，而传统技术（如外科医师的感知、解剖标记、X 线透视等）导致椎弓根螺钉误置的发生率为 3%~55%，具体取决于术者的经验。目前关于导航辅助脊柱内镜手术的报道仍较少。在经皮椎间孔镜手术中，Huang[9] 设计导航棒引导穿刺并建立工作通道，Ye[10] 开发结合术前 3D 图像测量的激光导航器，Fu[11] 采用超声容积导航引导后外侧穿刺。

电磁导航技术是一项令人兴奋的创新技术，它可以提供导航辅助，同时该技术可有效减少辐射暴露。电磁导航已经应用于神经外科[12,13]、耳鼻喉科[14,15]、口腔颌面外科[16-18] 等领域，既往研究表明，它可以减少手术时间，降低并发症风险。本文将介绍电磁导航引导下经皮内镜腰椎椎间孔成形术。

15.2 基于电磁技术的工作原理

手术导航系统是基于通过数字扫描技术获取的影像信息（如 CT、MRI、C 臂 X 线等）通过介质（MO 光盘、CD-R 光盘、DAT 磁带等）输入工作站，在快速处理后工作站重建患者 3D 图像，并与患者形成 3D 的点对点关系。根据这些图像，外科医师可以设计术前计划并模拟手术过程。术中可实时追踪手术器械相对于解剖结构的空间位置，并显示在 3D 图像上。术者可通过高分辨率显示器从轴位、矢状位、冠状位等各个方向实时观察手术入路及各项参数（角度、深度等），从而最大限度避开危险区域，在最短时间内到达靶病变，完成手术。

15.3 适应证和禁忌证

15.3.1 适应证

1. 各类腰椎间盘突出症：旁中央型、极外侧型、脱出型、巨大型。
2. 腰椎侧神经根管狭窄和腰椎侧隐窝狭窄。
3. 硬膜外脓肿。
4. 化脓性椎间盘炎。

15.3.2 禁忌证

1. 脊椎前移。
2. 腰椎不稳。
3. 椎管粘连严重。
4. 脊柱骨折及畸形。
5. 脊柱转移瘤、硬膜内或髓内肿瘤。

15.4 手术工具

1. 电磁导航系统（Fiagon，GmbH，Germany），包括磁场发生器、MultiPad、参考架、定位器、计算机主机和显示器，以及克氏针（图15.1 a~f）。

2. I–See（完整可视化）手术系统（Joimax®，IseeU，Germany），包括 IseePointer、穿刺针、导杆、内镜和带有 IseePointer 的 Isee– 铰刀（图15.1 g~k）。

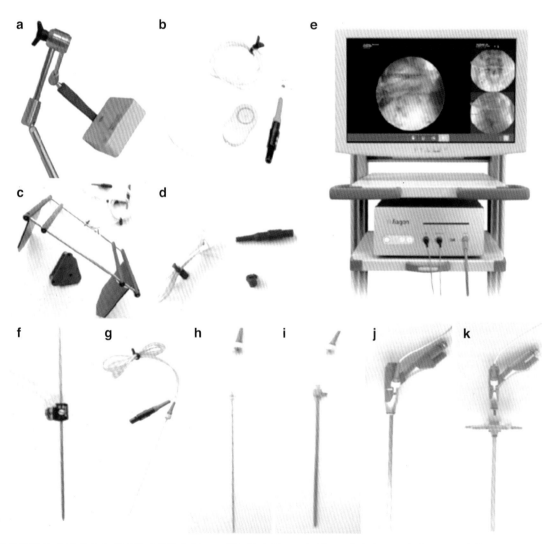

图 15.1　电磁导航椎间孔成形术中电磁导航系统的仪器。a.磁场发生器；b.多板；c.参考架；d.定位器；e.计算机主机和显示器；f.克氏针；g.IseePointer；h.使用IseePointer的穿刺针；i.使用IseePointer的导杆；j.使用IseePointer的内镜；k.使用IseePointer的铰刀

3.多功能等离子射频电极系统（Xi'an Surgical Medical Technology Co., Ltd., China）。

15.5　手术过程

患者俯卧在特别的非金属碳纤维手术台（MAQUET holding GmbH & Co.KG.Landkreis Rastatt，Germany）上以防止信号干扰。磁场发生器固定在靠近手术部位的手术台上，不干扰手术（图15.2 a）。常规消毒、铺巾后，将克氏针牢固固定在手术节段的一个棘突上，然后将患者定位器置于克氏针上并连接计算机主机（图15.2 b）。接下来，将参考架放置在定位器上方和上方腰部两侧（图15.2 c）。通过C臂测量腰椎前、后和侧位X线片，将这些图像传输到计算机主机，并与术前3D CT重建匹配（图15.22 d、e）。然后去除参考架，将多板连接到磁场发生器上进行自动校准和识别（图15.2 f）。

设置穿刺靶点（图15.3）。这个靶点可以根据不同的条件进行定制。比如，如果因为椎管狭窄需要切除更多的关节突，可以设置在下椎的上关节突上。对于脱出型椎间盘突出症，穿刺靶点适当移位至椎间孔的头侧或尾侧区域。

在电磁导航系统的引导下进行穿刺。在穿刺过程中可以随时调整导丝的路径和深度（图15.4）。

导丝到达目标位置后（图15.5），插入分步扩张导向杆扩张软组织，插入保护鞘管。在椎弓根内侧设置警戒线。

全可视化椎间孔成形术是在电磁导航的引导下，实时观察铰口位置（图15.6）。如果铰口靠近椎弓根内侧，则会在监视器上显示黄色警戒线。当警戒线由黄色变为红色时，说明铰刀已经完全越过椎弓根内侧，存在损伤神经的风险。

椎间孔成形术后，立即在内镜下进行神经减压。减压技术与TESSYS技术相同。但是，在电磁导航引导下，无须任何额外的X线透视，就可以在显示器上清晰地识别出内镜的实时位置

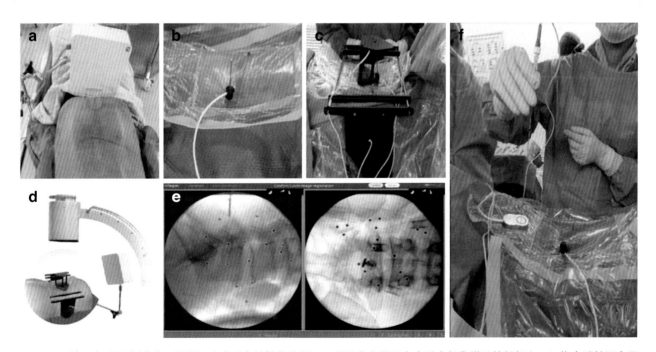

图15.2　基于电磁导航辅助腰椎椎间孔成形术的操作流程：a.磁场发生器固定在手术部位附近的框架上；b.将克氏针固定于手术节段邻近棘突，并连接定位器；c.参考架顺利放置在手术区域附近；d.将C臂正侧面图像传输给导航主机；e.自动完成配准；f.手术器械在多板上配对后可使用电磁导航功能

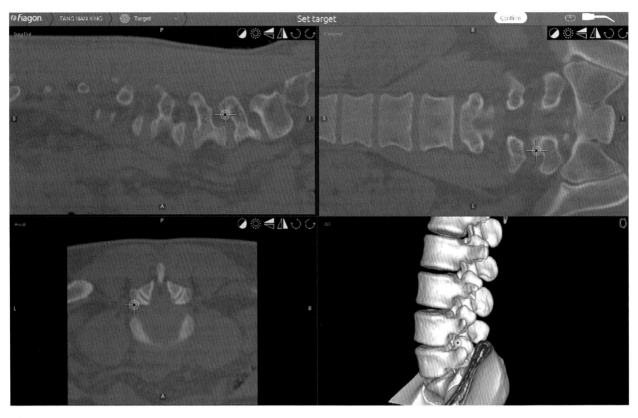

图 15.3 设定手术靶点，定位L$_5$上关节突

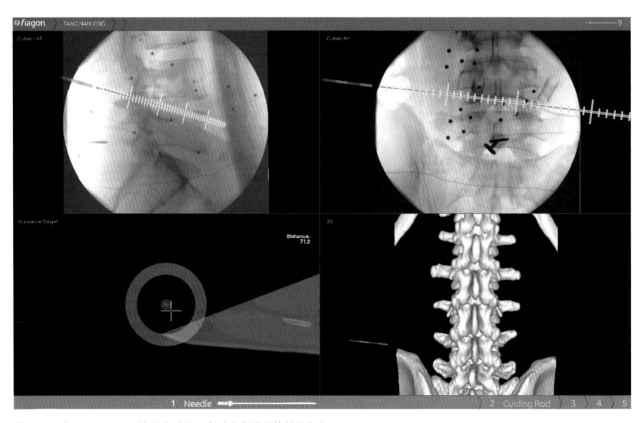

图 15.4 在EM-based导航系统引导下实时观察并调整针的方向

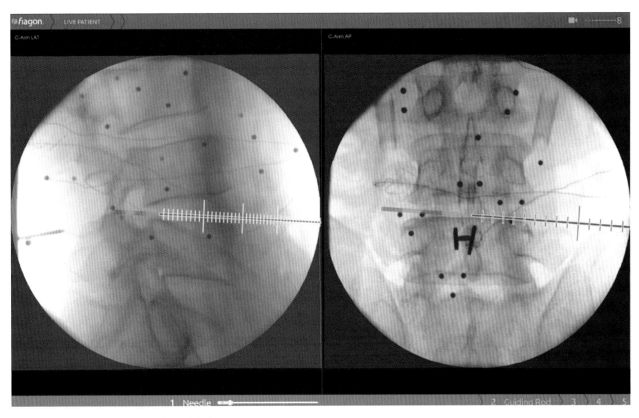

图 15.5 放置膨胀导棒时，观察导棒的位置

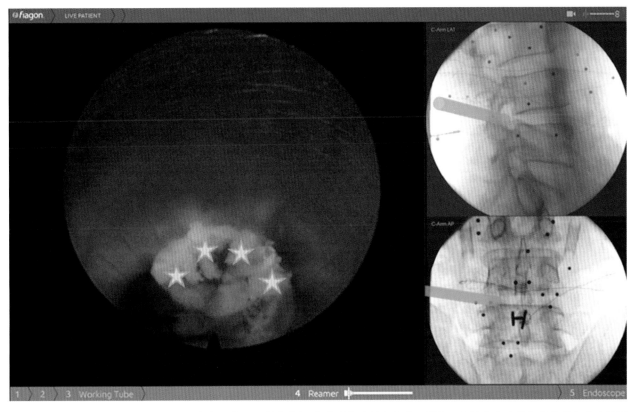

图 15.6 采用电磁导航引导，实时观察铰刀位置。整个椎间孔成形术过程在内镜下可见。上关节突（黄色的星状）在内镜下可以被清晰地识别

和减压范围（图 15.7）。

15.6 病例展示

患者女，41 岁，臀部及左下肢麻木无力，病程 5 年余。体格检查：直腿抬高试验 60° 阳性，左侧 S_1 皮区感觉减退。左侧跟腱反射轻度减弱。未见病理性神经反射。四肢肌力、张力正常。术前 VAS 7 分。术前 MRI 及 CT 检查提示左侧 $L_5 \sim S_1$ 椎间孔狭窄伴椎间盘突出。术前 X 线片显示 $L_5 \sim S_1$ 节段无不稳定性（图 15.8）。

诊断：腰椎椎间孔狭窄伴椎间盘突出症（$L_5 \sim S_1$）。

手术治疗：EM 基础辅助 $L_5 \sim S_1$ 在局部麻醉下经皮内镜下经椎间孔成形术和椎间盘切除术（图 15.9）。术后情况见图 15.10。

15.7 讨论

在手术导航技术出现之前，外科医师主要依靠术前 CT 或术中 X 线透视获取患者的解剖信息[19,20]。虽然这些方法都对手术起到了一定的引导作用，但是外科医师需要通过这些图像在自己的头脑中构建 3D 的图像。手术的质量很大程度上取决于外科医师的临床经验，但手术是否正确并没有客观依据。此外，术中反复 X 线透视增加了手术难度以及术者和患者的辐射暴露，也增加了手术时间和感染风险。

Iprenburg[21] 测量了单节段椎间孔镜手术中患者的辐射暴露量，结果显示，对于 $L_{4\sim5}$ 及以上的椎间盘切除术，平均透视时间为 38.4 s，根据平均值计算患者辐射暴露剂量为 1.5 mSv。$L_5 \sim S_1$ 手术平均透视时间为 54.6 s，平均计算辐射剂量为 2.1 mSv。虽然长期辐射暴露的后果尚不清楚，

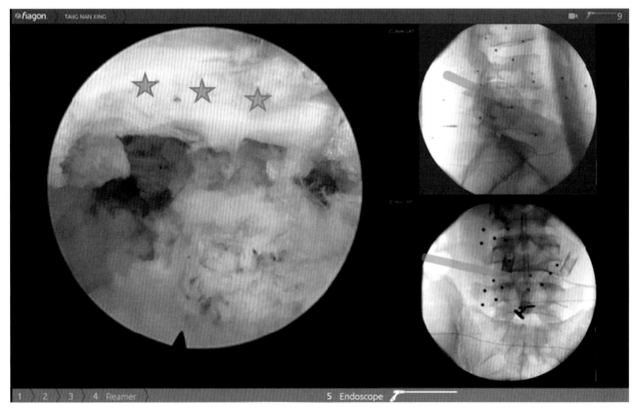

图 15.7 实时观察到手术器械进入椎管的位置，神经根（蓝色星形）完全松解

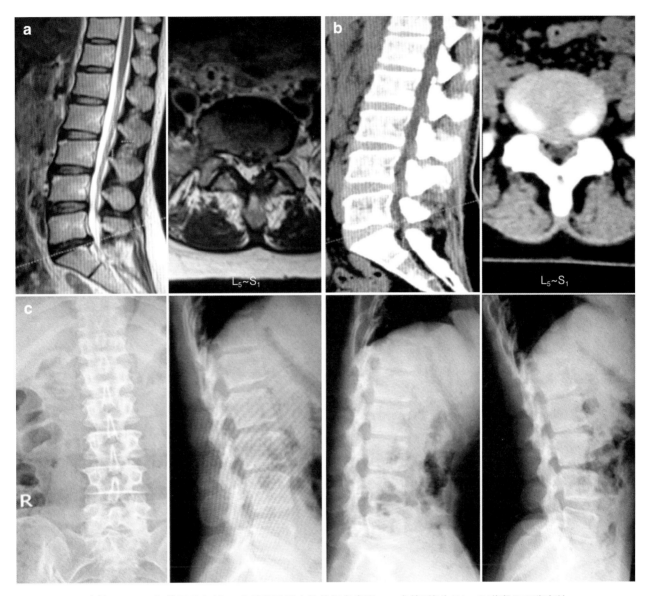

图 15.8　a,b.术前MRI及CT扫描显示左侧L_5~S_1椎间孔狭窄和椎间盘突出；c.术前X线片示L_5~S_1节段无不稳定性

但如何尽可能避免辐射暴露无疑是一个值得关注的问题，尤其是一些需要反复透视的微创技术。

为解决上述问题，外科导航技术应运而生。它以医学影像数据为基础，结合虚拟现实技术和3D可视化技术模拟手术中的关键步骤，追踪手术器械相对于解剖结构的位置关系，从而实现对手术的指导[22~24]。该技术在减少辐射暴露、提高手术定位精度、减少手术损伤、降低手术错误率等方面具有重要的临床应用价值。

电磁导航辅助脊柱手术是近年来发展起来的新技术，有助于术前计划的制订、最佳手术入路的选择、手术切口的设计[25,26]。在实时导航辅助下，外科医师可以通过最佳路径精确定位和到达病变，这可避免方向丢失，最大限度地减少医源性创伤，降低手术难度和风险。

电磁导航技术辅助下的工作通道建立时间和椎间孔成形时间与标准 TESSYS 技术相比无差异。原因可能是本研究中导航系统的版本对外科医师来说是全新的，随着对导航系统的进一步熟悉和器械的改进，有望缩短手术时间。

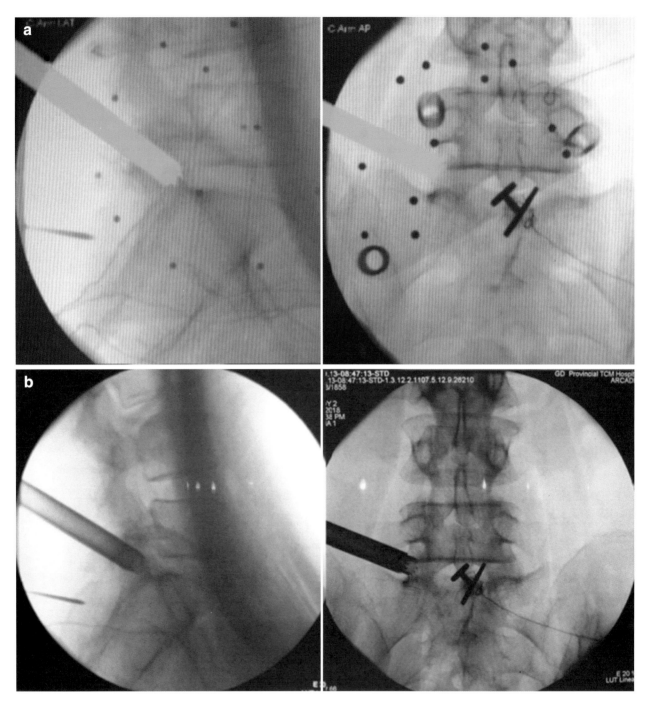

图 15.9　a.电磁导航辅助椎间孔成形术，可实时观察内镜铰刀位置；b.电磁导航显示的实际铰刀位置

　　虽然电磁导航并不是唯一用于辅助的脊柱微创手术导航技术，但是电磁导航有其独特的优势。与光学导航系统相比，电磁导航系统不需要在光学标记和摄像机传感器之间建立直接的视线，因此不需要对部分外科医师和护士进行避让[27]。

　　此外，电磁导航系统体积小，在手术室中占用了较小的空间，便于移动和携带。

　　与传统技术相比，电磁导航系统的缺点可能包括增加系统设置和注册时间以及软件故障的可能性。此外，需要额外的切口来放置棘突

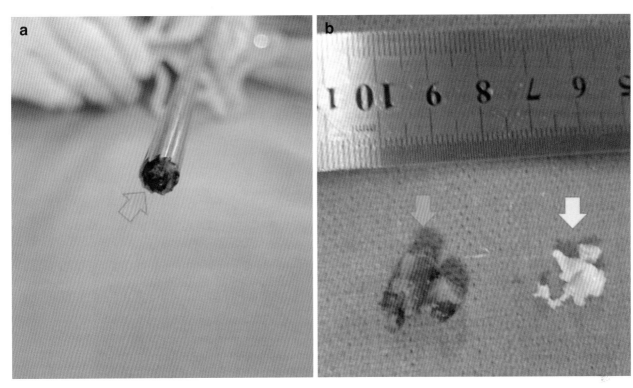

图 15.10　a.用铰刀切除的上关节突部分（蓝色箭头）；b.切除的突出椎间盘（黄色箭头）

定位器，这使得对那些先前已切除棘突的患者进行翻修手术成为一项挑战。此外，为防止术中患者体位移动造成适应证偏差，术者应随时验证导航系统的准确性。一旦出现偏差，就需要重新注册。电磁导航的小误差（<3 mm）可能对下腰椎手术影响有限，但对胸腰段或胸椎手术可能有一定影响。

15.8　结论

　　电磁导航有助于腰椎间孔成形术术前计划的制订、最佳手术入路的选择以及手术切口的设计。在实时导航辅助下，术者可通过最佳路径准确定位并到达病灶，可避免迷失方向，最大限度地减少医源性创伤，降低手术难度和风险。目前，虽然基于 EM 导航引导下的腰椎椎间孔成形术是令人鼓舞的，但是仍处于初步阶段。我们相信，电磁导航和内镜手术的联合应用将进一步提高腰椎

间孔成形术的准确性、安全性和有效性。

参考文献

1. KAMBIN P, SAMPSON S. Posterolateral percutaneous suction-excision of herniated lumbar intervertebral discs. Report of interim results[J]. Clin Orthop Relat Res, 1986, 207: 37–43.

2. YEUNG A T. Minimally invasive disc surgery with the Yeung Endoscopic Spine System (YESS)[J]. Surg Technol Int, 1999, 8: 267–277.

3. HOOGLAND T, SCHUBERT M, MIKLITZ B, et al. Transforaminal posterolateral endoscopic discectomy with or without the combination of a low-dose chymopapain: a prospective randomized study in 280 consecutive cases[J]. Spine, 2006, 31(24): E890–E897.

4. LI X, HU Z, CUI J, et al. Percutaneous endoscopic lumbar discectomy for recurrent lumbar disc herniation[J]. Int J Surg, 2016, 27: 8–16.

5. ZHOU C, ZHANG G, PANCHAL R R, et al. Unique complications of percutaneous endoscopic lumbar discectomy and percutaneous endoscopic interlaminar discectomy[J]. Pain Physician, 2018, 21: E105–E112.

6. NARAIN A S, HIJJI F Y, YOM K H, et al. Radiation exposure and reduction in the operating room: perspectives and future directions in spine surgery[J]. World J Orthop, 2017, 8: 524–530.

7. VON JAKO R A, CARRINO J A, YONEMURA K S, et al. Electromagnetic navigation for percutaneous guide-wire insertion: accuracy and efficiency compared to conventional fluoroscopic guidance[J]. Neuroimage, 2009, 47: T127–T132.

8. SAGI H C, MANOS R, BENZ R, et al. Electromagnetic field-based image-guided spine surgery part one: results of a cadaveric study evaluating lumbar pedicle screw placement[J]. Spine, 2003, 28(18): 2013–2018.

9. HT T, SB H, ZL X, et al. Application of navigation rod for puncture and positioning in percutaneous endoscopic lumbar discectomy[J]. Chin J Spine Spinal Cord, 2017, 27(4): 339–344.

10. ZHU H Y, YE B, DUAN W, et al. Preoperative three-dimensional image measurement combined with laser navigator assisted puncture for percutaneous endoscopic transforaminal discectomy[J]. J Spinal Surg, 2019, 17(1): 11–17.

11. FU Q, LIU Y B, LI J, et al. Ultrasound volume navigation technology in transforaminal puncture of minimally invasive lumbar surgery with full-endoscopic techniques[J]. Chin J Orthop, 2016, 36(1): 1–8.

12. SHURKHAY V A, GORYAYNOV S A, KUTIN M A, et al. Application of intraoperative electromagnetic frameless navigation in transcranial and endoscopic neurosurgical interventions[J]. Zh Vopr Neirokhir Im N N Burdenko, 2017, 81(5): 5–16.

13. TAKENAKA T, TOYOTA S, KURODA H, et al. Freehand technique of an electromagnetic navigation system emitter to avoid interference caused by metal neurosurgical instruments[J]. World Neurosurg, 2018, 118: 143–147.

14. TSANG R K, CHUNG J C K. Adapting electromagnetic navigation system for transoral robotic-assisted skull base surgery[J]. Laryngoscope, 2020, 130(8): 1922–1925.

15. SOTERIOU E, GRAUVOGLE J, LASZIG R, et al. Prospects and limitations of different registration modalities in electromagnetic ENT navigation[J]. Eur Arch Otorhinolaryngol, 2016, 273(11): 3979–3986.

16. BERGER M, KALLUS S, NOVA I, et al. Approach to intraoperative electromagnetic navigation in orthognathic surgery: a phantom skull based trial[J]. J Craniomaxillofac Surg, 2015, 43(9): 1731–1736.

17. BOUCHARD C, MAGILL JC, NIKONOVSKIY V, et al. Osteomark: a surgical navigation system for oral and maxillofacial surgery[J]. Int J Oral Maxillofac Surg, 2012, 41(2): 265–270.

18. OYA T, IWAI T, LUAN K, et al. Analysis of carotid artery deformation in different head and neck positions for maxillofacial catheter navigation in advanced oral cancer treatment[J]. Biomed Eng Online, 2012, 4(11): 65.

19. KOCHANSKI R B, LOMBARDI J M, LARATTA J L, et al. Image-guided navigation and robotics in spine surgery[J]. Neurosurgery, 2019, 84(6): 1179–1189.

20. KLINGLER J H, SIRCAR R, SCHEIWE C, et al. Comparative study of C-arms for intraoperative 3-dimensional imaging and navigation in minimally invasive spine surgery Part I: applicability and image quality[J]. Clin Spine Surg, 2017, 30(6): 276–284.

21. ANKUR S, NARAIN, FADY Y, et al. Radiation exposure and reduction in the operating room: perspectives and future directions in spine surgery[J]. World J Orthop, 2017, 8(3):524–530.

22. SHIN S, KIM Y, KWAK H, et al. 3D tracking of surgical instruments using a single camera for laparoscopic surgery simulation[J]. Stud Health Technol Inform, 2011, 163: 581–587.

23. JAEGER H A, NARDELLI P, O'SHEA C, et al. Automated catheter navigation with electromagnetic image guidance[J]. IEEE Trans Biomed Eng, 2017, 64(8): 1972–1979.

24. ZAMORANO L, JIANG Z, KADI A M. Computer-assisted neurosurgery system: Wayne State University hardware and software configuration[J]. Comput Med Imaging Graph, 1994, 18(4): 257–271.

25. GAUVIN G, YEO C T, UNGI T, et al. Real-time electromagnetic navigation for breast-conserving surgery using NaviKnife technology: a matched case-control study[J]. Breast J, 2020, 26(3): 399–405.

26. PISHNAMAZ M, WILKMANN C, NA H S, et al. Electromagnetic real time navigation in the region of the posterior pelvic ring: an experimental in-vitro feasibility study and comparison of image guided techniques[J]. PLoS One, 2016, 11(2): e0148199.

27. SORRIENTO A, PORFIDO M B, MAZZOLENI S, et al. Optical and electromagnetic tracking systems for biomedical applications: a critical review on potentialities and limitations[J]. IEEE Rev Biomed Eng PP, 2019, 99: 1.

O 臂导航引导下内镜颈椎椎间孔成形术　16

16.1　简介

基于计算机的脊柱导航系统在过去的 10 年中快速发展，适应证拓宽[1-4]。这些系统促进了实时和准确的器械放置，有助于提高正确定位，并评估脊柱减压的充分性[5]。与透视相比，最主要的优点是减少术中对患者和手术室工作人员的辐射暴露，以及通过锥形束 CT 扫描或 CT 扫描重建 3D 信息提供手术野和器械的三维图像投影。

当将脊柱导航系统应用到内镜下颈椎椎间孔成形术中时，需要满足一些先决条件：

1. 术中成像平台——最常用的是 O-arm™（Medtronic©，Minneapolis，MN，USA），Ziehm Vision RFD 3D™（Ziehm Imaging©，Orlando，FL，USA）和 Airo® 可移动术中 CT（Brainlab©，Feldkirchen，Germany）。

2. 导航软件——典型的是 StealthStationS8（Medtronic©，Minneapolis，MN，USA）、史赛克脊柱导航带脊柱罩 ©（Stryker©，Kalamzoo，MI，USA）和 7D 外科系统（7D Surgical©，Toronto，ON，Canada）。

3. 内镜系统——颈部（较小直径）与导航仪器（透镜、探针等）集成。

16.2　手术目标

这是保留颈椎运动功能的手术之一，目的是实现减压后的出口神经根从起始处到椎弓根尾侧缘的可视化（图 16.1），治疗椎间盘突出或任何退行性改变引起的椎间孔狭窄（椎间孔骨赘，关节突关节炎等）（图 16.2）。

16.3　适应证

1. 由软性椎间盘突出、骨刺、韧带肥大、骨化或小关节囊肿压迫神经孔内神经根引起的单侧颈神经根症状。

2. 经过至少 6 周的适当保守治疗，仍出现进行性肌无力或症状无改善。

3. 症状与影像学检查（MRI、CT 扫描、CT 脊髓造影）相一致，检查表明椎间盘突出或椎间孔狭窄位于外侧[6]。

16.4　禁忌证 [7-10]

1. 节段性不稳定或后凸。

2. 单纯轴性颈痛，无任何神经性症状。

3. 中央型椎间盘突出。

4. 有脊髓压迫、脊髓软化或脊髓病症状的

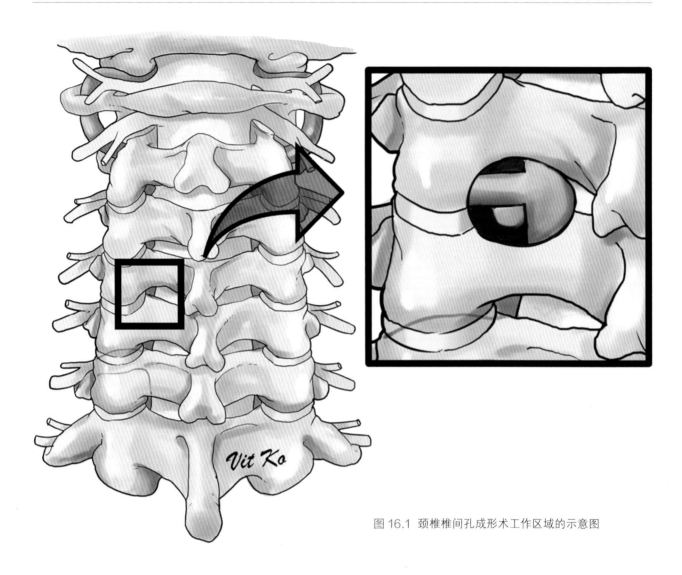

图 16.1 颈椎椎间孔成形术工作区域的示意图

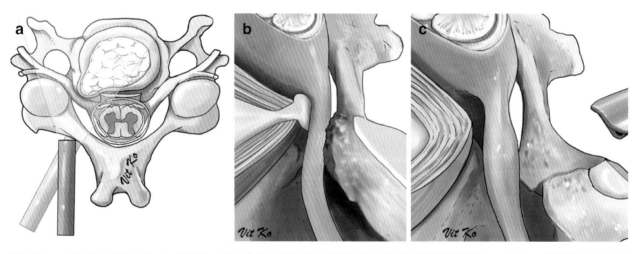

图 16.2 a.工作管内镜的轨迹；b.椎间盘突出（前）和关节突（后方）肥大导致的颈神经根受损；c.内镜下颈椎椎间孔成形术后减压的颈神经根

证据。

 5. 发现与近期影像学检查不相关的症状。

 6. 多节段病理改变。

 7. 颈部感染、肿瘤、骨折。

16.5　准备工作

16.5.1　患者告知

除了俯卧位手术和全身麻醉的一般风险外，所有患者都需要被告知手术技术的潜在风险和可能的并发症。通过术前告知书描述该技术与标准显微外科方法的差异。当采取颈椎后路手术可能造成神经根、脊髓或硬膜损伤时，神经结构是最令人关注的问题。应对患者进行全面检查。处理手术过程中可能发生的损伤以及任何后果。告知患者，冲洗液意外流出阻塞可能会导致硬膜外压力升高，引发术后颅内压升高的症状，如头痛、视物模糊和呕吐，因此应评估出血和并发症的风险。从骨或硬膜外血管的原始表面隐匿性出血可引起术后血肿或伤口问题。应告知患者，如果出现无法控制的大出血或明显的神经结构损伤时，有可能转为开放手术。伤口感染是颈椎内镜手术后非常罕见的并发症。然而，应告知患者有可能发生伤口感染。最后，患者应了解由于小关节被过度切除会导致的潜在的医源性不稳定，进行性或持续性颈部疼痛可能需要后续开展颈椎融合手术。

16.5.2　手术准备

所有患者在术前均应完成影像学检查，包括颈椎 X 线片、MRI 和颈椎 CT 扫描。CT 扫描可增加有关骨赘或钙化椎间盘的信息，并可作为比较术后骨切除的基线。

手术在全身麻醉下进行，患者插管，俯卧在透光床上，胸盆腔下放置硅凝胶垫。Mayfeld® 头枕和颅骨夹系统是必不可少的，用于固定患者头部位置。屈曲颈部，打开椎板间隙，拉伸黄韧带。手臂固定于身体两侧。手术台头端倾斜，直至颈椎与地面平行。臀部调整到合适的位置后固定，防止患者向下滑动（图 16.3）。手术中应进行神经监测，监测体感诱发电位和肌电图。

16.5.3　手术工具

需要一套基本的颈椎内镜套装。对于本文所述的技术，镜头和仪器从 RIWOSpine 公司（Knittlingen，Germany）获得。需要注意的是该设备的直径（工作通道直径为 3.1 mm，工作长度为 122 mm，观察角度为 25°）小于标准椎间融合设备。但是，可以应用标准椎间融合设备。内镜仪器的改进是将内镜系统整合到导航系统中的关键步骤（图 16.4）。

16.6　手术技术

16.6.1　数据采集和注册

数据采集和注册是指注册设备以及患者在准备或辅单后的位置。利用基于皮肤的导航系统，使用 StealthStation S8（Medtronic©，Minneapolis，MN，USA）系统为导航软件生成注册点。参考阵列或参考架被安全地固定在 Mayfield® 头枕和颅骨固定系统的延伸部分，作者更偏爱使用此方法而非固定在患者的骨性区域，如颅骨或棘突。然后，通过 O-arm™（Medtronic©，Minneapolis，MN，USA）进行 CBCT（中剂量）。将获得的 CT 数据注册并传输到导航系统。颈椎的影像重建生成后，准备好导航。当无菌导航探头被放置在已知解剖标志点（如棘突）时，即可验证注册（图 16.3 b）。

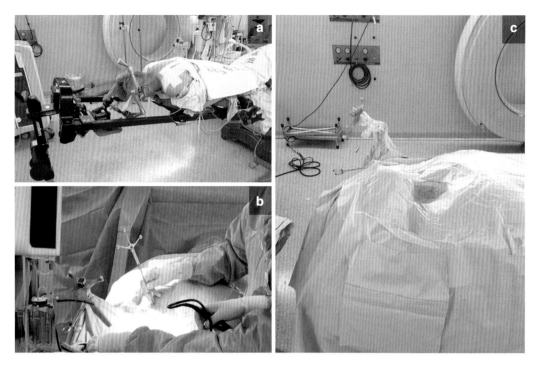

图 16.3　a.手术室设置，患者俯卧于Jackson手术台上，用Mayfeld®头枕和颅骨固定系统固定头部；b.通过导航系统确定适当的进针点；c.参考阵列/框架固定在Mayfeld®头枕和颅骨固定系统的外延，手术区域准备完毕

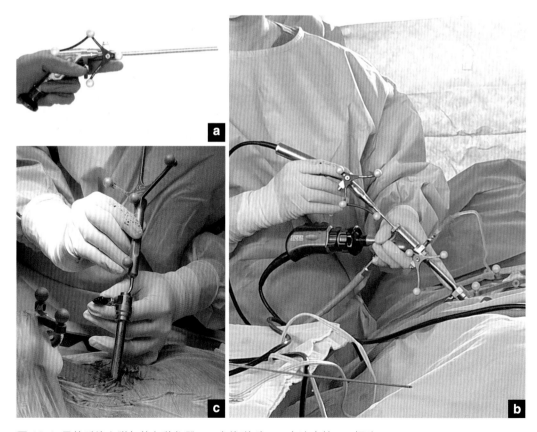

图 16.4　导航系统上附加的各种仪器。a.内镜/镜头；b.高速磨钻；c.探头

16.6.2 入路

一旦通过导航确认了位置，通过瞄准小关节内侧的适当轨迹确定进针点，并取 6~9 mm 的皮肤切口。可以在导航屏幕上看到一步式钝头导航扩张器直接放置在小关节上方（图 16.5 a）。随后插入工作套管，然后取出扩张器。将导航内镜插入使用双极射频烧灼和钳夹去除软组织，直至 V 点（上、下椎板交界处，小关节内侧部分）清晰可见（图 16.6 a）。应注意内镜屏幕，如果外科医师不确定或失去方向，应将内镜屏幕切换到导航屏幕。

16.6.3 减压术（椎间孔成形术）

外科医师在内镜下使用高速磨钻，从 V 点连接处开始进行骨性减压，均匀去除上下椎板，从内侧向外侧移动至小关节（图 16.6 b）。椎间孔成形术向外侧或上方延伸，直到看到椎弓根的下内侧边缘，并到达黄韧带外侧缘。使用高速磨钻（3 mm）测量小关节切除量。为防止进一步的不稳定，切除量不应超过其直径的 50%。切除黄韧带，进入硬膜外腔（图 16.6 c）。当出血发生在硬膜外神经丛时，需要特别注意，因为硬膜外神经丛是闭合的或附着在神经结构上的。椎间孔成形术是通过使用高速磨钻将骨头削薄（留下一层薄的骨头）以实现扩大，然后使用咬骨钳去除剩余的骨头，与盲切相比，有助于减少硬膜外神经丛的出血。去除并烧灼覆盖的硬膜外脂肪和血管，可直接观察椎间盘和神经结构（图 16.6 d）。可以看到脊髓和神经根的腹侧以及神经根的腋部和肩部，并彻底减压。应仔细触诊并活动神经根，寻找任何背侧病变，如椎间盘突出或膨出（图 16.6 e）。从尾侧椎弓根的内侧到外侧边界检查完全的椎间孔减压。充分减压后（图 16.6 f），检查是否有出血，并根据需要进行凝血。除非出现持续出血，否则没有必要进行引流。然后以皮下方式闭合皮肤。术中 CT 扫描应用于确认手术后的骨性减压量（图 16.5 b）。

16.7　经验和教训

16.7.1 神经结构损伤

虽然这一过程涉及实时图像引导，但外科医师需要关注内镜屏幕，以避免神经损伤。由于神经解剖结构与腰椎区不同，术者应谨慎操作，避免脊髓过度活动。颈神经根易受损伤，只能承受最小的牵拉和松动。此外，插入大直径的工作套管可能导致神经根过度拉伸。术中应采用神经监

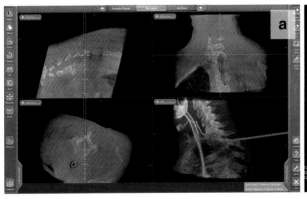
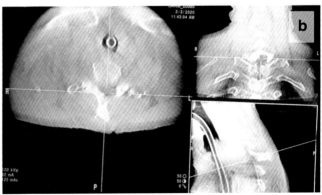

图 16.5　导航显示。a.实时导航显示软组织扩张器的合适位置；b.术后即刻进行CT扫描确认骨减压的位置和程度

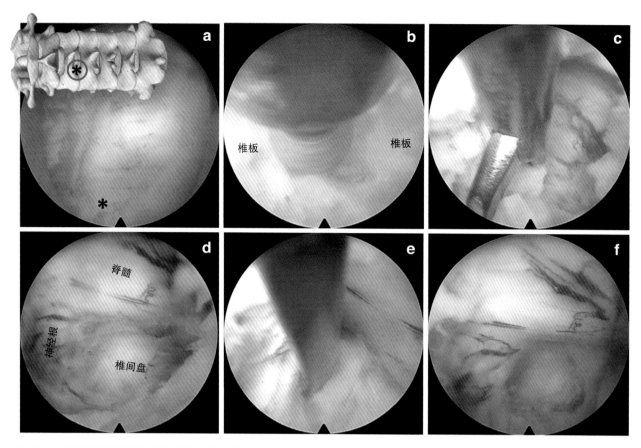

图 16.6 导航下颈椎椎间孔成形术的术中内镜图像。a.起点标志，椎板–关节突交界处或"V"区（星号）；b.高速磨钻用于扩展减压区，暴露下方的黄韧带；c.切开黄韧带进入硬膜外间隙；d.去除硬膜外脂肪和血管后可见神经结构和椎间盘；e.用探针轻轻牵拉神经根，暴露突出的椎间盘；f.减压神经结构可活动

测确保神经结构的安全。

16.7.2 术中出血控制

在进行涉及骨骼的操作时，重要的是能够控制出血或尽量减少出血。维持最佳的血压水平或实施低血压镇痛有助于控制骨性出血，从而改善手术视野。可以使用多种技术控制出血，例如，暂时性地增加冲洗液的流量和压力，在出血点（骨性出血）处使用磨钻进行射频烧灼，对海绵状骨出血点施加直接压力，或者使用凝胶海绵或骨蜡堵塞出血点。当椎板下有明显的硬膜外出血时，外科医师可能需要扩大手术范围，以解决出血的来源。

16.7.3 保持导航精度

为了保持导航精度，在 CT 注册后，外科医师应该注意并确保参考弧（框架）牢固地固定在 Mayfeld® 头枕和颅夹延伸部或患者的解剖结构上。外科医师和助手在整个手术过程中应避免意外撞击或碰撞参考弧。在任何造成参考弧/框架离分离的情况下，必须及时重复 CT 注册。

16.8 结论

术中 CT 导航联合内镜下颈椎椎间孔成形术可提高手术的准确性和安全性。它是一种现代化的尖端脊柱外科手术，对设备的充分理解和适当操作是成功的基础。然而，如果发生无法控制的事件，外科医师应准备转换为传统的开放手术。

参考文献

1. CURTO D D, KIM J S, LEE S H. Minimally invasive posterior cervical microforaminotomy in the lower cervical spine and CT junction assisted by O-arm-based navigation[J]. Comput Aided Surg, 2013, 18(3-4): 76-83.

2. SHIN Y, SUNADA H, SHIRAISHI Y, et al. Navigation-assisted full-endoscopic spine surgery: a technical note[J]. J Spine Surg, 2020, 6(2): 513.

3. VIRK S, QURESHI S. Navigation in minimally invasive spine surgery[J]. J Spine Surg, 2019, 5(Suppl 1): S25.

4. RAHMATHULLA G, NOTTMEIER E W, PIRRIS S M, et al. Intraoperative image-guided spinal navigation: technical pitfalls and their avoidance[J]. Neurosurg Focus, 2014, 36(3): E3.

5. GUHA D, MOGHADDAMJOU A, JIWANI Z H, et al. Utilization of spinal intra-operative three-dimensional navigation by Canadian surgeons and trainees: a population-based time trend study[J]. Can J Neurol Sci, 2019, 46(1): 87-95.

6. HOFSTETTER C P, AHN Y, CHOI G, et al. AOSpine consensus paper on nomenclature for working-channel endoscopic spinal procedures[J]. Global Spine J, 2020, 10(2 suppl): 111S-121S.

7. ZHANG C, WU J, ZHENG W, et al. Posterior endoscopic cervical decompression: review and technical note[J]. Neurospine, 2020, 17(Suppl 1): S74.

8. MURAYAAMA Y, IRIE K, SAGUCHI T, et al. Robotic digital subtraction angiography systems within the hybrid operating room[J]. Neurosurgery, 2011, 68(5): 1427-1433.

9. McANANY S J, QURESHI S A. Minimally invasive cervical foraminotomy[J]. JBJS Essent Surg Tech, 2016, 6(2): e8-e13.

10. KIM C H, KIM K T, CHUNG C K, et al. Minimally invasive cervical foraminotomy and diskectomy for laterally located soft disk herniation[J]. Eur Spine J, 2015, 24(12): 3005-3012.

11. ZDEBLIK T A, ZOU D, WARDEN K E, et al. Cervical stability after foraminotomy. A biomechanical in vitro analysis[J]. J Bone Joint Surg Am, 1992, 74: 22-27.

内镜下经椎间孔腰椎椎体间融合术的可行性 **17**

17.1 简介

　　脊柱内镜，作为神经外科的一种多功能手术工具已经非常流行。内镜提供了对深部结构的微创通道，具有优秀的术野和较少的组织剥离。内镜下经椎间孔入路完成椎板切除、椎间盘切除和椎间孔切开的技术已经很成熟[1~6]。相关文献[7,8]研究了这些操作的可行性和安全性。微创手术的一个缺点，尤其是对于经验不足的外科医师来说，是缺乏对传统开放手术中大多数解剖标志的直接可视。对 Kambin 三角的描述提供了易于识别的解剖学安全边界和标志。本章将重点介绍这些广泛使用的解剖标志及其改进，以及如何通过经椎间孔入路手术治疗腰椎病变。

　　内镜下腰椎经椎间孔入路技术，以及创新工具和硬件的开发，已应用于经椎间孔腰椎椎体间融合术（TLIF）。内镜下 TLIF 最大限度地减少的骨切除量，有时甚至完全无须切除。因而保护了保持脊柱稳定性的骨骼、肌肉和韧带结构。内镜技术已经可以完成经椎间孔减压、终板准备和椎体间融合器放置[9,10]。由 Kambin 三角建立的区域为相关操作提供了足够的空间，尊重其解剖边界对内镜腰椎融合手术的安全尤为重要。应用内镜技术看不到开放手术中的典型解剖标志，这可能会增加神经根和硬膜损伤的风险。内镜

下腰椎间盘切除术的报道显示神经根损伤概率高达 2%~8%[11~14]。据报道，经椎间孔减压术后的感觉障碍发生率高达 8.9%[15]。在 907 例经椎间孔内镜手术系列报道中，意外硬脊膜撕裂率为 0.4%[16]。这些并发症已被广泛认识，随着医师的经验积累，其发生率会逐渐降低[17,18]。以下关于内镜下腰椎融合术安全解剖区的概述将证明该手术的可行性。

17.2 Kambin 三角的解剖学描述

　　Parviz Kambin 认识到需要建立解剖标志来进行安全的脊柱内镜手术。在一系列关于经皮后外侧椎间盘切除术的论文中，他描述了经腰椎间孔入路的安全区，即"Kambin 三角"[19~22]。它由 3 个解剖结构进行定义：下位腰椎上终板、硬膜囊及出口神经根。该解剖区形成一个直角三角形用于指导脊柱外科医师在神经孔内进行手术操作，抵达病变区域，同时避免神经和硬脑膜损伤。虽然技术不断更新，脊柱外科医师仍将 Kambin 的原则应用于当今不断发展的微创和内镜手术。

　　下位腰椎上终板是 Kambin 三角的下边界。AP 位 X 线片显示终板为一条直线，一旦获得该视图，即可在入路早期很容易地识别终板。术前

获得并记录各节段 AP 视图的角度，可减少术中查找获取该视图所需的时间。该标志接近神经孔的下侧部，由上下两节的椎弓根界定。保持在上终板上方可正确引导外科医师朝向椎间孔，进行充分的减压，并通过避开邻近神经根来增加操作的安全性。

硬膜囊是 Kambin 三角的内侧边界。腰椎在神经孔的水平，硬膜囊包含了横行神经根。如果越过这个边界，横行神经和硬膜囊都有损伤的风险。脑脊液漏并不常见，但是该并发症会使手术的完成过程和术后的康复复杂化。出口神经根构成 Kambin 三角的斜边。腰椎的出口神经根紧邻上位椎弓根的下侧面。这些解剖关系是判定神经根位置的可靠指标。对神经的手术操作可导致直接损伤，表现为短暂或永久性无力或感觉异常，此外，内镜也可能造成间接牵拉损伤。掌

握安全边界的位置将有助于外科医师在术中保护关键结构。

这些边界共同定义了 Kambin 三角。在最初的描述中，上关节突（SAP）被称为该区域的背侧边界，但未被指定为三角的边界之一[23]。随后对该区域的解剖学研究提出了各种新的 Kambin 三角定义或迭代，其中包含 SAP，使其成为三维区域。但这些改动可能导致了对 Kambin 三角真正定义的实际安全边界的混淆。Sakane 描述了经皮内镜腰椎间盘切除术的几种入路，其中经椎间孔入路主要用于椎管内和椎间孔内椎间盘突出[6,24]。他将 Kambin 三角描述为"腰椎背外侧椎间盘上三维解剖的直角三角形"。随后，作者研究团队将三角的边界定义为下位椎体上终板、出口神经根和上关节突[25,26]。

Pairaiturkar 分别提出了神经和骨性 Kambin

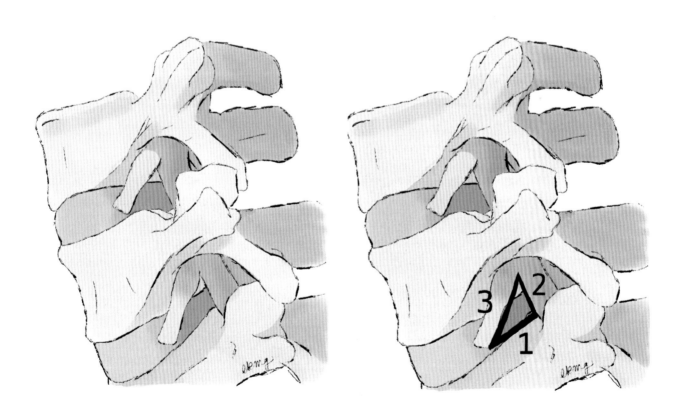

1.上终板；2.硬膜囊；3.出口神经根。

图 17.1 腰椎神经孔侧面观。Kambin三角如右图标注。该图去除了部分上关节突，更好地显示了Kambin三角边界的解剖关系

三角概念[27]。神经三角与 Kambin 三角的原始定义相一致，即下位椎体的上终板、硬膜囊和出口神经根。骨性 Kambin 三角，也被称为"工作三角"，由下位椎体的上终板、出口神经根和小关节组成。Hardenbrook 则分别定义了工作区和安全区[28]。其目的是区分置入内镜和器械的安全区域，以及实际解剖上应限制的区域，以避免对关键结构造成损伤。工作区位于出口神经根、横行神经根以及下位椎弓根的上缘之间。安全区由出口神经根和横行神经根之间的上、下椎弓根的宽度确定。

17.3 工作区和安全区

工作区和安全区的概念最初由 Kambin 提出，适用于微创经椎间孔入路[10,29]。虽然可经三角的边界进入椎间孔，但外科医师仍应避免在这些边界附近进行操作，因为它们有可能导致神经根或硬脊膜损伤。损伤形式可以是锐性损伤、热损伤或牵拉损伤。外科医师必须明白，内镜完全可见的区域应该大于进行手术操作的区域（图 17.2）。工作区是指可置入器械进行手术操作的区域。而安全区要小一些，手术操作只能限定于其范围内，以减少神经和硬膜损伤的

风险。由于这些解剖区域尺寸很小，相关尸体研究进行了尺寸测量，并据此设计了合适的仪器和硬件。

在指导完成内镜腰椎经椎间孔融合术的前提下对 Kambin 三角进行尸体分析发现，椎间孔中的安全区由上椎弓根、下椎弓根、横行神经根和出口神经根构成，平均面积为 1.2 cm²。L₅~S₁ 的安全区面积最大，为 1.26 cm²（图 17.3）[28]。工作三角被定义为下位椎弓根上缘、出口神经根和横行神经根之间的空间，其平均面积为 1.83 cm²，L₅~S₁ 节段的面积最大，为 2.19 cm²（图 17.3）。出口神经根距下椎弓根内缘平均 1.79 cm，距椎弓根外侧缘 1 cm，出口神经根距上位椎弓根最近，最小距离 0.39 cm（表 17.1）。总体而言，安全区和工作区面积从 L₂~₃ 到 L₅~S₁ 逐渐增大，其中 L₅~S₁ 的面积最大。

基于 CT 的研究发现，在评估 L₂~S₁ 节段时，L₂~₃ 和 L₃~₄ 水平出口神经根离硬膜囊的距离最近，因此，在这两个节段，相对于下位节段，器械和内植物与神经根的距离更接近[31]。在椎间孔中，出口神经根位于椎间孔的上部，而椎间孔的背侧面操作受到上关节突的限制。切除上关节突，特别是在 L₂~₃ 和 L₃~₄ 节段，能有效扩大工作区，可

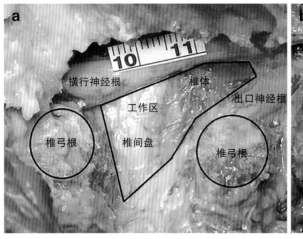
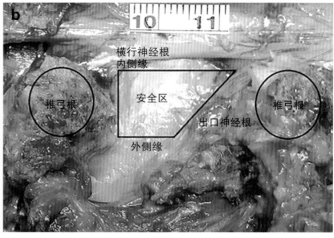

图 17.2 尸体解剖显示的工作区（a）和安全区（b）。安全区的面积小于工作区。引用于 Hardenbrook（2016）。本图已获许可使用

工作区和安全区

■ 工作区平均面积（cm²）　　■ Kambin 三角的平均面积（cm²）

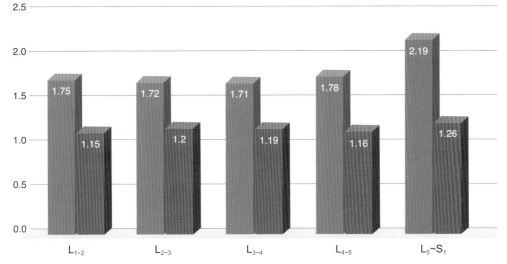

图 17.3　工作区和安全区之间面积差异的条形图[28]

表 17.1　腰椎不同节段Kambin三角内椎间盘不同位置神经根结构之间的平均距离[30]

	椎间盘下界的硬脊膜和神经根之间的平均距离（mm）	椎间盘上界的硬脊膜和神经根之间的平均距离（mm）	Kambin 三角内的平均椎间盘高度（mm）
$L_{1\sim2}$	12.42	9.62	5.83
$L_{2\sim3}$	12.04	9.53	6.97
$L_{3\sim4}$	12.48	8.85	9.3
$L_{4\sim5}$	15.16	11.13	8.89
$L_{5}\sim S_{1}$	16.12	12.01	6.61

允许大至 10 mm 的工作通道的置入，并放置更大的可扩张椎间融合器。

　　内镜下 TLIF 的设备器械的尺寸限制对于手术计划至关重要。了解椎间融合器的最大尺寸和安全减压的极限范围将有助于避免术中并发症和提高融合率。神经根损伤可能导致永久性神经功能缺陷，外科医师应知晓内镜本身对神经根的牵拉也可能导致神经损伤。如果手术在全身麻醉下进行，要认真审视神经监测的预警。清醒状态下患者主诉的感觉异常应视为神经根刺激症状。在这种情况下，应当改进操作，减少神经根刺激。

17.4　技术考虑和限制

　　与单纯内镜椎间盘切除术相比，内镜下经椎间孔腰椎椎间融合需要额外的技术支持，因为需要完成终板准备并通过工作通道将椎间融合器置入椎间盘内（图 17.4）。通道选择不恰当或放置不当可能导致内植物放置位置不佳或神经根损伤。Kambin 三角内的工作区和安全区的大小取决于特定的节段，这对手术操作会造成影响，尤其是在狭小的空间中。依据上述安全区的面积测量结果，建议将通路的尺寸限制在 10 mm 内，这将有助于确保外科医师的手术操作限制在安全区内。从理论上说，更大的手术通路会引起神经牵张，从而增加间接神经损伤的风险。

　　经椎间孔入路建立困难可能缘于神经椎间孔狭窄。退变性疾病可导致椎间盘塌陷，或是更常见的上关节突增生，导致难以识别 Kambin 三角的所有边界[8,32]。椎间孔成形术是扩大入路空间的一种选择，可减少因工作通道压迫导致出口神经根损伤的风险[32~34]。术中可使用内镜下专用手术工具（如骨钻、环锯或高速磨钻）进行椎间孔成形，去除部分上关节突完成椎间孔扩大[35,36]。如果需要，可以进行额外的骨减压，但是这可能会导致出血，并减少了内镜微创手术最小骨切除的这一益处。另一种有助于避免椎间孔成形术的技术是使用较陡的角度穿刺进入椎间盘，如果仍然存在进入间隙困难，则应调整到更横向的角度[32]。

通路建立后，应进一步采用其他策略扩大工作空间，包括牵开硬脊膜以扩大安全区的面积。在直视化下，工作通道的旋转操作可实现这种牵拉[37]。腰椎硬膜囊包裹着自由活动的神经根并非脊髓，可耐受一定程度的牵拉，这种操作可有效增加安全区的工作空间。

17.5 结论

技术的进步极大地便利了脊柱微创手术。脊柱微创手术具有多方面的优势，包括对脊柱支撑结构的破坏更小、恢复时间更快、并发症发生率

更低等[18,38,39]。内镜技术的应用需要开发解剖通道和专用器械，以安全地完成相关手术。Kambin三角描述了为保证手术安全所必须明确的解剖边界。熟悉该区域的解剖限制，可以确保关键结构不被损伤。安全区的定义明确了手术操作的边界限制，是提高手术安全性的一个重要概念。随着内镜经椎间孔技术的发展并应用于各种手术，一些学者对Kambin三角的原始定义进行了修改和扩展。虽然经典的Kambin三角最初是设计用于内镜单纯腰椎减压手术，但内镜TLIF也可以借助这些边界安全地完成。本文介绍的研究和尸体解剖也证实，可以进入必要的局部解剖结构以安全地进行手术。我们回顾了相关文献证据，表明安全区有容易识别的边界，腰椎椎体间融合术的所有步骤都可以在内镜下完成。

参考文献

1. AHN Y, LEE S H, PARK W M, et al. Percutaneous endoscopic lumbar discectomy for recurrent disc herniation: surgical technique, outcome, and prognostic factors of 43 consecutive cases [J]. Spine (Phila Pa 1976), 2004, 29(16): E326–E332.
2. AHN Y, OH H K, KIM H, et al. Percutaneous endoscopic

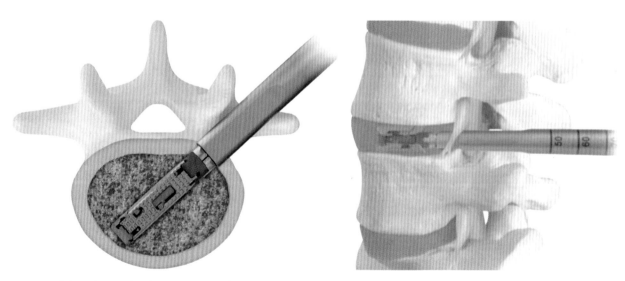

图 17.4　椎间融合器通过工作通道置入椎间盘的示意图。图片由Globus Medical Inc.提供

lumbar foraminotomy: an advanced surgical technique and clinical outcomes [J]. Neurosurgery, 2014, 75(2): 124–133.

3. MUSACCHIO M, PATEL N, BAGAN B, et al. Minimally invasive lumbar laminectomy via a dual-tube technique: evaluation in a cadaver model [J]. Surg Neurol, 2007, 67(4): 348–352.

4. HEO D H, SON S K, EUM J H, et al. Fully endoscopic lumbar interbody fusion using a percutaneous unilateral biportal endoscopic technique: technical note and preliminary clinical results [J]. Neurosurg Focus, 2017, 43(2): E8.

5. WANG M Y, GROSSMAN J. Endoscopic minimally invasive transforaminal interbody fusion without general anesthesia: initial clinical experience with 1-year follow-up [J]. Neurosurg Focus, 2016, 40(2): E13.

6. SAKANE M. Anatomical relationship between Kambin's triangle and exiting nerve root [J]. Mini-Invasive Surg, 2017, 1(1): 99–102.

7. YANG J, LIU C, HAI Y, et al. Percutaneous endoscopic transforaminal lumbar interbody fusion for the treatment of lumbar spinal stenosis: preliminary report of seven cases with 12-month follow-up [J]. Biomed Res Int, 2019,2019: 5748576.

8. CHOI I, AHN J O, SO W S, et al. Exiting root injury in transforaminal endoscopic discectomy: preoperative image considerations for safety [J]. Eur Spine J, 2013, 22(11): 2481–2487.

9. AHN Y, YOUN M S, HEO D H. Endoscopic transforaminal lumbar interbody fusion: a comprehensive review [J]. Expert Rev Med Devices, 2019, 16(5): 373–380.

10. KAMBIN P, CASEY K, O'BRIEN E, et al. Transforaminal arthroscopic decompression of lateral recess stenosis [J]. J Neurosurg, 1996, 84(3): 462–467.

11. SAIRYO K, SAKAI T, HIGASHINO K, et al. Complications of endoscopic lumbar decompression surgery [J]. Minim Invasive Neurosurg, 2010, 53(04): 175–178.

12. SAIRYO K, MATSUURA T, HIGASHINO K, et al. Surgery related complications in percutaneous endoscopic lumbar discectomy under local anesthesia [J]. J Med Investig, 2014, 61(3–4): 264–269.

13. EPSTEIN N E. More nerve root injuries occur with minimally invasive lumbar surgery, especially extreme lateral interbody fusion: a review [J]. Surg Neurol Int, 2016, 7(Suppl 3): S83.

14. AHN Y, JANG I T, KIM W K. Transforaminal percutaneous endoscopic lumbar discectomy for very high-grade migrated disc herniation [J]. Clin Neurol Neurosurg, 2016, 147: 11–17.

15. YEUNG A, LEWANDROWSKI K U. Five-year clinical outcomes with endoscopic transforaminal foraminoplasty for symptomatic degenerative conditions of the lumbar spine: a comparative study of inside-out versus outside-in techniques [J]. J Spine Surg, 2020, 6(Suppl 1): S66.

16. TELFEIAN A E, SHEN J, ALI R, et al. Incidence and implications of incidental durotomy in transforaminal endoscopic spine surgery: case series [J]. World Neurosurg, 2020, 134: e951–e955.

17. HSU H T, CHANG S J, YANG S S, et al. Learning curve of full-endoscopic lumbar discectomy [J]. Eur Spine J, 2013, 22(4): 727–733.

18. LEE J C, JANG H D, SHIN B J. Learning curve and clinical outcomes of minimally invasive transforaminal lumbar interbody fusion: our experience in 86 consecutive cases [J]. Spine (Phila Pa 1976), 2012, 37(18): 1548–1557.

19. KAMBIN P. Posterolateral percutaneous lumbar discectomy and decompression [J]. Arthrosc Microdiscectomy Minimal Interv Spinal Surg, 1991.1(1): 3-10.

20. KAMBIN P, SAMPSON S. Posterolateral percutaneous suction-excision of herniated lumbar intervertebral discs. Report of interim results [J]. Clin Orthop Relat Res, 1986, (207): 37–43.

21. KAMBIN P, GELLMAN H. Percutaneous lateral discectomy of the lumbar spine a preliminary report [J]. Clin Orthop Relat Res, 1983, 174: 127–132.

22. KAMBIN P, BRAGER M D. Percutaneous posterolateral discectomy. Anatomy and mechanism [J]. Clin Orthop Relat Res, 1987, 223: 145–154.

23. TUMIALÁN L M, MADHAVAN K, GODZIK J, et al. The history of and controversy over Kambin's triangle: a historical analysis of the lumbar transforaminal corridor for endoscopic and surgical approaches [J]. World Neurosurg, 2019, 123: 402–408.

24. ABE T, SAKANE M, HARABAYASHI H, et al. Comparison of clinical outcomes of percutaneous endoscopic discectomy and open surgery for lumbar disc herniation [J]. J Japan Spine Res Soc, 2009, 20(3): 653–635.

25. HOSHIDE R, FELDMAN E, TAYLOR W. Cadaveric analysis of the Kambin's triangle [J]. Cureus, 2016, 8(2): e498.

26. SINKEMANI A, HONG X, GAO Z X, et al. Outcomes of microendoscopic discectomy and percutaneous transforaminal endoscopic discectomy for the treatment of lumbar disc herniation: a comparative retrospective study [J]. Asian Spine J, 2015, 9(6): 833.

27. PAIRAITURKAR P P, SUDAME O S, POPHALE C S. Evaluation of dimensions of Kambin's triangle to calculate maximum permissible cannula diameter for percutaneous endoscopic lumbar discectomy: a 3-dimensional magnetic resonance imaging based study [J]. J Korean Neurosurg Soc,

2019, 62（4）: 414.

28. HARDENBROOK M, LOMBARDO S, WILSON M C, et al. The anatomic rationale for transforaminal endoscopic interbody fusion: a cadaveric analysis［J］. Neurosurg Focus, 2016, 40(2): E12.

29. KAMBIN P. Percutaneous lumbar discectomy: current practice［J］. Surg Rounds Orthop, 1988, 2: 31–35.

30. LERTUDOMPHONEWANIT T, KEOROCHANA G, KRAWATTANAPONG C, et al. Anatomic considerations of intervertebral disc perspective in lumbar posterolateral approach via Kambin's triangle: cadaveric study［J］. Asian Spine J, 2016, 10(5): 821-827.

31. ZHANG L, YANG J, HAI Y, et al. Relationship of the exiting nerve root and superior articular process in Kambin's triangle: assessment of lumbar anatomy using cadavers and computed tomography imaging［J］. World Neurosurg, 2020:137:e1-e7.

32. BASIL G, WANG M Y. Technical considerations of endoscopic Kambin's triangle lumbar interbody fusion［J］. World Neurosurg, 2020,145:e1-e6.

33. LEE W, PARK J Y, KIM K H, et al. Minimally invasive transforaminal lumbar interbody fusion in multilevel: comparison with conventional transforaminal interbody fusion［J］. World Neurosurg, 2016, 85: 236–243.

34. LI Z, HOU S, SHANG W, et al. Percutaneous lumbar foraminoplasty and percutaneous endoscopic lumbar decompression for lateral recess stenosis through transforaminal approach: technique notes and 2 years follow-up［J］. Clin Neurol Neurosurg, 2016, 143: 90–94.

35. SANG-HO L, ERKEN H Y, BAE J. Percutaneous transforaminal endoscopic lumbar interbody fusion: clinical and radiological results of mean 46-month follow-up［J］. Biomed Res Int, 2017(2017): 3731983.

36. LI X, JIN L, LV Z, et al. Efficacy of percutaneous transforaminal endoscopic decompression treatment for degenerative lumbar spondylolisthesis with spinal stenosis in elderly patients［J］. Exp Ther Med, 2020, 19(2): 1417–1424.

37. SOO E S, SOURABH C, HO L S. Posterolateral endoscopic lumbar decompression rotate-to-retract technique for foraminal disc herniation: a technical report［J］. Biomed Res Int, 2019(2019):1-6.

38. MCGIRT M J, PARKER S L, LERNER J, et al. Comparative analysis of perioperative surgical site infection after minimally invasive versus open posterior/transforaminal lumbar interbody fusion: analysis of hospital billing and discharge data from 5170 patients［J］. J Neurosurg Spine, 2011, 14(6): 771–778.

39. WANG J, ZHOU Y, ZHANG Z F, et al. Comparison of one-level minimally invasive and open transforaminal lumbar interbody fusion in degenerative and isthmic spondylolisthesis grades 1 and 2［J］. Eur Spine J, 2010, 19(10): 1780–1784.

O 臂导航引导下双通道脊柱内镜腰椎椎体间融合术 18

缩略词：

AP	正位
Cau	尾侧
Cra	头侧
CT	计算机断层扫描
Dor	背侧
EN	出口神经
IAP	下关节突
IEP	下终板
ILS	椎板间隙
IST	峡部
L	椎板
Lat	外侧
Med	内侧
MISS	脊柱微创手术
ODI	Oswestry 功能障碍指数
RF	射频
SAP	上关节突
SEP	上终板
SP	棘突
TLIF	经椎间孔腰椎椎体间融合术
TN	横行神经
TP–SAP	横突 – 上关节突交界处
TS	硬膜囊
UBE	单侧双通道脊柱内镜
ULBD	单侧椎板切开双侧减压术
VAS	视觉模拟评分法
Ven	腹侧

18.1 引言

脊柱手术中应用实时导航，既可以缩短手术时间，减少麻醉消耗，又能减少手术团队的辐射暴露，提高椎弓根螺钉置入的准确性[1,2]。这些优势减少了对周围脊柱组织结构的损伤，并通过更加针对目标病灶的手术入路，使脊柱外科医师能够提供更安全、创伤更小的手术。在这个意义上说，脊柱微创手术（MISS）是一类能够减少局部组织损伤和全身应激反应，使患者能更快地恢复生活及活动功能的外科技术的统称。

因此，当需要运用合适的技术时，病灶的位置、准确性和可视化等概念是有意义的，这些概念的集成使得外科医师可以在 MISS 技术之间进行选择。通过术中导航提升精度的 MISS 手术中，内镜手术是其中之一。这项技术为脊柱外科医师提供了解剖标志的直视、放大视图。目前，内镜脊柱手术已经用于治疗多种退行性疾病，其结果已被广泛接受，并被记录在许多随机对照试验和 Meta 分析文献中[3~11]。

内镜技术也在不断发展，目前可以实现全椎间盘切除，继而实现骨减压，并协助腰椎融合[12,13]。单侧双通道脊柱内镜（unilateral biportal endoscopy，UBE）减压和融合是脊柱内镜入路组合中的一种类型。通过一侧的2个切口（一个用于内镜，另一个作为工作通道）可以实现整个融合技术[13,14]。

本章旨在描述术中导航辅助下单侧双通道脊柱内镜经椎间孔腰椎椎体间融合（unilateral biportal endoscopic-TLIF，UBE-TLIF）技术。

18.2　基本概念

自1998年Harms报道经椎间孔腰椎椎体间融合术（TLIF）以来[15]，该技术可实现的目标如下：

1. 该技术通过单侧后外侧入路到达Kambin三角处理椎间盘[16]。

2. 可以通过全椎板切除术直接减压出口神经和横行神经，并可扩展其他入路以实现直接中央和对侧减压。如果需要，可以通过进一步的椎板切除术进行椎管减压[15,17~19]。

3. 适当放置椎间融合器可以间接减压神经[20]。

4. 稳定与融合[19]。

5. 保留节段和腰椎前凸。然而，其他变量可能会影响这一结果，比如椎间融合器的设计和特性、在椎间盘内的位置、椎弓根螺钉的轨迹以及为实现更大的腰椎前凸而进行的双侧椎板及关节面切除术[21]。

因此，在过去的22年里，TLIF经历了不同的完善和改进，使得实现这些目标成为可能，同时TLIF对腰椎正常组织结构的侵犯更少。

从2005年Foley[18]报道使用管状牵开器到2012年Osman首次报道使用内镜辅助融合过程[22]，该技术一直伴随着TLIF的进步和发展，术中实时导航也不例外[23~25]。具体来说，水介质辅助的脊柱内镜提供了2种方法来辅助TLIF期间的减压和融合手术。

1. 在单通道内镜辅助下经椎间孔融合术对于轴性疼痛和中度椎间盘源性或小关节退变患者可能是极好的治疗方法[26~29]。在这个过程中，间接减压是通过在Kambin三角中放置椎间融合器实现的。然而，据报道，刺激出口神经的概率为0%~22%，取决于手术技术[26~34]。这可能是由于该技术中使用的各种器械对椎间孔的过度操作以及骨重塑不足造成的。

2. 内镜下经椎间孔融合可以通过UBE入路进行，这是本章的主题。通过后侧或后外侧入路进行，达到了前面提到的TLIF目标[14,35~39]。在UBE-TLIF中，外科医师使用2个通道置入内镜和工作器械。尽管是一种在肌肉间隙进行操作的技术，但该手术最大限度地利用了肌肉和椎板之间的间隙，即骨膜外间隙，其间充满了疏松的结缔组织和脂肪（图18.1）。因此，对软组织损伤较小。在这种技术中，通过内镜可见的解剖结构与显微外科手术相似，但是由于连续的生理盐水灌注，解剖结构显示得更加清晰。这提供了更大的安全性和准确性。

UBE-TLIF可用于因严重退行性变导致患者单侧或双侧神经根性症状而需要直接、广泛骨减压的病例。该手术的适应证将在另一节中讨论。UBE-TLIF还允许外科医师使用惯用的手术工具，因此对自己的表现有更大的信心。UBE手术的另一个优点是可以自由地在手术中使用器械，从而减少对神经结构的牵拉。

单通道内镜技术和双通道内镜技术在脊柱内镜手术中都很有用，原因如下：

1. 并非所有患者都需要在TLIF中进行大范围骨减压。

2. 有些患者只需要间接减压即可获益。

3. 还有一些患者伴有严重的退行性改变、复杂的狭窄或高度的不稳定，将需要通过所选择的技术进行更积极的治疗。

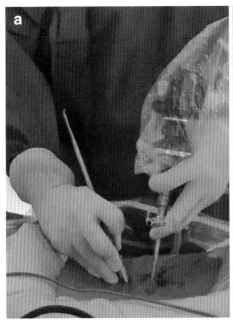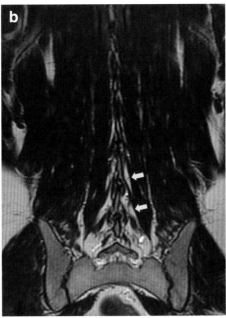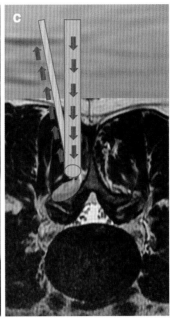

图 18.1　UBE手术过程。a.设置2个通道，分别放置内镜和常见脊柱手术器械；b.腰椎MRI冠状位片，黄色箭头指示多裂肌，指向一个高度密集的三角形区域，称为多裂肌三角，它对应于骨膜外间隙；c. UBE期间由2个通道形成的流体回路，生理盐水（红色箭头）的入口是内镜（蓝色条），出口是脊柱器械的工作通道（黄色条），蓝色圆圈表示生理盐水在骨膜外间隙形成的间隙

这些要点可用于选择内镜（单通道或双通道）入路或其他入路解决特定情况下的疾病。

18.3　导航辅助下 UBE-TLIF 的优势

术中导航的手术目标定位与内镜的视觉整合为外科医师提供了准确性、安全性和信心。术中导航下的 UBE-TLIF 有以下优势：

1.通过术中导航可以获得上关节突（SAP）的准确位置，并通过内镜进一步识别，从而标记出骨结构，从而降低对出口神经和横行神经的损伤风险。

2.导航引导的中央和对侧内镜减压是可行和安全的，能够帮助外科医师定位并识别其在椎管内的位置。

3.导航引导终板的制备降低了切除纤维环或对前纵韧带（ALL）造成更大损伤的风险，避免了灾难性的血管并发症。它还避免了终板准备不

足或过度的情况。

4.间隔器可以通过导航确定轨迹，而放置椎间融合器时还可以使用内镜进行可视化操作，从而防止融合器放置到错误的位置。

5.术中导航已被证明有助于在各种腰椎病变中精确放置椎弓根螺钉，同时还减少了手术团队因累积使用 C 臂而暴露于术中辐射的风险 [1,2,24,40~45]。

18.4　手术解剖

参考骨结构作为解剖标志，指导外科医师完成整个融合过程。这些结构可以通过 C 臂或 O 臂来识别。最初通过内镜确定的解剖结构取决于外科医师选择的方法。

外科医师可以选择以下两种方法：

1.UBE 的旁正中入路：可触及多裂肌内侧充满疏松结缔组织和脂肪的骨膜外间隙。外科医师

通过内镜识别的骨标志是棘突基部和椎板(棘板)交界处(图18.2)。

这种入路容易找到椎板间隙,并为进行内侧关节面切开时到达椎间盘外侧表面提供通道。内镜解剖结构与后路腰椎椎体间融合术(PLIF)时所见相似[46,47]。

2.UBE的椎旁入路:此入路是脊椎旁斜入路的一种改良[48],目的是通过比Wiltse入路更外侧的平面,沿着最长肌和髂肋肌之间的肌间平面到达椎间孔(图18.3)[49~51]。进入横突间隙的通道,被横突限制在头侧和尾侧,横突间肌作为底板,并在内侧受到椎间孔的限制。

通过这种方法,以俯卧位的患者为例,外科医师可以根据椎间孔的头尾高度识别不同的结构。最上部为峡部,中间为SAP的顶点,下方为SAP和横突交界处(图18.4)[52]。

这些标志能够定向显示,并且可以在椎旁入路术中导航时发现,以便后期直接内镜显示。它可以防止损伤出口神经根。

椎旁入路还可以在SAP移除后通过Kambin三角处理椎间盘[16]。因此,外科医师可以选择进行完全或部分椎板切除术以到达椎间盘(图

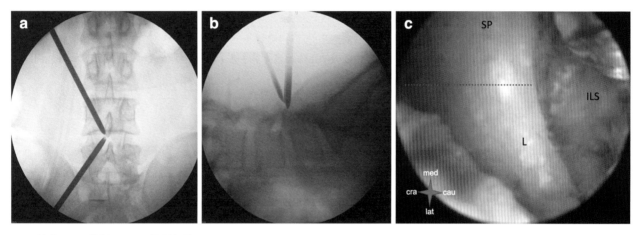

SP,棘突;L,椎板;ILS,椎板间隙。
图18.2 UBE的旁正中入路。a.C臂的AP视图显示扩张器在棘突椎板交界处的连接;b.UBE旁正中入路在C臂侧位视图中指向椎板间隙;c.术中内镜成像显示旁正中入路的骨性标志物

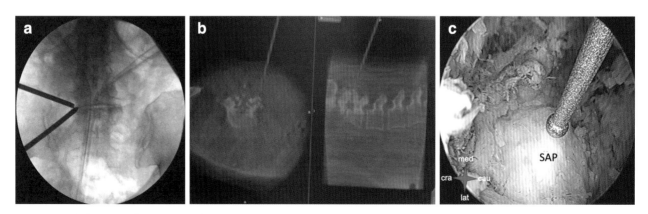

SAP,上关节突;cra,颅侧;cau,尾侧;med,内侧;lat,外侧。
图18.3 UBE椎旁入路。a.C臂AP视图显示UBE椎旁入路中扩张器在SAP上;b.术中导航显示入路斜轨迹;c.术中SAP背外侧的内镜成像

18.5）[14]。当需要进行完全切开术并切除下关节突（inferior articular process，IAP）时，通过单侧椎板切开双侧减压术（ULBD）进入椎板间隙进行双侧减压是可行的[36]。

18.5　适应证和禁忌证

基于 Meta 分析[53] 决定是否实施水介质辅助下的内镜 TLIF 的纳入和排除标准如下。

适应证：

1. Ⅰ度或Ⅱ度退行性脊柱滑脱。

2. 峡部裂性腰椎滑脱。

3. 椎体不稳。

4. 中央型狭窄伴不稳。

5. 椎间孔狭窄。

6. 终末期退行性椎间盘疾病。

7. 复发性腰椎间盘突出症。

禁忌证：

1. 肿瘤或者新生物。

2. 骨折。

3. 感染。

4. 代谢性疾病。

5. 椎管内病灶。

6. 全身性疾病。

7. 重度脊柱滑脱（滑移度 >50%）。

8. 严重的骨质疏松症。

9. 马尾神经综合征。

10. 先天性脊柱畸形。

11. 出血性疾病。

12. 严重的组织钙化。

13. 既往腰椎手术。

14. 多节段不稳定。

仅行部分 SAP 切除和间接减压的相对禁忌证为：

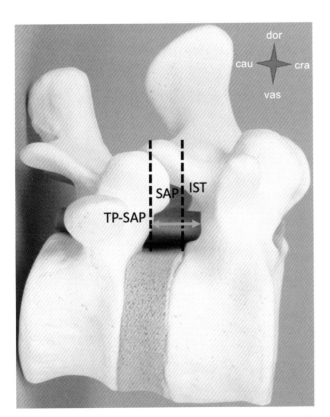

IST，峡部；SAP，上关节突；TP-SAP，横突上关节突交界处；cau，尾侧；cra，颅侧；dor，背侧；vas，腹侧。
图 18.4　根据双通道内镜下椎旁入路下椎间孔的位置，可以到达不同的解剖标志

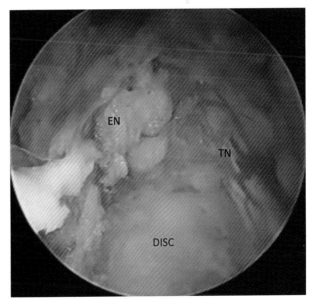

EN，出口神经；TN，横行神经；DISC，关节盘。
图 18.5　完全切除椎板及关节面和黄韧带后的术中内镜图像。蓝色阴影代表暴露的Kambin三角和椎间盘（DISC）。对EN和TN进行减压

1. 重度椎间孔狭窄。

2. 严重的中央狭窄。

3. 椎间盘高度严重塌陷。

18.6 手术技术

1. 手术室布置：内镜和导航显示器应放在外科医师面前，以便在手术过程中整合信息。在进行需要其他手握住、支撑或引导器械的操作时，助手应在外科医师对面进行协助。其他助手可以在外科医师的两侧。麻醉师在患者的头部（图18.6）。

2. 患者体位：建议全身麻醉。患者俯卧于腹部支撑架之上。手术人员需要注意患者体位是否正确，避免出现臂丛神经牵拉、下肢静脉淤血或深静脉血栓形成等并发症，以及面部受压引起的软组织水肿或眼外伤（图18.7）。

3. CT导航设置：通过18 mm的皮肤切口将导航参考架固定至 L_1 棘突后，术中使用锥形束CT进行CT扫描。然后对跟踪螺钉和融合器位置等进行验证。最后，可以使用已注册的探头进行目标节段的实时导航，并在 StealthStation 显示器（Medtronic Sofamor Danek，Memphis，TN）中观察轴向、矢状和冠状面图像（图18.8）。

4. 基于导航的椎旁入路：在患者症状一侧的同侧切开两个长16 mm的皮肤切口。两个切口均在责任节段水平上、下椎弓根的外侧椎弓根线旁25 mm处切开。切开浅筋膜，使内镜冲洗的生理盐水能连续地从内到外灌注流动。使用渐进式扩张器通过切口行序贯扩张术。在扩张前，导航指针可以确认椎旁入路的正确轨迹。以斜向方式进行扩张，以便在神经减压后为椎间融合器的放置提供适当的角度。扩张器尖端应与关节突关节接合，外科医师应用扩张器触及骨性标志物。对于在患者左侧工作的右利手外科医师，内镜通过头侧切口置入，尾侧切口作为工作通道。左边相反（图18.9）。

5. 术中导航引导下双通道内镜骨切除：将外径4 mm带有30°镜头的内镜在连续生理盐水灌注下置入头侧切口并指向关节突关节。将90°成角的3.75 mm射频（radiofrequency，RF）探

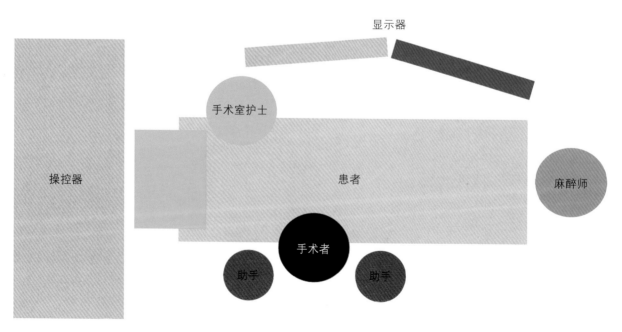

图 18.6 手术室设置

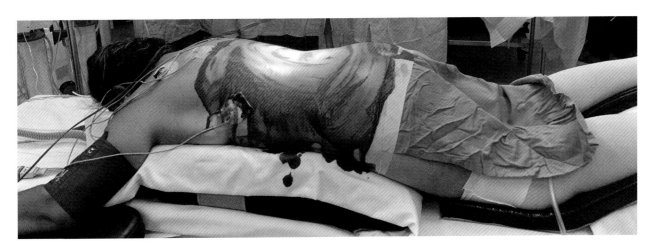

图 18.7　患者体位

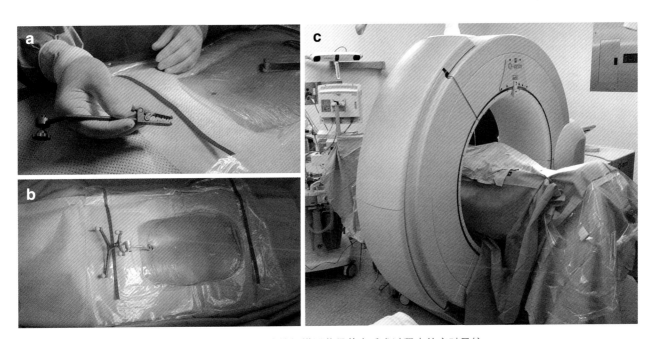

图 18.8　a, b.导航参考架固定在L₁棘突处；c.术中旋转扫描以获得整个手术过程中的实时导航

头将尾部切口插入，以消融凝固小关节表面（图 18.10）。完全的椎板及关节面切除术使用不同尺寸的骨凿和 3 mm 高速磨钻。与开放或显微镜下椎间孔成形术一样，在内镜下将 SAP 从基底部至顶端完全切除。SAP 下方可见椎间孔脂肪和椎间盘。通过术中实时导航，外科医师可以在去骨过程中定位（图 18.11）。

　　6. 双通道内镜神经减压术：如果需要，可以

先切除 IAP 以便去除黄韧带。椎间孔延伸部位的黄韧带可以用 2 mm 和 3 mm 的枪钳切除，暴露出口神经和横行神经。使用射频探头，凝固黄韧带下的硬膜外血管，同时，生理盐水产生的压力可使硬脑膜移位，避免损伤。如果外科医师需要通过中线减压对侧，黄韧带全部切除可以通过"过顶减压"的方法实现（图 18.12）。在中心减压术或对侧减压术中，外科医师可以使用术中导航

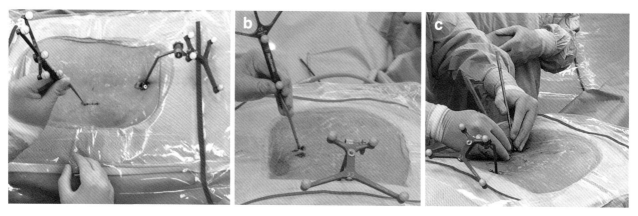

图 18.9 基于导航的椎旁入路。a.导航辅助下皮肤切口规划；b.用导航探针规划斜行椎旁入路；c.双切口连续扩张

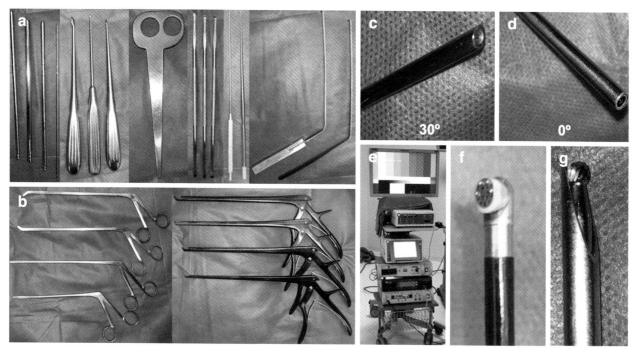

图 18.10 UBE-TLIF中使用的手术器械。a, b.不同尺寸的扩张器、导棒、神经拉钩、髓核钳和枪钳；c.30° 内镜；d.0° 内镜；e.内镜显示器；f.射频探头；g.高速磨钻

指针进行指导。

7. 双通道内镜的椎间盘切除和终板制备：在使用射频探头清理软组织并凝固位于椎间盘上方硬膜外腔腹侧的血管后，可以在内镜下将其移除。术中导航可保证解剖标志的准确性（图18.13）。椎间盘切除术是使用不同大小的咬骨钳进行的。用不同的刮匙、刮刀和锉刀精心处理终板，以去除上面的软骨。内镜与导航指针一起，防止椎间盘准备期间发生灾难性的血管并发症（图 18.14）。

8. 双通道内镜下融合术（移植物和融合器置入）：自体骨与骨基质混合后输送至椎间盘内。在内镜直视和导航引导下放置一个特殊的神经牵开器，以防止融合器置入时损伤出口神经和横行神经。同时可确保最终的融合器位置准确（图18.15）。

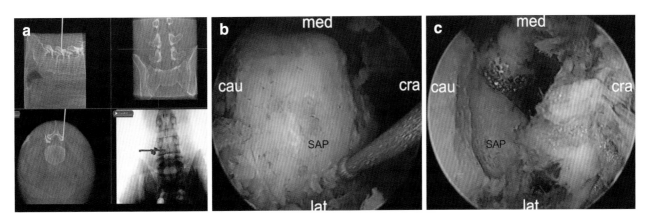

SAP，上关节突；cau，尾侧；cra，颅侧；med，内侧；lat，外侧。

图 18.11 a.术中SAP导航；b.内镜下SAP可视化和导航同时进行；c.在内镜引导下，使用高速磨钻进行关节面切除。在中央或对侧减压时，外科医师可以使用术中导航指针进行指导

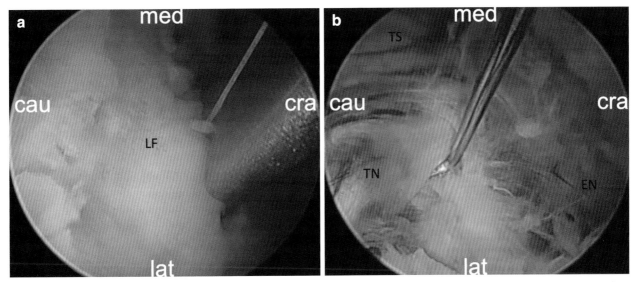

TS，硬膜囊；TN，横行神经；EN，出口神经；cau，尾侧；cra，颅侧；med，内侧；lat，外侧。

图 18.12 术中内镜图像显示神经减压完全。a.用Kerrison咬骨钳去除黄韧带（LF）；b.可通过椎旁入路实现更广泛的神经减压

9.经皮椎弓根螺钉的置入：通过同侧皮肤切口引导经椎弓根螺钉的置入。对侧固定需要用与第一次相同的方法取新切口。经椎弓根固定期间，如往常一样进行术中导航。用适当长度的双侧杆完成螺钉的置入（图 18.16）。

10.伤口缝合：取出导航跟踪器，用单一缝线缝合皮肤切口。根据情况，可在尾侧切口插入引流管，以排出冲洗后的残余液体或避免硬膜外血肿（图 18.17）。

18.7　讨论

有相当数量的关于脊柱外科术中导航的文献。在各种疾病的治疗中，除了减少术中透视对手术团队的照射时间和辐射量外，尤其是在脊柱侧弯、创伤和退行性疾病中，它与椎弓根螺钉放置的高精度相关[1,2,24,40~45]。

然而，其作用不仅仅是通过手术器械在手术过程中的精确位置进行实时引导。在脊柱外科手

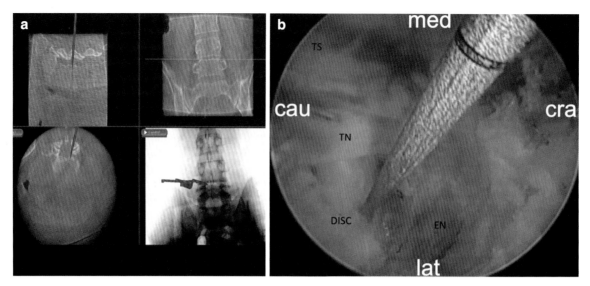

TS，硬膜囊；TN，横行神经；EN，出口神经；cau，尾侧；cra，颅侧；med，内侧；lat，外侧。

图 18.13　术中导航（a）和内镜引导（b）下椎间盘间隙的确认

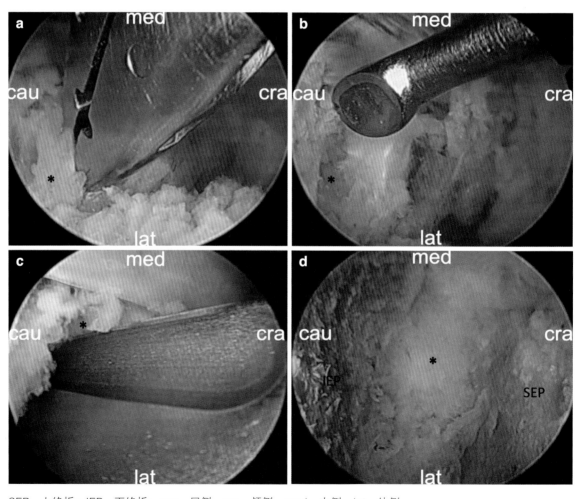

SEP，上终板；IEP，下终板；cau，尾侧；cra，颅侧；med，内侧；lat，外侧。

图 18.14　单侧双通道内镜下椎间盘切除和终板制备。a~c.用于实现半全椎间盘切除术的不同手术工具；d.终板准备后用内镜观察椎间盘，星号表示椎间盘间隙

术中，定位和位置的关系对于获得良好的手术效果起着至关重要的作用。

除了通过术中导航实现的"定位－位置"关系之外，如果通过水基内镜对解剖病理产生清晰和直接的观察，就可以进行高精度的手术，同时，对脊柱生物力学中的基本功能单位的侵犯程度更小，对神经组织的风险也更低。

特别是当外科医师面临严重的退行性改变时这很重要，因为这些退行性变化导致解剖标志改变或无法清晰定位时，即使通过内镜也不容易确定方向。

这两种技术结合使用可以提高精确性、安全

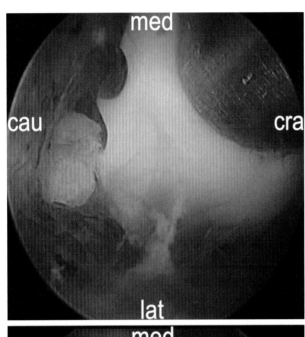

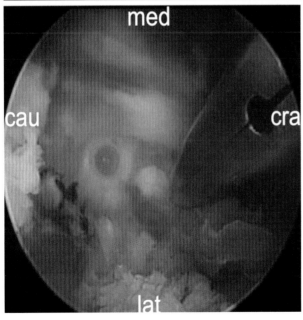

cau，尾侧；cra，颅侧；med，内侧；lat，外侧。
图 18.15 通过内镜直视引导下置入融合器

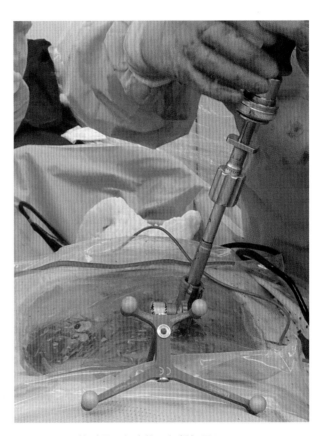

图 18.16 导航引导下经皮椎弓根螺钉置入

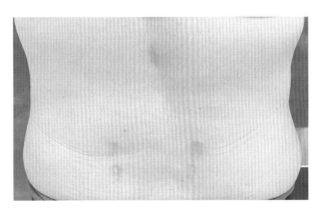

图 18.17 术后1年皮肤切口

性和可信度，从而减少组织损伤。这是定义脊柱外科微创手术的关键概念。

在 UBE 手术中，没有集成工作通道的关节镜只被用作观察工具。这是一种水介质辅助技术，类似于单通道脊柱内镜手术。内镜的角度为 0°~30°，可提供清晰的能见度，与专门为单通道脊柱手术设计的内镜所获得的能见度相似[54]。

双通道技术由 2 个通道组成，一个用于放置内镜，另一个用于放置工作器械。2 个通道与目标点通过三角关系连接。汇合处形成一个连续的灌注系统。

该技术已被广泛应用于腰椎间盘突出症和腰椎管狭窄症等各种疾病。在神经减压方面，所获得的结果与通过显微外科手术获得的结果相似[56,57]。

其他优点也有报道，如小关节面关节保存率高、对椎旁肌肉损伤少、住院时间短、术中出血少、能够快速恢复日常活动[55~57]。

自 Harms 等首次报道以来，TLIF 一直在发展[15]。内镜通过术中脊柱导航对靶点提供清晰的可视化，这可能是 TLIF 发展的又一步，可

称为术中脊柱导航下 UBE-TLIF。

UBE-TLIF 最显著的优点包括：①利用导航定位关节面，故手术入路的规划既快速又直接；②在术中 CT 图像中定位和看到的相同结构，随后可立即被内镜识别；③在术中导航和内镜解剖结构识别的支持下，同侧、中央或对侧神经减压时可精准控制骨减压范围和定位（图 18.18）。

最近发表的 Meta 分析探究了内镜下腰椎经椎间孔融合术的结果和并发症。结果显示，腿部和背部 ODI 和 VAS 评分显著改善。内镜下 TLIF 相关并发症为术后血肿、硬脑膜撕裂、感染、短暂性神经麻痹、前纵韧带损伤、种植体松动、融合器下陷、融合器移位、终板断裂，根据不同的文献报道，发生率为 0%~28.6%，且这些并发症大多对患者生活影响较小，均采用保守措施进行治疗[53]。

我们认为，除了通过内镜直接观察外，还可以通过术中脊柱导航强化术前规划和补充对病理解剖知识的了解，这将在手术中提供更重要的指导，从而提高安全性。

迄今为止，双通道经椎间孔脊柱内镜融合手术及一般任何内镜融合手术的局限性均为适应证

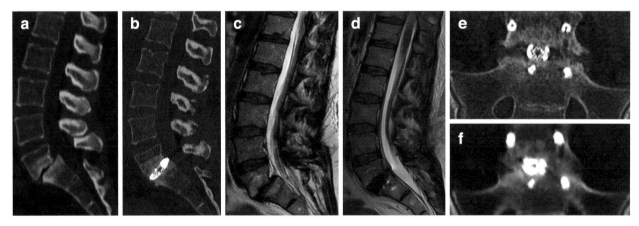

图 18.18　L_5~S_1 UBE-TLIF。a.腰椎 CT 矢状面显示 L_5~S_1 椎体 1° 滑脱伴终板炎；b.术后第一周腰椎矢状面 CT，椎间装置放置于 L_5~S_1；c.术前 MRI 矢状面图像；d.术后第一周 MRI 显示脊柱滑脱减轻；e.术后第一周腰椎 CT 冠状位图像；f.术后 12 个月腰椎 CT 显示 L_5~S_1 骨融合

有限、学习曲线陡峭、椎间融合有限及暴露于过度辐射[13]。然而，随着技术的进步和新技术的报道，这些限制将被克服。

本章的目的是通过术中导航和水介质辅助，对双通道脊柱内镜融合术进行改进，这在一定意义上克服了内镜 TLIF 以往的一些局限性。

18.8　结论

术中基于 O 臂系统的 CT 导航为 UBE-TCIF 的术前规划、定位和安全提供有效信息。这两种技术结合使用的早期经验展示了可以令人接受的临床结果[36]。在术中 O 臂导航的辅助下，UBE-TLIF 可准确实现广泛的骨减压和终板准备。

参考文献

1. BOON T O W P, YUE W M, SRIVASTAVA A, et al. Does navigation improve accuracy of placement of pedicle screws in single-level lumbar degenerative spondylolisthesis?: a comparison between free-hand and three-dimensional O-arm navigation techniques [J]. J Spinal Disord Tech, 2015, 28(8): E472-E477.

2. PARKER S L, MCGIRT M J, FARBER S H, et al. Accuracy of free-hand pedicle screws in the thoracic and lumbar spine: analysis of 6816 consecutive screws [J]. Neurosurgery, 2011, 68(1): 170-178.

3. MAYER H M, BROCK M. Percutaneous endoscopic discectomy: surgical technique and preliminary results compared to microsurgical discectomy [J]. J Neurosurg, 1993, 78(2): 216-225.

4. HERMANTIN F U, PETERS T, QUARTARARO L, et al. A prospective, randomized study comparing the results of open discectomy with those of video-assisted arthroscopic microdiscectomy [J]. J Bone Joint Surg Am, 1999, 81(7): 958-965.

5. HOOLAND T, SCHUBERT M, MIKLITZ B, et al. Transforaminal posterolateral endoscopic discectomy with or without the combination of a low-dose chymopapain: a prospective randomized study in 280 consecutive cases [J]. Spine (Phila Pa 1976), 2006, 31(24): E890-E897.

6. RUETTEN S, KOMP M, MERK H, et al. Full-endoscopic interlaminar and transforaminal lumbar discectomy versus conventional microsurgical technique: a prospective, randomized, controlled study [J]. Spine (Phila Pa 1976), 2008, 33(9): 931-939.

7. NELLENSTEIJN J, OSTELO R, BARTELS R, et al. Transforaminal endoscopic surgery for symptomatic lumbar disc herniations: a systematic review of the literature [J]. Eur Spine J, 2010, 19(2): 181-204.

8. NELLENSTEIJN J, OSTELO R, BARTELS R, et al. Transforaminal endoscopic surgery for lumbar stenosis: a systematic review [J]. Eur Spine J, 2010, 19(6): 879-886.

9. CONG L, ZHU Y, TU G. A meta-analysis of endoscopic discectomy versus open discectomy for symptomatic lumbar disk herniation [J]. Eur Spine J, 2016, 25(1): 134-143.

10. LI X C, ZHONG C F, DENG G B, et al. Full-endoscopic procedures versus traditional discectomy surgery for discectomy: a systematic review and meta-analysis of current global clinical trials [J]. Pain Physician, 2016, 19(3): 103-118.

11. RUAN W, FENG F, LIU Z, et al. Comparison of percutaneous endoscopic lumbar discectomy versus open lumbar microdiscectomy for lumbar disc herniation: a meta-analysis [J]. Int J Surg, 2016, 31: 86-92.

12. KIM M, KIM H S, OH S W, et al. Evolution of spinal endoscopic surgery [J]. Neurospine, 2019, 16(1): 6-14.

13. AHN Y, YOUN M S, HEO D H. Endoscopic transforaminal lumbar interbody fusion: a comprehensive review [J]. Expert Rev Med Devices, 2019, 16(5): 373-380.

14. HEO D H, HONG Y H, LEE D C, et al. Technique of biportal endoscopic transforaminal lumbar interbody fusion [J]. Neurospine, 2020, 17(Suppl 1): S129-S137.

15. HARMS J G, JESZENSZKY D. Die posteriore, lumbale, interkorporelle fusion in unilateraler transforaminaler Technik [J]. Oper Orthop Traumatol, 1998, 10(2): 90-102.

16. LERTUDOMPHONEWANIT T, KEOROCHANA G, KRAWATTANAPONG C, et al. Anatomic considerations of intervertebral disc perspective in lumbar posterolateral approach via Kambin's triangle: cadaveric study [J]. Asian Spine J, 2016, 10(5): 821-827.

17. KHAN N R, CLARK A J, LEE S L, et al. Surgical outcomes for minimally invasive vs open transforaminal lumbar interbody fusion: an updated systematic review and meta-analysis [J]. Neurosurgery, 2015, 77(6): 847-874.

18. SCHWENDER J D, HOLLY L T, ROUBEN D P, et al. Minimally invasive transforaminal lumbar interbody fusion (TLIF): technical feasibility and initial results [J]. J Spinal Disord Tech, 2005, 18(Suppl): S1-S6.

19. ROSENBERG W S, MUMMANENI P V. Transforaminal lumbar interbody fusion: technique, complications, and early results [J]. Neurosurgery, 2001, 48(3): 569–575.

20. KIM M C, PARK J U, KIM W C, et al. Can unilateral-approach minimally invasive transforaminal lumbar interbody fusion attain indirect contralateral decompression? A preliminary report of 66 MRI analysis [J]. Eur Spine J, 2014, 23(5): 1144–1149.

21. ROTHROCK R J, MCNEILL I T, YAEGER K, et al. Lumbar lordosis correction with interbody fusion: systematic literature review and analysis [J]. World Neurosurg, 2018, 118: 21–31.

22. OSMAN S G. Endoscopic transforaminal decompression, interbody fusion, and percutaneous pedicle screw implantation of the lumbar spine: a case series report [J]. Int J Spine Surg, 2012, 6: 157–166.

23. TIAN W, XU Y F, LIU B, et al. Computer-assisted minimally invasive transforaminal lumbar interbody fusion may be better than open surgery for treating degenerative lumbar disease [J]. Clin Spine Surg, 2017, 30(6): 237–242.

24. XIAO R, MILLER J A, SABHARWAL N C, et al. Clinical outcomes following spinal fusion using an intraoperative computed tomographic 3D imaging system [J]. J Neurosurg Spine, 2017, 26(5): 628–637.

25. WANG Y, HU Y, LIU H, et al. Navigation makes transforaminal lumbar interbody fusion less invasive [J]. Orthopedics, 2016, 39(5): e857–e862.

26. WANG M Y, GROSSMAN J. Endoscopic minimally invasive transforaminal interbody fusion without general anesthesia: initial clinical experience with 1-year follow-up [J]. Neurosurg Focus, 2016, 40(2): E13.

27. MORGENSTERN C, YUE J J, MORGENSTERN R. Full percutaneous transforaminal lumbar interbody fusion using the facet-sparing, trans-kambin approach [J]. Clin Spine Surg, 2020, 33(1): 40–45.

28. LEWANDROWSKI K U, RANSOM N A, RAMÍREZ LEÓN J F, et al. The concept for a standalone lordotic endoscopic wedge lumbar interbody fusion: the LEW-LIF [J]. Neurospine, 2019, 16(1): 82–95.

29. JIN M, ZHANG J, SHAO H, et al. Percutaneous transforaminal endoscopic lumbar interbody fusion for degenerative lumbar diseases: a consecutive case series with mean 2-year follow-up [J]. Pain Physician, 2020, 23(2): 165–174.

30. AO S, ZHENG W, WU J, et al. Comparison of preliminary clinical outcomes between percutaneous endoscopic and minimally invasive transforaminal lumbar interbody fusion for lumbar degenerative diseases in a tertiary hospital: Is percutaneous endoscopic procedure superior to MIS-TLIF? A prospective cohort study [J]. Int J Surg, 2020, 76: 136–143.

31. WU J, LIU H, AO S, et al. Percutaneous endoscopic lumbar interbody fusion: technical note and preliminary clinical experience with 2-year follow-up [J]. Biomed Res Int, 2018, 2018: 5806037.

32. WU P H, KIM H S, LEE Y J, et al. Uniportal full endoscopic posterolateral transforaminal lumbar interbody fusion with endoscopic disc drilling preparation technique for symptomatic foraminal stenosis secondary to severe collapsed disc space: a clinical and computer tomographic study with technical note [J]. Brain Sci, 2020, 10(6): 373.

33. YANG J, LIU C, HAI Y, et al. Percutaneous endoscopic transforaminal lumbar interbody fusion for the treatment of lumbar spinal stenosis: preliminary report of seven cases with 12-month follow-up [J]. Biomed Res Int, 2019(2019): 3091459.

34. KOLCUN J P G, BRUSKO G D, BASIL G W, et al. Endoscopic transforaminal lumbar interbody fusion without general anesthesia: operative and clinical outcomes in 100 consecutive patients with a minimum 1-year follow-up [J]. Neurosurg Focus, 2019, 46(4): E14.

35. HEO D H, PARK C K. Clinical results of percutaneous biportal endoscopic lumbar interbody fusion with application of enhanced recovery after surgery [J]. Neurosurg Focus, 2019, 46(4): E18.

36. QUILLO-OLVERA J, QUILLO-RESÉNDIZ J, QUILLO-OLVERA D, et al. Ten-step biportal endoscopic transforaminal lumbar interbody fusion under computed tomography-based intraoperative navigation: technical report and preliminary outcomes in Mexico [J]. Oper Neurosurg (Hagerstown), 2020, 19(5): 608–618.

37. HEO D H, SON S K, EUM J H, et al. Fully endoscopic lumbar interbody fusion using a percutaneous unilateral biportal endoscopic technique: technical note and preliminary clinical results [J]. Neurosurg Focus, 2017, 43(2): E8.

38. KIM J E, YOO H S, CHOI D J, et al. Comparison of minimal invasive versus biportal endoscopic transforaminal lumbar interbody fusion for single-level lumbar disease [J]. Clin Spine Surg, 2021, 34(2): E64–E71.

39. PARK M K, PARK S A, SON S K, et al. Correction to: clinical and radiological outcomes of unilateral biportal endoscopic lumbar interbody fusion (ULIF) compared with conventional posterior lumbar interbody fusion (PLIF): 1-year follow up [J]. Neurosurg Rev, 2019, 42(3): 763.

40. DUSAD T, KUNDNANI V, DUTTA S, et al. Comparative prospective study reporting intraoperative parameters, pedicle screw perforation, and radiation exposure in navigation-guided

versus non-navigated fluoroscopy-assisted minimal invasive transforaminal lumbar interbody fusion [J]. Asian Spine J, 2018, 12(2): 309–316.

41. KLECK C J, JOHNSON C, AKIYAMA M, et al. One-step minimally invasive pedicle screw instrumentation using O-arm and stealth navigation [J]. Clin Spine Surg, 2018, 31(5): 197–202.

42. LIU Z, JIN M, QIU Y, et al. The superiority of intraoperative o-arm navigation-assisted surgery in instrumenting extremely small thoracic pedicles of adolescent idiopathic scoliosis: a case-control study [J]. Medicine (Baltimore), 2016, 95(18): e3581.

43. PITTELOUD N, GAMULIN A, BAREA C, et al. Radiation exposure using the O-arm® surgical imaging system [J]. Eur Spine J, 2017, 26(3): 651–657.

44. TAJSIC T, PATEL K, FARMER R, et al. Spinal navigation for minimally invasive thoracic and lumbosacral spine fixation: implications for radiation exposure, operative time, and accuracy of pedicle screw placement [J]. Eur Spine J, 2018, 27(8): 1918–1924.

45. CHAN A, PARENT E, NARVACAN K, et al. Intraoperative image guidance compared with free-hand methods in adolescent idiopathic scoliosis posterior spinal surgery: a systematic review on screw-related complications and breach rates [J]. Spine J, 2017, 17(9): 1215–1229.

46. NOMURA K, YOSHIDA M. Microendoscopic decompression surgery for lumbar spinal canal stenosis via the paramedian approach: preliminary results [J]. Global Spine J, 2012, 2(2): 87–94.

47. CHOI C M. Biportal endoscopic spine surgery (BESS): considering merits and pitfalls [J]. J Spine Surg, 2020, 6(2): 457–465.

48. KIM J S, LEE S H, MOON K H, et al. Surgical results of the oblique paraspinal approach in upper lumbar disc herniation and thoracolumbar junction [J]. Neurosurgery, 2009, 65(1): 95–99.

49. AHN J S, LEE H J, CHOI D J, et al. Extraforaminal approach of biportal endoscopic spinal surgery: a new endoscopic technique for transforaminal decompression and discectomy [J]. J Neurosurg Spine, 2018, 28(5): 492–498.

50. CHOI C M, CHUNG J T, LEE S J, et al. How I do it? Biportal endoscopic spinal surgery (BESS) for treatment of lumbar spinal stenosis [J]. Acta Neurochir, 2016, 158(3): 459–463.

51. KIM J E, CHOI D J, PARK E J. Clinical and radiological outcomes of foraminal decompression using unilateral biportal endoscopic spine surgery for lumbar foraminal stenosis [J]. Clin Orthop Surg, 2018, 10(4): 439–447.

52. QUILLO-OLVERA J, SORIANO-SOLIS S, ORTIZ-LEYVA R U, et al. Microsurgical landmarks in minimally invasive transforaminal lumbar interbody fusion [J]. Coluna/Columna, 2015, 14(4): 317–319.

53. HEO D H, LEE D C, KIM H S, et al. Clinical results and complications of endoscopic lumbar interbody fusion for lumbar degenerative disease: a meta-analysis [J]. World Neurosurg, 2021, 145: 396–404.

54. HWA EUM J, HWA HEO D, SON S K, et al. Percutaneous biportal endoscopic decompression for lumbar spinal stenosis: a technical note and preliminary clinical results [J]. J Neurosurg Spine, 2016, 24(4): 602–607.

55. PARK S M, KIM G U, KIM H J, et al. Is the use of a unilateral biportal endoscopic approach associated with rapid recovery after lumbar decompressive laminectomy? A preliminary analysis of a prospective randomized controlled trial [J]. World Neurosurg, 2019, 128: e709–e718.

56. HEO D H, LEE D C, PARK C K. Comparative analysis of three types of minimally invasive decompressive surgery for lumbar central stenosis: biportal endoscopy, uniportal endoscopy, and microsurgery [J]. Neurosurg Focus, 2019, 46(5): E9.

57. CHOI K C, SHIM H K, HWANG J S, et al. Comparison of surgical invasiveness between microdiscectomy and 3 different endoscopic discectomy techniques for lumbar disc herniation [J]. World Neurosurg, 2018, 116: e750–e758.

O 臂导航引导下斜外侧
腰椎椎体间融合术

19

19.1 背景介绍

椎体间融合术被认为是治疗腰椎疾患的标准术式，腰椎椎体间融合术有多种不同的入路。最理想的入路应该是创伤最小、患者满意度高且临床效果更好。斜外侧入路显示出了潜在优势。

斜外侧腰椎椎体间融合术是外侧入路腰椎椎体间融合术的改良术式，它的主要目的是保留后纵韧带的完整性，同时减少对肌肉和软组织的损伤。斜外侧腰椎椎体间融合术（OLIF）是通过腹膜后的空间内斜外侧通道进入手术操作区域，该腹膜后空间位于腰大肌和主要血管之间（图19.1）。

侧入路手术的局限性之一是无法直视下操作或对周围解剖结构定位，需要透视定位，从而增加了辐射暴露的风险。通过对解剖的深入了解、术中 O 臂图像引导、导航辅助、更好地描述术中侧方解剖、轨迹规划和实时深度评估，可以避免这一局限性。上述提到的一些方法允许外科医师校正不熟悉的斜外侧路径，并减少对手术团队的暴露[1~3]。

另外，脊柱内镜是外科医师视线的延伸，使得外科医师可以观察到隐蔽的区域，还可在内镜辅助下进行终板处理。在 O 臂导航辅助下，椎间融合器置入和经皮椎弓根螺钉置入可以在侧方

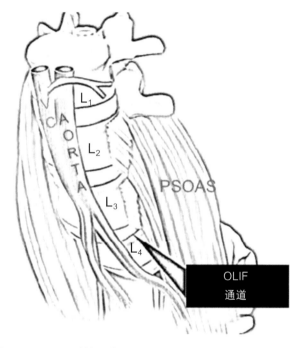

图 19.1 OLIF通道的界线

完成，节约了手术时间，使手术一步完成。现在我们来详细分享 O 臂导航辅助下斜外侧内镜腰椎椎体间融合术。

19.2 适应证

- OLIF 可以适用于多种脊柱疾患，包括退变性脊柱不稳、创伤性滑脱、脊柱侧凸、感染和 D_{12}~S_1 的腰椎滑脱。

脱出，游离（前方/后方），椎间孔区域的椎间盘突出可以通过脊柱内镜手术解决，而无须额外的后方入路。

19.3　禁忌证

- 高度滑脱（Ⅲ度及以上）。
- 骨性神经根管狭窄。
- 关节突融合。
- 腹膜后手术史。
- 髂血管位置阻挡手术通道（存在解剖变异和解剖移行）。

19.4　手术步骤

19.4.1　术前准备

术前准备包括以下步骤。

1. X线
- 全长站立位的36寸影像和动态X线片，以鉴别异常活动的节段。
- 评估脊柱的曲度和序列。
- 确定手术水平相对应的髂嵴和肋骨的位置。

2. 磁共振成像
- 定位前方的血管结构（腹主动脉、下腔静脉、髂动脉和髂静脉），及其相对椎间盘间隙的位置和相对腰大肌的位置。
- 确定斜外侧进入左侧髂总动脉、静脉和腰大肌前缘之间的角度和工作距离。
- 腰大肌的大小和形状，肾脏的位置。
- 输尿管的解剖位置。
- 腹膜后器官的解剖变异。

19.4.2　设备和器械

- OLIF撑开器系统。
- 内镜单元：监视器，照明光源，冲洗系统，

射频消融头，内镜工作套筒，工作管道和30°内镜。
- 可弯曲的或直的手术钳。
- 带角度的钩子。
- 顶部可控制的内镜下磨转头。
- 手术导航系统：光学追踪摄像头，参考架，校准探头和内镜系统可连接的追踪器（SureTrack-Medtronic）。
- 术中3D透视或者可移动的CT。

19.4.3　手术流程

1. 体位：右侧卧位（图19.2）
- 抬高腋窝，保护腋窝下面的神经血管结构。
- 腿部弯曲，松弛腰大肌和腰部神经丛。
- 在骨性突起下面放置衬垫。
- 手术医师需站在患者的腹侧工作。助手、C臂机和内镜系统需放在患者的背侧。导航系统应放置在患者的足部方向。

2. 插入参考架
- 参考架可以直接固定在髂后上棘（PSIS）上，或使用夹子固定在手术台上。
- 参考架放置的理想位置是PSIS上方5 cm处，稍靠外侧。应将其插入髂骨最厚的部分，这样才能牢固地固定在外科医师和手术领域之外。前面提到的安装程序可以确保它在手术操作过程中不会被轻易移动（图19.3）。
- 安装好参考架之后，固定O臂机用于获取3D重建图像，继而用于导航软件的注册。

3. 入路
- 选择常规的左侧入路，因为右侧的下腔静脉阻碍了右侧入路的角度。
- 左侧入路相对安全，因为主动脉和腰大肌之间有一个天然的通道。

4. 定位和切口计划
- 使用导航探头来引导导航，标记退变的椎

间盘，定位椎间盘的中间部分。

- 理想的工作轨道可以通过探头的视觉延伸线来进行评估，可以在椎间盘中部的前侧5 cm处做一个垂直或水平切口。同时，可以根据导航系统的图像来标记椎弓根螺钉的进钉点。

- 对于双节段的病例，可以在两个椎间盘相邻的椎体中间部分做一个切口（图19.4）。

5. 经皮椎弓根螺钉置入

- 应用图像导航，使用导针穿入椎弓根，经皮插入椎弓根螺钉。

- 建议在置入椎间融合器之前先置入椎弓根螺钉，因为椎间融合器会影响头尾侧椎体的序列，从而降低导航的准确性。

- 椎弓根螺钉的置入可以在侧卧位下完成。

6. 剥离

- 剥离步骤包括皮肤、皮下组织、肌肉（腹外

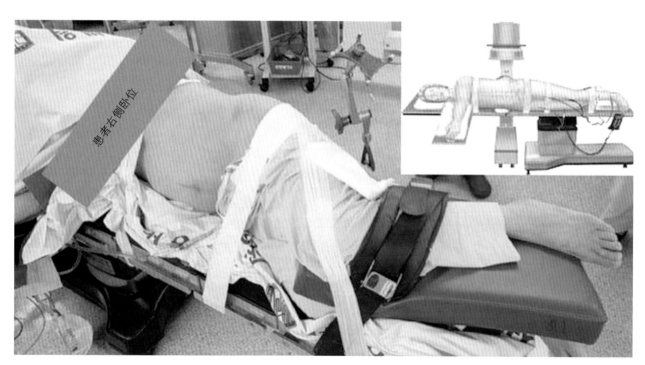

图 19.2 患者接受导航OLIF的体位

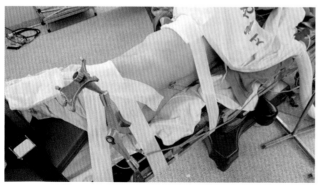
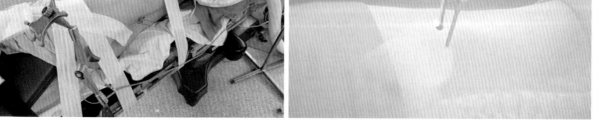

图 19.3 安放参考架

斜肌、腹内斜肌、腹横肌及其筋膜）。剥离
方向与腹壁神经根的运动轨迹平行，向腰椎
方向倾斜（图 19.5）。

- 识别位于腹横肌深部的黄色腹膜后脂肪。
- 使用手指剥离，将腹膜后脂肪和腹部脏器推
  向腹膜后壁，用示指接触椎间盘。
- 导航通常用于验证轨迹、校正节段水平和确
  定腰大肌的前缘。

7. 腰大肌的鉴别

- 使用导航系统鉴别腰大肌的前缘和病变椎
  间盘。如果有必要，可将腰大肌的前缘推向
  后侧。
- 除了导航系统的辅助，还可以通过直视确保
  安全地接近椎间盘间隙，避免损伤血管、腹

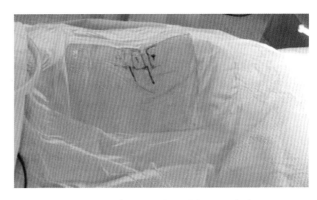

图 19.4　双节段手术病例手术切口的标记和计划

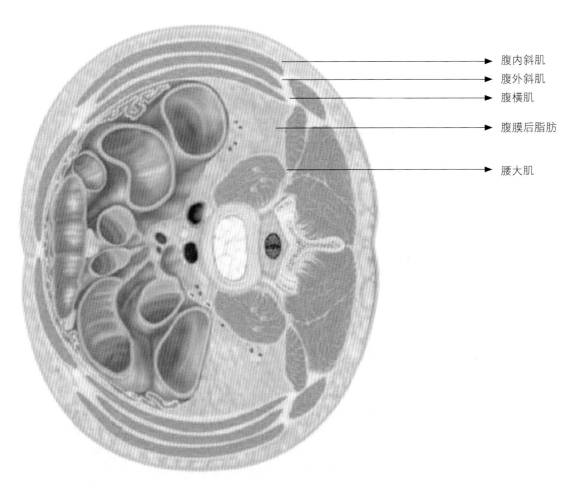

腹内斜肌

腹外斜肌

腹横肌

腹膜后脂肪

腰大肌

图 19.5　外侧腹壁的层次

膜和神经结构。

- 一旦到达椎间盘，可以清除周围软组织以获得清晰的视野，然后切除椎间盘。

8. 病变节段的靶向切除

- 在进行安全的腹膜后剥离以识别腰大肌的前部后，将探头（X-PAK 探头或第一个扩张器）向下引导到腰大肌前面或前面的椎间盘间隙，同时使用手指或撑开器保护腹腔脏器并牵开腹膜后脂肪（图 19.6）。

- 探头的位置可以通过轴位和矢状位透视影像确定。

- 探头进入椎间盘的位置应该比椎间盘的中点更靠前。这种方法不仅可以最大限度地减少因椎间盘准备器械和融合器放置的斜行轨迹造成对侧椎间孔损伤的风险，而且可以最大限度地减少运动神经根的损伤，因为运动神经通常位于腰大肌后 1/3 的位置。

- 将一根导丝插入探头内，并引入指定的椎间盘水平。使用透视机定位。

9. 放置撑开器、椎间盘切除和终板准备

- 逐级扩张，选择并放置合适长度的撑开器。

- 将与手术台连接的撑开器放置到合适的位置，维持撑开器的位置，使其开口方向与椎间盘平行（图 19.7）。

- 通过撑开器插入定位针，以防止手术过程中发生位移。

- 导航引导下，确定椎间隙和轨道，先进行纤维环切开，再进行椎间盘切除（图 19.8）。

- 进行对侧纤维环的松解。在对侧减压的过程中，需要考虑对侧的神经根可能会发生损伤，所以需要采用斜向轨迹。需要进行背侧操作，避免对椎间孔区域组织结构造成损伤。这些操作可以在实时导航引导下进行（图 19.9）。

- 导航可以用于评估椎间盘切除和终板处理的程度。术中不仅可以通过导航检查终板处理的程度，还可以向椎间盘间隙（图

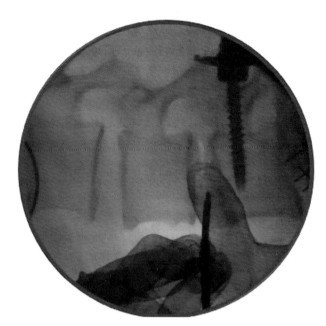

图 19.6　位于椎间盘水平的 X-PAK 探针

中红圈）注射染料来检查终板准备是否充分（图 19.10）。

- 导航辅助内镜可用于探查椎间孔区域（图 19.11）。

10. 置入物试模和置入融合器

- 在准备好植骨床后，通过导航引导下植入物试模以确定融合器的大小和腰椎前凸曲度（图 19.12）。

- 在选择好合适大小的椎间融合器后，置入带有骨粒的融合器。

- 从斜外侧插入融合器，调整融合器的位置，使其在椎间盘内垂直放置。

- 置入融合器，其位置和轨道都可以通过导航系统来计划和监测。

- 使用导航系统最终确定融合器的位置。

11. 置入内固定材料

- 根据腰椎的曲度预弯固定棒，并使用固定棒连接椎弓根螺钉。

12. 缝合伤口

- 仔细缝合腹横筋膜，然后用常规术式缝合肌肉和筋膜。

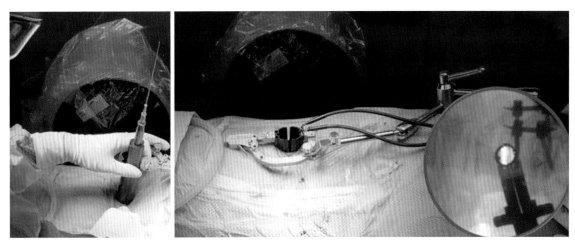

图 19.7　逐层扩张肌肉软组织并放置固定在手术台上的撑开器

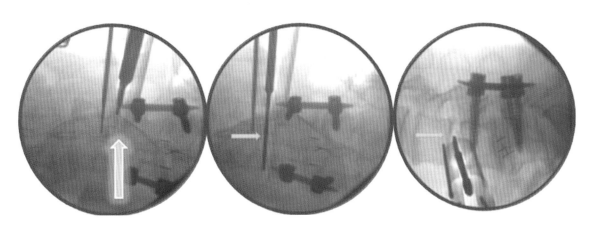

图 19.8　切开纤维环并逐步切除椎间盘

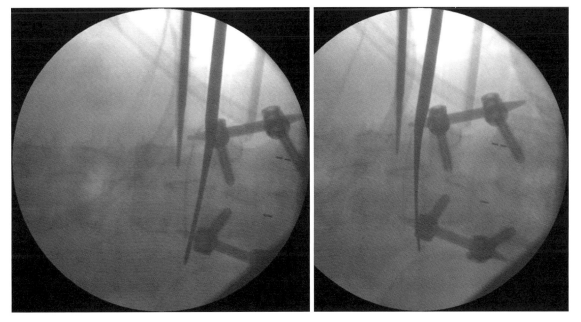

图 19.9　X线片显示Cobb剥离器用于松解对侧纤维环

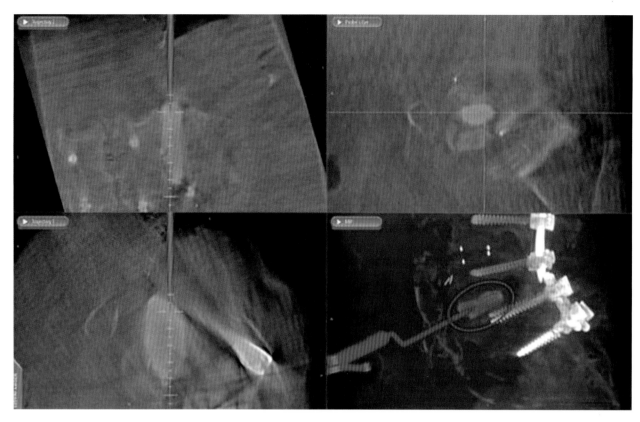

图 19.10　术中导航辅助和使用染色剂以确定适当的终板准备。红色圆圈表示将染料注入椎间盘间隙

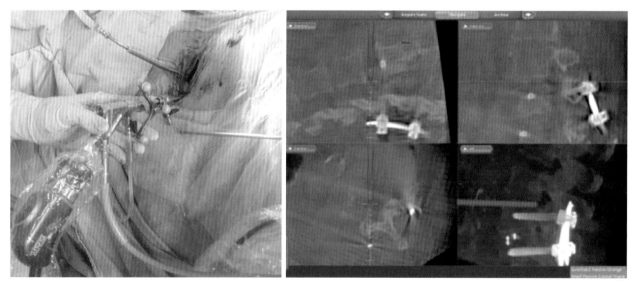

图 19.11　合并使用导航和内镜进行椎间盘切除

19.4.4 内镜及其在 OLIF 中的作用

1. 固定撑开器前，内镜可用于显示腰大肌前侧缘的生殖股神经的走行路径。

2. 在放置撑开器之前，内镜可以用于观察椎间盘的表面结构。

3. 装配导航系统的内镜可在引导下插入椎间盘行腰椎椎间盘切除术，并检查椎间盘切除程度（图 19.13 ）。

4. 内镜系统可以用于切除向上或向下游离，或者向椎间孔方向脱出的髓核组织，并行对侧前纵韧带（ALL）的减压。

5. 辅助进行软骨终板的准备，并且检查终板处理的完整性。

6. 内镜系统可以用于评估管状撑开器去除之后的血肿形成情况。

Schonauer 等报道了内镜系统辅助下行极外侧椎体间融合术的经验[4]。

19.5　优势

- OLIF 是一种可以同时维持肌肉组织完整性和保留后纵韧带结构的手术方式，最大程度上减少了对肌肉组织的医源性损伤。
- 在腰椎翻修的病例中，腰椎手术可以通过一条新的入路来进行操作。
- 减少对患者和医师的放射暴露。
- 对比穿腰大肌入路，该入路减少了对腰大肌内神经的损伤。在锚定撑开器之前，可以通过内镜观察神经结构的走行，从而减少了对神经组织的损伤。
- 尽管术中图像导航（O 臂 + 导航）引导可以应用于单一节段，而针对脊柱畸形和多节段退变的病例，3D 导航更加有用。4 个节段的图像只需要一次摄像即可获取[5]，从而显著减少了放射暴露。
- Xi 等的研究显示，导航辅助下的 OLIF 可以保证融合器的置入准确率高达 94.86%[6]，而

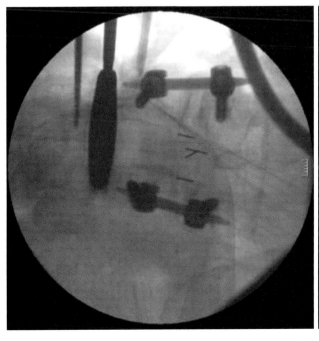
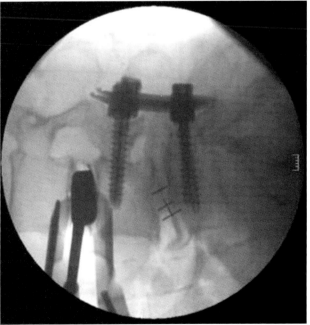

图 19.12　X线片显示置入物试模，并置入到准备好的椎间盘内

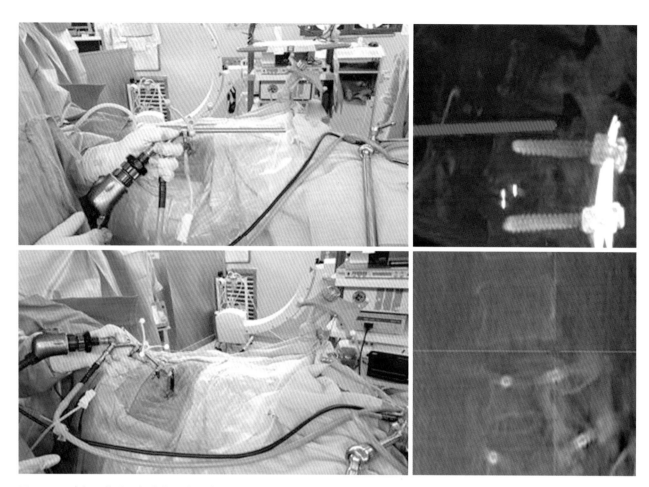

图 19.13 确保导航装置与内镜系统连接

之前需要反复的 X 线暴露才能达到如此高的准确率。

- OLIF 可以获得更佳的冠状面和矢状面的序列平衡。

19.6 劣势

- 关于入路，非常有必要了解斜外侧入路的解剖特点和相关的方向。为了了解该入路并垂直操作，医师和患者可能会接受更多的放射暴露。使用术中透视结合导航会显著克服这些特定的劣势。

- 由于术者必须保持斜角入路以避免损伤周

围神经，尤其是对侧神经根，因此入路角度可能变得难以调整。导航系统可以通过实时监测入路角度和深度的变化，从而降低这些风险[7]。

- 由于解剖变异，少数病例存在损伤大血管、输尿管和肠道的风险。

- 导航不准确可能导致椎体间保持器和螺钉定位错误。

19.7 讨论

外侧入路，或称为 OLIF、腰大肌下入路、腰大肌上入路、腹膜后入路，都随着最近成像和仪器技术的创新发生了巨大的变化。

关于入路相关并发症，一些外科医师倾向于腰大肌前入路，因为它具有与经腰大肌入路相同的优点。此外，由于 OLIF 在腰大肌前方进行，因此腰大肌和腰丛损伤的风险也被消除。

在翻修病例中建立一个新的手术通道，可以间接行椎间孔减压，并改善矢状位和冠状位的不平衡，这是 OLIF 另一个显著的优势[8]。其他优势包括对硬膜囊的损伤风险低，无须进行关节突切除、椎板切除和椎旁肌剥离，从而降低了术后疼痛的发生率。

在手术视野内使用内镜能够对深部手术部位提供更佳的视野，减少对腰骶丛和椎体终板的损伤。

由于腰椎靠近腰大肌前方，该技术避免了剥离腰大肌，从而减少了医源性损伤腰大肌和腰丛的机会[9]。而且，一项 Meta 分析显示，经腰大肌外侧入路出现暂时性神经功能缺损的概率为 9.4%，出现永久性神经功能缺损的概率为 2.5%[10]，这可能导致大腿和小腿严重的功能丧失[11~14]。

OLIF 的垂直进入角度会增加医护人员的放射暴露。但是导航的使用有助于减少放射暴露[15]。

虽然导航对外科医师来说是一个福音，但是导航系统硬件和软件障碍会导致准确率的降低。参考架的移动或者手术操作引起的对线变化也可能导致不准确，因为如果手术操作不当，垂直操作可能对患者和撑开器系统产生相当大的扭矩。最后，由于腰大肌、肋骨和髂棘的解剖限制，可能会影响手术流程并延长手术时间[16~19]。

Zhang 等比较了术中 CT 导航 OLIF 与常规 2D 透视 OLIF，结果显示，CT 导航 OLIF 组对患者和外科医师的辐射暴露均显著降低。然而，导航 OLIF 组的手术时间比传统 OLIF 组长，但在统计学上没有显著性差异[20]。

19.8　结论

内镜导航 OLIF 技术适用于同时需要直接减压和间接减压的患者，为医师提供了额外的视野信息。因此，导航 OLIF 是一种安全替代 X 线透视 OLIF 的方法。在手术过程中，导航系统减少了对术中透视的需要，有助于术前计划准确的路径，并减少了对患者和手术团队的放射暴露。

19.9　案例展示

患者女，71 岁，长期下肢及中轴性腰痛，影响日常活动。患者于 14 年前在外院接受后路 $L_{4~5}$ 椎间融合手术，3 年前接受 $L_{3~4}$ 椎板切除手术。以往有顽固性腿部疼痛，保守治疗失败。腰骶椎 X 线片显示 $L_{3~4}$ 椎间 Ⅱ 度滑脱伴椎间盘间隙塌陷和椎间孔狭窄，$L_{4~5}$ 有椎间融合器和椎弓根螺钉（图 19.14）。MRI 显示 $L_{3~4}$ Ⅱ 度滑脱伴假性椎间盘脱出，双侧椎间孔和侧隐窝狭窄。CT 显示 $L_{3~4}$ Ⅱ 度滑脱伴椎间盘的真空现象（图 19.15）。患者接受 $L_{3~4}$ 导航内镜下 OLIF，并用椎弓根螺钉固定 $L_{2~4}$，去除位于 L_5 的椎弓根螺钉（图 19.16）。术后影像学检查显示 $L_{3~4}$ 椎间融合，并椎弓根螺钉固定，滑脱复位。

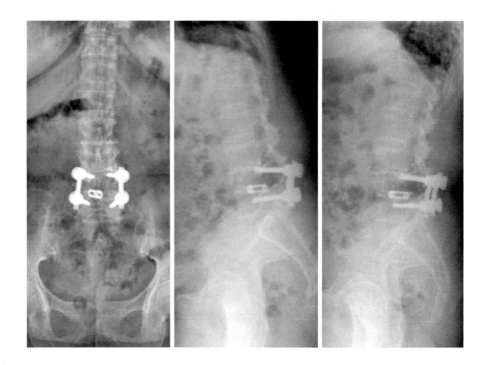

图 19.14 正侧位X线片显示$L_{3\sim4}$Ⅱ度滑脱，$L_{4\sim5}$椎间融合器+椎弓根螺钉

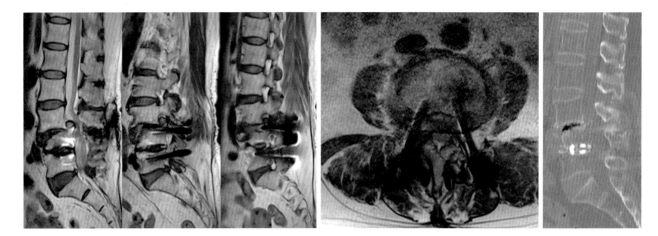

图 19.15 MRI T2矢状面和轴位图像显示Ⅱ度椎体滑脱伴双侧椎间孔、侧隐窝狭窄，以及腰椎管狭窄，$L_{4\sim5}$水平见融合器。CT显示$L_{3\sim4}$和$L_{4\sim5}$椎间盘存在真空现象（既往融合手术）

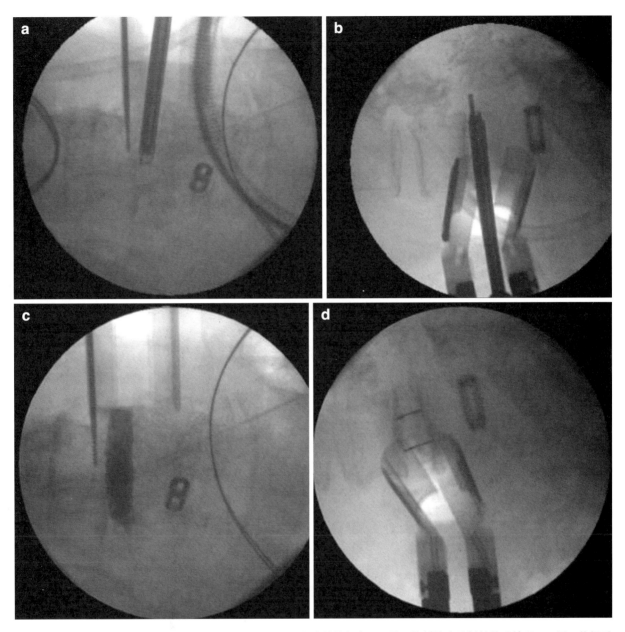

图 19.16　a, b.术中影像：使用内镜去切除位于椎间孔和中央的椎间盘；c.使用染料检查终板的处理情况；d.置入椎间融合器

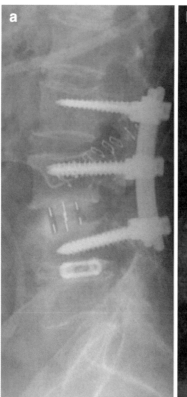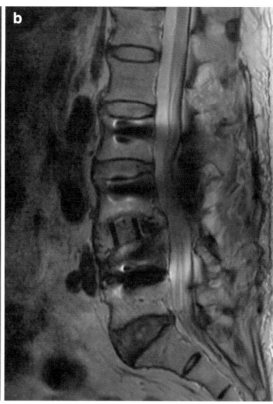

图 19.17 术后手术图像，X线（a）、MRI（b）显示L$_{3\sim4}$滑脱复位，椎间盘高度恢复

参考文献

1. DIGIORGIO A M, EDWARDS C S, VIRK M S, et al. Stereotactic navigation for the prepsoas oblique lateral lumbar interbody fusion: technical note and case series [J]. Neurosurg Focus, 2017, 43(2): E14.

2. VILLARD J, RYANG Y M, DEMETRIADES A K, et al. Radiation exposure to the surgeon and the patient during posterior lumbar spinal instrumentation: a prospective randomized comparison of navigated versus non-navigated freehand techniques [J]. Spine, 2014, 39(13): 1004–1009.

3. ZHANG Y H, WHITE I, POTTS E, et al. Comparison perioperative factors during minimally invasive prepsoas lateral interbody fusion of the lumbar spine using either navigation or conventional fluoroscopy [J]. Glob Spine J, 2017, 7(7): 657–663.

4. SCHONAUER C, STIENEN M N, GAUTSCHI O P, et al. Endoscope assisted extreme-lateral interbody fusion (XLIF) – preliminary experience and technical note [J]. World Neurosurg, 2017:S1878875017306186.

5. PARK P. Impact of spinal navigation on the oblique lumbar interbody fusion [J]. Neurospine, 2020, 17(1): 268–269.

6. XI Z, CHOU D, MUMMANENI P V, et al. The navigated oblique lumbar interbody fusion: accuracy rate, effect on surgical time, and complications [J]. Neurospine, 2020, 17(1): 260–267.

7. DIGIORGIO A M, EDWARDS C S, VIRK M S, et al. Stereotactic navigation for the prepsoas oblique lateral lumbar interbody fusion: technical note and case series [J]. Neurosurg Focus, 2017, 43(2): E14.

8. BERJANO P, GAUTSCHI O P, SCHILS F, et al. Extreme lateral interbody fusion (XLIF(R)): how I do it [J]. Acta Neurochirurgica, 2015, 157(3): 547–551.

9. MOBBS R J, PHAN K, MALHAM G, et al. Lumbar interbody fusion: techniques, indications and comparison of interbody fusion options including PLIF, TLIF, MI-TLIF [J].Journal of Spine Surgery, 2015, 1(1):2.

10. JOSEPH J R, SMITH B W, LA MARCA F, et al. Comparison of complication rates of minimally invasive transforaminal lumbar interbody fusion and lateral lumbar interbody fusion: a systematic review of the literature [J]. Neurosurg Focus, 2015, 39(4): E4.

11. MOLLER D J, SLIMACK N P, ACOSTA F L J R, et al. Minimally invasive lateral lumbar interbody fusion and

transpsoas approach-related morbidity [J]. Neurosurg Focus, 2011, 31(4): E4.

12. OHTORI S, ORITA S, YAMAUCHI K, et al. Mini-open anterior retroperitoneal lumbar interbody fusion: oblique lateral interbody fusion for lumbar spinal degeneration disease [J]. Yonsei Med J, 2015, 56(4): 1051–1059.

13. OZGUR B M, ARYAN H E, PIMENTA L, et al. Extreme lateral interbody fusion (XLIF): a novel surgical technique for anterior lumbar interbody fusion [J]. Spine J, 2006, 6(4): 435–443.

14. RODGERS W B, GERBER E J, PATTERSON J. Intraoperative and early postoperative complications in extreme lateral interbody fusion: an analysis of 600 cases [J]. Spine (Phila Pa 1976), 2011, 36(1): 26–32.

15. VILLARD J, RYANG Y M, DEMETRIADES A K, et al. Radiation exposure to the surgeon and the patient during posterior lumbar spinal instrumentation: a prospective randomized comparison of navigated versus non-navigated freehand techniques [J]. Spine (Phila Pa 1976), 2014, 39(13): 1004–1009.

16. VAN DE KELFT E, COSTA F, VAN DER PLANKEN D, et al. A prospective multicenter registry on the accuracy of pedicle screw placement in the thoracic, lumbar, and sacral levels with the use of the O-arm imaging system and StealthStation Navigation [J]. Spine (Phila Pa 1976), 2012, 37(24): E1580–E1587.

17. ABDULLAH K G, BISHOP F S, LUBELSKI D, et al. Radiation exposure to the spine surgeon in lumbar and thoracolumbar fusions with the use of an intraoperative computed tomographic 3-dimensional imaging system [J]. Spine (Phila Pa 1976), 2012, 37(24): E1074–E1078.

18. NOTTMEIER E W, BOWMAN C, NELSON K L. Surgeon radiation exposure in cone beam computed tomography-based, image-guided spinal surgery [J]. Int J Med Robot, 2012, 8(2): 196–200.

19. GELARIS I D, PASCHOS N K, PAKOS E E, et al. Accuracy of pedicle screw placement: a systematic review of prospective in vivo studies comparing free hand, fluoroscopy guidance and navigation techniques [J]. Eur Spine J, 2012, 21(3): 247–255.

20. ZHANG Y H, WHITE I, POTTS E, et al. Comparison perioperative factors during minimally invasive pre-psoas lateral interbody fusion of the lumbar spine using either navigation or conventional fluoroscopy [J]. Global Spine J, 2017, 7(7): 657–663.

Virtu4D 导航引导下经内镜 TLIF 及经皮椎弓根螺钉固定术   20

20.1 历史背景

内镜下经椎间孔腰椎椎体间融合术（endoscopic transforaminal lumbar interbody fusion，Endo-TLIF）是使用经皮内镜下腰椎间盘切除术（PELD），配合内镜的可视化技术，使用可扩张或普通融合器技术，以及经 Kambin 三角椎间融合技术来治疗多种脊柱疾病[1~3]。据报道，Endo-TLIF 技术不仅可以实现双侧直接减压、椎体间融合器置入和椎弓根螺钉置入，而且可以减少对正常组织的剥离。换言之，通过内镜入路的可视化，使得肌肉、软组织和神经根得到更好的保护。近年来，对 Endo-TLIF 技术的研究已成为热点。许多脊柱外科医师更加关注该技术的临床应用。

2012 年，G Osman[4] 报道了 60 例随访超过半年接受内镜下腰椎 TLIF 及经皮椎弓根固定术的患者。其平均手术时间是 2 h 54 min，平均失血量约 57.6 mL，平均住院时间为 2.6 d。术后腰痛和腿痛明显减轻。最终的结论是内镜下经椎间孔减压、椎体间融合术和经皮椎弓根螺钉固定取得了令人满意的结果。

2013 年，Frederic Jacquot 和 Daniel

Gastambide[5] 开发了一种基于 Kambin 原理和钛合金融合器的经皮内镜下腰椎融合术，治疗了 57 例患者，其中 8 例患者术后出现神经根性疼痛并伴有感觉异常，2 例发生无症状融合器移位，13 例在延迟融合 8 个月（3~36 个月）后需要接受二次常规手术。考虑到 36% 的并发症发生率，除非有决定性的技术改进，否则不建议采用该技术。

20.2 专业术语

内镜下腰椎椎体间融合术（endoscopic lumbar interbody fusion，Endo-LIF）可根据手术入路分为 Endo-TLIF 和内镜下后路腰椎椎体间融合术（endoscopic posterior lumbar interbody fusion，Endo-PLIF）。Endo-TLIF 的手术过程与微创经椎间孔腰椎椎体间融合（minimally invasive transforaminal lumbar interbody fusion，MIS-TLIF）治疗腰椎滑脱相似。但工作通道（内镜 Endo-TLIF 和可扩展通道 MIS-TLIF）和手术环境（水介质 Endo-TLIF 和空气介质 MIS-TLIF）有明显差异。

临床上可用的导航系统可分为光电导航、机

器人辅助手术和电磁导航[6,7]。以光学传感器检测为基础的导航系统近年来得到了广泛的应用，在椎弓根螺钉置入方面具有明显的优势。然而，缺点是视线不能被打断，这限制了操作人员在操作过程中的自由度，从而也限制了操作器械的直观使用。此外，跟踪器的设计必须延伸到术野之外，以便被导航摄像头检测到。即使是由于与参考架的意外接触而引起的非常小的位置变化，也会导致定位错误和随后的并发症。

目前，一种基于电磁场（electromagnetic field，EMF）的新型电磁导航系统（fagon GmbH，Hennigsdorf，Germany）被应用于脊柱手术。其采用一种特殊的磁场发生器，所有必需的和专门研制的仪器都不含铁磁性物质，以防止测量和仪器误差，因此研制了可导航的钛合金螺丝刀。

20.3　患者选择

20.3.1　一般适应证

纳入标准包括：①单节段或双节段腰椎滑脱Ⅰ或Ⅱ度；②持续性、严重的腰痛和坐骨神经痛或神经源性间歇性跛行，标准化保守治疗无效，严重影响日常生活和工作；③术前伸屈位X线片、CT和MRI显示峡部或退行性椎体不稳，以及侧隐窝、椎间孔狭窄；④肌力无明显下降，无马尾神经综合征。

排除标准：①手术翻修病史；②脊椎滑脱合并感染、外伤、脊柱侧弯、骨质疏松、后凸畸形、肿瘤；③严重中央椎管狭窄或双侧隐窝狭窄；④使患者不能耐受长期手术的脑血管、心血管疾病；⑤严重骨质疏松症。

20.3.2　Endo-TLIF 的适应证

1. 单节段或双节段腰椎滑脱Ⅰ度或Ⅱ度。

2. 持续的严重腰痛、坐骨神经痛、神经源性间歇性跛行，标准化保守治疗无效，严重影响日常生活和工作。

3. 术前伸屈位X线片、CT和MRI显示峡部或是行性椎体不稳，以及侧隐窝、椎间孔狭窄。

4. 肌力无明显下降，无马尾神经综合征。

20.4　Endo-TLIF 的优缺点

20.4.1　优点

①有利于减轻患者对开放性手术的恐惧；②尽量减少手术创伤，保留腰椎运动节段；③缩短手术时间、减少手术失血量、降低术后感染率、缩短住院时间、减少术后麻醉药物的用量、缩短恢复期及降低并发症的发生率；④降低医疗费用；⑤可早期恢复体力活动。

20.4.2　缺点

①学习曲线长；②术者需要具备以下技术基础：脊柱开放手术经验、内镜手术经验、经皮技术、腰椎系统解剖知识；③手术室人员放射暴露时间长；④对手术工具和设备的要求多；⑤少数医院和少数外科医师能够开展；⑥由于采用旁正中切口，Endo-TLIF返修手术比较困难。

20.5　术前计划

20.5.1　检查

应准备好全面的影像学数据。腰椎动态X线片用于确定是否存在腰椎不稳。腰椎正侧位片用于确定是否存在发育性畸形，如骶椎腰化和腰椎骶化。腰椎三维重建CT是确定脱位类型和椎间孔狭窄程度必不可少的检查方法。MRI对于准确判断狭窄的范围和位置也是必要的。脊柱全长正侧位 X 线片可以鉴别诊断髋关节疾病和发育畸形。

其他检查，如胸部 CT、脑血管功能检测、下肢血管超声、心脏超声、动脉血气分析等也是排除全身麻醉禁忌的必要条件。

20.5.2 准备

术前对两组患者进行扫描厚度 <1 mm 的三维 CT 扫描，与术中 X 线相匹配。EMsys 术中需要正侧位 X 线片进行图像匹配。CT 数据集以 DICOM 格式存储，并复制到工作站中进一步处理。术中脊柱神经电生理监测也是必要的，以避免神经根损伤。在 Endo-TLIF 之前，EMsys 通过 Jamshidi 针置入经皮椎弓根丝导丝。导丝置入、X 线验证后，依次行椎管减压、椎间盘切除术、复位、椎体间融合术，经皮沿导丝置入椎弓根螺钉，再次提拉脱位，固定工作平面。

20.5.3 麻醉

建议进行全身麻醉。控制高血压是减少椎管内出血的好方法。为了减少软组织引起的外周出血，可以将含有 1 mg 肾上腺素稀释至 0.9% 氯化钠溶液的混合液从皮肤注射到软组织中。对于全身麻醉禁忌证患者，建议使用 2% 利多卡因 20 mL、1% 罗哌卡因 10 mL、生理盐水 30 mL 混合溶液进行局部麻醉。

20.5.4 定位

手术在手术室严格无菌的环境中进行。患者保持俯卧位，腹部无受压。

20.5.5 技术设备

Endo-TLIF 器械名为 Endo-SurgiPlus® 和

Endo-TLIF 系统，由中国的 Unintech® 公司设计制造，所有步骤均可以在内镜下看到。Endo-SurgiPlus® 是一种改进的 Endo-Surgi 系统。其应用通过使用 4 种手术入路组覆盖整个脊柱，即侧路组、后路组、颈椎组和融合组（图 20.1）。与传统内镜相比，Endo-Surgi Plus 内镜的视野增加了 50%，手术效率提高了 30%。

20.6 外科手术

20.6.1 手术区表面定位及切口规划

术前 X 线下椎弓根表面定位对于验证电磁导航的准确性具有重要意义。两个椎弓根之间的距离称为一个"L"，长度为 4~6 cm，Endo-TLIF 切口平均只有 1 个"L"的距离。经皮椎弓根螺钉置入通常需要 4 个约 1 cm 的纵向切口（图 20.2）。选择其中 1 个切口作为减压和椎间融合器放置的工作通道。

20.6.2 电磁导航注册

采用一种特殊的电磁场发生器来产生电磁场（electromagnetic field，EMF）。所有所需和专门开发的工具都不含铁磁性物质，以防止测量误差和仪器误差，因此开发了可导航钛合金螺丝刀。磁场发生器被放置在靠近底部（非无菌区域）的位置，使参考架可以包含整个术野（图 20.3）。电磁场有一个 500 mm 的球形磁场发生器，术野中有信号线圈的工具可以被其检测到。为了将生成的电磁场与影像学数据和脊柱相匹配，将参考架通过一根短而细的克氏针直接插入棘突（图 20.4）。在腰部放置有 17 个标记点的映射桥，用标准的正侧位 X 线片与术前三维 CT 相匹配（图 20.5）。MultiPad 放置在靠近参考架的地方，确保所有可导航工具都可以被识别和注册（图 20.6）。将专门的椎弓根开口和骨锥经

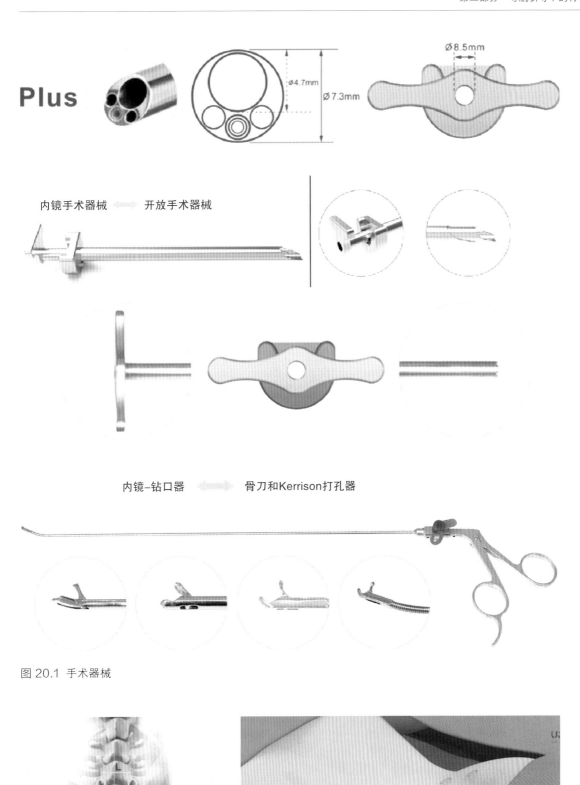

图 20.1 手术器械

图 20.2 手术切口

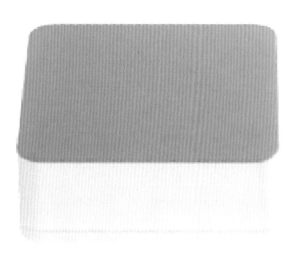
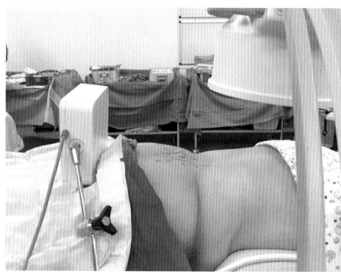

图 20.3 电磁场发生器及其靠近按钮的位置

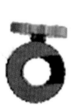
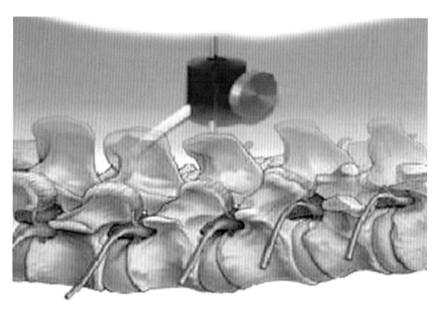

图 20.4 将参考架连接在棘突上

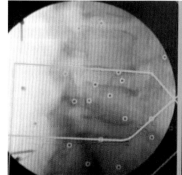
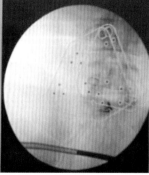
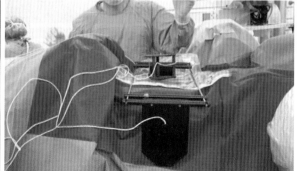

图 20.5 映射桥被放置在腰部，标准正侧位X线片与术前三维CT相匹配

皮放置在入口点，并按照导航设计的路线经软组织插入，到达骨性解剖标志（图 20.7）。4 颗经皮椎弓根螺钉在导航引导下被准确、安全地放置。螺旋进入的深度也可以由导航系统来监测。根据椎弓根和减压步骤独立设计切口，可以更短、更美观（图 20.8）。再次检查正侧位片以确保位置合适。

20.6.3　解剖结构辨识和暴露

采用钝性导引棒代替穿刺针，沿经皮椎弓根切口插入，用于分离小关节周围的软组织。电磁导航也有助于引导方向，确保位置正确。放置通道及内镜。射频电凝和双极用于清洁软组织，暴露关节突关节的骨性结构。

20.6.4　内镜减压术

内径 7.5 mm，外径 8 mm 的内镜扩孔器适用

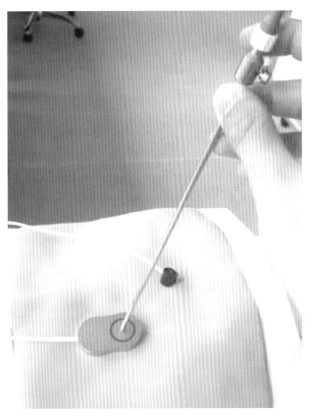

图 20.6　MultiPad应放置在参考架附近，所有可导航的工具将被注册

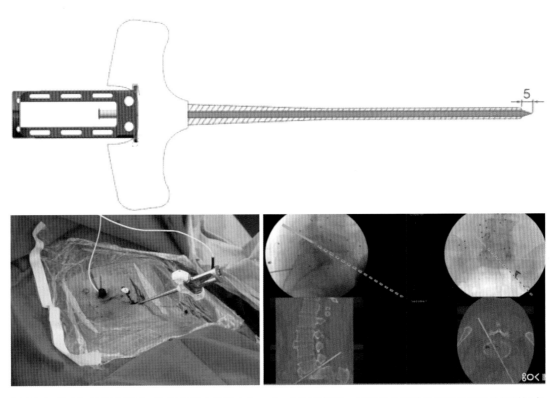

图 20.7　将专门的椎弓根开口和骨锥经皮放置在入口点，经过软组织，按照导航设计的路线直至骨性解剖标志

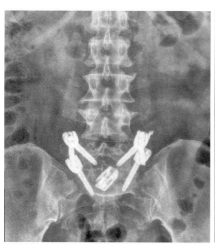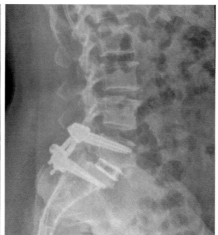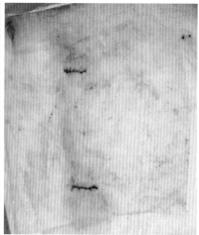

图 20.8 4颗经皮椎弓根螺钉在导航引导下准确、安全地置入。切口较常规手术更加微创

于单侧椎间孔切开术和椎板切除术，功能强大且安全。如果条件允许，也可以通过扩孔器和椎板咬骨钳进行单侧椎板切开双侧减压术（ULBD）。第一级扩孔器的位置非常重要，应明确区分。上关节突（SAP）尖端和相应的下关节突（IAP）外侧缘是应首先切除的靶点。当小关节被部分切除时，可见黄韧带。第二级扩孔器的位置是 SAP 的主体。SAP 的基底部和下椎板的上缘应为被切除的第三部分。椎板间隙清晰可见，第四级扩孔器的位置为下关节突和上位椎板下缘。经过多次扩孔磨除骨质后，可见同侧椎间孔以及黄韧带的头尾侧止点。然后通过工作通道保护暴露的硬膜囊和 L_5 神经根，并进行椎管减压。

20.6.5 椎间盘间隙的治疗

通过电磁导航系统中的探针可明确椎间盘的位置和方向（图 20.5）。操作者可使用髓核钳、铰刀、刮刀等切除椎间盘组织。在刮去上、下软骨终板并出现点状血液渗出后，探针可以评估椎间盘处理的深度（图 20.5）。

20.6.6 椎间骨移植和融合器置入

试模通过通道被置入到椎间的适当位置，并通过正侧位 X 线片或电磁导航进行验证。移除试模后用自体移植物和同种异体移植物填满椎间隙。通过工作通道置入融合器，恢复腰椎前凸度和椎间隙高度。

20.6.7 经皮椎弓根螺钉置入术

最后，安装椎弓根螺钉以替换 4 根导丝，在 C 臂透视下检查螺钉和融合器的位置。冲洗并清理术野。

20.7 术后护理

在大多数情况下，不需要引流管，只需要 2~4 个小切口。抗生素的使用时间不得超过 48 小时。如有可能，所有患者均可在术后第二天借助胸腰支具起床。

20.8 并发症

1. 神经根损伤或硬脑膜撕裂。

2. 经皮椎弓根螺钉误置入椎管。

3. 连接棒的长度太长或太短，从螺钉中上滑出。

 4. 伤口表浅或深切口感染。

 5. 术后血肿形成。

 6. 减压不彻底。

 7. 椎间植骨不愈合。

 8. 术后出现对侧症状。

 9. 持续性腰痛。

 10. 融合器移位、下沉。

参考文献

1. WU J, LIU H, AO S, et al. Percutaneous endoscopic lumbar interbody fusion: technical note and preliminary clinical experience with 2-year follow-up [J]. Biomed Res Int, 2018, 2018:1-8.

2. YANG J, LIU C, HAI Y, et al. Percutaneous endoscopic transforaminal lumbar interbody fusion for the treatment of lumbar spinal stenosis: preliminary report of seven cases with 12-month follow-up [J]. Biomed Res Int, 2019, 2019: 1-10.

3. SYED H, VOYADZIS J M. True percutaneous transforaminal lumbar interbody fusion: case illustrations, surgical technique, and limitations [J]. J Neurol Surg A Cent Eur Neurosurg, 2016, 77(5): 344–353.

4. OSMAN S G. Endoscopic transforaminal decompression, interbody fusion and percutaneous pedicle screw implantation of the lumbar spine: a case series report [J]. Int J Spine Surg, 2012, 6: 157–166.

5. JACQUOT F, GASTAMBIDE D. Percutaneous endoscopic transforaminal lumbar interbody fusion: is it worth it? [J]. Int Orthop, 2013, 37(8): 1507–1510.

6. TIAN W, HAN X, LIU B, et al. A robot-assisted surgical system using a force-image control method for pedicle screw insertion [J]. PLoS One, 2014, 9(1): e86346.

7. OVERLEY S C, CHO S K, MEHTA A I, et al. Navigation and robotics in spinal surgery: where are we now? [J]. Neurosurgery, 2017, 80(3S): S86–S99.

双通道内镜入路下的 3D   21
内镜脊柱手术

21.1 简介

3D 成像或视频已被广泛应用于各种领域，如电影、电视、虚拟现实和移动应用程序。在医学方面，3D 图像已被用于放射学检查、3D 外视镜检查、机器人手术和内镜手术。其中，3D 内镜手术已尝试应用于普外科、妇科、耳鼻喉科、神经外科和关节手术中[1~7]。最近，我们采用双通道内镜入路进行了 3D 内镜脊柱手术[8~11]。3D 内镜系统在手术中最重要的优势是深度感和立体感[6,12]。这里我们介绍 3D 通道内镜脊柱手术的技术和优点。

21.2 外科器械和设备

截至目前，3D 内镜脊柱手术仅可通过双通道内镜技术进行。还没有适用于单通道内镜入路的 3D 内镜。我们使用了 Stoltz 的 3D 内镜系统（图 21.1 a）。3D 双通道内镜手术需要专门的 3D 显示器及其控制系统（图 21.1 b），手术过程中需要佩戴专门的眼镜进行 3D 可视化（图 21.2 a）。

除 3D 内镜系统及其控制台外，基本手术设置与双通道内镜手术相似。另外需要常用的双门静脉内镜手术工具包[8~11]。专门的双通道手术

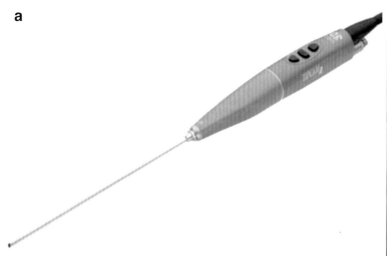
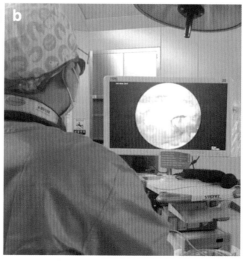

图 21.1 3D内镜系统。对于3D内镜脊柱手术，需要3D内镜（a）、3D显示器（b）、控制系统（b）和定制的3D眼镜

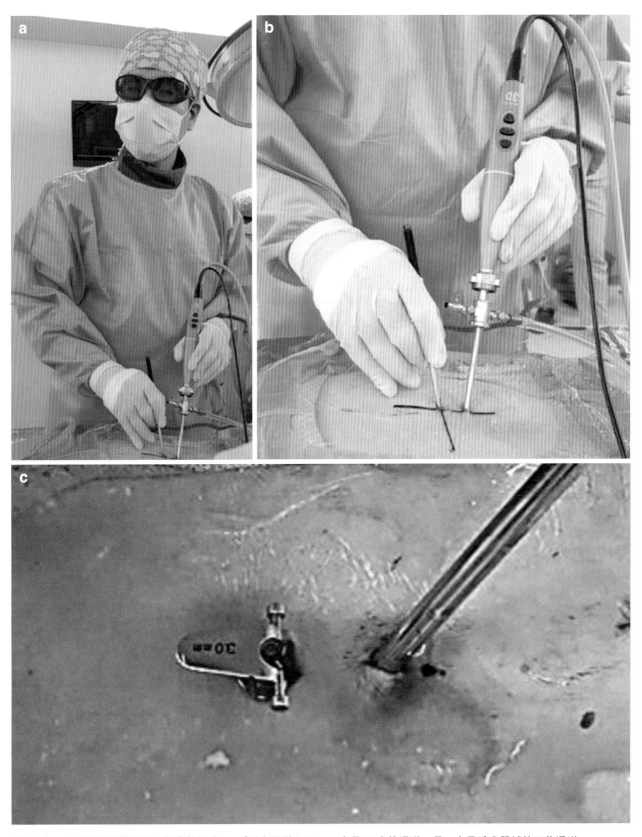

图 21.2 a,b.双通道辅助3D内镜脊柱手术。c.有2个通道入口。一个是3D内镜通道，另一个是手术器械的工作通道

器械和普通的脊柱手术器械均可用于 3D 双通道内镜脊柱手术。射频（radiofrequency，RF）探头可用于软组织剥离和控制出血[9~11]。采用连续生理盐水冲洗系统来保持清晰的手术视野和出血控制[9~11]。

21.3 手术步骤

患者在全身麻醉或硬膜外麻醉后取俯卧位。建议采用 Wilson 或 Jackson 外科手术台。使用防水保护套避免术中患者被灌洗的生理盐水打湿[9~11]。该内镜手术使用 2 个通道（图 21.2 a、b）。一个是 3D 内镜及其套管针；另一个是手术器械的工作通道，如钻头、射频探头、Kerrison 咬骨钳。在工作通道处插入一个工作鞘（图 21.2 c）。工作鞘有利于顺利插入手术器械并排出冲洗盐水[9~11]。

对于右利手术者，在左侧手术入路时，根据椎间盘间隙的中间部分，内镜通道置于椎间盘中部上方 1 cm，而工作通道在椎间盘中部下方 1 cm（图 21.3）。前后位 X 线片中，在椎弓根的内侧边缘放置 2 个通道，用于腰椎椎板减压或椎间盘切除术[9~11]。

在 C 臂透视引导下放置逐级扩张导棒，建立工作通道。另做一个长 5 mm 的皮肤切口插入 3D 内镜专用套管，并将 3D 内镜放入套管中。连续用生理盐水冲洗。用射频探头清理并切除椎板上的软组织。在不改变内镜系统的情况下，通过 3D 内镜的按钮控制，将 2D 图像简单地转换为 3D 图像。虽然通常使用 2D 图像，但是镜头和术野之间工作距离的 3D 可视化是必要的。

3D 视野可以从黄韧带的切除开始（表 21.1）。在软组织剥离和截骨（钻孔）过程中，由于深度浅，3D 视野效果较差。在暴露硬膜囊后，3D 视野更加清晰（图 21.4 a）。3D 操作视频记录在 3D 视频文件中（图 21.4 b）

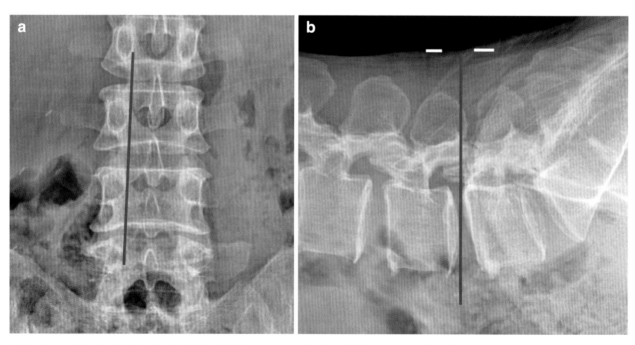

图 21.3 双通道 3D 内镜脊柱手术需设计 2 个通道。a.在前后位片上通道位于椎弓根的内侧边缘（红线）。b.侧位片上，以椎间盘（红线）为基础，其上方 1 cm 为内镜通道，红线下方 1 cm 以下为工作通道（左侧入路时）

表 21.1　不同手术步骤中3D视野的清晰程度

步骤	3D 视野
肌肉分离	差
椎板切开术	差
黄韧带切除术	好
侧隐窝减压术 （同侧神经根减压）	好
硬膜囊显露	好
椎间盘切除术	好
对侧神经根减压	好

21.4　临床应用

3D 内镜手术主要运用于腰椎板切除伴椎间盘切除术、单侧入路双侧减压、椎间孔减压、出口神经根减压术、腰椎椎体间融合术、颈椎后路椎间孔切开术。

1. 腰椎椎板切除减压术：3D 内镜系统可以清楚地显示横行神经根。此外，3D 内镜的立体视觉使减压神经更加安全，并清楚地显示减压的程度（图 21.5）。

2. 对侧椎板下入路切除破裂的椎间盘：3D 内镜手术对于对侧椎板下入路是有用的（图 21.6）。3D 内镜检查可以清晰地区分对侧神经根和破裂的椎间盘。破裂的椎间盘颗粒可以被安全地移除，且不损伤神经根。

3. 颈椎后路椎间孔切开术：在进行颈椎后路椎间孔切开术时，颈神经根减压是关键。有时，颈神经根由感觉神经根和运动神经根组成（图 21.7）。在某些病例中，椎间盘碎片和神经根难以区分。3D 内镜可以清晰地显示神经根，并有助于分离椎间盘碎片与神经根（图 21.7）。

21.5　讨论

所有内镜手术图像包括关节镜、腹腔镜、胸

腔镜图像均为 2D 图像，无深度感[13]。由于内镜视野狭窄，手术器械操作不同，无深度感，学习内镜手术比较困难，需要较长时间的训练。特别是，没有深度感的 2D 图像阻碍了对于解剖结构的理解。此外，由于内镜的非立体视角，在内镜手术中有可能损伤正常组织。因此，3D 内镜最近被开发出来。此前，3D 内镜主要用于关节手术和腹部手术，尚未用于脊柱手术。

相对于单通道内镜，双通道脊柱内镜手术使用的内镜系统有相对较大的镜头，直径 4 mm。目前，3D 光学技术仅适用于直径为 4 mm 的内镜镜片。因此，3D 脊柱内镜手术只能采用双通道内镜入路。

· 3D 图像演示

要实现立体视觉，就必须有一定深度。因此，在做肌肉分离或截骨时，最好采用 2D 视野。当显露黄韧带后，3D 内镜的优势开始展现出来，用于去除黄韧带时对于硬脊膜囊的保护。去除黄韧带时，通过 3D 可视化可以准确地看到硬膜和韧带之间的界线。在充分显露硬膜后，可以看到硬膜和神经根的 3D 解剖结构。特别是 3D 图像对于有一定深度的对侧结构可较好展现，例如对侧椎间孔、硬膜和对侧神经根等。

· 优势

3D 可视化使人们易于理解手术镜下的解剖结构，其对脊柱内镜外科医师的培训和教育有很大的帮助。根据作者的个人经验，3D 内镜手术有利于下级医师的内镜手术培训[14]。

3D 内镜的深度感和立体视觉能很好地区分正常组织和病变，减少了手术对正常结构的损伤。双通道 3D 内镜下脊柱手术中的立体视觉与手术中的安全性相关。由于其提供了景深功能，可以减少手术中硬膜损伤。3D 影像下，硬脊膜囊和神经根等神经结构与破裂的椎间盘髓核、血管和韧带结构更易于区别。因此，肥大的黄韧带和破裂的椎间盘髓核可以被安全地切除，且不损失神经结构。此外，硬膜外静脉易于被凝结，不会对

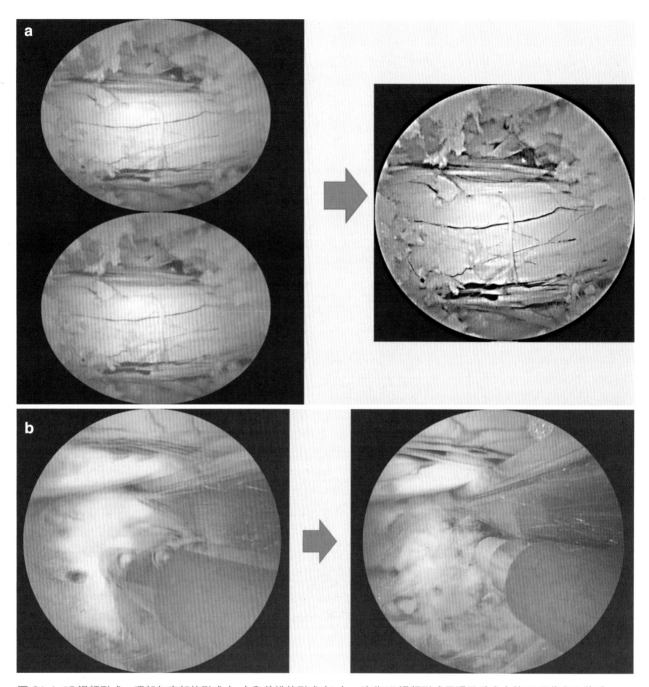

图 21.4 3D视频形式。顶部与底部的形式（a）和并排的形式（b）。这些3D视频形式呈现了手术中的3D图像和立体感

硬脑膜造成热损伤。

　• 缺点

　进行双通道3D内镜时需佩戴专门设计的3D可视化眼镜（图21.2）。而这些特殊眼镜会影响光线明暗度。3D内镜较之传统的双通道内镜稍显笨重。另外，在术者适应3D视觉之前，可能会感到头晕[15]。

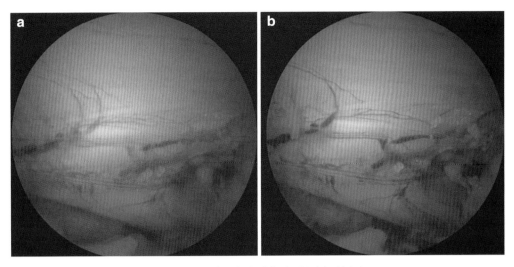

图 21.5 术中3D（a）和2D（b）图像示半椎板部分切除后左侧L₅神经根

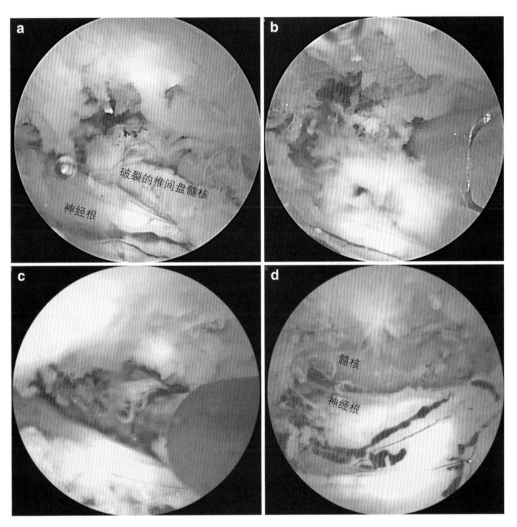

图 21.6 对侧椎板下入路病例（L₂～₃左侧）。a.3D内镜可以清晰区分对侧神经根和破裂的椎间盘髓核；b.破裂的椎间盘髓核被安全地移除；c.硬膜外静脉出血可通过射频止血；d.内镜图像示对侧L₃神经根完全减压和椎弓根内侧缘

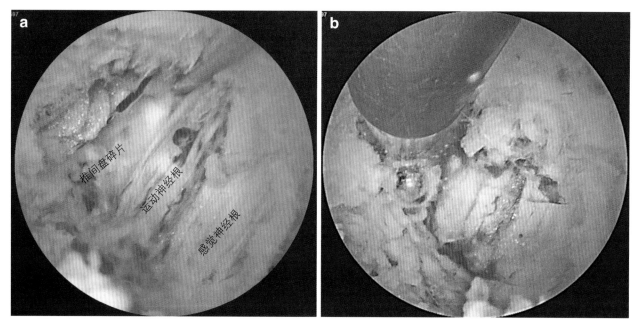

图 21.7 右侧L_{6~7}后路椎间孔切除术。3D内镜示右侧C₇的双神经根（a，b）。此外，突出髓核清晰可见（a）。硬膜外出血可在3D可视化下安全控制（b）

21.6 结论

目前，3D脊柱内镜仅适用于双通道脊柱内镜手术系统。深度感在 3D 内镜手术中具有显著优势，其立体感与手术安全性和围手术期并发症的预防有关。此外，脊柱 3D 内镜手术在内镜手术的教育和培训方面也具有优势。

参考文献

1. MULDER E, JANKI S, TERKIVATAN T, et al. 3D endoscopic donor nephrectomy versus robot-assisted donor nephrectomy: a detailed comparison of 2 prospective cohorts [J]. Transplantation, 2018, 102(6): e295–e300.

2. SHOAKAZEMI A, EVINS A I, BURRELL J C, et al. A 3D endoscopic transtubular transcalosal approach to the third ventricle [J]. J Neurosurg, 2015, 122(3): 564–73.

3. ALTIERI R, TARDIVO V, PACCA P, et al. 3D HD endoscopy in skull base surgery: from darkness to light [J]. Surg Technol Int, 2016, 29: 359–365.

4. NOMURA K, Kikuchi D, Kaise M, et al. Comparison of 3D endoscopy and conventional 2D endoscopy in gastric endoscopic submucosal dissection: an ex vivo animal study [J]. Surg Endosc, 2019, 33(12): 4164–4170.

5. ZHENG Z F, WU L M, JIAN C X, et al. Comparison of 3-dimensional and 2-dimensional endoscopic thyroid lobectomy via the trans-thoracoareolar approach [J]. Saudi Med J, 2018, 39(2): 142–146.

6. HARADA H, KANAJI S, HASEGAWA H, et al. The effect on surgical skills of expert surgeons using 3D/HD and 2D/4K resolution monitors in laparoscopic phantom tasks [J]. Surg Endosc, 2018, 32(10): 4228–4234.

7. SINGH A, SARAIYA R. Three-dimensional endoscopy in sinus surgery [J]. Curr Opin Otolaryngol Head Neck Surg, 2013, 21(1): 3–10.

8. HEO D H, LEE D C, KIM H S, et al. Clinical results and complications of endoscopic lumbar interbody fusion for lumbar degenerative disease: a meta-analysis [J]. World Neurosurg, 2021, 145: 396–404.

9. HEO D H, PARK C K. Clinical results of percutaneous biportal endoscopic lumbar interbody fusion with application of enhanced recovery after surgery [J]. Neurosurg Focus, 2019, 46(4): E18.

10. HEO D H, LEE D C, PARK C K. Comparative analysis of three types of minimally invasive decompressive surgery for lumbar central stenosis: biportal endoscopy, uniportal endoscopy, and microsurgery [J]. Neurosurg Focus, 2019, 46(5): E9.

11. HEO D H, HONG Y H, LEE D C, et al. Technique of biportal endoscopic transforaminal lumbar interbody fusion [J]. Neurospine, 2020, 17(Suppl 1): S129–S37.

12. SINHA R, CHAWLA L, RAJE S, et al. A retrospective comparative analysis of 2D versus 3D laparoscopy in total laparoscopic hysterectomy for large uteri (>/= 500g) [J]. Surg Technol Int, 2018, 33: 38–43.

13. ZUNDEL S, LEHNICK D, HEYNE PIETSCHMANN M, et al. A suggestion on how to compare 2D and 3D laparoscopy: a qualitative analysis of the literature and randomized pilot study [J]. J Laparoendosc Adv Surg Tech, 2019, 29(1): 114–120.

14. BICKERTON R, NASSIMIZADEH A, AHMED S. Three-dimensional endoscopy: the future of nasoendoscopic training [J]. Laryngoscope, 2019, 129(6): 1280–1285.

15 MONTANARI E, SCHWAMEIS R, VEIT-RUBIN N, et al. Basic laparoscopic skills training is equally effective using 2D compared to 3D visualization: a randomized controlled trial [J]. J Clin Med, 2020, 9(5):1408.

导航技术在脊柱肿瘤手术中的应用 22

22.1 简介

脊椎肿瘤是引起疼痛或神经功能障碍的原因之一。与脊柱转移性肿瘤相比，原发性脊柱肿瘤较为罕见。只有不到 10% 的原发性骨肿瘤来源于脊柱[1]。相反，转移性肿瘤是最常见的脊柱肿瘤。尸体研究表明，在多达 30% 的恶性肿瘤患者中，发现了肿瘤的脊柱转移[2]。在所有潜在的骨转移部位中，脊柱转移占所有骨转移的 70%[3~5]。脊柱转移性肿瘤可通过破坏骨性结构从而引起疼痛。此外，5%~10% 的癌症患者会发生硬膜外脊髓压迫，进而导致功能障碍并需要手术治疗[6]。随着人口老龄化以及癌症诊断和治疗技术的提高，有症状的脊柱转移性肿瘤患者数量增加。大多数脊柱转移性肿瘤是无法治愈的，通常需要化疗和放疗。手术技术的进步和多学科治疗后的临床结局的进步延长了转移性脊柱肿瘤患者的总生存期。

脊柱肿瘤的手术策略包括活检诊断、神经结构减压或脊柱的器械化重建与稳定。脊柱肿瘤的治疗取决于肿瘤的组织学。对于良性脊柱肿瘤，手术的目的是完全切除。脊柱转移性肿瘤手术治疗的目标主要是姑息治疗。其手术策略会根据转移的程度和位置、肿瘤的组织学以及患者的身体情况进行变化。对于大多数转移性脊柱肿瘤，

手术切除只能实现局部肿瘤控制，全身控制必须辅助化疗或放疗以延长生存期。对于转移性脊柱肿瘤患者来说，快速康复对于缩短手术与术后辅助化疗或放疗之间的周期至关重要。对于硬膜外转移性肿瘤，手术的目的是充分减压神经结构，以恢复神经功能。当广泛切除肿瘤引起脊柱不稳定时，有时需要利用器械进行固定以恢复或维持脊柱稳定。这些患者治疗方案的抉择通常是一个复杂和具有挑战性的过程，因为这涉及许多问题，并且需要肿瘤学家、放射肿瘤学家和外科医师进行多学科评估。

脊柱外科手术技术不断发展，越来越趋向于微创。随着不同技术的出现，外科医师可以减少组织损伤和并发症。图像引导下操作是现代脊柱手术的基础。C 臂透视是脊柱手术中最常见的工具。然而，透视是一种 2D 图像。在脊柱手术中，外科医师需要反复旋转 C 臂才能在 3D 结构中定位目标。计算机辅助导航系统在脊柱外科中的应用越来越广泛。脊柱手术中导航的运用仅需要使用红外导航系统并结合术中CT扫描或 3D 透视。导航系统和 CT 图像可以直接输出多个解剖平面的图像，为图像采集提供不间断的 3D 实时定位。本章将介绍基于 CT 的导航系统在脊柱肿瘤手术中的应用。

22.2 导航在脊柱肿瘤手术中的应用

导航在不同手术中的作用不同。这取决于可用的设备和外科医师应用这项技术的经验。由于导航已广泛应用于经皮内固定手术中，因此，现在有各种内置导航追踪器的定制手术器械。对于其他用途，带有通用适配器的跟踪器可以固定在手术器械上。操作者可以很容易地应用这些附件来定制导航手术器械。

22.2.1 术中 CT 扫描定位

胸椎是最常见的肿瘤转移部位。胸椎转移瘤占全部转移瘤的70%，其次是腰椎（20%）和颈椎（10%）[7~9]。与退行性脊柱疾病不同，脊柱肿瘤手术更常见于胸椎水平。然而，由于胸椎解剖结构较腰椎或颈椎复杂，在 X 线透视图像上进行胸椎定位的技术要求较高。由于导航误差与参

考架和手术目标节段之间的距离有关，因此参考架的固定位置与手术目标节段的距离应小于 3 个节段。外科医师可以在皮肤上使用不透光标记（如硬币或吸引导管）进行 CT 扫描（图 22.1）。然后，通过观察 CT 扫描定位目标节段，并据此设计皮肤切口。与标准的 CT 扫描相比，术中 CT 扫描成像速度更快，辐射暴露更少。

22.2.2 术中跟踪

脊柱转移性肿瘤的手术治疗具有较高的术中并发症风险，包括在切除肿瘤和置入椎弓根螺钉时脊髓、神经和大血管的损伤[10~15]。常用的脊柱导航是基于 CT 的导航系统，对识别骨性标志有较高价值。有时由于溶骨性病变或病理性骨折伴畸形，术者在 X 线透视下难以识别椎体的解剖特征。CT 图像可以详细显示椎体解剖结构。目前的计算机辅助导航软件可以将术前 MRI 与

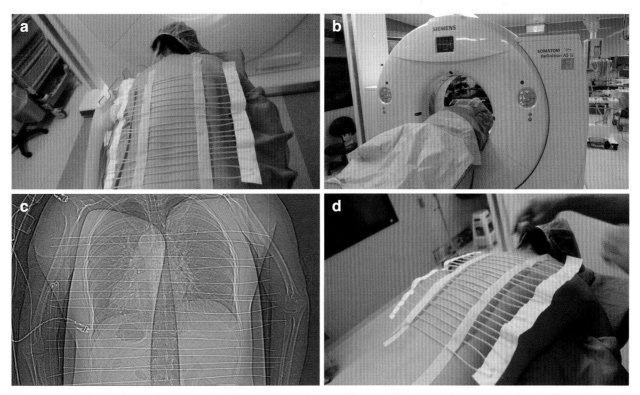

图 22.1 CT定位扫描有助于在低剂量辐射条件下定位手术节段。a.将不透光的导管贴在皮肤上；b.术中CT扫描；c.在CT定位扫描图像中可以确定胸椎的手术节段；d.在皮肤上做标记

术中 CT 图像进行融合。然后，可以在合并的术中导航系统图像中标记肿瘤。此外，脊柱导航系统还可以识别血管结构、硬膜囊或骨切除范围。因此，脊柱导航可能有利于开展经皮手术，如活检、骨水泥强化[16]或射频消融[17,18]，因为在手术过程中带导航的穿刺针可以同时显示在屏幕上。当病变靠近主要血管或神经结构时，操作者可以借助导航到达手术靶点，避免损伤血管或神经结构。

在硬膜外转移性肿瘤的手术治疗中，外科医师可以在看到硬膜囊之前先识别硬膜外肿瘤。因此，当肿瘤脱离硬膜外间隙时，可能会造成硬脊膜甚至脊髓损伤，尤其是血供丰富的肿瘤。借助脊柱导航，术者可以在术前设计皮肤切口并规划切除范围。术中，导航可指导术者在切除肿瘤之前确认椎板得到了充分的切除。在椎体切除或分离手术的环形减压后，必须通过脊柱内固定来恢复脊柱稳定性。多种类型的内固定可用于椎体切除后的前柱重建。通常需要椎弓根螺钉固定来加强脊柱的稳定性。在计算机辅助导航下，颈椎、胸椎和腰椎的椎弓根螺钉误置的发生率较低[19,20]。在导航辅助手术中有一个陷阱。脊柱导航不是实时图像引导的设备。它通常是根据术中记录的图像工作。一旦内固定过程中脊柱不稳定，椎弓根螺钉置入过程中的操作可能会导致解剖结构的漂移。如果实际解剖结构和导航显示屏幕上的图像不匹配，可能会发生导航误差。因此，通常在肿瘤切除前先置入椎弓根螺钉（图 22.2）。

计算机辅助导航的一个重要优势是通过重建图像提供 3D 信息。因此，操作人员可以在无中断的情况下顺利进行多平面 C 臂透视的获取。此外，设备可以移出手术台。操作者可以在不受 X 射线管或增强器干扰的情况下舒适地工作。这可以简化工作流程，将手术团队的辐射暴露降到最低[21,22]。一旦确定肿瘤的位置，脊柱导航在肿瘤切除过程中的价值就受到了限制。肿

瘤切除后，术中可重复 CT 扫描用来评估肿瘤的切除边界，以确保根治性切除和内固定位置良好。

22.3 案例展示

脊柱内镜手术是随着技术的发展而发展起来的。已有一些关于内镜辅助脊柱肿瘤切除的病例报道[23~25]。全内镜手术是在持续盐水冲洗下进行的。因此，全内镜下脊柱肿瘤手术的应用仅限于低血供、与硬膜粘连或侵袭硬膜较少的硬膜外肿瘤。对于边界清楚的良性硬膜外肿瘤，可以采用全内镜技术进行治疗。

52 岁男性患者，主诉进行性臀部疼痛伴左小腿放射性疼痛 1 年。主要表现为左小腿及足底疼痛，伴麻木、温度感觉异常。腰椎动态 X 线检查未见不稳定表现。MRI 显示左侧 S_1 侧隐窝大块病变。在全身麻醉下行全内镜椎板间入路切除肿瘤。手术在机器人 C 臂（ARTIS Pheno，Simnes）导航辅助下进行（图 22.3）。脊柱导航可在初始阶段引导内镜到达 $S_{1~2}$ 侧隐窝内的肿瘤。跟踪轨迹可提供实时信息，避免迷失方向。在内镜下切除附着于神经根的低血供良性肿瘤（图 22.4）。术后患者下肢疼痛程度的 VAS 评分从术前的 8 分改善至 2 分。无运动无力、感觉障碍、尿失禁等神经功能障碍。病理诊断为节细胞神经瘤。术后 MRI 未见肿瘤残留（图 22.5）。

22.4 结论

随着技术的进步，脊柱外科手术已趋向于微创化。脊柱微创手术的基础是影像引导。与透视引导相比，计算机辅助导航可以提供 3D 图像和实时器械跟踪。总的来说，脊柱导航可以帮助定位目标、手术轨迹和器械。脊柱肿瘤手术的目标因肿瘤的性质和疾病分期而异。导航系统适用于各种手术策略，甚至是微创入路。它可以辅

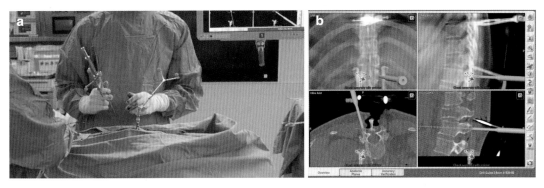

图 22.2　a.参考架固定在棘突上，通过带导航追踪器的电钻规划椎弓根螺钉的进钉点和轨迹；b.导航显示屏幕显示椎弓根螺钉的模拟轨迹，用于规划内固定

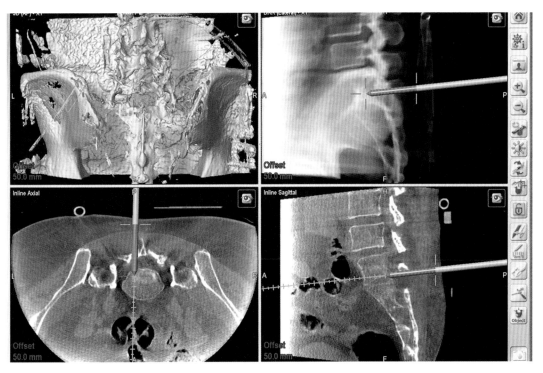

图 22.3　机器人C臂导航引导内镜轨迹到达肿瘤

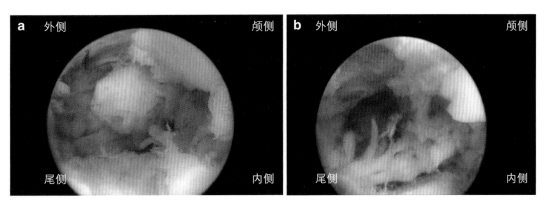

图 22.4　a.肿瘤位于左侧S_{1-2}侧隐窝，与神经根附着；b.切除肿瘤后的内镜视图

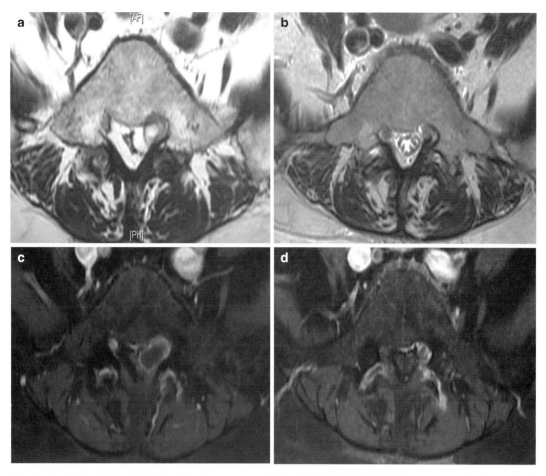

图 22.5 术前与术后3个月MRI结果比较。a, c.术前磁共振T2WI及T1WI增强图像；b, d.术后MRI T2WI及T1WI增强图像

助外科医师在减瘤和分离手术中实现最大限度的切除、器械的精确化以及精确靶向的局部消融治疗。随着导航设备和技术的不断发展，脊柱导航将成为脊柱肿瘤手术不可或缺的工具。

参考文献

1. CHI J H, BYDON A, HSIEH P, et al. Epidemiology and demographics for primary vertebral tumors [J]. Neurosurg Clin N Am, 2008, 19(1): 1–4.

2. SUNDARESAN N, BORIANI S, ROTHMAN A, et al. Tumors of the osseous spine [J]. J Neurooncol, 2004, 69(1–3): 273–290.

3. SUTCLIFFE P, CONNOCK M, SHYANGDAN D, et al. A systematic review of evidence on malignant spinal metastases: natural history and technologies for identifying patients at high risk of vertebral fracture and spinal cord compression [J]. Health Technol Assess, 2013, 17(42): 1–274.

4. PRASAD D, SCHIFF D. Malignant spinal-cord compression [J]. Lancet Oncol, 2005, 6(1): 15–24.

5. WEWEL J T, O'TOOLE J E. Epidemiology of spinal cord and column tumors [J]. Neurooncol Pract, 2020, 7(Suppl 1): i5–i9.

6. SCIUBBA D M, GOKASLAN Z L. Diagnosis and management of metastatic spine disease [J]. Surg Oncol, 2006, 15(3): 141–151.

7. GILBERT R W, KIM J H, POSNER J B. Epidural spinal cord compression from metastatic tumor: diagnosis and treatment [J]. Ann Neurol, 1978, 3(1): 40–51.

8. GERSZTEN P C, WELCH W C. Current surgical management of metastatic spinal disease [J]. Oncology (Williston Park), 2000, 14(7): 1013–1024.

9. BYRNE T N. Spinal cord compression from epidural

metastases [J]. N Engl J Med, 1992, 327(9): 614–619.

10. KONOVALOV N A, NAZARENKO A G, ASYUTIN D S, et al. The use of intraoperative neuroimaging tools and a navigation system in surgical treatment of primary and metastatic tumors of the spine [J]. Zhurnal voprosy neirokhirurgii imeni N N Burdenko, 2016, 80(2): 5–14.

11. FEHTINGS M G, NATER A, TETREAULT L, et al. Survival and clinical outcomes in surgically treated patients with metastatic epidural spinal cord compression: results of the Prospective Multicenter AOSpine Study [J]. J Clin Oncol, 2016, 34(3): 268–276.

12. OHASHI M, HIRANO T, WATANABE K, et al. En bloc spondylectomy for spinal metastases: detailed oncological outcomes at a minimum of 2 years after surgery [J]. Asian Spine J, 2019, 13(2): 296–304.

13. VAZIFEHDAN F, KARAMANZOULIS V G, IGOUMENOUS V G. Surgical treatment for metastases of the cervical spine [J]. Eur J Orthop Surg Traumatol, 2017, 27(6): 763–775.

14. JEREMY C W, PATRICK B, NANDITA M, et al. Single-stage posterolateral transpedicular approach for resection of epidural metastatic spine tumors involving the vertebral body with circumferential reconstruction: results in 140 patients [J]. J Neurosurg: Spine, 2004, 1(3): 287–298.

15. QURAISHI N A, AREALIS G, SALEM K M I, et al. The surgical management of metastatic spinal tumors based on an Epidural Spinal Cord Compression (ESCC) scale [J]. Spine J, 2015, 15(8): 1738–1743.

16. CIANFONI A, DISTEFANO D, CHIN S H, et al. Percutaneous cement augmentation of a lytic lesion of C1 via posterolateral approach under CT guidance [J]. Spine J, 2012, 12(6): 500–5006.

17. KAVAKEBI P, FREYSCHLAG C F, THOME C. How I do it-optimizing radiofrequency ablation in spinal metastases using iCT and navigation [J]. Acta Neurochir (Wien), 2017, 159(10): 2025–2028.

18. MOUSSAZADEH N, EVANS LT, GRASU R, et al. Laser interstitial thermal therapy of the spine: technical aspects [J]. Neurosurg Focus, 2018, 44(VideoSuppl2): V3.

19. SHIN B J, JAMES A R, NJOKU I U, et al. Pedicle screw navigation: a systematic review and meta-analysis of perforation risk for computer-navigated versus free hand insertion [J]. J Neurosurg Spine, 2012, 17(2): 113–122.

20. HAN W, GAO Z L, WANG J C, et al. Pedicle screw placement in the thoracic spine: a comparison study of computer-assisted navigation and conventional techniques [J]. 2010, 13(4):201-205.

21. KLINGLER J H, SIRCAR R, SCHEIWE C, et al. Comparative study of C-arms for intraoperative 3-dimensional imaging and navigation in minimally invasive spine surgery Part II: radiation exposure [J]. Clin Spine Surg, 2017, 30(6): E669–E676.

22. MENDELSOHN D, STRELZOW J, DEA N, et al. Patient and surgeon radiation exposure during spinal instrumentation using intraoperative computed tomography-based navigation [J]. Spine J, 2016, 16(3): 343–354.

23. TSAI S H, WU H H, CHENG C Y, et al. Full endoscopic interlaminar approach for nerve root decompression of sacral metastatic tumor [J]. World Neurosurg, 2018, 112: 57–63.

24. YING G Y, YAO Y, SHEN F, et al. Percutaneous endoscopic removal of a lumbar epidural angiolipoma via interlaminar approach: a technical report [J]. World Neurosurg, 2017, 99: 59–62.

25. YING G Y, YAO Y, SHEN F, et al. Percutaneous endoscopic removal of cervical foraminal schwannoma via interlaminar approach: a case report [J]. Oper Neurosurg (Hagerstown), 2018, 14(1): 1–5.

导航技术在胸腔镜下椎间盘 23
切除术和减压术中的应用

缩略词：

OLF　　黄韧带骨化

OPLL　后纵韧带骨化

TDH　　胸椎间盘突出症

23.1　简介

与颈椎和腰椎相比，胸椎的外科疾病较少见。这些疾病可能表现为上背痛，感觉缺陷，步态障碍，肠、膀胱、性功能障碍，麻痹或截瘫。这些临床表现由胸段脊髓压迫引起。除了与创伤相关的损伤外，胸椎管狭窄的病因还包括胸椎间盘突出症（thoracic disc herniation，TDH）、黄韧带骨化（OLF）或后纵韧带骨化（OPLL）、肿瘤侵犯中央椎管等。

胸椎管狭窄的流行病学研究显示，OLF 是最常见的病因，占 41.5%。其余主要为 TDH 和 OPLL，分别占 32.4% 和 18.7%。胸椎 OPLL 多发生于中胸椎，而 OLF 多发生于下胸椎[1]。TDH 通常位于中、下胸椎。虽然 TDH 的发病率为 7%~37%，但只有 0.25%~0.57% 的 TDH 有症状[2~4]。

胸椎手术占脊柱手术的比例不到 10%[5]。由于病例数量少，外科医师的经验可能会有所不同，

尤其是胸腔镜手术。此外，由于定位困难，胸椎手术更常出现节段错误。胸椎在 X 线检查中可能因肺部阴影、肋骨或肩胛骨而显得模糊。这些因素影响图像的质量，并使读片具有挑战性。上述问题可通过 CT 引导下技术很容易地解决。CT 图像结合导航系统已被广泛地应用于脊柱微创手术。以往基于 CT 的导航系统的应用主要集中在器械上。在本章中，作者将介绍 CT 导航在全内镜下胸椎管减压手术中的应用。

23.2　解剖注意事项

胸廓可稳定胸椎，并使其强度增加 2~3 倍[6]。除第 11 肋和第 12 肋外，肋骨在前方与胸骨相连，在后方与胸椎相连。此外，这些肋骨还通过一个下关节面与上面的椎体相连。第 11 椎体和第 12 椎体仅与其相关的肋骨相连。这些椎体不包含下方小关节。第 11 肋和第 12 肋漂浮着，没有与胸廓前侧相连。此外，胸椎的切面更偏向冠状面，这限制了旋转。这种结构特征决定了 T_{10} 以上的胸椎减压内固定融合术非常少见。

胸段椎管比颈段和腰椎段更狭窄。胸段硬脊膜与椎弓根之间的硬膜外间隙也相对较小。因此，椎管内的手术操作可能会产生严重的神经后果。胸椎的手术入路有限，不能穿过椎管区域。手术

通道通过后入路或后外侧入路对胸椎脊髓或神经根进行减压。胸椎的椎板宽、厚，呈叠瓦状（图23.1 a）。与下腰椎区域不同，胸椎区域没有自然的椎板间窗。因此，采用后路减压时，椎板切开是必要的。胸段唯一的自然开口是椎间孔。椎间孔很大，而且头尾形状为椭圆形。肋骨头位于椎间孔的外侧和尾部，减少了后外侧入路的工作空间[7]（图23.1 b）。

23.3　全内镜下胸椎减压术的适应证和禁忌证

适应证：

• 上背部疼痛伴颈部、胸部或手臂放射，保守治疗无效。可能伴有肋间的麻木和感觉异常。

• MRI 和 CT 扫描显示软性椎间盘突出或 OLF 导致的中央管狭窄，与症状的分布一致。

禁忌证：

• 影像学检查显示重度脊髓压迫或完全阻滞。

• 椎间盘钙化。

23.4　全内镜下胸椎减压术的选择

已经有多种技术用于处理胸椎病变。传统的前路或侧路开胸以及胸腔镜技术可以获得良好的视野，可以直接进入椎体和椎间盘。然而，潜在的肺或大血管损伤是一个至关重要的安全问题。此外，神经外科医师和骨科医师可能需要胸外科医师的协助，以提供足够的经胸入路的空间。在创伤、畸形或癌症手术中，当需要行椎

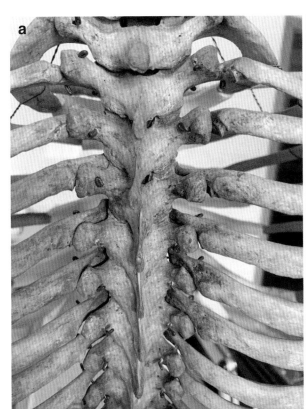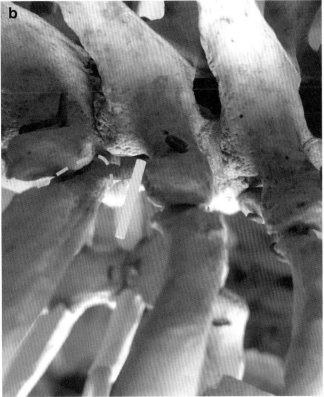

图 23.1　a.从胸椎的背侧可见胸椎椎板呈叠瓦状，无椎板间隙；b.椎间孔内视图肋骨头（蓝色虚线）占据了椎间盘为尾侧部分（红色区域）并减少了术中安全区的面积（橘黄色线：神经根）

体次全切除或椎体切除术时，通常考虑前入路或侧入路。椎体完全切除后通常需要采用内固定进行重建。因此，对于胸脊髓直接减压的微创术式，特别是对于退行性疾病，建议采用后路或后外侧入路，以减少胸椎内脏器官的并发症。

手术入路的选择取决于病变位置。对于胸椎管，椎板间入路是一种有效的、安全的胸段脊髓减压方式。对于 TDH，旁正中型可以通过椎板间或经椎板入路达到。如果椎间盘突出位于中央部分，可选择经椎间孔或经胸膜后入路以切除病变[8]（图 23.2）。无论如何接近病变，目前全内镜下椎间盘切除术的概念已经演变为一个以靶点为导向的轨迹。因此，术前 CT 和 MRI 是制订手术入路的必要依据。在大多数情况下，经椎间孔或椎板间入路可以在最小的内脏或血管损伤风险下实现充分的胸脊髓减压。

叠瓦状的胸椎板和缺乏真正的椎板间窗口使得胸椎椎板间入路具有挑战性。胸椎的标志在侧位 X 线上可能显示不清楚，大部分被上胸椎水平的肩胛骨遮挡（$T_{3\sim7}$）。目前，在微创手术中可以使用术中导航。作者将在下文中展示如何将这些技术相结合用于导航下的全内镜胸椎手术。

23.5 外科技术

23.5.1 手术室设置

导航系统通常与不同的图像采集套件集成在一起。典型的图像套件包括 3D C 臂、便携式 CT 扫描仪或 MRI 扫描仪。对于大多数脊柱手术，骨标志点是手术过程中必不可少的参考。因此，3D C 臂或便携式 CT 扫描仪是获取术中图像的理想设备。配备了先进医学影像设备的多功能手术室已经可以用于进行微创手术（图 23.3）。多功能手术室可以改善全内镜脊柱手术的工作流程和效率。

无论任何手术节段，全内镜下的设备和器械可以根据不同的手术入路进行定制。具有 8 mm 内镜的原始椎板间内镜套装设备可用于椎板间入路切除旁正中椎间盘或黄韧带骨化（OLF）。当计划经椎间孔或经胸入路时，使用带有 7 mm 内镜的原始椎间孔内镜将有助于去除旁正中或中央椎间盘突出。

23.5.2 导航设置

不同手术之间的导航设置是相同的。患者应在全身麻醉下插管，可以使用单腔或双腔导管。患者以俯卧位被放在可透视的手术台上。通过 CT 扫描定位手术节段和参考架的锚定位置，通常为手术节段头或尾 1~2 个棘突水平。皮肤上标记手术节段后进行无菌准备和铺巾。做一个长 2 cm 的切口，将参考架的适配器安装在棘突上（图 23.4）。之后进行配准扫描，手术人员离开房间以避免不必要的辐射暴露。CT 图像在导航系统计算机中同步处理，并自动完成配准。

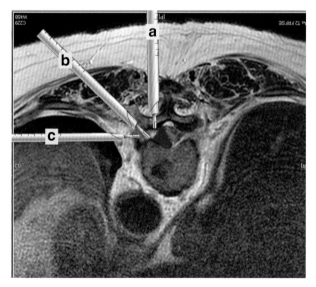

图 23.2　全内镜技术摘除旁中央型突出胸椎间盘的不同入路。a.椎板间入路；b.经椎间孔入路；c.经胸廓胸膜后入路

23.5.3 案例展示：全内镜椎板间入路胸椎管减压术

患者男，77岁。主诉持续进行性双下肢无力和步态障碍3个月以上，伴乳头以下麻木感。MRI显示$T_{3\sim4}$水平右侧旁正中胸椎间盘突出症（TDH）压迫胸脊髓，并伴有黄韧带肥厚（图23.5）。

23.5.4 确定进入点与内镜的锚定

导航注册后，可以在导航屏幕上通过模拟确定内镜进入点（图23.6）。着陆点位于椎板外侧缘。轨迹与目标椎间盘平行。在局部麻醉药浸润后，在计划的入口点通过筋膜做一个长8 mm的切口。在操作过程中，导航器械（如剥离器）可引导内镜设备到达目标（图23.7）。然后，将内镜通过

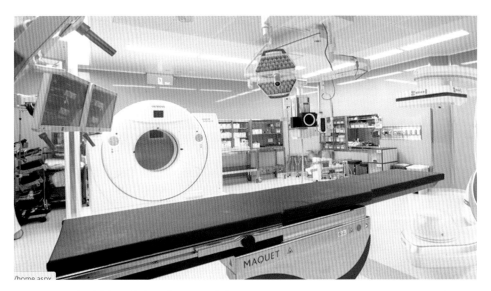

图 23.3　混合手术间配备有3D机器人C臂（the Artis pheno by Siemen Healthineers）、CT扫描仪和导航系统

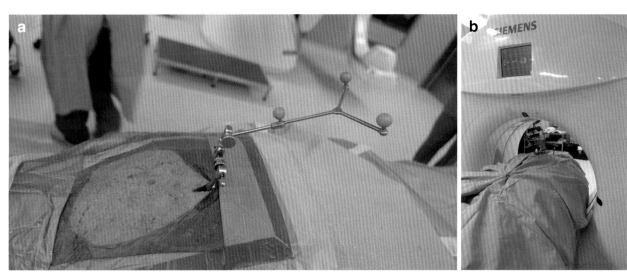

图 23.4　a.术中CT扫描前将参考架固定在棘突上；b.术中CT进行配位扫描

工作套管进入术野。

23.5.5 全内镜下椎间盘切除术和椎管减压术

用导航系统确认术野后，用双极探针和镊子从椎板取出软组织。第二步通过椎板切开术创建

椎板间窗口。我们使用内镜下的磨钻磨除椎板，直到在内镜下观察到黄韧带。同时，使用可追踪的剥离器或手持式磨钻来引导手术通道的方向和深度。从头侧椎板下缘（T_3）和尾侧椎板上缘（T_4）开始打磨。在做椎板切开术时，LF 保持完整。

同侧半椎板切除术后，经 LF 中线的裂隙或将其折叠可进入硬膜外间隙。取出 LF，暴露硬

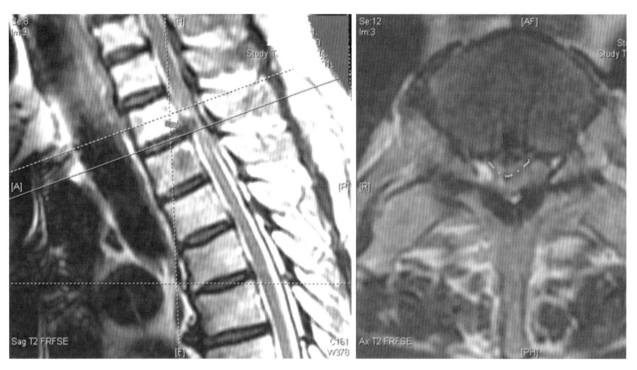

图 23.5 术前MRI显示右侧旁中央型胸椎间盘突出合并硬膜黄韧带肥大（红色箭头：突出的椎间盘；蓝色虚线：椎间盘突出边缘）

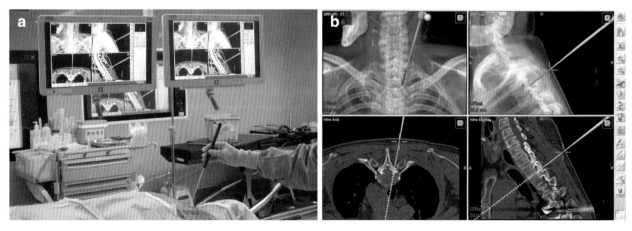

图 23.6 a.根据导航屏幕上模拟手术确定入口点；b.手术进入点和轨迹的截图

脊膜和突出的椎间盘。用钩子检查硬膜外间隙是否有残余物，在减压结束时硬脑膜有搏动。止血后，伤口一针缝合，不放置引流管。术后图像显示椎板间通道和胸脊髓减压良好（图 23.8）。患者症状改善，术后无新发的神经功能障碍。

23.6　手术陷阱和并发症的预防

胸椎手术的风险不同于腰椎和颈椎手术。手术策略的选择在安全性问题中起着至关重要的

作用。经胸腔入路可能存在大血管和内脏器官（如心脏、肺或膈肌）损伤的风险。虽然在采用后路或后外侧入路时，如果过深，仍有损伤腹侧器官和大血管的风险，但发生率低于经胸腔的前外侧入路。对于大多数脊柱外科医师来说，缺乏前外侧入路经验也是一个至关重要的因素。手术过程中的精确定位和定向是确保安全、微创手术入路的核心。导航技术可以重塑学习曲线，帮助外科医师在复杂或扭曲的解剖结构中快速识别方向。因此，术中导航技术逐渐引起了现代脊柱

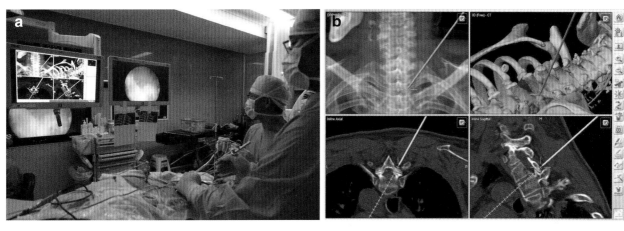

图 23.7　a.导航下放置内镜。跟踪器安装在解剖器上以引导内镜位置；b.导航引导下放置内镜的截图

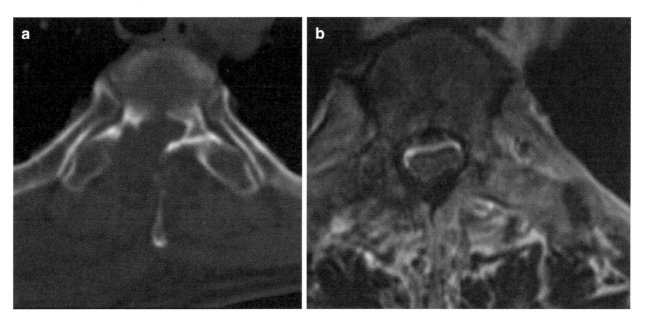

图 23.8　a.术后CT图像显示通过右侧半椎板切除术和部分内侧椎弓根切除术形成椎管减压的手术通道；b.术后MRI显示在切除椎间盘和肥厚黄韧带后，脊髓减压良好

微创手术医师的重视。

虽然导航为患者安全带来了诸多益处，并减少了手术团队的辐射暴露，但是，导航的误差也会导致一些潜在风险。导航的准确性取决于许多因素，包括术中获取的明确图像、严格固定的参考架或设备跟踪器以及患者的固定。在偏瘦和体型欠佳的患者中，与通气相关的胸椎运动可能会导致导航偏移。因此，建议在非通气模式下获取图像，并降低潮气量，以减少与运动相关的导航移位。此外，所有工作人员必须意识到固定参考架的偏转可能会导致严重的导航失准。如果触觉反馈或内镜视野与导航图像不一致，就可以确定已经出现导航不准确，此时重复注册扫描是必要的。导航是基于获取图像时患者的位置。如果患者移动，可能会发生导航误差。因此，我们建议将参考架固定在邻近节段的棘突上。胸廓提供了极佳的稳定性，并将不准确性降至最低。此外，全身麻醉也有助于患者的制动。

23.7　结论

脊柱微创手术是在图像的引导下精确地切除病变或通过内固定器械恢复稳定性的技术。更精确且详细的影像信息保证了微创手术的安全性和有效性。导航系统在胸椎手术的每一步都很有用。导航系统有助于精确定位，避免手术节段错误。术者可以利用导航系统的设计直接指向目标病灶的手术通道和手术轨迹。在手术过程中，导航设备可以最大限度地减少胸脊髓、胸内脏器官或大血管的损伤风险。该技术可以进一步帮助外科医师克服胸椎手术的学习曲线，这在脊柱微创手术中相对少见。虽然术中导航系统可以在手术过程中提供实用的指导，但外科医师应当建立适当的工作流程，并意识到误差的风险。随着对术中导航的重视程度不断提高，外科医师可以安全地对肿瘤或退行性疾病的胸脊髓进行微创减压。

参考文献

1. CHEN G, FAN T, YANG X, et al. The prevalence and clinical characteristics of thoracic spinal stenosis: a systematic review [J]. Eur Spine J, 2020, 29(9): 2164–2172.

2. BILSKY M H. Transpedicular approach for thoracic disc herniations [J]. Neurosurg Focus, 2000, 9(4): e3.

3. CARSON J, GUMPERT J, JEFFERSON A. Diagnosis and treatment of thoracic intervertebral disc protrusions [J]. J Neurol Neurosurg Psychiatry, 1971, 34(1): 68–77.

4. STILLERMAN C B, CHEN T C, COULDWELL W T, et al. Experience in the surgical management of 82 symptomatic herniated thoracic discs and review of the literature [J]. J Neurosurg, 1998, 88(4): 623–633.

5. KOBAYASHI K, ANDO K, NISHIDA Y, et al. Epidemiological trends in spine surgery over 10 years in a multicenter database [J]. Eur Spine J, 2018, 27(8): 1698–1703.

6. ANDRIACCHI T, SCHULTZ A, BELYSCHKO T, et al. A model for studies of mechanical interactions between the human spine and rib cage [J]. J Biomech, 1974, 7(6): 497–507.

7. GKASDARIS G, TRIPSIANIS G, KOTOPOULOS K, et al. Clinical anatomy and significance of the thoracic intervertebral foramen: a cadaveric study and review of the literature [J]. J Craniovertebr Junction Spine, 2016, 7(4): 228–235.

8. BOUTHORS C, BENZAKOUR A, COURT C. Surgical treatment of thoracic disc herniation: an overview [J]. Int Orthop, 2019, 43(4): 807–816.

第三部分

机器人辅助下的脊柱微创手术

目前脊柱外科可用的机器人系统   24

24.1 简介

24.1.1 机器人手术简史

谈到"机器人"这个词，就会让人联想到一个完全自主的人工智能，被安置在一个可以与人互动的物理性躯壳里。然而，在21世纪的今天，最近似上述装置的可能是自动化的Roomba®。尽管如此，机器人技术正在迅速发展和壮大，这种发展在交通工具中的自动化中十分常见，比如无人机和自动驾驶汽车[1]。重要的是，医学领域也正在经历着这种变化。

手术机器人可以被定义为"带有人工传感的计算机控制机械臂，可以通过重新编程来移动和定位工具，以执行一系列手术任务"[2]。虽然机器人手术的概念很容易理解，但是目前机器人手术的应用与此略有不同。捷克作家卡雷尔·恰佩克（Karel Capek）在他的戏剧《罗松的万能机器人》（*Rossom's Universal Robots*）中创造了这个词，源自捷克语*robota*，意为强迫劳动或困难的工作。我们在这个词的含义中可以很容易地理解到3种主要的机器人系统，即主动性系统、半主动性系统和主从系统。这些系统分别指自主的、由外科医师驱动的、具有互补的预编程元素的系统或以达芬奇系统为代表的完全外科医师驱动的系统。实际上，在脊柱微创手术领域，更普遍的半主动性机器人可能被描述为"机器人助手"或"合作机器人"更恰当[3,4]。

虽然脊柱微创手术的历史可追溯到19世纪Virchow等的研究，但是机器人技术真正引入外科领域却是最近才出现的，并且毫不意外地由神经外科和骨科所引领[5,6]。实际上，第一例机器人手术是在可编程通用组装机（PUMA®）的形式下进行的CT引导下的脑肿瘤活检，随后医师又采用了相同系统进行了儿童丘脑星形细胞瘤切除[7,8]。然而，尽管有上述前期的工作准备，机器人手术似乎更适用于脊柱手术，这可能是因为这个专科有操作重复性较高、手术时间较长和手术视野狭窄的问题[9]。

1992年，PUMA 260被改装用于第一台与脊柱相关的外科手术中——在塑料脊柱模型上进行椎体打孔。该早期应用是通过具有激光光学导航的机器人将光导航叠加在规划好的手术路径上，因此，外科医师拥有了误差在亚毫米的手术精度[10]。到21世纪初，机器人手术已经成为椎弓根螺钉置入的一种可行方法。2004年，Mazor Spine Assist系统被美国FDA批准用于椎弓根螺钉置入，这一举措为利用机器人进行更加复杂的微创椎弓根螺钉置入奠定了基础。本章将详细阐述机器人在脊柱微创手术领域的主要进展和趋势。

24.2　现有技术

2021 年，脊柱微创手术（MISS）大放异彩，机器人辅助设备在其中也得到了很好的应用。特别是对于椎弓根螺钉置入技术，几种技术方案已经被证实切实可行。在美国，来自 4 家不同公司的 7 个机器人系统已经获得了美国 FDA 批准，并成功应用于机器人脊柱手术系统。一般来说，这些系统主要由三部分组成：跟踪系统、悬置系统和可模仿人类手臂的 7 个自由度而具有不同自由度的机械臂（表 24.1）[11]。

24.2.1　Medtronic/Mazor 机器人公司：Mazor Spine Assist, Renaissance, X

Mazor Robotics（Caesarea，Israel）是一家

医疗设备公司，致力于手术引导和相关系统的开发和制造。2004 年，Mazor 脊柱辅助系统成为第一个被美国 FDA 批准用于脊柱手术的机器人系统。该系统由一个具有 6 个自由度的机械手和一个导航软件组成，在实践中用于手术工具的定位，该定位导航系统优于传统的计算机辅助导航[12,13]。在术前，使用导航软件进行术前手术规划，用棘突钳或 Hover-T 微创支架将参考架[12]安装到患者身上。随后，机器人系统和手术蓝图将通过附着在患者脊柱上的基准阵列进行注册，并同时进行 X 线透视。随后，外科医师可以选择要置入螺钉的目标椎体，SpineAssist 手臂将以 1 mm 的精度自动引导至该椎体[14]。然而，SpineAssist 的早期迭代并非没有挑战。存在软件崩溃、S_1 层面的注册问题、机器人导向臂无法按预定轨迹到达目标区域或过度用力导致偏离计划

表 24.1　机器人辅助脊柱微创手术现有技术总览

设备名称	美国 FDA 批准年份	机器人手臂特点	影像数据集来源
Mazor Spine Assist（Mazor 机器人公司）	2004	半主动 6 个自由度 通过棘突钳或 Hover-T 微创支架安装	术前 CT 和术中透视
Mazor Renaissance	2011	半主动 6 个自由度 通过棘突钳或 Hover-T 微创支架安装	术前 CT 和术中透视
ROSA	2012	半主动 6 个自由度 安装在可移动的地板固定底座上	术中 CT 和透视
Mazor X	2017	半主动 6 个自由度 安装在可移动的地板固定底座上	术前 CT 和术中透视
ExcelsiusGPS	2017	半主动 6 个自由度	术前 CT、术中 CT 或透视检查
Mazor X Stealth Edition	2018	半主动 6 个自由度 安装在床脚附近	术前 CT 或术中 CT
Cirq（德国博医来公司）	2019	被动 a 7 个自由度 安装在手术台导轨上	术前或术中 CT/ 透视

a. 外科医师控制

等问题，该设备的某些方面仍需继续改进[14,15]。

更先进的系统，如 Mazor Renaissance 和 Mazor X 已经出现，因为 SpineAssist 及其通用组件（臂、跟踪系统和安装配置）已经迭代和改进。继 2011 年被美国 FDA 批准后，Renaissance® 取代了 SpineAssist，其升级的图像识别系统给外科医师提供了更符合人体工程学的设计，并允许他们在钻孔前将进入点周围的骨头压平。然而，由于切削导致的螺钉置入错位仍然是一个问题。

2017 年，Mazor X 成为该系列机器人获得美国 FDA 批准的最新迭代版本。和它的前几代一样，Mazor X 机器人设备由一个用于手术规划的工作站和一个可拆卸的手术臂组成。然而，与棘突钳或 Hover-T 框架不同的是，该臂是通过床脚附近的支架固定到 Jackson 手术床架上的，而不是固定到棘突上。此外，该机械臂还包括一个集成的线性光学相机，用于体积评估和碰撞规避[13]。有一点需要注意，Mazor SpineAssist 和 Mazor Renaissance 都需要术前 CT 来规划轨迹，术中透视来标记患者。然而，Mazor X 也可以依靠术中 CT 来规划轨迹和扫描注册，从而避免了对术中透视的需要[16,17]。此后不久，Mazor 机器人公司被 Medtronic 公司收购，到 2018 年，他们开发了 Mazor X Stealth 版本：一款隐形手术中导航系统和 Mazor X 系统的组合。

在此期间，已经开展了几项评估这些系统准确性的研究。Ringel 等开展了第一项随机对照试验，评估了机器人辅助椎弓根螺钉置入与徒手常规置钉技术相比的准确性。当时，他们得出的结论为机器人置入椎弓根螺钉在手术时间和精度方面不如传统技术[18]。然而，进一步的研究表明，机器人脊柱手术的准确性与传统技术类似或更好，而且机器人置入的近端关节突侵犯较少[19-22]。

24.2.2 Zimmer Biomet/Medtech: ROSA® Spine

除了 Mazor 机器人公司，Medtech（Montpellier, France）这家欧洲公司也大量参与了外科手术机器人系统的开发。2007 年，Medtech 开发了 ROSA®Brain 系统，并于 2012 年获得美国 FDA 批准用于颅脑手术[23]。这一初始系统已被用于立体定向脑电图（secondary electron emission gun sEEG）置入和深部脑刺激。2018 年，Medtech 将其技术扩展到脊柱手术，目前已在 29 家美国机构中使用。与前面提到的机器人系统一样，ROSA®Spine 设备由 1 个具有 6 个自由度的机械臂、1 个光学相机和导航系统组成。然而，与 Mazor 机器人相比，ROSA® 系统由 2 个支架组成：机器人支架由可移动的地板固定底座组成，承载着机器人手臂和工作站的主显示器；摄像机支架由承载光学导航的摄像机和第二个显示器组成，第二个显示器与第一个显示器展示相同的细节。特别是机械臂带有触觉传感器和触摸屏操作的手术工作站，不像以前的系统需安装在患者或手术台上。此外，它可以仅需术中 X 线透视或 CT，而不需要术前影像学进行 3D 规划[24]。

与徒手置入螺钉相比，ROSA® 脊柱装置表现出了更高的精确度。在 Lonjon 等的研究中，97.3% 的患者在机器人引导下实现了置入物的准确置入（Gertzbein Robbins 分级为 A 级和 B 级），而徒手组的比例仅为 92%[25]。但本研究为前瞻性病例对照研究，共纳入 20 例患者，样本量小且非随机化。事实上，除了队列研究和病例对照研究对 ROSA 脊柱装置进行可行性研究和早期评估外，目前还没有大样本研究对该装置进行评估[23,26,27]。2016 年，Medtech 被 Zimmer Biomet 收购，希望能为更多神经外科疾病患者提供这种创新技术。

24.2.3　Globus Medical: Excelsius GPS

ExcelsiusGPS®于2017年获得美国FDA批准，将成为最新一代应用于脊柱手术的机器人系统。虽然有证据表明，在脊柱手术中使用机器人系统可以提高螺钉置入的准确性，但经常会出现注册错误和置钉打滑的问题[28]。ExcelsiusGPS®解决了其中几个问题。与ROSA®Spine设备一样，它是一款落地机器人，具有脚踏板激活系统，并将机器人手臂定位用于规划椎弓根螺钉轨迹。此外，它没有使用棘突钳，而是利用固定在髂骨和机械臂上的参考阵列（称为动态参考基）来识别和指导外科医师，从而消除了对克氏针及手术台安装和患者安置的需要[29,30]。遗憾的是，目前还没有关于ExcelsiusGPS®的前瞻性、随机性研究报告。不过，从评估其准确性的病例报告中获得的初步见解提示其临床应用效果显著[29,31,32]。

24.2.4　Brainlab: Cirq

在2019年，Brainlab Cirq系统获得了美国FDA的批准。该系统由安装在手术台上的具有7个自由度的被动机械臂和Brainlab Curve导航软件组成，而前述系统采用的是自动机械臂与预先规划的轨迹进行匹配（图24.1）。之前的系统均涉及胸腰椎器械，但Cirq®机器人辅助环境已经能够将其干预范围扩展到颈椎骨折。其独特之处在于体积小、重量轻、拥有手术床固定架设计以及与Mayfield头部支架（非颈椎）固定的参考阵列系统，它还可以避免由于参考框架位于患者的骨解剖结构上而产生的问题。虽然这些发现看起来很有前景，但目前只有1例颈椎后路螺钉固定的个案报道[33]。

24.2.5　其他技术

随着RMISS在脊柱手术中显现出越来越广阔的前景，接下来的其他几个系统也将很快进入机器人脊柱市场。例如，NuVasive获得了Pulse 510（k）的许可，用于脉冲脊柱手术自动化平台。然而，该系统还未发布。同样，TiRobot（TINAVI Medical Technologies，Beijing，China）于2016年获得中国国家药品监督管理局的批准，并一直是中国最受欢迎的机器人手术平台[34]。该平台由6个自由度的机械手臂、光学追踪系统和导航系统组成。此外，它是一个统一的平台，可用于多个神经外科和骨科亚专科[34]。在一项包含234例患者的前瞻性随机对照试验中[35]，与徒手X线透视辅助手术相比，TiRobot系统具有更好的准确性、较少的失血量和较低的平均累积辐射暴露。2019年，强生公司与TINAVI医疗集团签订了联合营销分销和研发协议，将其产品推向中国骨科市场。

24.3　目前状况

机器人辅助脊柱微创手术可以明显提高脊柱内固定的准确性。据报道，由于准确率的提高，RMISS的并发症发生率与传统徒手置钉相当或更低。此外，机器人手术已被证明可以减少平均的透视时间和总的辐射暴露[19~21,36~38]。虽然这些优点比较明确，但仍有一些问题尚未清楚。例如，RMISS的术后恢复时间比传统徒手手术要短[19~21,36~38]。然而，这是否可以归因于机器人辅助，而不是这些手术的微创特性现仍不清楚——鉴于这些手术中涉及的徒手置钉术通常为开放手术，而非内镜或腔镜手术，因此很难解释这一结果。同样，RMISS的总体并发症发生率似乎与传统开放手术无显著差异；这可能是由于除了学习曲线之外，评估RMISS结果的数据稀缺所致[37,39]。

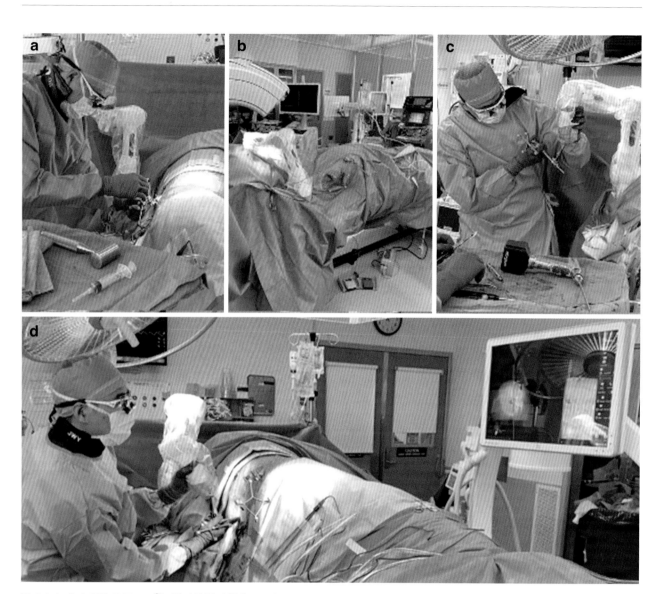

图 24.1 术中照片显示Cirq®机械臂的被动操作

RMISS 的推广也面临着挑战。鉴于这项技术的新颖性，在其实施过程中仍存在陡峭的学习曲线。Hu 等[40]报道了 30 例患者在机器人辅助下置入椎弓根螺钉的连续成功率。其他研究也提示开展机器人手术需要一段适应期，并提供了对这一经验的详细评估[41]。值得注意的是，机器人手术的成本效益值还尚未明晰。Menger 等证明了机器人辅助手术有较低的感染率和翻修率、较短的住院时间和手术时间[42]。然而，他们指出，他们应用成本效益分析的数据集是有限的。总结为：RMISS 似乎是一种可供选择的手术方式，但机器人技术尚需进一步评估，以更好地评估其对 MISS 的影响。

24.4 发展方向

机器人在脊柱外科的早期应用似乎仅限于经皮椎弓根螺钉置入。然而，这种情况正在稳步改变。Ponnusamy 等描述了对猪模型应用达芬奇手术机器人进行骨减压[43]。然而，在这个阶段，他们需要对脊柱进行开放性解剖。对于 RMISS 来说，导航软件和机器人仪器的进步有一天可能会实现机器人脊柱减压[9,44]。对于关节突剥脱，机器人也可以以通过在末端执行器上使用磨头代替椎弓根螺钉进行小关节面剥脱[45]。随着达芬奇机器人系统被证明可用于前路腰椎椎体间融合术和移植物置入，机器人在前路脊柱融合术中也有了更多应用的可能[46~48]。此外，机器人也可能最终在以穿刺为基础的手术中得到应用，如穿刺活检、关节突阻滞和椎体成形术[49~53]。

24.5　结论

机器人系统正在重塑外科手术领域。目前，机器人手术涉及越来越复杂的机器人之间的协同，其应用范围也在不断扩大。尚需要进一步的研究来阐明这些不同系统对于手术结果的影响，如此多的机器人系统引入脊柱微创手术，将这一领域带入了一个非常令人兴奋的时代。

参考文献

1. GRAETZ G, MICHAELS G. Robots at work [J]. Rev Econ Stat, 2018, 100(5): 753–768.

2. DAVIES B. A review of robotics in surgery [J]. Proc Inst Mech Eng H, 2000, 214(1): 129–140.

3. LANE T. A short history of robotic surgery [J]. Annals, 2018, 100(6 Suppl): 5–7.

4. WANG M Y, GOTO T, TESSITORE E, et al. Introduction [J]. Robotics in neurosurgery, Neurosurg Focus, 2017, 42(5): E1.

5. LOVE J G. Protruded intervertebral disks: Report of one hundred cases in which operation was performed [J]. JAMA, 1938, 111(5): 396.

6. LOVE J G. Protrusion of the intervertebral disk (fibrocartilage) into the spinal canal [J].Proc Staff Meet, Mayo Clin, 1936:529–535.

7. KWOH Y S, HOU J, JONCKHEERE E A, et al. A robot with improved absolute positioning accuracy for CT guided stereotactic brain surgery [J]. IEEE Trans Biomed Eng, 1988, 35(2): 153–160.

8. DRAKE J M, JOY M, GOLDENBERG A, et al. Computer- and robot-assisted resection of thalamic astrocytomas in children [J]. Neurosurgery, 1991, 29(1): 27–33.

9. VO C D, JIANG B, AZAD T D, et al. Robotic spine surgery: current state in minimally invasive surgery [J]. Glob Spine J, 2020, 10(2 Suppl): 34S–40S.

10. SAUTOT P, CINQUN P, LAVALLÉE S, et al. Computer assisted spine surgery: a first step toward clinical, application in orthopaedics [C].1992 14th Annual International Conference of the IEEE Engineering in Medicine and Biology Society, 1992:1071–1072.

11. PROKOPENKO R A, FROLOV A A, BIRUKOVA E V, et al. Assessment of the accuracy of a human arm model with seven degrees of freedom [J]. J Biomech, 2001, 34(2): 177–185.

12. LIEBERMAN I H, TOGAWA D, KAYANJA M M, et al. Bone-mounted miniature robotic guidance for pedicle screw and translaminar facet screw placement: Part I—Technical development and a test case result [J]. Neurosurgery, 2006, 59(3): 641–650.

13. D'SOUZA M, GENDREAU J, FENG A, et al. Robotic-assisted spine surgery: history, efficacy, cost, and future trends [J]. Robot Surg, 2019, 6: 9–23.

14. SUKOVICH W, BRINK-DANAN S, HARDENBROOK M. Miniature robotic guidance for pedicle screw placement in posterior spinal fusion: early clinical experience with the SpineAssist® [J]. Int J Med Robot Computer Assisted Surg, 2006, 2(2): 114–122.

15. BARZILAY Y, LIEBERGALL M, FRIDLANDER A, et al. Miniature robotic guidance for spine surgery—introduction of a novel system and analysis of challenges encountered during the clinical development phase at two spine centres [J]. Int J Med Robot Computer Assisted Surg, 2006, 2(2): 146–153.

16. KHAN A, MEYERS J E, YAVOREK S, et al. Comparing next-generation robotic technology with 3-dimensional computed tomography navigation technology for the insertion of posterior pedicle screws [J]. World Neurosurg, 2019, 123: e474–e481.

17. O'CONNOR T E, O'HEHIR M M, KHAN A, et al. Mazor X stealth robotic technology: a technical note [J]. World Neurosurg, 2021, 145: 435–442.

18. RINGEL F, STÜER C, REINKE A, et al. Accuracy of robot-assisted placement of lumbar and sacral pedicle screws: a prospective randomized comparison to conventional freehand screw implantation [J]. Spine, 2012, 37(8): E496.

19. HYUN S J, KIM K J, JAHNG T A, et al. Minimally invasive robotic versus open fluoroscopic-guided spinal instrumented fusions: a randomized controlled trial [J]. Spine, 2017, 42(6): 353–358.

20. KIM H J, JUNG W I, CHANG B S, et al. A prospective, randomized, controlled trial of robot-assisted vs freehand pedicle screw fixation in spine surgery [J]. Int J Med Robot Computer Assisted Surg, 2017, 13(3): e1779.

21. KANTELHARDT S R, MARTINEZ R, BAERWINKEL S, et al. Perioperative course and accuracy of screw positioning in conventional, open robotic-guided and percutaneous robotic-guided, pedicle screw placement [J]. Eur Spine J, 2011, 20(6): 860–868.

22. ROSER F, TATAGIBA M, MAIER G. Spinal robotics: current applications and future perspectives [J]. Neurosurgery, 2013, 72(Suppl 1): A12–A18.

23. LEFRANC M, PELTIER J. Evaluation of the ROSATM Spine robot for minimally invasive surgical procedures [J]. Expert Rev Med Devices, 2016, 13(10): 899–906.

24. WAGNER C, RABER M, SIMPSON V, et al. Overview of robotics in neurosurgery [J].Neurosurg Rev, 2018,41(4):507-523.

25. LONJON N, CHAN-SENG E, COSTALAT V, et al. Robot-assisted spine surgery: feasibility study through a prospective case-matched analysis [J]. Eur Spine J, 2016, 25(3): 947–955.

26. CHENIN L, PELTIER J, LEFRANC M. Minimally invasive transforaminal lumbar interbody fusion with the ROSA(TM) Spine robot and intraoperative flat-panel CT guidance [J]. Acta Neurochir, 2016, 158(6): 1125–1158.

27. SNYDER L A. Integrating robotics into a minimally invasive transforaminal interbody fusion workflow [J]. Neurosurg Focus, 2018, 45(VideoSuppl1): V4.

28. AHMED A K, ZYGOURAKIS C C, KALB S, et al. First spine surgery utilizing real-time image-guided robotic assistance [J]. Computer Assisted Surg, 2019, 24(1): 13–17.

29. JIANG B, KARIM AHMED A, ZYGOURAKIS C C, et al. Pedicle screw accuracy assessment in ExcelsiusGPS® robotic spine surgery: evaluation of deviation from pre-planned trajectory [J]. Chin Neurosurg J, 2018, 4(1): 23.

30. FAYED I, TAI A, TRIANO M, et al. Robot-assisted percutaneous pedicle screw placement: evaluation of accuracy of the first 100 screws and comparison with cohort of fluoroscopy-guided screws [J]. World Neurosurg, 2020, 143: e492–e502.

31. WALKER C T, GODZIK J, XU D S, et al. Minimally invasive single-position lateral interbody fusion with robotic bilateral percutaneous pedicle screw fixation: 2-dimensional operative video [J]. Operative Neurosurg, 2019, 16(4): E121.

32. GODZIK J, WALKER C T, THEODORE N, et al. Minimally invasive transforaminal interbody fusion with robotically assisted bilateral pedicle screw fixation: 2-dimensional operative video [J]. Operative Neurosurg, 2019, 16(3): E86–E87.

33. FARAH K, MEYER M, PROST S, et al. Cirq® robotic assistance for minimally invasive C1-C2 posterior instrumentation: report on feasibility and safety [J]. Operative Neurosurg, 2020, 19(6):

730–734.

34. HUANG M, TETREAULT T A, VAISHNAV A, et al. The current state of navigation in robotic spine surgery [J]. Ann Transl Med, 2021, 9(1):86.

35. HAN X, TIAN W, LIU Y, et al. Safety and accuracy of robot-assisted versus fluoroscopy-assisted pedicle screw insertion in thoracolumbar spinal surgery: a prospective randomized controlled trial [J]. J Neurosurg Spine, 2019, 30(5): 615–622.

36. MOSES Z B, MAYER R R, STRICKLAND B A, et al. Neuronavigation in minimally invasive spine surgery [J]. Neurosurg Focus, 2013, 35(2): E12.

37. FAN Y, DU J, ZHANG J, et al. Comparison of accuracy of pedicle screw insertion among 4 guided technologies in spine surgery [J]. Med Sci Monit, 2017, 23: 5960–5968.

38. KERIC N, EUM D J, AFGHANYAR F, et al. Evaluation of surgical strategy of conventional vs. percutaneous robot-assisted spinal trans-pedicular instrumentation in spondylodiscitis [J]. J Robot Surg, 2017, 11(1): 17–25.

39. YU L, CHEN X, MARGALIT A, et al. Robot-assisted vs freehand pedicle screw fixation in spine surgery – a systematic review and a meta-analysis of comparative studies [J]. Int J Med Robot Computer Assisted Surg, 2018, 14(3): e1892.

40. HU X, LIEBERMAN I H. What is the learning curve for robotic-assisted pedicle screw placement in spine surgery? [J]. Clin Orthop Relat Res, 2014, 472(6): 1839–1844.

41. DEVITO D P, KAPLAN L, DIETL R, et al. Clinical acceptance and accuracy assessment of spinal implants guided with SpineAssist surgical robot: retrospective study [J]. Spine, 2010, 35(24): 2109–2115.

42. MENGER RP, SAVARDEKAR AR, FAROKHI F, et al. A cost-effectiveness analysis of the integration of robotic spine technology in spine surgery [J]. Neurospine, 2018, 15(3): 216–224.

43. PONNUSAMY K, CHEWNING S, MOHR C. Robotic approaches to the posterior spine [J]. Spine, 2009, 34(19): 2104–2109.

44. VIRK S, QURESHI S. Narrative review of intraoperative imaging guidance for decompression-only surgery [J]. Ann Transl Med, 2021, 9(1):88.

45. STAUB B N, SADRAMELI S S. The use of robotics in minimally invasive spine surgery [J]. J Spine Surg, 2019, 5(Suppl 1): S31–S40.

46. LEE J Y K, BHOWMICK D A, EUN D D, et al. Minimally invasive, robot-assisted, anterior lumbar interbody fusion: a technical note [J]. J Neurol Surg A Cent Eur Neurosurg, 2013, 74(4): 258–261.

47. BEUTLER W J, PEPPELMAN W C J, DIMARCO L A. The da

Vinci robotic surgical assisted anterior lumbar interbody fusion: technical development and case report [J]. Spine, 2013, 38(4): 356–363.

48. TROUDE L, BOISSONNEAU S, MALIKOV S, et al. Robot-assisted multi-level anterior lumbar interbody fusion: an anatomical study [J]. Acta Neurochir, 2018, 160(10): 1891–1988.

49. TOVAR-ARRIAGA S, TITA R, PEDRAZA-ORTEGA J C, et al. Development of a robotic FD-CT-guided navigation system for needle placement-preliminary accuracy tests [J]. Int J Med Robot, 2011, 7(2): 225–236.

50. JU H, ZHANG J, AN G, et al. A robot-assisted system for minimally invasive spine surgery of percutaneous vertebroplasty based on CT images [C].2008E Conference on Robotics, Automation and Mechatronics, 2008:290–295.

51. MELZER A, GUTMANN B, REMMELE T, et al. INNOMOTION for percutaneous image-guided interventions [J]. IEEE Eng Med Biol Magazine, 2008, 27(3): 66–73.

52. TEHRANZADEH J, TAO C, BROWNING C A. Percutaneous needle biopsy of the spine [J]. Acta Radiol, 2007, 48(8): 860–868.

53. STOIANOVICI D, CLEARY K, PATRICIU A, et al. AcuBot: a robot for radiologic interventions [J]. IEEE Trans Robot Autom, 2003, 19(5): 927–930.

导航引导或机器人辅助脊柱手术的证据   25

25.1 引言

几十年来，脊柱外科见证了一系列的技术创新。随着该领域的扩大，在脊柱手术器械、手术技术和置入物方面也有了许多发展。具体来说，导航和机器人系统在脊柱外科领域已经迅速扩展。

立体定向技术已经广泛应用于神经外科手术。1908 年，Horsley 和 Clarke 首次在猴子大脑中使用立体定向框架进行病灶定位[1]。随后，无框立体定向手术随着实时图像制导（导航）逐渐发展起来。在 20 世纪 90 年代，它被广泛应用于颅脑外科手术[2]。此外，应用于脊柱的立体导航技术已经极大促进了商用图像制导导航系统的发展，如 O 臂（(Medtronic Navigation, Medtronic Inc，Dublin，Ireland） 与 Stealth Station 导航（Medtronic Navigation）。这些系统提供手术器械的实时导航反馈。

机器人系统采用全自动机械臂，依靠射线成像和立体定向进行轨迹规划。脊柱手术的导航和机器人系统使脊柱外科医师能够在手术过程中通过多平面 CT 或透视图像确定非可视化解剖的方向。这有助于提高脊柱手术的准确性，特别是在螺钉固定方面。此外，它可以最大限度地减少常规透视的次数和时间，进而显著减少对患者和外科医师的辐射暴露。

手术机器人系统主要包括 3 种，分别是监控系统、远程手术系统和共享控制系统[3]。

1. 监控系统首先由操作员制订计划，然后机器人在密切监督下自主进行操作。

2. 远程手术系统是操作者实时远程控制机器人的系统。

3. 共享控制系统是外科医师和机器人同时控制手术器械的系统。

在这三种方法中，脊柱外科机器人系统是一种共享控制系统，该方法用于确定螺钉系统的位置和轨迹，这是一种在手术前和手术中使用机械臂应用立体定向轨迹成像的方法。此外，虚拟增强现实（AR）系统是一项很有前途的技术，它使用专用的软件和硬件，可以直接在特殊的监视器上显示图像，使外科医师能够实时可视化关于患者和手术过程的关键信息。

达芬奇手术系统（Intuitive Surgical，Sunnyvale，CA）于 2000 年被美国 FDA 批准用于复杂的微创腔内手术[4]。虽然脊柱手术机器人技术有改善脊柱手术的潜力，但在广泛应用于脊柱外科手术之前，仍需进一步证明其与传统技术相比的优越性。脊柱外科中导航和机器人系统的发展仅限于椎弓根螺钉的置入。因此，机器人系统对于脊柱手术来说仍然是不够的[5, 6]。

25.2　计算机辅助导航

术中导航和图像引导机器人常用于脊柱和硬膜内肿瘤、感染、脊柱翻修和畸形手术。而且使用导航可以减少微创手术过程中产生的辐射暴露。在脊柱外科领域，目前有各种计算机辅助导航平台。现有的 3D 计算机辅助导航平台如下：Airo Mobile 术中基于计算机断层扫描的脊柱导航（Brainlab©，Feldkirchen，Germany），Stryker 脊柱导航与 SpinalMap 软件（Stryker©，Kalamazoo，Michigan），Stealth Strarion、脊柱手术成像和 O 臂手术导航（Medtronic©，Minneapolis，Minnesota），以及 Ziehm VisionFD Vario 3–D 与 NaviPort 集成（Ziehm Imaging©，Orlando，Florida）。

O 臂（Medtronic©，Minneapolis，Minnesota）

能够提供实时 3D 手术成像。在手术过程中，脊柱的 3D 图像可以同时显示在屏幕上，因而手术医师无须考虑患者的位置[7]。理论上，O 臂技术似乎比 C 臂系统更有优势。但是，在置入椎弓根螺钉时，O 臂系统与常规 C 臂透视效率不相上下（图 25.1）。

对于选择使用机器人辅助的外科医师来说，几种计算机辅助导航系统可以与目前可用的机器人联合应用。此外，Mazor 和 ROSA 机器人还可以为脊柱手术优化其原生导航软件。

25.3　远程手术机器人系统

达芬奇手术系统已经被美国 FDA 批准用于腹腔镜手术。而且，其使用领域也逐渐扩大到心脏外科、胸外科、妇产科、泌尿外科。操作员需

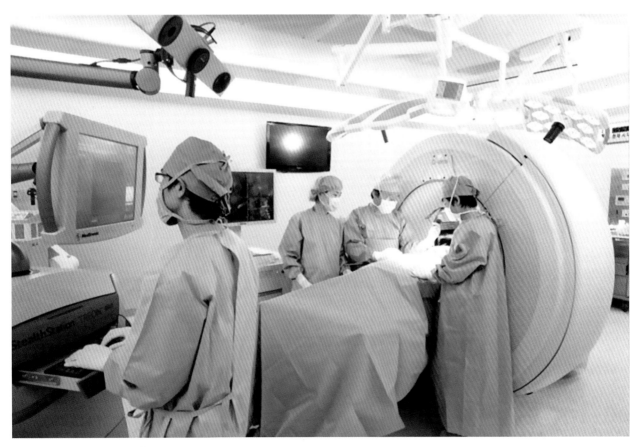

图 25.1　O 臂（Medtronic©，Minneapolis，Minnesota）是3D计算机辅助导航

要在远离手术室的一个工作站控制达芬奇系统。该系统允许操作人员通过放大 10 倍的 3D 视觉来控制操作领域，允许进行详细的调整。此外，它具有震颤过滤功能和不受限制的手腕运动范围。但是，达芬奇系统在脊柱手术中的应用仅限于腹腔镜下前路腰椎椎体间融合术[8]。与传统的手术方法相比，达芬奇系统的使用改进了可视化效果，但缺点是手术装置成本高、学习曲线陡峭、手术时间长、脊柱手术适应证有限。因此，达芬奇系统尚未被美国 FDA 批准用于脊柱手术，因为临床证据仍然不足（图 25.2）。

25.4　机器人辅助导航系统

25.4.1　Mazor: SpineAssist

SpineAssist（Mazor Robotic Inc, Caesarea, Israel）机器人于 2004 年开发，并首次获得美国 FDA 批准用于脊柱手术。在将框架固定到患者的棘突上后，该系统使用导丝置入经皮螺钉。它允许术前 CT 规划，并逐渐确定椎弓根的位置和器械的轨迹。此外，该系统可与术前 CT 和术中透视相结合。SpineAssist 的准确性非常高。Van Dilk JD 等[9]证实其置入椎弓根螺钉的准确性为 97.9%（487 颗螺钉中有 477 颗置

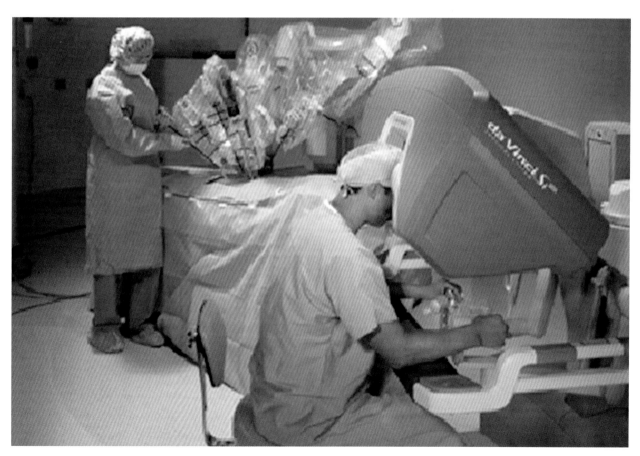

图 25.2　达芬奇手术系统（Intuitive Surgical, Sunnyvale, CA），属于由操作员在远离手术室的工作站控制设备的系统

入准确）。此外，Devito DP 等[10] 的研究显示，机器人的应用可实现 98% 的螺钉定位精度，并进一步降低神经系统风险。但 SpineAssist 机器人的一个局限性是可能需要固定在特定的解剖标记上，同时也有报道称可能出现滑动和其他套管脱位等现象。

25.4.2 Mazor: Renaissance

Renaissance 是 Mazor 机器人公司（Caesarea，Israel）开发的第二代脊柱手术机器人系统。2011 年，它被 SpineAssist 中的 Renaissance 所取代。与 Spine Assist 相比，Renaissance 更小更轻，灵敏度更高。该系统能根据设备的特点和类型，利用术前 CT 进行脊柱 3D 重建以选择所需的目标椎体位置以及器械的特征和类型。Hyun 等[11] 将经典透视引导置钉技术与使用 Renaissance 进行椎弓根螺钉置入进行了比较。经典透视引导技术中有 2 例出现椎弓根破损和 1 例关节突侵犯。手术过程中，外科医师在放置螺钉时，使用机器人进行引导，准确率可达到 100%。此外，使用机器人系统，辐射暴露和住院时间也显著减少（图 25.3）。

25.4.3 Mazor: Mazor X

最近，Mazor 机器人公司发布了 Mazor X 机器人。这是由 Caesarea （Israel）开发的脊柱手术机器人系统。这种型号升级了以前版本的产品。术中透视和 3D 表面扫描均可使用，但其局限性在于仍需在手术床和患者上进行骨性固定。最近有报道指出，Mazor X 在螺钉放置精度方面可达 98.7%，并减少了手术时间和辐射暴露[12]。

25.4.4 ROSA

ROSA 系统（Medtech，Montpellier，France）是一种可移动的具有地面固定底座系统，带有机械臂的脊柱手术机器人。它是一个能连接到患者骨骼解剖结构上的系统。ROSA 机器人是一个独立的机器人助手，有一个刚性的机械臂和一个可固定在地板上的底座。这些特征有助于减少固定强度对骨解剖的影响。此外，机械臂还会随着患者一起移动。基于摄像头监测跟踪系统，根据附着在机器人上的跟踪球，将几个经皮跟踪针实时放置在患者的骨骼解剖上。Lonjon 的研究结果提示，与徒手组的准确率（92%）相比，机器人组椎弓根螺钉内固定的准确率（97.3%）有所提高，但是差异没有统计学意义[13]。

25.4.5 ExcelsiusGPS

ExcelsiusGPS（Globus Medical，Inc.，Audubon，PA，USA）是一种通过了美国 FDA 和欧洲 CE 双认证的脊柱手术机器人系统。术前或术中 CT 图像在刚性机械臂的指导下使用。该系统的核心是根据患者的解剖结构，将仪器定位和螺钉放置实时可视化。此外，该系统还配备了传感器，可以检测钻头切削或滑动的参考框架。此外，还可以自动补偿患者的运动。Huntsman 等的研究表明，采用 Excelsius GPS 进行 100 例椎弓根螺钉的准确率为 99%[14]。Godzik 等纳入了 28 例患者，结果显示 116 颗螺钉的准确率为 96.6%[15]。Benech 等报道，53 例脊柱手术中准确率为 98.3%[16]。Vaediman 的研究结果显示其准确率为 97.7%[17]。

25.4.6 CUVIS-Spine

CUVIS-spine 椎弓根螺钉引导系统（CUVIS-spine；Curexo Inc. Republic of Korea）（图 25.4）允许外科医师使用术中扫描的 2D 或 3D 图像将手术器械和螺钉置入计划路径。利用机械手引导和支撑手术器械或螺钉。该机器人系统的一个特

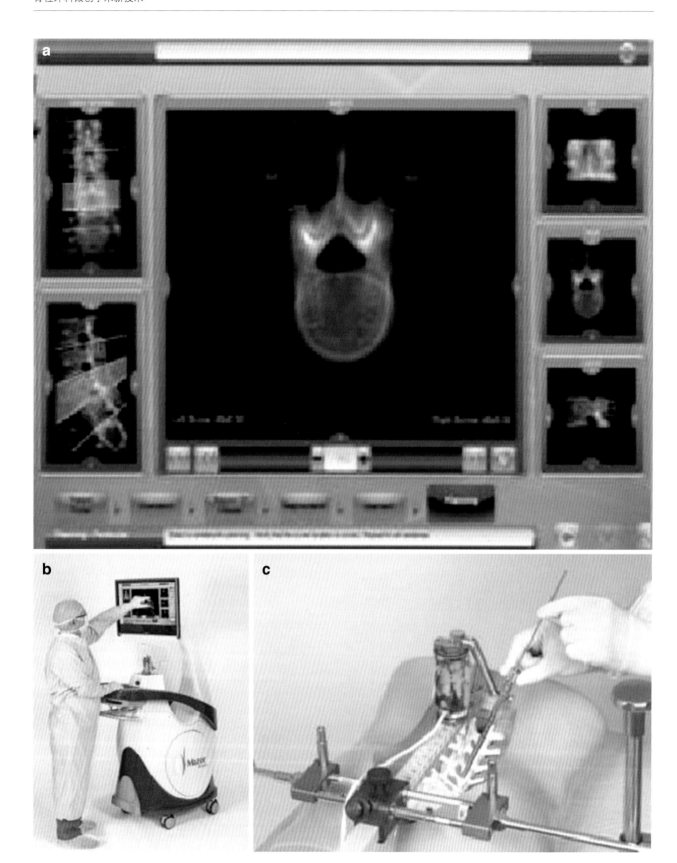

图 25.3 Renaissance是由Mazor机器人公司（Caesarea，Israel）研发的第二代脊柱手术机器人系统。它由三部分组成。a.基于CT的三维规划软件；b.工作站；c.微型机器人

点是磁力导航，它可以在手术器械接触骨表面时实时在水平及垂直方向提供施加在手术器械上的侧向力。它使手术器械在置入时更安全、更准确。

另一个特点是不需要术前 CT 扫描或术中 CT 扫描来确认和纠正置入路径，极大降低了手术过程中对患者和医护人员的辐射剂量。它提供了基于术中 C 臂图像的规划，具有轴向虚拟视图和辅助用户界面。根据尚未发表的数据，在一项尸体研究中，采用 Gertzbein 和 Robbins 分类进行评估时，GRS 评级为 A 或 B 的准确率高达 95.45%（21/22）（表 25.1）。

25.5　机器人和导航系统的优势

机器人和导航系统在脊柱手术中的优势如下：①提高椎弓根螺钉置入精度；②微创入路（小切口、出血少、感染少、肌肉剥离和回缩最小）；③减少辐射暴露。此外，与人类的手相比，机器人系统具有优势，例如消除了手术者手和手腕的疲劳、颤抖，还能精确地重复。

25.6　椎弓根螺钉置入的准确性

椎弓根螺钉在许多脊柱手术中用于建立稳定的脊柱固定。虽然可以使用解剖标志进行徒手置钉，但仍需要 X 线透射检查以提供更好的结果

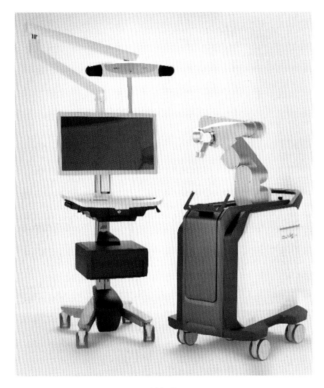

图 25.4　CUVIS-spine 系统（Curexo Inc. Republic of Korea）允许外科医师使用术中扫描的 2D 或 3D 图像将手术器械和螺钉按计划路径置入。主控制台和机械臂为螺钉的置入提供了轨迹

表 25.1　脊柱手术机器人系统

	Mazor (SpineAssist, Renaissance, Mazor X)	ROSA	ExcelsiusGPS
术前 CT	需要	不需要	不需要
底托	骨，手术台	地面	地面
仪器追踪	是	是	是
克氏针	是	是	否
临床应用	椎弓根螺钉置入，肿瘤活检，椎体成形术	椎弓根螺钉置入	椎弓根螺钉置入
准确度	98%~100%	96%	96.6%~99%
缺点	需要坚固的骨固定，对电刀或钻头尖端进行修磨	需要坚固的骨固定	需要坚固的骨固定

稳定性和准确性。根据最近的文献报道，机器人辅助椎弓根螺钉置入的准确性并不明显优于透视引导或传统徒手技术，据报道，其与透视引导或传统徒手技术的准确率相当或略好。大多数研究使用 Gertzbein-Robbins 量表（Gertzbein-Robbins scale GRS）[18] 来确定椎弓根螺钉放置的准确率。

一些研究回顾性分析了使用机器人系统置入椎弓根螺钉的准确率[10,19~21]。机器人引导置入螺钉的精确度为 94.5%~98.4%，它被证实是安全有效的。另一方面，徒手或透视引导下的置钉准确率为 91.4%~91.6%，机器人引导下的置钉准确率更高，但在统计学上两者并无明显差异。

有 3 项评估机器人引导椎弓根螺钉置入的前瞻性、随机对照试验（randomized controlled trials，RCT）。Kim 等[22] 比较了机器人辅助微创后路腰椎椎体间融合术（PLIF）与徒手螺钉置入的准确性和安全性。椎弓根螺钉置入的准确率在两组之间无显著差异，但机器人辅助组对近端关节突的侵袭明显减少（0% 与 15.9%，P<0.001）。Roser 等[23] 进行了一项三臂前瞻性随机对照试验，评估了使用三种不同方式的椎弓根螺钉置入技术，即透视徒手引导、导航引导和机器人辅助。然而，该研究由于纳入样本量较少，证件强度不足：透视组只有 10 例患者，导航组只有 9 例患者，机器人（SpineAssist）组只有 18 例患者。结果发现，徒手、透视引导和机器人辅助放置的准确率分别为 92.0%、97.5% 和 97.5%。此外，Ringel 等[24] 报道，与透视组相比，机器人组的螺钉放置明显更差（85% 与 93%），与透视组相比，机器人组需要术中翻修的螺钉明显更多（10∶1）。这项研究结果提示，徒手技术的准确性明显优于机器人辅助技术。机器人辅助组螺钉位置错位大多表现为横向偏移。将机器人固定在脊柱上似乎容易受到潜在的螺钉错位以及在螺钉入口处置入套管滑动的影响。与传统徒手技术或透视引导下置入椎弓根螺钉相比，机器人辅助置入椎弓根螺钉仍缺乏循证有效性和准

确性。因此，有必要开发更先进的机器人系统。

25.7 辐射暴露

脊柱手术使用透视有助于确定固定的位置和轨迹。因此，使得患者、操作人员和手术室工作人员受到有害的辐射暴露。机器人脊柱手术有助于减少和消除手术过程中的辐射暴露。在机器人脊柱手术中，虽然主要在术前使用 CT，但偶尔也会使用术中 CT 和透视[24]。几项研究评估了机器人辅助螺钉置入的辐射暴露。Gao 等研究发现，使用机器人辅助系统显著减少了术中放射时间和术中放射剂量。重要的是，当使用机器人辅助系统时，辐射时间会根据学习曲线效应慢慢减少，因此操作人员对已开发的系统越熟悉，辐射风险就越低[25]。

25.8 脊柱外科机器人系统应用领域的扩展

机器人系统主要用于脊柱手术中椎弓根螺钉置入。但随着机器人系统的应用领域逐渐扩大，目前机器人系统已应用于 S_2 骶髂螺钉[26,27] 和转移性脊柱肿瘤[28]。因此，它可能有助于减少手术翻修率和手术时间。

25.9 脊柱外科中的增强现实技术

增强现实（AR）技术是基于计算机生成的数据，通过在特殊屏幕或可穿戴设备上投射数字图像，将其叠加在现实世界中。因此，它能够"增加"外科医师可以检测到的信息量。当操作者置入椎弓根螺钉时，AR 有助于实时确定骨解剖方向和轨迹。Elmi-Terander 等使用具有导航和 AR 的增强现实手术导航（augmented reality surgical navigation，ARSN）进行椎弓根螺钉置入。当使用 ARSN 时，与徒手技术相比，准确度

更高（ARSN：85%，徒手技术：64%，P<0.05）[29]。各种增强现实系统主要由以下公司迅速开展研发：谷歌（Mountain View，CA，USA），HoloLens（Microsoft Corp.，Redmond，WA，USA），Xcision（Augmedics，Arlington Heights，IL，USA）和 MicroOptical （MicroOptical Corp.，Westwood，MA，USA）[4]。

25.10 结语

机器人辅助脊柱手术的适应证仍然有限，目前仅限于椎弓根螺钉的置入。到目前为止，大多数研究均比较了徒手或透视与机器人辅助椎弓根螺钉放置的情况。机器人辅助脊柱手术的临床效果更为显著。此外，仍然缺乏关于这些流程的成本效益的研究。尽管如此，下一代创新导航和机器人系统仍有潜力改善脊柱手术。

参考文献

1. HORSLEY V, CLARKE R H. THE STRUCTURE AND FUNCTIONS OF THE CEREBELLUM EXAMINED BY A NEW METHOD [J]. Brain, 1908, 31(1): 45–124.

2. KOCHANSKI R B, LOMBARDI J M, LARATTA J L, et al. Image-guided navigation and robotics in spine surgery [J]. Neurosurgery, 2019, 84(6): 1179–1189.

3. OVERLEY S C, CHO S K, MEHTA A I, et al. Navigation and robotics in spinal surgery: where are we now? [J]. Neurosurgery, 2017, 80(3S): S86–S99.

4. VADALÀ G, DE SALVATORE S, AMBROSIO L, et al. Robotic spine surgery and augmented reality systems: a state of the art [J]. Neurospine, 2020, 17(1): 88–100.

5. JOSEPH J R, SMITH B W, LIU X, et al. Current applications of robotics in spine surgery: a systematic review of the literature [J]. Neurosurg Focus, 2017, 42(5): E2.

6. VO C D, JIANG B, AZAD T D, et al. Robotic spine surgery: current state in minimally invasive surgery [J]. Global Spine J, 2020, 10(2 Suppl): 34S–40S.

7. FENG W, WANG W, CHEN S, et al. O-arm navigation versus C-arm guidance for pedicle screw placement in spine surgery: a systematic review and meta-analysis [J]. Int Orthopaed, 2020, 44(5): 919–926.

8. BEUTLER W J, PEPPELMAN W C J R, DIMARCO L A. The da Vinci robotic surgical assisted anterior lumbar interbody fusion: technical development and case report [J]. Spine, 2013, 38(4): 356–363.

9. VAN DIJK J D, VAN DEN ENDE R P, STRAMIGIOLI S, et al. Clinical pedicle screw accuracy and deviation from planning in robot-guided spine surgery: robot-guided pedicle screw accuracy [J]. Spine, 2015, 40(17): E986–E991.

10. DEVITO D P, KAPLAN L, DIETL R, et al. Clinical acceptance and accuracy assessment of spinal implants guided with SpineAssist surgical robot: retrospective study [J]. Spine, 2010, 35(24): 2109–2115.

11. HYUN S J, KIM K J, JAHNG T A, et al. Minimally invasive robotic versus open fluoroscopic-guided spinal instrumented fusions: a randomized controlled trial [J]. Spine, 2017, 42(6): 353–358.

12. KHAN A, MEYERS J E, SIASIOS I, et al. Next-generation robotic spine surgery: first report on feasibility, safety, and learning curve [J]. Oper Neurosurg, 2019, 17(1): 61–69.

13. LONJON N, CHAN-SENG E, COSTALAT V, et al. Robot-assisted spine surgery: feasibility study through a prospective case-matched analysis [J]. Eur Spine J, 2016, 25(3): 947–955.

14. HUNTSMAN K T, AHRENDTSEN L A, RIGGLEMEN J R, et al. Robotic-assisted navigated minimally invasive pedicle screw placement in the first 100 cases at a single institution [J]. J Robot Surg, 2020, 14(1): 199–203.

15. GODZIK J, WALKER C T, HARTMAN C, et al. A quantitative assessment of the accuracy and reliability of robotically guided percutaneous pedicle screw placement: technique and application accuracy [J]. Oper Neurosurg, 2019, 17(4): 389–395.

16. BENECH C A, PEREZ R, BENECH F, et al. Navigated robotic assistance results in improved screw accuracy and positive clinical outcomes: an evaluation of the first 54 cases [J]. J Robot Surg, 2020, 14(3): 431–437.

17. VARDIMAN A B, WALLACE D J, CRAWFORD N R, et al. Pedicle screw accuracy in clinical utilization of minimally invasive navigated robot-assisted spine surgery [J]. J Robot Surg, 2020, 14(3): 409–413.

18. GERTZBEIN S D, ROBBINS S E. Accuracy of pedicular screw placement in vivo [J]. Spine, 1990, 15(1): 11–14.

19. KANTELHARDT S R, MARTINEZ R, BAERWINKEL S, et al. Perioperative course and accuracy of screw positioning in conventional, open robotic-guided and percutaneous robotic-guided, pedicle screw placement [J]. Eur Spine J, 2011, 20(6): 860–868.

20. PECHLIVANI I, KIRIYANTHAN G, ENGELHARDT M,

et al. Percutaneous placement of pedicle screws in the lumbar spine using a bone mounted miniature robotic system: first experiences and accuracy of screw placement [J]. Spine, 2009, 34(4): 392–398.

21. TOGAWA D, KAYANJA M M, REINHARDT M K, et al. Bone-mounted miniature robotic guidance for pedicle screw and translaminar facet screw placement: Part 2–Evaluation of system accuracy [J]. Neurosurgery, 2007, 60(2 Suppl 1): ONS129–ONS 139.

22. KIM H J, LEE S H, CHANG B S, et al. Monitoring the quality of robot-assisted pedicle screw fixation in the lumbar spine by using a cumulative summation test [J]. Spine, 2015, 40(2): 87–94.

23. ROSER F, TATAGIBA M, MAIER G. Spinal robotics: current applications and future perspectives [J]. Neurosurgery, 2013, 72(Suppl 1): 12–18.

24. RINGEL F, STÜER C, REINKE A, et al. Accuracy of robot-assisted placement of lumbar and sacral pedicle screws: a prospective randomized comparison to conventional freehand screw implantation [J]. Spine, 2012, 37(8): E496–E501.

25. GAO S, LV Z, FANG H. Robot-assisted and conventional freehand pedicle screw placement: a systematic review and meta-analysis of randomized controlled trials [J]. Eur Spine J, 2018, 27(4): 921–930.

26. HYUN S J, KIM K J, JAHNG T A. S2 alar iliac screw placement under robotic guidance for adult spinal deformity patients: technical note [J]. Eur Spine J, 2017, 26(8): 2198–2203.

27. LARATTA J L, SHILLINGFORD J N, LOMBARDI J M, et al. Accuracy of S2 alar-iliac screw placement under robotic guidance [J]. Spine Deform, 2018, 6(2): 130–136.

28. HU X, SCHARSCHMIDT T J, OHNMEISS D D, et al. Robotic assisted surgeries for the treatment of spine tumors [J]. Int J Spine Surg, 2015, 9: 26-33.

29. ELMI-TERANDER A, SKULASON H, SÖDERMAN M, et al. Surgical navigation technology based on augmented reality and integrated 3D intraoperative imaging: a spine cadaver feasibility and accuracy study [J]. Spine, 2016, 41(21): E1303–E1311.

机器人辅助腰椎手术流程：MIS-TLIF

26

26.1 案例展示

患者，男，65 岁，既往有 $L_5 \sim S_1$ 椎板切除术史，表现为进行性腰痛和双下肢放射痛，伴双下肢无力，长时间站立或者行走后加重，休息或身体前倾时好转。经保守治疗，症状仍有进展。

经检查，患者双下肢肌力正常，双下肢远端感觉减退，病理反射阴性。BMI 为 27.5。MRI 结果提示黄韧带肥厚和因关节突关节增生导致的严重 $L_{4\sim5}$ 中央椎管狭窄。$L_{4\sim5}$ 椎体 I 度滑脱，站立位时加重。动态 X 线片提示 $L_{4\sim5}$ 椎体滑脱在过伸过屈位时加重。典型术前影像结果如图 26.1 所示。

26.2 手术决策

患者有活动性 $L_{4\sim5}$ 椎体滑脱，症状符合 $L_{4\sim5}$ 中央椎管狭窄引起的难治性间歇性跛行。具有 $L_{4\sim5}$ 减压和融合的手术指征。微创经椎间孔腰椎椎体间融合术（TLIF）的优点是可以同时实现直接减压、后路固定和椎间融合，还可以减少手术暴露相关的并发症等[1]。

本章介绍了脊柱机器人辅助导航系统的工作流程，即术前规划和置入椎弓根螺钉、导航引导下放置管状牵开器、确保减压充分和置入大小位

置合适的椎间融合器。通过术中单次 CT 扫描完成导航系统注册，减少了手术人员的辐射暴露，也通过减少术中连续透视而简化了工作流程[2~8]。

26.3 手术流程

- 患者俯卧于 Jackson 手术床上。
- 安放髂骨定位钉，连接动态参考架和术中 CT 参考架。
- 术中 CT 扫描获取 3D 影像数据进行注册。或者通过术中透视结果与术前 CT 数据进行配准。
- 在机器人导航系统上规划 L_4 和 L_5 椎弓根螺钉置入方案。
- 机器人辅助 L_4 和 L_5 双侧椎弓根螺钉置入，右侧不拧入螺帽。
- 为减少透视次数，钝性剥离肌肉，利用机器人导航平台将管状牵开器放置于 L_4 和 L_5 上方。
- 于 $L_{4\sim5}$ 右侧行单侧入路椎板切除、关节突关节切除和对侧椎板切除。
- 切除 $L_{4\sim5}$ 椎间盘并处理终板。
- 置入自体骨、同种异体骨和 $L_{4\sim5}$ 膨胀式椎间融合器。
- 拧入 $L_{4\sim5}$ 右侧椎弓根螺钉螺帽。

- 经皮插入双侧连接棒并拧紧螺帽。
- X线透视确认。

26.4 手术步骤

患者进入手术室，全身麻醉后气管插管。放置神经监测导线，监测体感诱发电位（SSEP）和肌电图（EMG）。患者俯卧于Jackson手术床上，固定并保护手臂，用护垫填充保护身体受压点（图26.2）。

一般情况下，机器人辅助手术可以最大限度减少透视。完成术前准备和无菌铺巾后，首先

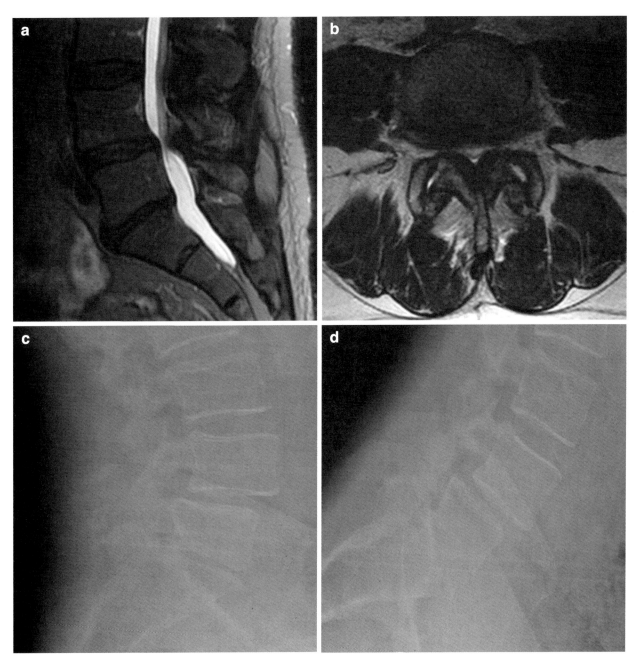

图26.1 腰骶部术前影像。矢状位（a）和轴位（b）磁共振T2相显示L$_{4\sim5}$中央椎管和侧隐窝狭窄。过伸位（c）和过屈位（d）X线片显示L$_{4\sim5}$椎体滑脱

于 TLIF 对侧的髂后上棘（PSIS）处取一皮肤小切口，将定位钉固定于髂骨上。接着将动态参考架连接于髂骨定位钉上。在本次手术过程中，术中影像设备 O 臂（Medtronic，Dublin，Ireland）与机器人导航设备 ExcelsiusGPS（Globus Medical，Audubon，PennsyLvania，USA）不兼容。所以要在手术区域安装术中 CT 参考架（L$_{4-5}$），以使机器人导航设备可以使用 3D 影像数据

（图 26.3）。利用 O 臂在手术区域进行扫描获取 3D 脊柱影像数据，然后传输影像数据至机器人导航工作站（图 26.4）。

规划椎弓根螺钉置入路径。在机器人工作站依照椎弓根螺钉大小和置入路径安装 L$_4$ 和 L$_5$ 椎弓根螺钉示踪器（图 26.5）。将机器人设备移至手术区域。按照规划好的椎弓根螺钉置入切口路径做小的旁正中切口。机器人机械臂按照置钉规

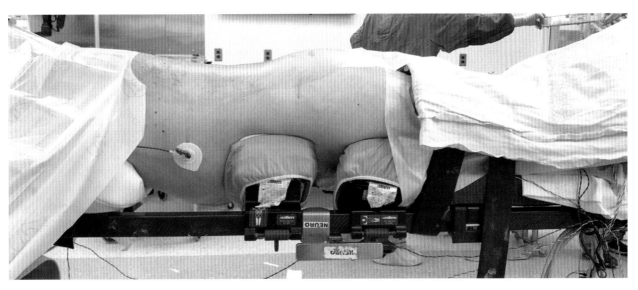

图 26.2　患者俯卧于Jackson手术床上，受压点用护垫填充保护

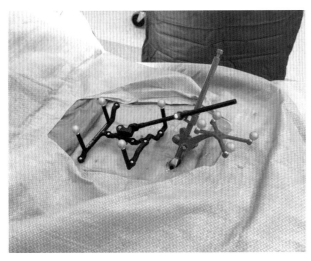

图 26.3　将动态参考架和单独的术中CT参考架连接于髂骨定位钉

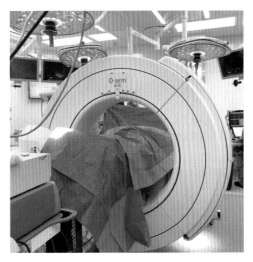

图 26.4　术中CT扫描获取数据进行导航系统注册

划自动定位于 L_4 椎体左侧。然后导航下通过现在刚性的机器人工作通道插入钻头，创建导向孔和螺钉通道。接着在导航下进行攻丝。导航引导下使用螺丝刀将椎弓根螺钉插入并连接到螺钉延长杆（图 26.6）。在 L_5 两侧和 L_4 右侧分别重复上述操作。但是为了避免妨碍放置管状牵开器，椎弓根螺钉（不是螺帽或者延长杆）由右侧置入。应当注意的是，导航引导下椎弓根螺钉置入一般不需要使用透视。但是，如果担心导航出错的话则应当使用透视进行确认。

接下来在 L_{4-5} 节段放置管状牵开器。经机器人导航系统引导做同样的右侧旁正中切口，无须透视（图 26.7）。放置好管状牵开器后，将显微镜移至手术区域。在显微镜下，使用高速磨钻和 Kerrison 咬骨钳行 L_4 椎板切开术。在 L_4 右侧椎弓峡部做横切，切下来的 L_4 下关节突作为自体骨保存。切除 L_5 上关节突的内上侧部分。然后向对侧倾斜管状牵开器，用高速磨钻和

Kerrison 咬骨钳从下方切除对侧椎板。从中央区域开始切除肥厚的黄韧带，然后切到对侧关节突的外侧面。导航系统用于确认对侧已充分进行骨减压（图 26.8）。

完成背侧减压后，进行椎间盘切除。小心松解和牵开横行神经根。确认 L_{4-5} 椎间盘。导航系统可用于定位椎间盘和优化手术路径（图 26.9）。使用尖刀切开纤维环，进行标准的腰椎间盘切除术。处理终板为椎间融合器置入做准备。椎间盘置入同种异体骨和自体骨。机器人导航也可用于规划和置入膨胀式椎间融合器（图 26.10）。在这一病例中，导航没有用于椎间融合器置入，而是使用导航确定置入路径，然后将椎间融合器置入椎间盘。扩张椎间融合器，经透视确认其最终位置。移除管状牵开器。通过螺钉延长杆为 L_4 和 L_5 右侧椎弓根螺钉尾放入螺帽。将预先剪好和成形的连接棒插入左侧螺帽。插入锁定螺丝。将另一根预先剪好和

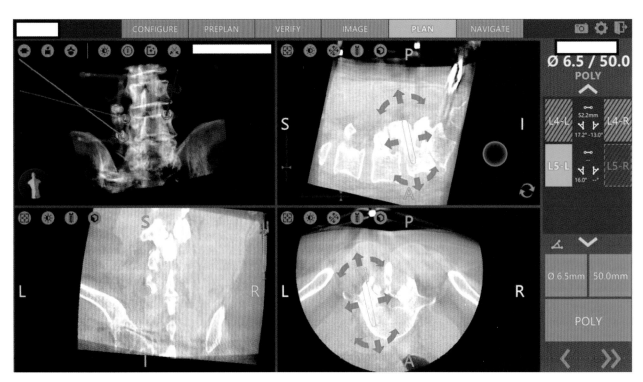

图 26.5　在机器人导航工作站计算机界面规划椎弓根螺钉的大小和置入路径

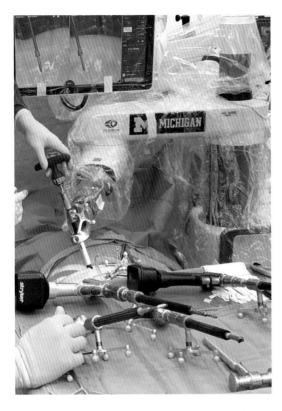

图 26.6　导航引导下手术器械穿过机械臂工作通道进行椎弓根螺钉置入

成形的连接棒插入右侧螺帽。插入锁定螺丝并按照厂商规定的扭矩拧紧。去除延长的螺钉叶片。移除髂骨定位钉。逐层缝合切口，组织胶闭合皮肤切口。覆盖上干净敷料。

　　术后 X 线检查结果如图 26.11 所示，椎弓根螺钉和椎间融合器位置良好。

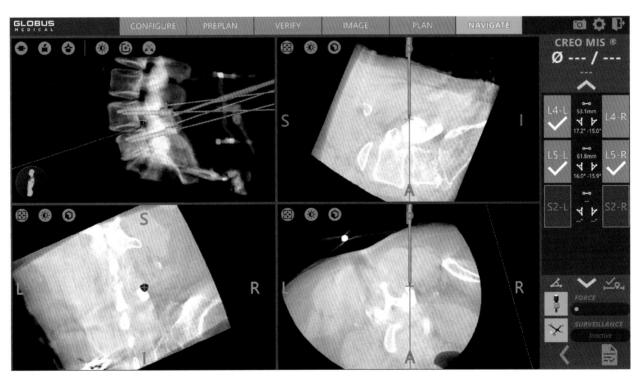

图 26.7　导航引导下机器人辅助于L$_{4\sim5}$上方放置管状牵开器

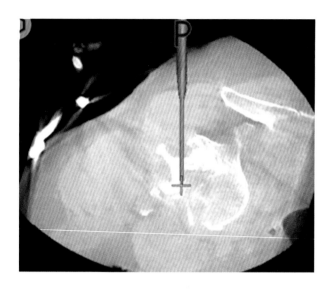

图 26.8 使用导航系统确认对侧减压是否充分

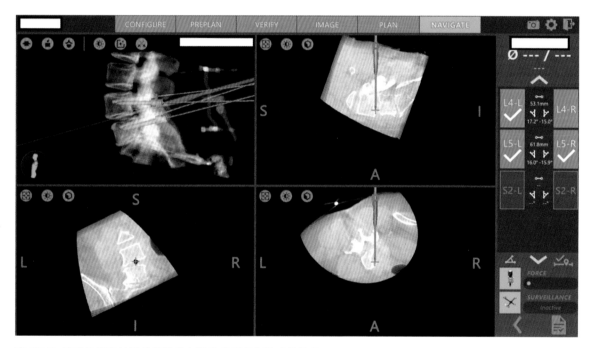

图 26.9 使用导航系统评估椎间盘入路为椎间盘切除术做准备

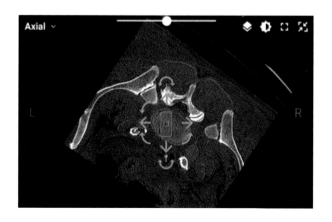

图 26.10 使用导航系统优化计划椎间融合器的大小和置入位置

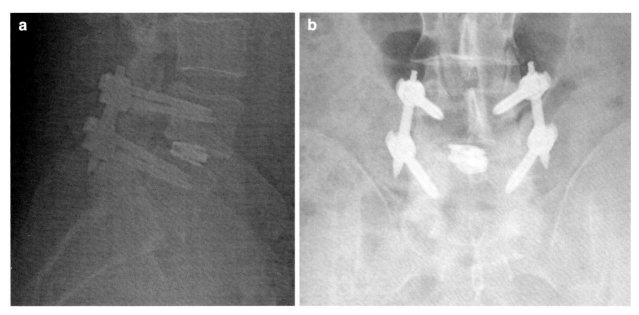

图 26.11　术后侧位（a）和正位（b）X线检查确认椎弓根螺钉和椎间融合器的位置良好

参考文献

1. HAMMAD A, WIRRIES A, ARDESHIRI A, et al. Open versus minimally invasive TLIF: literature review and meta-analysis [J]. J Orthop Surg Res, 2019, 14(1): 229.

2. GHASEM A, SHARMA A, GREIF D N, et al. The arrival of robotics in spine surgery: a review of the literature [J]. Spine, 2018, 43(23): 1670–1677.

3. ELSWICK C M, STRONG M J, JOSEPH J R, et al. Robotic-assisted spinal surgery: current generation instrumentation and new applications [J]. Neurosurg Clin N Am, 2020, 31(1): 103–110.

4. JOSEPH J R, SMITH B W, LIU X, et al. Current applications of robotics in spine surgery: a systematic review of the literature [J]. Neurosurg Focus, 2017, 42(5): E2.

5. KHALSA S S S, MUMMANENI P V, CHOU D, et al. Present and future spinal robotic and enabling technologies [J]. Operative Neurosurg, 2020(Supplement1):1.

6. SRINIVASAN D, THAN K D, WANG A C, et al. Radiation safety and spine surgery: systematic review of exposure limits and methods to minimize radiation exposure [J]. World Neurosurg, 2014, 82(6): 1337–1343.

7. JIANG B, PENNINGTON Z, AZAD T, et al. Robot-assisted versus freehand instrumentation in short-segment lumbar fusion: experience with real-time image-guided spinal robot [J]. World Neurosurg, 2020, 136: e635–e645.

8. RAMPERSAUD Y R, FOLEY K T, SHEN A C, et al. Radiation exposure to the spine surgeon during fluoroscopically assisted pedicle screw insertion [J]. Spine, 2000, 25(20): 2637–2645.

中国机器人辅助脊柱手术 27
最新进展及未来展望

众所周知，机器人辅助技术在脊柱手术中的应用越来越广泛，并且在中国已成为一种趋势。但是，机器人辅助技术在脊柱手术中的应用仍处于起步阶段。作者在本章重点介绍了中国大陆地区使用机器人辅助脊柱手术的情况。

27.1 简介

2015 年 8 月，北京积水潭医院开展了第一例机器人辅助下的 C1~2 经关节螺钉固定术[1]（技术支持：TINAVI Medical Technologies Co., Ltd. Beijing, China）。同年年底，Renaissance 机器人（第二代脊柱机器人辅助系统，Mazor Robotics Ltd., Caesarea. Israel）在中国上市[2]。目前，只有上述 2 种机器人辅助系统在中国应用于临床，即 TiRobot 和 Mazor Renaissance 机器人。

据我们所知，2016 年以来 TiRobot 机器人已在 86 家医院安装使用，并开展了 10 000 多例脊柱手术。Renaissance 机器人大约在 20 家医院安装使用。两种机器人辅助系统都是人机共享控制，即允许外科医师和机器人同时控制设备和移动[3,4]。

27.2 临床效果和准确性

为了解机器人在中国应用的临床效果和准确性，在 PubMed 和中国知网（CNKI）使用以下关键词进行文献检索："机器人辅助""脊柱手术""螺钉置入""中国"。文献的语言和发表日期没有限制（主要是英文，其余为中文）。TiRobot 机器人和 Mazor Renaissance 机器人在下文中分别进行介绍。

27.3 天玑机器人（TiRobot）

天玑机器人是由北京天智航医疗技术有限公司制造的第三代脊柱和创伤机器人辅助系统，于 2016 年被中国国家药品监督管理局批准在中国用于脊柱手术。该机器人通过一个机械臂进行脊柱手术（图 27.1~图 27.3）。Tian 等报道了第一例使用天玑机器人进行寰枢椎螺钉固定术治疗上颈椎畸形的研究。螺钉的实际位置与预期位置的偏差为 0.879 8 mm。C_{1-2} 经关节螺钉固定术疗效可靠，但是，由于寰枢椎区域解剖结构重要和解剖变异多，导致了该手术风险高。导航虽然提高了手术的准确性，但是需要反复调整置钉路径，这是其不方便之处[1]。天玑机器人辅助手术可以使得手术过程更简单，并有潜力提高手术安全性和准确性，在脊柱手术应用中有着巨大的潜力[1]。Tian 等的一项临床比较研究还发现，天玑机器人置钉更为准确[5]。

　　Han 等在一项前瞻性随机对照研究中发现天玑机器人辅助胸腰椎椎弓根螺钉置入更为安全和准确[6]。机器人辅助组的螺钉置入成功率更高（比徒手透视辅助组高 9.2%）。机器人辅助组中，螺钉没有损伤近端关节突关节，出

血量［（186.0±255.3）mL 与（217.0±174.3）mL，P<0.05］和辐射暴露［（21.7±11.5）μSv 与（70.5±42.0）μSv，P<0.01］均显著低于徒手透视辅助组。

　　传统经椎间孔腰椎椎体间融合术（TLIF）的一个重要问题是上关节突关节损伤（facet joint violations，FJV）。Zhang 等研究发现，微创机器人辅助 TLIF 手术比传统开放透视引导手术降低了 FJV 的发生率（0.05 与 0.38，P = 0.000）[7]。

　　2020 年，Fan 等在其前瞻性随机对照试验中证明了使用天玑机器人系统提高了颈椎螺钉置入的准确性和临床效果[8]。Feng 等报道了机器人辅助经皮微创椎弓根螺钉置入结合斜外侧入路腰椎椎体间融合术（OLIF）在腰椎退行性疾病老年患者中的应用效果[9]。

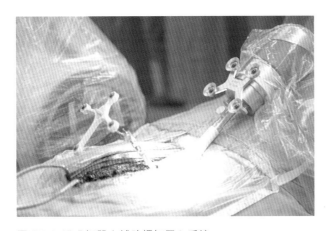

图 27.1 天玑机器人辅助螺钉置入系统

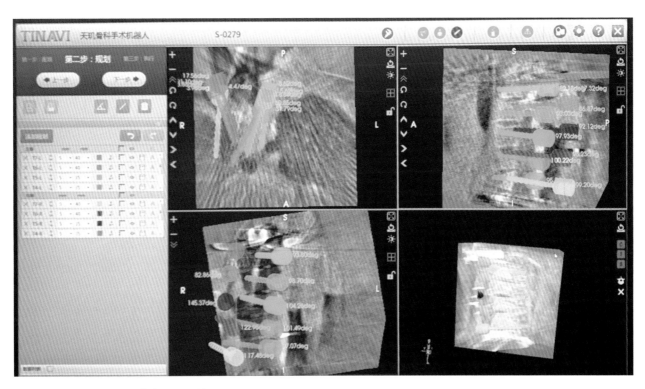

图 27.2 天玑机器人辅助螺钉置入系统

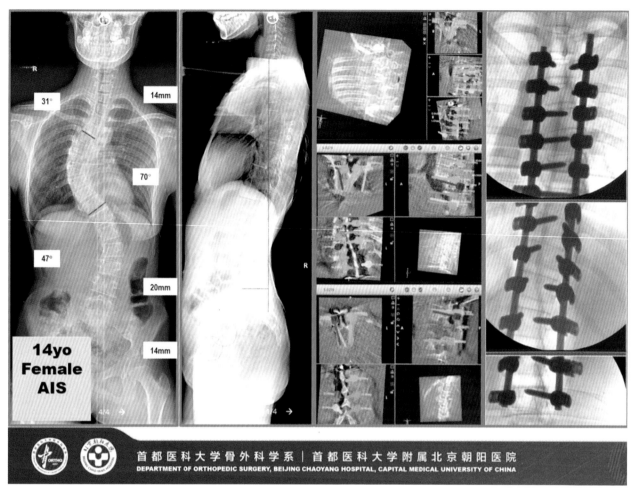

图 27.3 使用天玑机器人系统为14岁女性患者进行特发性脊柱侧弯矫正手术

27.4 Mazor Renaissance 机器人

自 2016 年底 Mazor Renaissance 机器人进入中国以来，Hai 等首批使用 Mazor Renaissance 机器人，并进行了机器人辅助椎弓根螺钉置入与传统技术的比较研究。结果显示，Mazor Renaissance 机器人组比传统徒手组置钉更准确（8.2%，具有统计学意义），术中透视辐射剂量更低。但是，1 名严重先天性脊柱畸形患者由于解剖结构异常导致机器人配准失败，改为传统方式置钉[2]（图 27.4~图 27.7）。

Yang 等通过队列研究发现机器人辅助经皮椎弓根螺钉置入联合 MIS-TLIF 治疗腰椎滑脱是一种有效的微创手术。对照组（透视引导下）损伤椎弓根壁的发生率更高（比机器人辅助组高 20%），关节突关节损伤发生率也更高[10]。

Zhang 等研究发现，肥胖、骨质疏松症和先天性脊柱侧弯是机器人辅助螺钉置入失败的危险因素。他们建议存在上述危险因素的病例应避免使用机器人[11]。

Tian 等进行了脊柱机器人辅助（A 组）和传统透视辅助（B 组）经皮复位内固定治疗胸腰椎骨折的比较研究，随访时间为 12~24 个月。两组均无神经血管损伤、螺钉松动、骨折等并发症。A 组和 B 组螺钉置入准确率分别为 93.75% 和 84.71%[12]。

27.5　成本效益分析

　　大量研究对脊柱手术机器人进行了成本效益分析。据我们所知，基于天玑机器人系统和耗材的分摊成本，平均费用将增加 13 000~16 000 元人民币（相当于 1 800~2 200 美元）。天玑机器人有很高的初始和维护成本。Mazor Renaissance 机器人同样需要花费昂贵的安装和维护费用。根据 Tian 等的研究，单节段脊柱骨折的治疗费用增加了约 7 500 元人民币（相当于 1 300 美元）[12]。在不久的将来，机器人的使用和耗材费用预计将由中国的医疗保险承担，从而减轻患者的经济

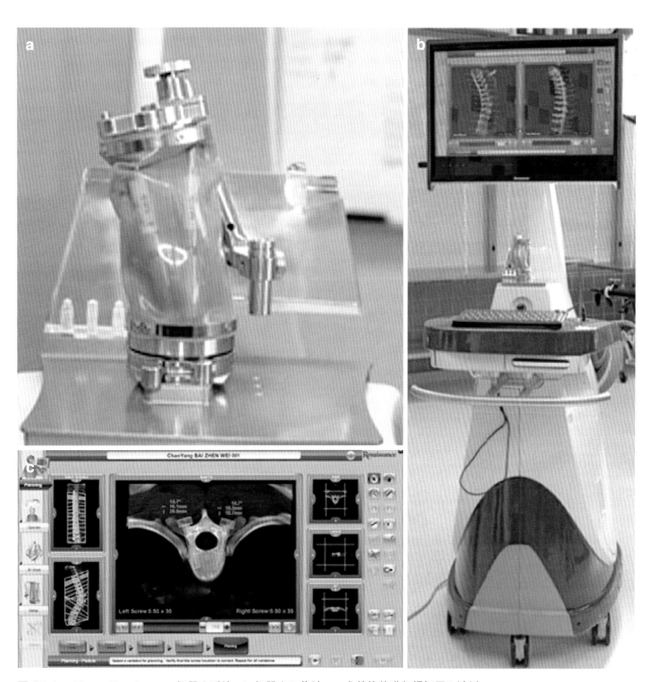

图 27.4　a.Mazor Renaissance机器人系统；b.机器人工作站；c.术前软件进行螺钉置入计划

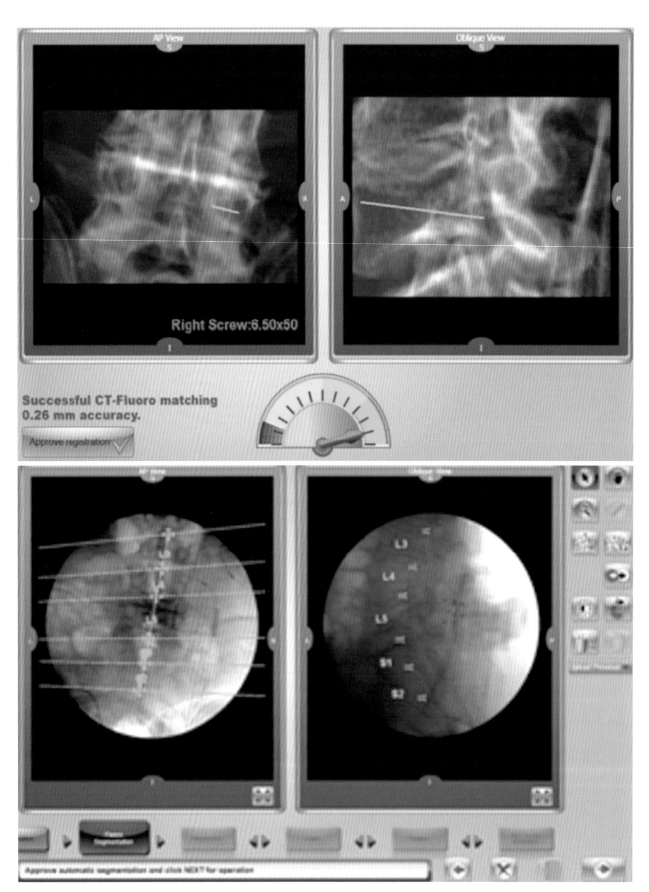

图 27.5 自动注册

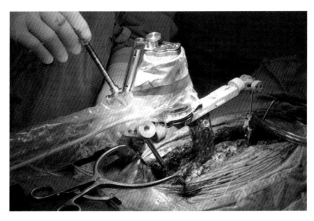

图 27.6 经机器人辅助钻孔的通道通过导丝置入椎弓根螺钉

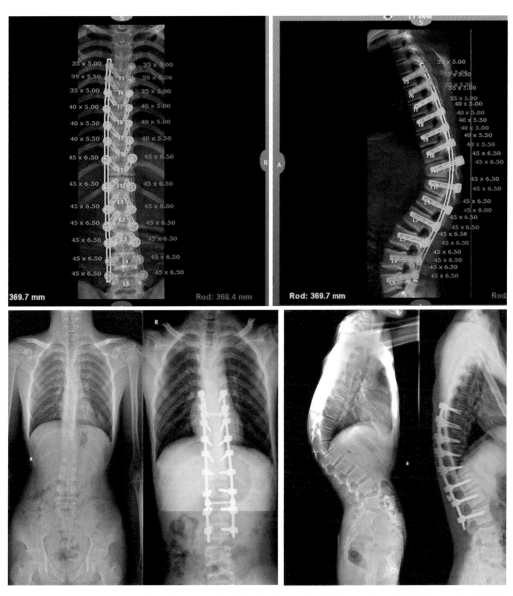

图 27.7 14岁男性患者,脊柱后凸5年。术前通过机器人辅助系统计划椎弓根螺钉置入。术后X线检查显示脊柱畸形得到矫正

负担。我们希望通过更准确地置入螺钉和更少的关节突关节损伤来降低并发症的发生率，从而缩短手术时间，减少翻修次数，降低感染率并缩短住院时间，以获得最大的成本效益。

27.6 未来展望

在中国，随着技术的快速发展和完善，脊柱手术机器人前景广阔。目前正在研究和开发以下技术。

Chen 等研发了一种名为"Orthbot"的新型椎弓根螺钉固定机器人系统。"Orthbot"系统具有动力臂，可进行手动操控的自动钻孔，为螺钉置入、骨水泥和椎体活检提供了新选择[13]。

对于大多数脊柱手术而言，不仅要进行螺钉置入，还要进行减压。Tian 等致力于开发用于椎板切除术减压的机器人辅助系统。他们研发了一个状态识别系统，可以监控磨钻过程，以避免脊髓神经损伤[14,15]。

如今是 5G（第五代移动网络）的时代，这意味着网络的超高速连接。当前中国作为掌握真正 5G 技术的发展中国家，未来充满了无限可能。低延迟的 5G 连接允许外科医师进行远程手术，让远距离的患者获得更专业和更准确的治疗。

27.7 总结

中国人口基数大，大量脊柱疾病患者需要手术治疗。机器人辅助脊柱手术目前具有更好的临床效果，但是还需要进一步的临床评估来验证。结合新技术的发展，机器人辅助脊柱手术在中国具有巨大的潜力。借助 5G 技术，医师可以无障碍地实现远程手术和演示。

参考文献

1. TIAN W. Robot-assisted posterior C1-2 transarticular screw fixation for atlantoaxial instability: a case report [J]. Spine, 2016, 41 (Suppl 19): B25.

2. LONG C, YONG H. A comparative study of robot assisted insertion and traditional free-hand pedicle screw technique [J]. Chin J Bone Joint, 2017, 6(10): 7.

3. D'SOUZA M, GENDREAU J, FENG A, et al. Robotic-assisted spine surgery: history, efficacy, cost, and future trends [J]. Robot Surg, 2019, 6: 9–23.

4. TIAN W, LIU Y J, LIU B, et al. Guideline for thoracolumbar pedicle screw placement assisted by orthopedic surgical robot [J]. Orthop Surg, 2019, 11(2): 153–159.

5. TIAN W, FAN M, HAN X, et al. Pedicle screw insertion in spine: a randomized comparison study of robot-assisted surgery and fluoroscopy-guided techniques [J]. J Clin Orthop Res, 2016, 1(1): 7.

6. HAN X, TIAN W, LIU Y, et al. Safety and accuracy of robot-assisted versus fluoroscopy-assisted pedicle screw insertion in thoracolumbar spinal surgery: a prospective randomized controlled trial [J]. J Neurosurg Spine, 2019, 30(6): 707-715.

7. ZHANG Q, XU Y F, TIAN W, et al. Comparison of superior-level facet joint violations between robot-assisted percutaneous pedicle screw placement and conventional open fluoroscopic-guided pedicle screw placement [J]. Orthop Surg, 2019, 11(5): 850–856.

8. FAN M, LIU Y, HE D, et al. Improved accuracy of cervical spinal surgery with robot-assisted screw insertion: a prospective, randomized, controlled study [J]. Spine, 2020, 45(5): 285–291.

9. FENG S, TIAN W, WEI Y. Clinical effects of oblique lateral interbody fusion by conventional open versus percutaneous robot-assisted minimally invasive pedicle screw placement in elderly patients [J]. Orthop Surg, 2020, 12(1): 86–93.

10. YANG J S, HE B, TIAN F, et al. Accuracy of robot-assisted percutaneous pedicle screw placement for treatment of lumbar spondylolisthesis: a comparative cohort study [J]. Med Sci Monit, 2019, 25: 2479–2487.

11. ZHANG J N, FAN Y, HAO D J. Risk factors for robot-assisted spinal pedicle screw malposition [J]. Sci Rep, 2019, 9(1): 3025.

12. TIAN Y, ZHANG J, CHEN H, et al. A comparative study

of spinal robot-assisted and traditional fluoroscopy-assisted percutaneous reduction and internal fixation for single-level thoracolumbar fractures without neurological symptoms [J]. Chin J Reparative Reconstruct Surg, 2020, 34(1): 7.

13. LI Z, CHEN J, ZHU Q A, et al. A preliminary study of a novel robotic system for pedicle screw fixation: a randomized controlled trial [J]. J Orthop Translat, 2020, 20: 73–79.

14. SUN Y, WANG L, JIANG Z, et al. State recognition of decompressive laminectomy with multiple information in robot-assisted surgery [J]. Artif Intell Med, 2020, 102: 101763.

15. ZHANG Q, HAN X G, XU Y F, et al. Robotic navigation during spine surgery [J]. Expert Rev Med Devices, 2020, 17(1): 27–32.

机器人辅助 MIS 在脊柱畸形手术中的作用   28

28.1　病例概况

40 岁女性患者，伴青少年胸椎特发性脊柱侧弯病史，最初无症状并接受观察治疗。虽然患者平素体健，但在 30 多岁时出现腰痛。当时，患者的右胸椎和左胸椎在弯曲 30° 时能保持平衡。尽管接受了多年的非手术治疗，如物理治疗、注射、药物治疗、休息，但随着时间的推移，仍有下腰痛，并且疼痛放射至左大腿外侧和胫前，背部与腿部的比例为 60∶40，视觉模拟评分法平均测评结果为 7 分（总分 10 分）。患者还出现进行性的冠状面左倾，以及 L_5~S_1 脊椎滑脱导致的神经根病变恶化。腰椎间盘造影显示 L_2~S_1 水平腰椎间盘均存在疼痛刺激，与此同时，患者的胸椎仍无明显症状。由于患者存在逐渐进展的脊柱畸形和疼痛，病痛导致生活质量下降以及对阿片类药物的需求增加，最终选择外科手术治疗干预。

患者的既往病史包括胃食管反流病（gastroesphageal reflux disease，GERD）、甲状腺功能减退和焦虑。患者的手术史包括膝关节手术、妇科手术及耳鼻喉科手术。患者没有毒品接触史，否认家族史。

在脊柱侧弯平片上，右侧 $T_{5~10}$ 的 Cobb 角为 30°，左侧 T_{10}~L_3 的 Cobb 角为 30°。站位片显示患者的躯干相对骶骨中垂线向左偏移 5.7 cm，伴随右肩抬高 2.2 cm，右侧骨盆抬高 1.3 cm。在矢状面中，腰椎前凸 64°。骨盆内陷 65°，骨盆倾斜 17°（图 28.1）。屈曲和伸展 X 线片显示 L_5~S_1 有平移和不稳。腰部 MRI 显示 L_5~S_1 处有狭窄。

28.2　主要挑战

- 在微创入路中实现融合和畸形矫正。
- 在不过度对齐的前提下改善骨盆倾斜和肩膀不对称。
- 治疗所有导致稳定、机械性背痛和神经根病的病因以避免术后残留疼痛。

28.3　手术决策

这位患者的情况非常罕见，因为这种程度的脊柱畸形通常不会导致需要手术干预的症状。虽然这位患者多年来接受了广泛和详尽的非手术治疗，但是，仍然忍受着冠状面失衡和 L_5~S_1 不稳带来的疼痛和神经根病的困扰。传统上，这种手术通过开放入路完成；然而，这种手术方式显著增加了患者的估计失血量（estimated blood loss，EBL），增加了组织剥离程度和术后疼痛

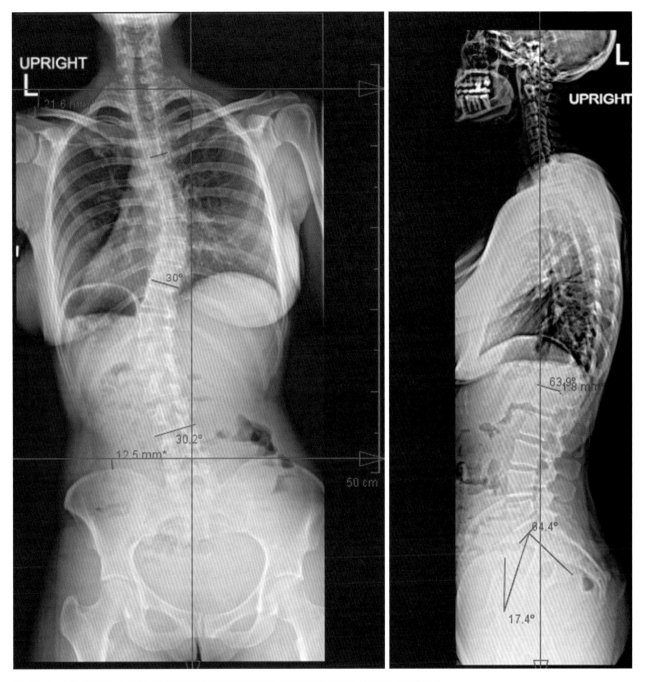

图 28.1　术前前后位（AP）及侧位脊柱侧弯X线结果显示冠状面畸形及矢状面序列评估

程度，同时也增加了损伤周围组织的可能和需要在重症监护室进行初步恢复的可能。但是如果需要进行微创手术，肌肉保留技术能够显著减少并发症的发生。在跨越腰骶交界处的多级椎体间融合和骨盆翻转的情况下，可以选择微创的胸腰椎后路融合，进行对位矫正和间接神经减压。患者

年龄和术后活动的需求也是决定采用机器人辅助的微创脊柱矫形手术的因素。

据报道，机器人引导的脊柱手术可减少并发症，降低翻修率和术中辐射暴露。除了这些优势外，高分辨率、3D、基于CT的规划软件使精确的术前规划成为可能。术前规划可以根据

患者的具体解剖特征优化置入物的大小和轨迹，并通过同一切口规划面进行关节突关节去皮质和融合；软件还可以模拟畸形矫正，从而优化连接棒放置和骨盆固定时的螺钉头的位点。

28.4　手术过程

- 在分阶段手术计划的第 1 天，分别于 $L_{2~3}$、$L_{3~4}$、$L_{4~5}$、$L_5~S_1$ 进行斜外侧腰椎椎体间融合术（OLIF）（图 28.2）。

- 前路手术后，用机器人方案对胸椎和腰椎进行了 CT 扫描，直至 S_3，并获得了站立位侧弯 X 线片（图 28.3）。结果表明，整体冠状面和矢状面平衡得到了很好的纠正，$L_5~S_1$ 脊柱滑脱也得到了复位。患者术前的神经系统症状在前路手术后完全解决。上述结果都证明了微创手术是接下来的手术方式中更好的选择。

- 使用 3D 规划软件对后路切口和置入物进行

规划（图 28.4~28.7）。置入物大小的数据与手术室团队共享。此外，该软件允许计划通过相同的 MIS 切口对关节突切除的轨迹进行规划（图 28.8）。最后，模拟畸形矫正，并修改螺钉的置入节奏，以方便置钉。

- 在分阶段手术的第二天，在 Mazor X 机器人系统的引导下，进行了 $T_{11}~S_1$ 节段的微创经后路椎体间融合术、双侧经皮的经第 2 骶椎骶髂螺钉固定和关节突关节皮质剥脱与融合术。

- 患者俯卧于 Jackson 手术台上。

- 机器人系统通过 2 个螺纹针穿刺并固定于两侧髂后上棘（PSIS）处。

- 将术前高精度 CT 图像与术中透视图像关联进行配准（第一轮注册，$L_3~S_2$）。

- 采用 3 cm 正中线切口放置骨盆固定装置。

- 椎弓根螺钉的置入、关节突关节去皮质术和微创骨移植均采用侧切口。这些切口都是预先计划好的，以确保所有的螺钉轨迹都能

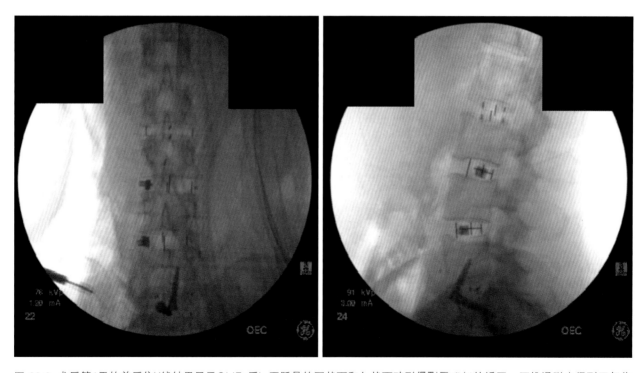

图 28.2　术后第1天的前后位X线结果显示OLIFs后L_2至骶骨的冠状面和矢状面畸形得到了良好的矫正，腰椎滑脱也得到了复位

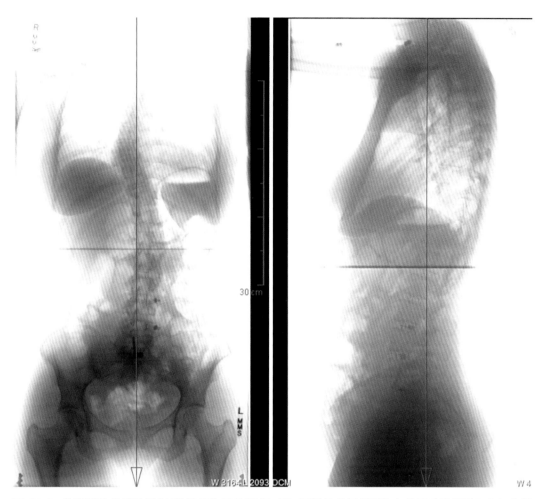

图 28.3　前路重建术后正侧位X线结果均显示OLIFs后L$_2$至骶骨的冠状面和矢状面畸形得到了良好的矫正，腰椎滑脱得到了复位

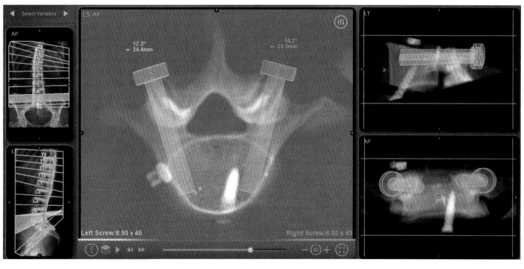

图 28.4　机器人规划软件的截图显示了同时查看整体结构参数和执行椎弓根螺钉3D节段规划的能力。这可以优化螺钉轨迹以及安全地放置螺钉头部的对准棒

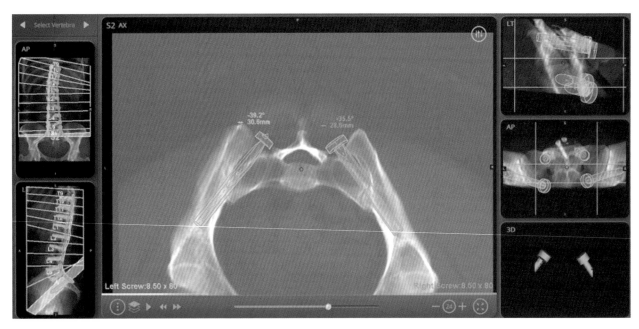

图 28.5 机器人规划软件的屏幕截图展示了轴位视图与S$_2$AI骨盆固定规划

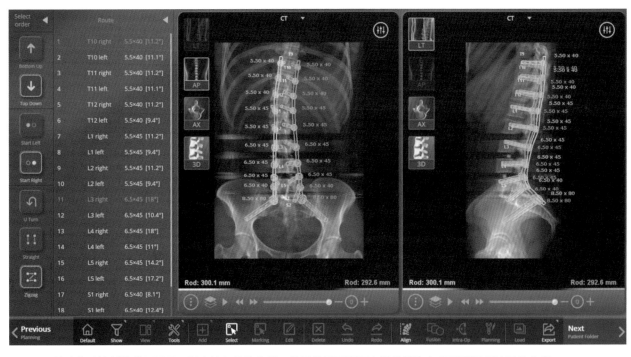

图 28.6 最终构建计划的截图显示了所有植入物的位置，并显示了冠状面直杆放置和矢状面所需杆的后凸曲度

汇合，从而只需要一个非常小的皮肤切口。

· 首先，使用机器人引导轨迹并结合透视验证来放置双侧经第 2 骶椎骶髂螺钉，然后钻孔、放置克氏针、敲击克氏针、放置螺钉。

值得注意的是，目前机器人系统（Mazor X Stealth Edition）中增加的导航功能减少了工作流程中对克氏针的使用。

· 接下来，在机器人引导下制作 L$_3$~S$_1$ 椎弓根

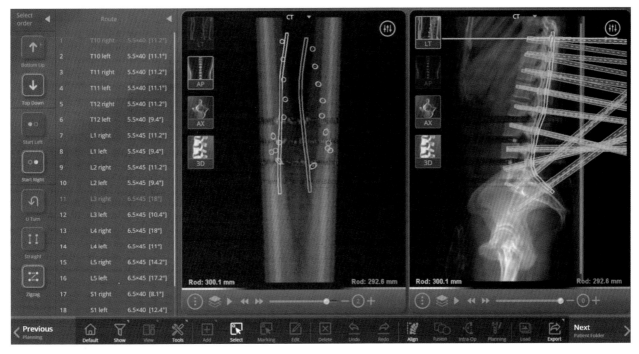

图 28.7　机器人计划的截图显示了每个计划植入物的最终尺寸，也展示了每个经皮螺钉轨迹的预期皮肤切口

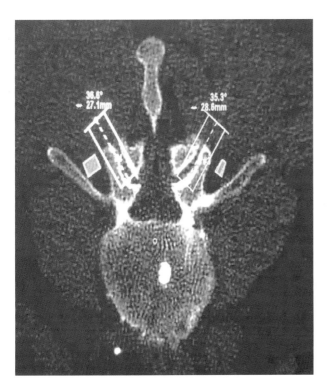

图 28.8　机器人平面的轴向视图显示了用于脱骨和植骨的横跨小关节的 9 mm 轨迹。钻头不能推进超过 10 mm 的深度，必须非常小心，以避免钻头向椎管推进更深（来自另一个病例的示例图像）

螺钉轨道，接着是放置机器人控制的手术刀、扩张器、钻孔、克氏针，并使用透视镜进行验证（图 28.10）。

- 在放置螺钉之前，通过同一皮肤切口将机器人系统接入预先计划好的轨迹，在手术节段进行双侧关节突关节去皮质。使用机器人手臂上的 9 mm 钻头，将其推进到 10 mm 的深度，以便进行去皮质术（图 28.11）。然后在机器人的引导下，通过 MIS 轨迹将去矿化骨基质（demineralized bone matrix，DBM）和磨碎的 BMP 海绵的混合物放入每个关节突关节。

- 随后在神经监测系统的检测下插入椎弓根螺钉，具体步骤包括放置扩张器、敲击克氏针、放置椎弓根螺钉、移除克氏针（图 28.10）。

- 系统再次将术前高精度 CT 图像与术中透视图像关联并记录（第二轮，T_{11}~L_2）。

- 重复上述步骤，在机器人的引导下，放置 T_{11}~L_2 的椎弓根螺钉，进行关节突关节去

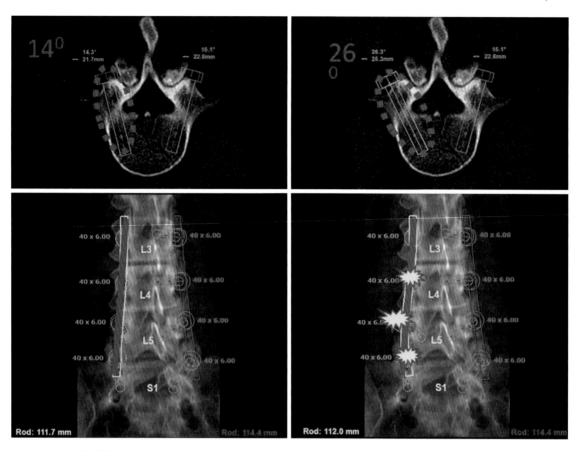

图 28.9 左右都有相同的轴向切口但螺旋轨迹却截然不同。这显示了螺钉轨迹的微小变化如何转化为在冠状视图中杆是否对齐的差异，从而导致放置杆的潜在困难或可能增加螺钉拔出的风险（来自另一个病例的示例图像）

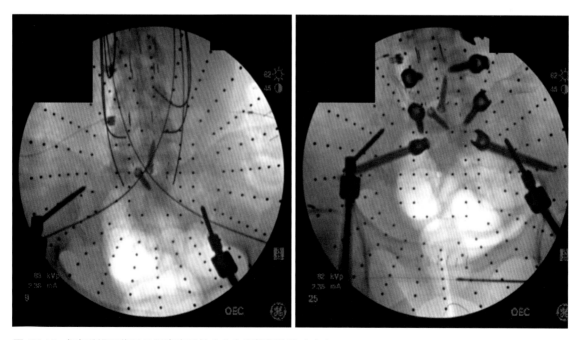

图 28.10 术中透视图像显示经皮克氏针（左）和螺钉轨迹（右）

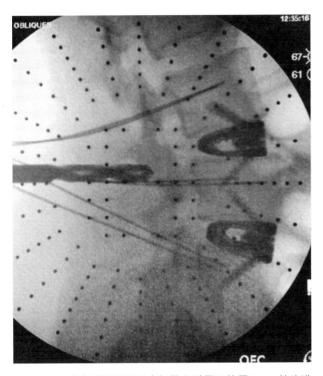

图 28.11 术中透视显示了在机器人引导下使用9 mm钻头进行关节突去皮质。值得注意的是，经过透视检查，钻孔只推进到10 mm的深度，以避免向椎管推进（来自另一个病例的示例图像）

皮质，并在其后外侧放置植骨。

- 连接棒在测量、塑形后，以微创的方式从头到尾放置。冠状面和矢状面都进行了对准校正，拧紧固定螺丝。
- 术中拍摄的最终前后位和侧位脊柱侧弯 X 线片证实了畸形矫正恰当，腰椎前凸度优化及置入物位置适当。
- 术后站立前后位和侧位 X 线片与术前 X 线片相比较，显示了对整体冠状面和矢状面平衡的出色矫正，$L_5 \sim S_1$ 脊柱滑脱复位，并且置入了合适的置入物（图 28.12）。

28.5 优化手术计划的要点和技巧

- 多节段椎体间融合，特别是跨越腰骶交界处的椎体间融合，同时结合骨盆融合，如经 S_2 骶髂螺钉（S_2AI）螺钉，能够增加椎体表面积并提高融合的稳定性，这是实现手术目标至关重要的环节。

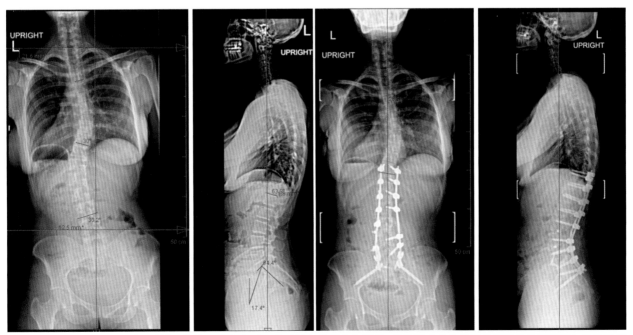

图 28.12 术前站立前后位和侧位X线结果（左）以及术后站立前后位和侧位X线结果（右）均显示了冠状位矫正和矢状位平衡的维持状态

- 将手术分为前、后两个阶段，便于评估患者术前症状的变化。在这个病例中，在间接前路减压和斜外侧腰椎椎体间融合术调整 $L_5 \sim S_1$ 椎体滑脱后，L_5 椎体的病症得到了解决，这就避免了额外的开放后路减压术。

- 在术后第一天使用机器人获得 CT 扫描（1 mm 薄层切片）和站立位 X 线片，可以进行术前规划，并检查椎间盘置入物放置后是否有新的对准变化。

- 对 $T_{9 \sim 10}$ 节段以下的结构进行 2 次记录，而不是在一次记录中包括所有节段。

- MIS 暴露允许减小切口大小，减少肌肉剥离和降低 EBL。预计术后疼痛也会减少，并降低对阿片类药物的需求。

- 值得注意的是，当目前的导航系统与机器人引导结合使用时，克氏针可以退出螺钉放置工作流程。

- 通过使用术前规划软件和机器人引导，通过与椎弓根螺钉相同的微创切口，促进关节突关节去皮质和骨移植的精确放置，以提升良好的后路融合的效果。

- 该软件还可以进行畸形矫正模拟。通过这个功能，可以对螺钉进行调整，使之与螺钉头对齐，并对深度进行选择，以优化腰椎前凸。通过调整远端螺钉的深度（有些更深，有些更浅）可以保持腰椎的前凸排列，但需要较少的前凸棒轮廓，最终使连接棒更容易通过。关键是要避免在放置笔直的连接棒时可能造成的平背畸形。

- 畸形矫正模拟也使外科医师能够直观地看到骨盆倾斜、肩部不对称的变化，并避免过度矫正。

- 有了成列的椎弓根和 S_2AI 螺钉，在简单塑形后可以轻松地放置连接棒，这在以往的微创治疗脊柱畸形中是有难度的。

28.6 总结

- 与传统的开放式手术相比，脊柱畸形手术的微创手术方法有可能减少短期和长期的并发症，并且不牺牲实现融合和对准矫正的优先权。

- 有了机器人术前计划软件包提供的许多工具，畸形矫正变得更加可预测。

- 前瞻性对比两种治疗方式的 MIS ReFRESH 研究显示，与传统的透视辅助徒手手术相比，机器人引导的手术中与螺钉放置有关的并发症减少了 5.8 倍，翻修手术减少了 11.0 倍。该研究还显示，在机器人引导下，术中辐射暴露减少了 80%。

- 机器人引导可以在具有挑战的骶骨区域可预测和准确地放置 S_2AI 螺钉。

- 这种微创手术方式具有较少的组织剥离、较少的失血、较少的辐射暴露和较短的麻醉时间等优势，在实现缩短住院时间、加速恢复、减少阿片类药物的使用和减少医疗系统的整体经济负担方面有着很大的潜力。

参考文献

1. GOOD C R, OROSZ L, SCHROERLUCKE S R, et al. Complications and revision rates in minimally invasive robotic-guided versus fluoroscopic-guided spinal fusions [J]. Spine, 2021, 46(14): E854-E861.

2. BUZA J A, GOOD C R, LEHMAN R A, et al. Robotic-assisted cortical bone trajectory (CBT) screws using the Mazor X Stealth Edition (MXSE) system: workflow and technical tips for safe and efficient use [J]. J Robot Surg, 2020, 1: 1-9.

3. JAMSHIDI A M, MASSEL D H, LIOUNAKOS J I, et al. Fluoroscopy time analysis of a prospective, multi-centre study comparing robotic- and fluoroscopic-guided placement of percutaneous pedicle screw instrumentation for short segment minimally invasive lumbar fusion surgeries [J]. Int J Med Robot Computer Assisted Surg, 2020: e2188.

4. LIOUNAKOS J I, KUMAR V, JAMSHIDI A, et al. Reduction in complication and revision rates for robotic-guided short-segment lumbar fusion surgery: results of a prospective, multi-center study [J]. J Robot Surg, 2021(5):1-10.

5. KOCHANSKI R B, LOMBARDI J M, LARATTA J L, et al. Image-guided navigation and robotics in spine surgery [J].

Neurosurgery, 2019, 84(6): 1179–1189.

6. CHRISTOPHER R, GOOD L D, OROSZ A E, et al. Jazini Robotic-guidance allows for accurate S2AI screw placement without complications [J]. J Robot Surg, 2022, 16(5):1099-1104.

内镜机器人脊柱手术：现状与未来 {29}

29.1 简介

脊柱微创手术（MISS）旨在实现与传统开放式脊柱手术相同或更好的临床效果，同时尽量减少软组织破坏、术中失血、术后疼痛和住院时间。在目前的医疗环境中，手术的经济、社会和心理负担变得越来越重要，因此这些技术持续受到外科医师和患者的青睐。近年来，MISS 的两个主要进展包括脊柱内镜检查和机器人脊柱手术。这两种技术通常是单独描述的，然而，最近的研究进展使得这两种新兴技术得以协同结合 [1]。本章将讨论机器人和内镜结合使用时的具体能力，并推测这些技术在脊柱外科实践中的前景。

29.2 定位与入路

安全、高效、可重复地进入手术部位是任何 MISS 手术的基石。入路的方式有多种，包括经椎间孔或椎板定位的内镜椎间盘切除术，或经椎弓根手术的椎体定位，如椎体成形术或经皮椎弓根螺钉置入。这些手术需要透视、CT 导航或机器人引导等形式的图像引导。与脊柱微创手术相关的陡峭的学习曲线通常来自定位和入路的错误，可能会导致手术并发症。为了提高 MISS 的安全性和效率，在过去的 20 年里，图像引导

技术的进步一直是研究和发展的主要焦点。

经皮内镜脊柱手术历来采用透视引导 [2, 3]。考虑到附近关键的神经系统结构，需要高度准确地定位，这需要耗费大量的精力来学习。研究显示，手术者要发挥出稳定的工作熟练度需要经历 10~72 次手术 [4, 5]。

经椎间孔内镜椎间盘切除术的安全工作通道被称为 Kambin 三角，最初于 1972 年描述（图 29.1）[6]。Kambin 三角形由 4 个结构组成：前部为出口神经根，后部为上关节突，内侧为鞘膜囊和横行神经根，下侧为下椎体的上终板。

在进入时，必须考虑到个体解剖学的差异，以及不同层次的椎间孔大小的一般解剖学差异 [7]。在开始定位时必须注意避开背根神经节（dorsal root ganglion，DRG），因为背根神经节与出口神经根和腹股沟有关联。在局部麻醉而不是全身麻醉下进行手术，如果有任何神经系统结构受到干扰，可以立即得到患者的反馈，促使医生重新评估入路 [8,9]。与细致的透视定位一样，这种实时的患者反馈至关重要。考虑到脊柱内镜的透视定位挑战，利用机器人引导来代替脊柱内镜透视可能被证明是一种有效的选择。

自 2004 年美国 FDA 批准了第一台用于脊柱手术的机器人引导系统以来，机器人脊柱手术的创新成果激增。最近，实时导航被纳入机器人

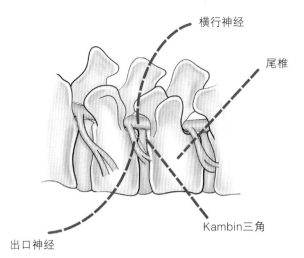

图 29.1 如图所示，Kambin三角为经椎间孔进入椎间盘空间提供了一个安全的工作通道

系统，进一步提高其效率和安全性[10]。与其他外科领域使用的"主从"机器人系统不同，脊柱手术机器人的开发者将精力集中在开发"半主动"机器人引导系统上。这些"cobot"系统的功能是协助外科医师执行独立的任务，最主要的是放置脊柱器械。多项研究表明，与CT导航和透视引导相比，机器人导航螺钉插入的准确性很高，同时最大限度地减少了辐射暴露和对人体的伤害和并发症[11~15]。虽然关于脊柱内镜机器人引导的文献很少，但其使用的好处可能是相似的，包括提高定位的准确性、改善学习曲线及减少辐射暴露。

29.3 机器人内镜技术

我们首次描述了利用机器人引导进行微创内镜下经腹腰椎椎体间融合术[16]。除了引导经皮椎弓根螺钉的放置外，外科医师还可以使用机器人的规划软件，通过 Kambin 三角规划多个进入目标椎间盘空间的轨迹（图 29.2）。在这一步，与传统的透视引导有一个关键性区别，也由此产生了一个问题。因为机器人手术需要全身麻醉，需要将机器人固定在患者身上（通过放置在髂后

上棘的 Schanz 针），所以无法看到典型的患者反馈。这时必须特别考虑一种入路轨迹，以平衡侵犯出口神经根和 DRG 的风险，并为椎间盘切除术、终板准备和椎间盘输送提供一个理想的目标。考虑到这一点，术者规划了两条轨迹（安全和理想）（图 29.2）。理想的轨迹是以椎间盘空间的中心为目标，但需要一个更侧向的轨迹，以更加接近出口神经根。另外还计划了一条通过 Kambin 三角的最内侧部分（最大的安全区）的安全轨迹，以牺牲更多的前方目标为代价。由于机器人系统的速度和效率，在选择最合适的轨迹插入内镜之前，可以采取两种轨迹并通过触发式肌电图法进行评估和获取这两个轨迹。随后的椎间盘切除术、终板准备和自体骨的递送，依旧按以前的描述进行[17]。

机器人引导和内镜结合的另一个重要考虑是简化和规范此类手术，以提高手术效率的潜力。一般来说，机器人手术的主要目的是提高外科手术的一致性和可重复性，尽管不同病例的复杂性不同，但这不仅可以改善临床结果，减少并发症，而且可以从调度的角度优化手术室的效率，有效降低成本。

文献中很少有关于机器人内镜手术的描述。Kolcun 等描述了在机器人的引导下，用内镜经椎间孔进入 $C_{4\sim5}$ 椎间盘，对危重患者的胸椎间盘进行活检、培养和冲洗[18]。最近，达芬奇机器人系统被成功用于腹膜后入路和机器人辅助的第 3 腰椎椎体切除术，作为其在脊柱手术中应用的能力证明[19]。

29.4 未来展望

最近对脊柱微创手术的关注和创新的增加不是没有原因的。多项研究强化了如下结论：与开放性手术相比，微创手术似乎可以提供同等或更好的临床效果，同时减少了恢复时间和并发症发生率[20~22]。因此，许多患者积极寻求微创手术

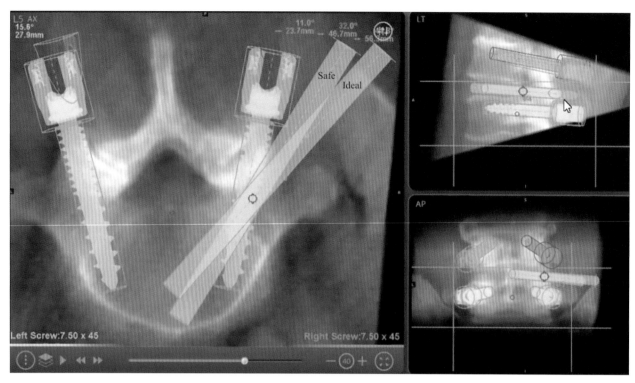

图 29.2　机器人内镜下经椎间孔腰椎椎体间融合术的术中规划包括椎弓根螺钉轨迹和通过Kambin三角进入椎间盘空间的安全理想轨迹

治疗。此外，全球年龄结构的上移也无疑会导致越来越多的脊柱手术在有更多医疗合并症的老年人群中进行。最终的结果是为 MISS 的发展和进步提供了一个理想的环境

关于椎间孔切开术、椎间盘切除术或融合手术的机器人定位，我们可能会看到工作流程的改进，甚至是专注于这项任务的微型机器人系统。此外，手术的一些初始步骤也可能变得完全自动化。最近的一份报告描述了用于经皮内镜腰椎切除术的专用机器人系统，该系统包括术前规划、导航和拥有能自由移动的机器人手臂的全自动椎间孔成形系统[23]。这样的设备可以进一步提高复杂的脊柱微创手术的安全性、效率和可及性。此外，我们可能会看到更多的"主从"机

器人系统的使用，如用于胸椎和腰椎的前外侧入路的达芬奇系统。

29.5　总结

脊柱机器人技术和内镜检查是两种新兴的微创技术，非常适合相互补充。目前形式的机器人引导可能有助于减少被普遍认为是推广内镜的障碍的定位和入路相关的学习时间。导航和机器人技术的一般好处也可能是可以转化的，包括提高安全性、效率和减少并发症。未来可能会出现专门用于内镜脊柱手术的机器人导航系统，目的是提高安全性，改善工作流程并扩大这些复杂手术的普及性。

参考文献

1. LIOUNAKOS J I, WANG M Y. Lumbar 3-lumbar 5 robotic-assisted endoscopic transforaminal lumbar interbody fusion: 2-dimensional operative video [J]. Operat Neurosurg, 2020, 19(1): E73-E74.

2. FAN G, GUAN X, ZHANG H, et al. Significant improvement of puncture accuracy and fluoroscopy reduction in percutaneous Transforaminal endoscopic discectomy with novel lumbar location system: preliminary report of prospective hello study [J]. Medicine, 2015, 94(49): e2189.

3. AHN Y, KIM C H, LEE J H, et al. Radiation exposure to the surgeon during percutaneous endoscopic lumbar discectomy: a prospective study [J]. Spine, 2013, 38(7): 617-625.

4. MORGENSTERN R, MORGENSTERN C, YEUNG A T. The learning curve in foraminal endoscopic discectomy: experience needed to achieve a 90% success rate [J]. SAS J, 2007, 1(3): 100-107.

5. HSU H T, CHANG S J, YANG S S, et al. Learning curve of full-endoscopic lumbar discectomy [J]. Eur Spine J, 2013, 22(4): 727-733.

6. KAMBIN P, SCHAFFER J L. Percutaneous lumbar discectomy. Review of 100 patients and current practice [J]. Clin Orthopaedics Rel Res, 1989, 238: 24-34.

7. HURDAY Y, XU B, GUO L, et al. Radiographic measurement for transforaminal percutaneous endoscopic approach (PELD) [J]. Eur Spine J, 2017, 26(3): 635-645.

8. KAMBIN P, BRAGER M D. Percutaneous posterolateral discectomy [J]. Anat Mech Clin Orthopaedics Rel Res, 1987, 223: 145-154.

9. YEUNG A T, TSOU P M. Posterolateral endoscopic excision for lumbar disc herniation: surgical technique, outcome, and complications in 307 consecutive cases [J]. Spine, 2002, 27(7): 722-731.

10. GODZIK J, WALKER C T, HARTMAN C, et al. A quantitative assessment of the accuracy and reliability of robotically guided percutaneous pedicle screw placement: technique and application accuracy [J]. Operat Neurosurg, 2019, 17(4): 389-395.

11. JIANG B, PENNINGTON Z, AZAD T, et al. Robot-assisted versus freehand instrumentation in short-segment lumbar fusion: experience with real-time image-guided spinal robot [J]. World Neurosurg, 2020, 136: e635-e645.

12. KOCHANSKI R B, LOMBARDI J M, LARATTA J L, et al. Image-guided navigation and robotics in spine surgery [J]. Neurosurgery, 2019, 84(6): 1179-1189.

13. SCHATLO B, MOLLIQAJ G, CUVINCIUC V, et al. Safety and accuracy of robot-assisted versus fluoroscopy-guided pedicle screw insertion for degenerative diseases of the lumbar spine: a matched cohort comparison [J]. J Neurosurg Spine, 2014, 20(6): 636-643.

14. FICHTNER J, HOFMANN N, RIENMULLER A, et al. Revision rate of misplaced pedicle screws of the thoracolumbar spine- comparison of three-dimensional fluoroscopy navigation with freehand placement: a systematic analysis and review of the literature [J]. World Neurosurg, 2018, 109: e24-e32.

15. SICOGLI A, KLUKOWSKA A M, SCHRODER M L, et al. A systematic review and meta-analysis of perioperative parameters in robot-guided, navigated, and freehand thoracolumbar pedicle screw instrumentation [J]. World Neurosurg, 2019, 127: 576-587,e5.

16. LIOUNAKOS J I, URAKOV T, WANG M Y. Head-up display assisted endoscopic lumbar discectomy-A technical note [J]. Int J Med Robot Comput Assisted Surg, 2020, 16(3): e2089.

17. KOLCUN J P G, BRUSKO G D, BASIL G W, et al. Endoscopic transforaminal lumbar interbody fusion without general anesthesia: operative and clinical outcomes in 100 consecutive patients with a minimum 1-year follow-up [J]. Neurosurg Focus, 2019, 46(4): E14.

18. KOLCUN J P G, WANG M Y. Endoscopic treatment of thoracic discitis with robotic access: a case report merging two cutting-edge technologies [J]. World Neurosurg, 2019, 126: 418-422.

19. LIPPROSS S, JUNEMANN K P, OSMONOV D, et al. Robot assisted spinal surgery - a technical report on the use of DaVinci in orthopaedics [J]. J Orthop, 2020, 19: 50-53.

20. WANG X, BORGMAN B, VERTUANI S, et al. A systematic literature review of time to return to work and narcotic use after lumbar spinal fusion using minimal invasive and open surgery techniques [J]. BMC Health Serv Res, 2017, 17(1): 446.

21. PATEL A A, ZFASS-MENDEZ M, LEBWOHL N H, et al. Minimally invasive versus open lumbar fusion: a comparison of blood loss, surgical complications, and hospital course [J]. Iowa Orthop J, 2015, 35: 130-134.

22. GOLDSTEIN C L, MACWAN K, SUNDARARAJAN K, et al. Perioperative outcomes and adverse events of minimally invasive versus open posterior lumbar fusion: meta-analysis and systematic review [J]. J Neurosurg Spine, 2016, 24(3): 416-427.

23. FAN N, YUAN S, DU P, et al. Design of a robot-assisted system for transforaminal percutaneous endoscopic lumbar surgeries: study protocol [J]. J Orthop Surg Res, 2020, 15(1): 479.

机器人辅助后路颈椎内镜减压技术　　30

缩略词：

PCF　　　经皮后路颈椎间孔成形术
MED　　　显微内镜
PECD　　　后路内镜下颈椎间盘切除术

关键点：

1. 由于后路内镜下颈椎减压术微创的优点，后路内镜下颈椎间盘切除术（PECD）的临床应用越来越广泛。PECD 的手术指征包括单侧颈椎间孔狭窄、旁中央型椎间盘突出以及由于黄韧带骨化或寰枢椎发育不良导致的颈脊髓压迫。

2. 机器人辅助下的后路内镜下颈椎间盘切除术具有精确、微创的特点。机器人辅助下的精确置管不仅可以降低神经血管的损伤风险，还可以通过避免重复透视确认工作通道的位置，从而有效减少操作人员暴露在 X 线辐射下的时间。

3. 未来医疗领域的人工智能将进一步向高精度、智能化、个性化、数字化、集成化方向发展。机器人与脊柱内镜的深度融合将显示出越来越大的优势。

30.1 引言

1944 年，Spurling 和 Scoville[1] 第一次将经皮后路颈椎间孔成形术（posterior cervical foraminotomy，PCF）用于侧隐窝和椎间孔减压。2001 年，Adamson[2] 首次报道了将显微内镜应用于 PCF。Fessler 和 Khoo[3] 在 2002 年对该技术进行了进一步描述，证实了显微内镜 PCF 技术的手术效果与传统开放 PCF 无明显差别。随着脊柱外科微创理论和技术的发展，Ruetten 等[4] 于 2007 年使用了一种新的全内镜 PCF 技术治疗颈椎外侧椎间盘突出，该手术使用 6.9 mm 内镜在全程可视化的情况实施了充分的减压，微创手术的优点显而易见。

目前，PECD 在治疗颈椎外侧椎间盘突出症方面已经非常成熟。随着外科医师经验的积累，这种微创技术也可用于治疗由疾病因素引起的脊髓背侧压迫导致的脊髓损伤[5]。但由于工作通道小，视野和操作空间受到限制，精确操作需要高质量图像和高超手术技巧的支持。而且颈椎的周围解剖结构也很复杂，如脊髓、神经、椎动脉等，术中稍有不慎就可能造成严重的并发症。这些因素导致了 PECD 学习曲线的陡峭[6~8]。

对于初学者来说，安全度过学习期的有效方法包括精确定位手术节段以建立适合减压的工作通道，以及在内镜下获得清晰的解剖结构。外科手术中的关键步骤往往需要借助术中透视成像设备的辅助（如 C 臂、G 臂或 O 臂）来获得准确定位。然而，长期和高剂量的 X 线辐射对医务人员和患者的健康构成了潜在威胁。幸运的是，机器人辅助技术可以解决术中精确定位和 X 线辐射损伤的问题[9, 10]。机器人被定义为一种由传感器和执行器组成的仪器，可以自动编程，并由计算机程序控制[11, 12]。随着机器人技术、计算机辅助医疗技术、医学图像处理技术和微创手术技术的协同发展，手术机器人的研究也得到了快速发展[10~13]。

骨科机器人紧密结合了设计自动化、人工智能、电子信息、医学图像处理和其他工程机械技术，延伸了外科医师的视觉和触觉，提高了操作的准确性、安全性和可重复性[13]。因此，骨科机器人可用于辅助医师进行一些高风险、复杂的手术，减少手术创伤和 X 线透视造成的辐射损伤。

脊柱机器人的早期应用主要集中在提高椎弓根螺钉置钉的准确性方面，而最近[13]，它们已被应用于病理活检[14]、椎体成形术[15]和局部封闭术。然而，骨科机器人在骨科脊柱内镜手术中应用的报道较少[16, 17]，尤其是在颈椎内镜手术中。本章主要介绍机器人辅助 PECD 的应用探索。

30.2　TiRobot 的组成

TiRobot 主要由机械臂、医师工作站和坐标定位板组成。手术机械手由一个六关节机械臂、一个智能骨钻和一个双目识别摄像机组成。医师工作站系统由工作站主机、操作面板和双显示屏组成。

30.3　TiRobot 的关键原理

TiRobot 工作站主要用于完成图像采集、手术路径规划和三维坐标计算。手术控制软件系统用于手术图像处理、机器人控制、数据存储等。定位系统包括导航支架和定位杆。机器人跟踪支架和患者跟踪支架分别安装在机器人末端和患者手术部位，跟踪支架上带有反射球。光学定位装置支架用于跟踪机械臂的空间位置，图像校准器通过校准器的图像坐标与实际坐标配准得到图像空间与操作空间之间的映射关系，导航机器人将患者手术部位的图像信息输入计算机，并进行三维建模，然后由医师设计导针的方向、长度、厚度等，并对手术进行实时导航和跟踪。

30.4　适应证和禁忌证

30.4.1　适应证

1. 颈椎间盘突出伴神经根病。
2. 黄韧带骨化引起的脊髓型颈椎病。
3. 寰椎后弓异常导致的颈脊髓受压。

30.4.2　禁忌证

1. 脊髓前方压迫的脊髓型颈椎病。
2. 多节段重度颈椎管狭窄。
3. 颈椎后纵韧带骨化。
4. 颈椎失稳。

30.5　外科手术过程

全身麻醉后，将患者置于俯卧位，用 Mayfield 架固定头部，使颈椎略后凸，增加椎板间隙，手术区域消毒，铺无菌手术巾。

连接并安装 TiRobot，铺无菌手术巾。机械臂放置在患者的左侧，3D C 臂机放置在右侧，机器人的光学跟踪系统放置在头侧，显示屏放在医师工作区域旁边。固定架上的连杆从手术台侧面安装并延伸，以确保不干扰 C 臂的 X 线透视。

追踪装置安装在连杆的末端，使之与手术节段吻合。定位装置安装在机械臂的末端。定位尺是一块约 100 mm × 30 mm × 5 mm 的刚性板，板中有 5 个大小相同的不锈钢球。将机械臂移动到手术区域，并且定位刻度位于手术节段皮肤的正上方。C 臂透视机需要同时显示手术节段和图像中的 5 个不锈钢球。用 C 臂机对手术节段进行 3D 扫描约需要 60 s（扫描时间因 C 臂类型不同而异）。

将扫描图像发送到移动操作平台，当机器人正常识别机械臂跟踪器和患者信息时进行自动配准。注册成功后，移动操作平台界面会弹出注册准确的数据。当精度数据值误差 <0.5 mm 时，配准完成。

然后对 CT 图像进行处理，可以在计算机系统上同时显示横断面、矢状面、冠状面和 3D 重建图像。外科医师可以在任何层次上切换断层扫描图像，并且在三个层次上会有相应的连接。根据外科医师的需要，可以选择任意角度的截面来重建断层图像。然后外科医师规划理想的工作通道位置，添加计划，就可以运行机械臂了。

取下定位尺，更换导轨，将机械臂运行到工作通道的位置。将导杆通过机械臂引导放置，然后切开皮肤，将导杆贴在骨头表面。扩张套筒和工作通道沿着导杆一步一步地放置到目标点。接下来就可以进行内镜手术了。

30.6 案例展示

病例 1

患者男，66 岁。颈部疼痛，手臂、手掌和手指麻木超过 7 个月。伴有持物困难和抓取动作障碍，精细动作消失，书写困难，近 1 个月来病情加重，伴有行走障碍。体格检查：反射亢进。霍夫曼征（＋）。罗索利莫征（＋）。行走困难，失去平衡。没有肌肉退化和萎缩的情况。日本骨科协会评分（Japanese orthopaedic association，JOA）为 8 分，疼痛视觉模拟评分法（VAS）评分为 4 分（图 30.1~图 30.7）。

病例 2

患者男，36 岁。颈部疼痛，左上臂神经根疼痛，放射至左手和手指。颈部的某些姿势或动作会加剧疼痛。体格检查：颈软、颈部压痛明显。颈部活动范围受限。无上肢的神经功能损害，无反射障碍、麻木，浅感觉正常。

颈功能障碍指数（neck disability index，NDI）为 41。VAS 8 分（图 30.8~图 30.13）。

30.7 讨论

由于 PECD 具有创伤小、出血少、术后疼痛小、恢复快等优点，在临床中得到越来越多的应用。一般来说，PECD 的最佳适应证是单侧颈椎间孔狭窄和旁中心椎间盘突出。当压迫脊髓或神经的致病因素来自脊髓或神经背侧时，PECD 也可用于有效减压脊髓背侧，如黄韧带骨化或寰枢发育不良。

尽管 PECD 作为一种微创技术具有突出的优势，但它的学习曲线是陡峭的，且并发症

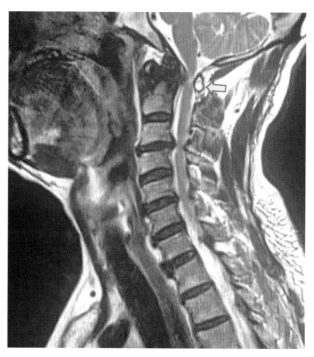

图 30.1 术前 MRI

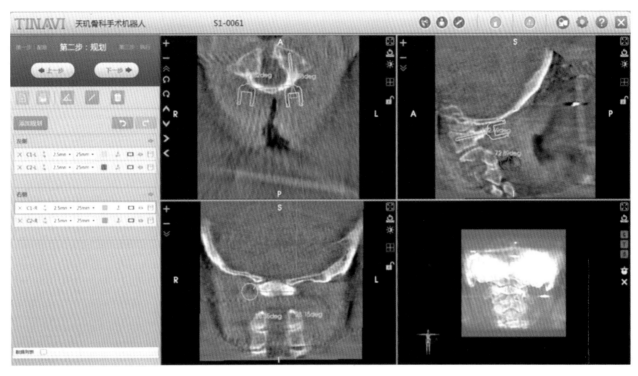

图 30.2　在机器人计算机上规划锚点和置管路径

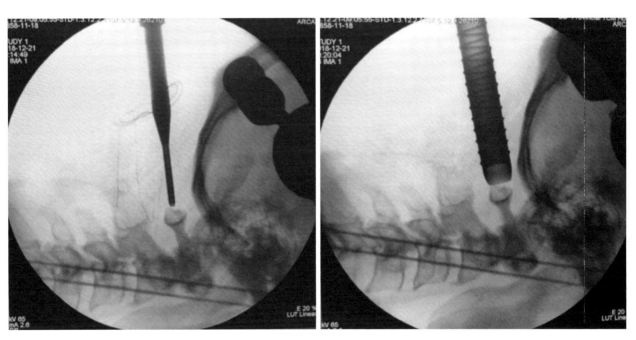

图 30.3　机器人辅助精确置管

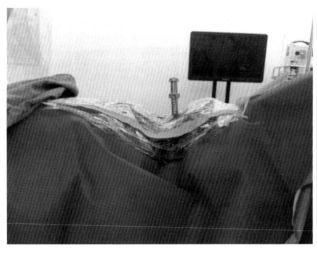
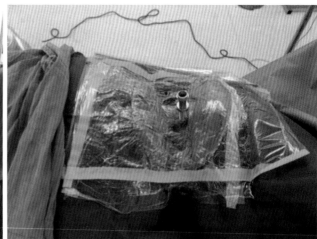

图 30.4 C₁全内镜椎板切除术的工作通道

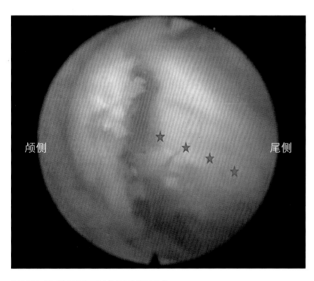

图 30.5 脊髓充分减压（蓝星）

主要发生在此期间。Ruetten 等[4] 报道了 87 例 PECD，并随访了 2 年，其中 3.4% 的患者有一过性神经损伤，3% 的患者出现了术后复发。

脊柱外科医师通常需要长时间的专业训练和经验积累，才能胜任微创外科手术[18, 19]。经皮内镜脊柱手术要求极高的准确性，因为最轻微的错误都会导致灾难性的后果[20, 21]。PECD 的穿刺点，一般选择距后正中旁线 1~2 cm 作为手术切口。工作通道建立后，内镜下经常可见覆盖的软组织，缺乏经验的外科医师有时很难找到标志性解剖结构。此外，由于工作通道的尺寸小，颈椎肌肉较薄弱，当术中工作通道的角度发生轻微的改变时，内镜下也会出现无法发现解剖标志的情况。

随着机器人技术的发展，年轻外科医师可以完成一些较为困难的手术，而这些手术原本需要资深的外科医师来完成，机器人技术缩短了年轻医师的成长曲线。骨科机器人以其微创、精准的特点，为骨科疾病患者提供个性化、智能化、精准化的治疗方案，机器人技术已成为骨科临床治疗发展的重要方向[22, 23, 25]。由于骨骼的刚性结构和不变形的特性，术中计算机捕获图像与实际解剖结构符合率高，重复性好[23, 24]。因此，机器人辅助手术技术特别适合于骨科手术。

目前，脊柱手术机器人主要有两种类型。第一类机器人主要用于为手术器械提供工作通道，保证具有指向作用的器械的稳定性，如 SpineBot[26] 和 TiRobot。第二类机器人系统可以自己建立工作通道，并自动执行置钉步骤，如 SpineAssist[27]。因为颈椎周围有重要的血管和神经，稍有不慎就可能导致灾难性的后果。因此，第一类机器人在脊柱手术中应用更广泛，也更

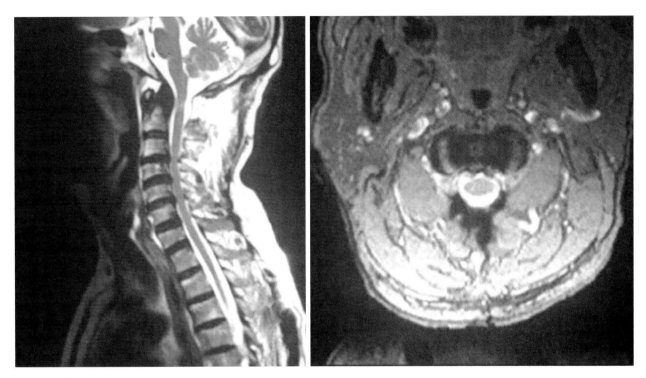

图 30.6 术后MRI

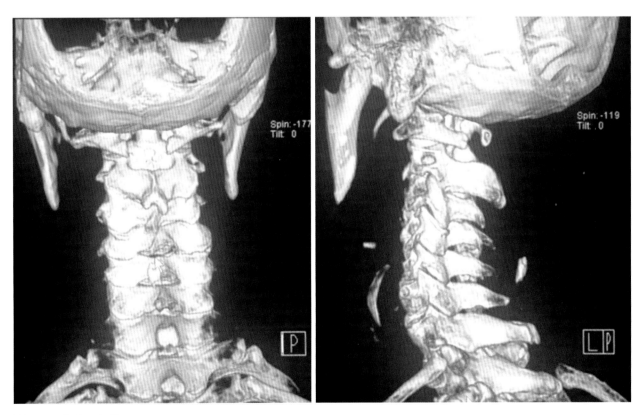

图 30.7 术后CT扫描

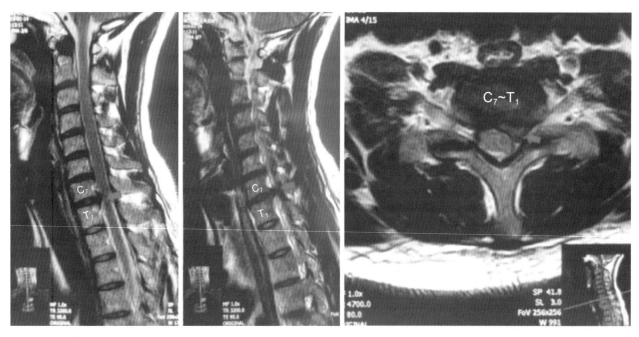

图 30.8 术前MRI

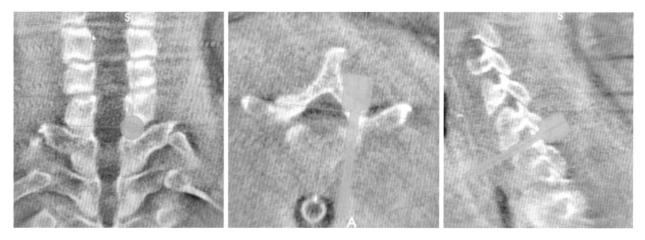

图 30.9 在机器人计算机上规划锚点和置管路线

安全。

机器人技术的突出优点包括：①精度高。该手术机器人具有运动控制系统和颤振过滤系统。机械臂可以从各个角度接近靶点。在导航辅助下，可以有效减小外科医师操作带来的角度改变，提高手术准确率。在经皮颈椎内镜手术中，准确的操作是非常重要的，这可以有效避免手术节段错误问题的发生。特别是在上颈椎，寰椎后弓非常

细小，容易造成工作管位置错误，甚至有损伤脊髓和神经的危险。精确置管还能使软组织更容易分离，更容易显露"V"点等标志性骨骼解剖，有助于缩短手术时间。②机器人引导的精确克氏针穿刺会在骨表面留下凹槽，可以作为临时的解剖参考标记。例如，经皮内镜C_1椎板切除术时，可以将寰椎后弓中点作为骨结构标记，可以从该点到两侧切除约 1 cm 的骨，来进行脊髓充分

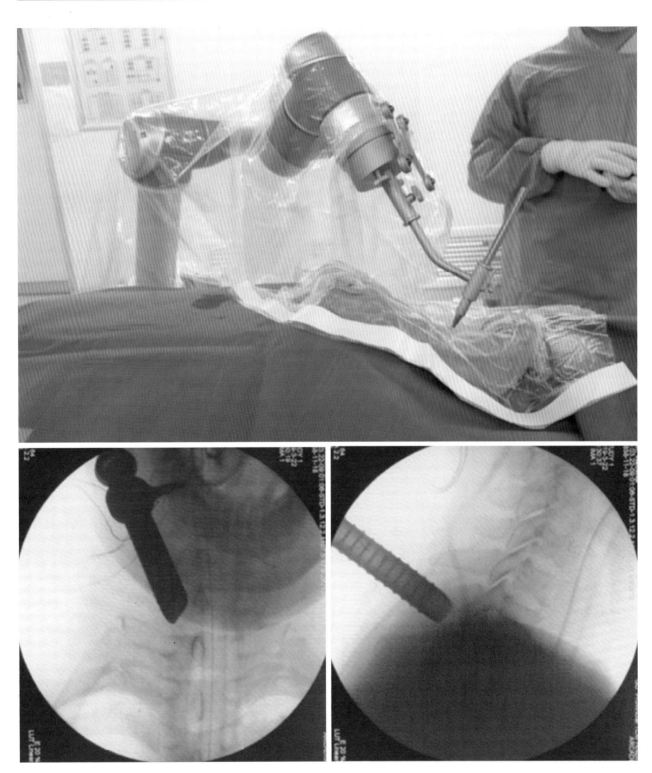

图 30.10　在机器人辅助下完成精确置管

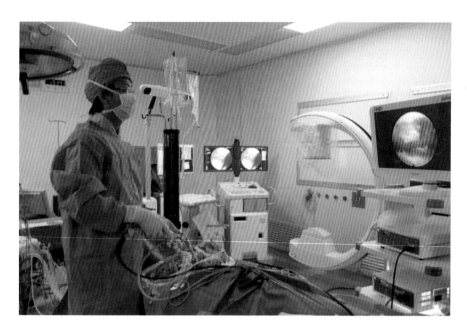

图 30.11 机器人辅助下的PECD

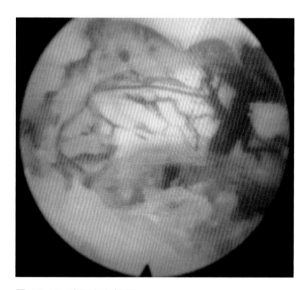

图 30.12 神经完全松解

减压。或者，椎板和关节突的连接处通常被作为解剖标志点，PECD 以此点为中心，显露 "V" 点、黄韧带和神经根，操作更快、更安全、更可靠。这些锚点可以在机器人计算机上设计，并在机械臂的引导下进行精确锚定，然后通过沿着锚定的克氏针逐步扩张建立工作通道。机器人辅助手术可以为常规危险区域和盲区的手术提供准确有效的解决方案。机器人图像导航的优势在解剖结构复杂的脊柱节段（如寰椎）中尤为突出。它能使解剖结构可视化，便于进行详细的术前规划，提高手术准确率性。机器人手术中进行严格的术前规划具有重要意义。通过术前规划，可以在冠状位、矢状位、横断面上设计不同角度、不同水平的内镜工作通道位置，并根据手术要求准确选择插入点，使手术更加准确、合理。在机器人的引导下进行精准置管，不仅可以降低神经血管损伤的风险，还可以避免反复通过透视来确认工作通道的位置，有效减少操作人员暴露在 X 线辐射下的时间。

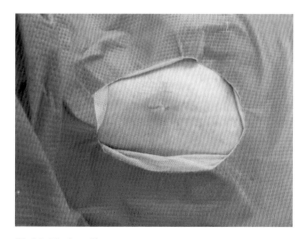

图 30.13 切口约1 cm

30.8　总结

由于 PECD 对精度要求很高，机器人与数字骨科的深度融合将为医师的诊断和治疗提供巨大帮助。总的来说，机器人辅助下的 PECD 具有精确和微创的特点。而未来医疗领域的人工智能将进一步向高精度、智能化、个性化、数字化、集成化的方向发展。

参考文献

1. SPURLING R G, SCOVILLE W B. Lateral rupture of cervical intervertebral disc: a common cause of shoulder and arm pain [J]. Surg Gynecol Obstet, 1944, 78: 350–358.

2. ADAMSON T E. Microendoscopic posterior cervical laminoforaminotomy for unilateral radiculopathy: results of a new technique in 100 cases [J]. J Neurosurg, 2001, 95: 51–57.

3. KHOO L T, FESSLER R G. Microendoscopic decompressive laminotomy for the treatment of lumbar stenosis [J]. Neurosurgery, 2002, 51(5 Suppl): S146–S154.

4. RUETTEN S, KOMP M, MERK H, et al. A new full-endoscopic technique for cervical posterior foraminotomy in the treatment of lateral disc herniations using 6.9-mm endoscopes: prospective 2-year results of 87 patients [J]. Minim Invasive Neurosurg, 2007, 50: 219–226.

5. LIN Y, RAO S, LI Y, et al. Posterior percutaneous full-endoscopic cervical laminectomy and decompression for cervical stenosis with myelopathy: a technical note [J]. World Neurosurg, 2019, 124:350-357.

6. QUILLO-OLVERA J, LIN G X, KIM J S. Percutaneous endoscopic cervical discectomy: a technical review [J]. Ann Transl Med, 2018, 6(6): 100.

7. AHN Y. Percutaneous endoscopic cervical discectomy using working channel endoscopes [J]. Expert Rev Med Devices, 2016, 13(6): 601–610.

8. VISOCCHI M, DI MARTINO A, MAUGERI R, et al. Videoassisted anterior surgical approaches to the craniocervical junction: rationale and clinical results [J]. Eur Spine J, 2015, 24(12): 2713–2723.

9. YANG C, GUO S, BAO X, et al. A vascular interventional surgical robot based on surgeon's operating skills [J]. Med Biol Eng Comput, 2019, 57(9): 1999–2010.

10. OVERLEY S C, CHO S K, MEHTA A I, et al. Navigation and robotics in spinal surgery: where are we now? [J]. Neurosurgery, 2017, 80(3S): S86–S99.

11. LEAL GHEZZI T, CAMPOS CORLETTA O. 30 years of robotic surgery [J]. World J Surg, 2016, 40(10): 2550–2557.

12. UMEDACHA T, VIKAS V, TRIMMER B A. Softworms: the design and control of non-pneumatic, 3D-printed, deformable robots [J]. ioinspirBiomim, 2016, 11(2): 025001.

13. ELSWICK C M, STRONG M J, JOSEPH J R, et al. Robotic-assisted spinal surgery: current generation instrumentation and new applications [J]. Neurosurg Clin N Am, 2020, 31(1): 103–110.

14. SMITH J S, SHAFFREY C I, AMES C P, et al. Treatment of adult thoracolumbar spinal deformity: past, present, and future [J]. J Neurosurg Spine, 2019, 30(5): 551–567.

15. DREVAĽ O N, RYNKOV I P, KASPAROVA K A, et al. Results of using spine assist Mazor in surgical treatment of spine disorders [J]. ZhVoprNeirokhirIm N Burdenko, 2014, 78(3): 14–20.

16. BOŠKOSKI I, COSTAMAGNA G. Endoscopy robotics: current and future applications [J]. Dig Endosc, 2019, 31(2): 119–124.

17. GIFARI M W, NAGHIBI H, STRAMIGIOLI S, et al. A review on recent advances in soft surgical robots for endoscopic applications [J]. Int J Med Robot, 2019, 15(5): e2010.

18. MCAFEE P C, PHILLIPS F M, ANDERSON G, et al. Minimally invasive spine surgery [J]. Spine, 2010, 35(26 Suppl): S271–S273.

19. SPETZGER U, SCHILLING A V, WINKLER G, et al. The past, present and future of minimally invasive spine surgery: a review and speculative outlook [J]. Minim Invasive Ther Allied Technol, 2013, 22(4): 227–241.

20. LEE S, KIM S K, LEE S H, et al. Percutaneous endoscopic lumbar discectomy for migrated disc herniation: classification of disc migration and surgical approaches [J]. Eur Spine J, 2007, 16(3): 431–437.

21. CHOI G, PRADA N, MODI H N, et al. Percutaneous endoscopic lumbar herniectomy for high-grade down-migrated L4–L5 disc through an L5-S1 interlaminar approach: a technical note [J]. Minim Invasive Neurosurg, 2010, 53(3): 147–152.

22. BARGAR W L. Robots in orthopaedic surgery: past, present, and future [J]. Clin Orthop Relat Res, 2007, 463: 31–36.

23. PICARD F, DEAKIN A H, RICHES P E, et al. Computer assisted orthopaedic surgery: past, present and future [J]. Med Eng Phys, 2019, 72: 55–65.

24. MONT M A, KHLOPAS A, CHUGHTAI M, et al. Value proposition of robotic total knee arthroplasty: what can robotic technology deliver in 2018 and beyond? [J]. Expert Rev Med

Devices, 2018, 15(9): 619–630.

25. BERLEMANN U, LANGLOTZ F, LANGLOTZ U, et al. Computer-assisted orthopedic surgery. From pedicle screw insertion to further applications [J]. Orthopade, 1997, 26(5): 463–469.

26. PECHLIVANI I, KIRIYANTHAN G, ENGELHARDT M, et al. Percutaneous placement of pedicle screws in the lumbar spine using a bone mounted miniature robotic system: first experiences and accuracy of screw placement [J]. Spine, 2004, 34(4): 392–398.

27. SUKOVICH W, BRINK-DANAN S, HARDENBROOK M. Miniature robotic guidance for pedicle screw placement in posterior spinal fusion: early clinical experience with the SpineAssist [J]. Int J Med Robot, 2006, 2(2): 114–122.

机器人辅助经皮内镜腰椎 椎体间融合术 31

缩略词

ALIF   前路腰椎椎体间融合术

IAP   下关节突

LLIF   侧路腰椎椎体间融合术

MIS   微创手术

OLIF   斜外侧腰椎椎体间融合术

PELIF   经皮内镜下腰椎椎体间融合术

PLIF   后路腰椎椎体间融合术

SAP   上关节突

TLIF   经椎间孔腰椎椎体间融合术

重点

1. 经皮内镜下腰椎椎体间融合术（percutaneous endoscopic lumbar interbody fusion，PELIF）作为治疗腰椎退变合并不稳的微创手术，相较于传统手术具有创伤小、出血少、住院时间短及康复快的优点。

2. 机器人辅助下 PELIF 主要包括规划工作通道以及经皮椎弓根螺钉的置入路径，并自动引导工作通道的建立及椎弓根螺钉的置入。

3. 机器人辅助下经皮内镜下腰椎椎体间融合术提高了手术精度，可缩短手术时间并减少并发症。

31.1 简介

腰椎融合术是有症状的退行性腰椎疾病分期治疗中外科治疗方案的金标准。为了减轻疼痛，恢复椎体稳定，有多种术式可以实现这一目标，其中包括前路腰椎椎体间融合术（ALIF）[1, 2, 7]、后路腰椎椎体间融合术（PLIF）[3]、经椎间孔腰椎椎体间融合术（TLIF）[4, 9, 10]、斜外侧腰椎椎体间融合术（OLIF）[5, 7] 及侧路腰椎椎体间融合术（LLIF）[1, 6, 7] 等。在 PLIF 和 TLIF 中，肌肉与软组织收缩以暴露椎板及小关节的外侧，这可能造成术后顽固性背痛。即使 ALIF、OLIF 和 LLIF 会减少肌肉及软组织损伤，但这些术式作为间接减压的选择，不能有效清除突出的椎间盘及肥厚的黄韧带[8]。

准确来说，智能化、微创的骨科手术正在从趋势向现实转变。脊柱微创手术（minimally invasive spine surgery，MISS）在最近几十年获得了飞速发展[9, 10]。手术的目标是制订合理的手术计划，通过准确的体位和操作，以最小的手术创伤获得最佳的治疗效果。近年来，从脊柱微创外科中新发展出经皮内镜下腰椎椎体间融合术。相较于显微镜，显微内镜更加微创。即使应用时间较短，但临床研究表明 PELIF 具有创伤小、出血少、住院时间短、康复快的优点，术中持续的生理盐水灌洗也降低了感染风险[11~16, 19, 20]。

尽管 PELIF 拥有很多优点，但是相较于其他术式更讲求手术技巧以及周密的术前规划，要求术者能够准确顺利地置入经皮椎弓根螺钉。为了给术中放置手术器械和置入物提供参考，需要实现解剖学特定视图向影像学的转变，这经常需要重复 C 臂透视，这将对患者和外科医师造成辐射暴露损伤[17,18]。与此同时，外科医师的疲劳和手术精度的不足限制了手术效率和安全性的进一步提高。如何探寻有效的工具来帮助医师提升手术精度已经成为一个重要的研究课题。本研究提出的方法是使用机器人辅助外科医师来减少手术时间及术中辐射暴露。

医疗机器人技术是集医学、生物力学、力学、材料科学、计算机科学和机器人技术为一体的一门新兴交叉学科。在手术相关决策中，该技术从视觉、听觉、策略等方面为医师提供了丰富的信息支持。这有效提升了医师的手术技巧，提高了术中诊断、评估、目标定位和手术操作的精确度。本章节主要介绍手术适应证、禁忌证及机器人辅助 PELIF 的技术要点。

31.2 骨科手术机器人的工作原理

在手术开始时，通过 CT 扫描数据建立术中 3D 图像，准确反映重建空间、患者实际空间和机器人操作空间之间的映射关系。在这之后，医师可以在术中图像重建的 3D 空间中制订手术入路。光学跟踪摄像机和跟踪器进而控制机器人精确地将导轨放置到预定的路径上。医师使用机器人系统准确放置内镜工作通道，找到最准确的路径置入椎弓根螺钉。

机械臂系统可以自动计算出椎弓根螺钉预埋路径的实际空间位置，然后协同控制机械臂末端的导航装置和光学跟踪系统来定位椎弓根螺钉的置入路径，并通过导向器引导该项工作。在此基础上，外科医师可以更为精准地置入内镜通道及

椎弓根螺钉。

光学追踪系统能够跟踪实时定位患者体位，并检测各种原因引起的位置改变，配合机械臂系统进行实时运动补偿，使机械臂系统始终能准确定位预定的置入路径。

31.3 机器人系统的构成

31.3.1 机械臂系统

机械臂系统主要由机械臂和控制系统组成。该系统采用六关节机械臂，每个关节的运动范围为 $-360° \sim 360°$，机械臂的最大工作半径为 850 mm。多用途万能工具座安装在机械臂的末端，以支持各种支撑工具的安装和固定，如导轨、跟踪器和手术器械。该机械臂安装在移动平台的底座上，并配有自动平衡支撑系统，以确保机械臂系统与患者的位置关系保持稳定，并保证了机械臂系统的安全性、稳定性和可重复性。机械臂系统整体机械定位精度为 1.0 mm。

31.3.2 光学跟踪系统

光学跟踪系统由 1 个红外立体摄像机和 2 套相应的跟踪器组成。2 组跟踪器均为被动反射型，分别安装在机械臂的末端和患者的棘突上。在手术过程中，跟踪系统可以实时监测机械臂末端和患者的位置变化，并自动补偿位移，保证机械臂系统与患者之间保持相对固定的位置关系。光学跟踪系统的显示屏上可以实时显示相关位置的准确信息，为后续的椎弓根螺钉置入提供依据。

31.3.3 术中规划和导航系统

利用计算机软件完成导针或椎弓根螺钉置入的路径规划。该软件可以接收 3D C 臂机扫描生成的原始 3D 图像数据，并基于标记点技术实现

图像空间与机器人系统工作空间的自动匹配，完成机器人系统的配准过程，使医师可以利用上述匹配的原始 3D 图像数据来规划穿刺路径、选择椎弓根螺钉置入参数和型号。经医师再次确认后，通过计算机将相关内容传送到机械臂系统进一步执行。为了保证操作安全，操作和导航系统还提供了椎弓根螺钉置入路径的模拟功能和紧急停止功能，防止机械臂系统在手术过程中因碰到障碍物出现明显偏差。

31.4　适应证和禁忌证

31.4.1　适应证

1. 腰椎间盘突出合并腰椎不稳。

2. 腰椎管狭窄，神经根管狭窄或侧隐窝狭窄合并腰椎不稳。

3. 腰椎不稳。

4. I 度或 II 度退变性或峡部裂性腰椎滑脱。

5. 腰椎间盘突出症术后的翻修。

31.4.2　禁忌证

1. 严重腰椎滑脱（> III 度）。

2. 脊柱后凸或侧凸畸形。

3. 多节段疾病（>2 个节段）。

4. 化脓性脊柱炎，脊柱结核，脊柱肿瘤或创伤性骨折。

5. 马尾综合征。

31.5　手术步骤

全身麻醉后，患者俯卧于手术床上，并调整体位以增大椎板间隙。在手术开始时，将机器人包裹在医用一次性保护罩中，并移动到手术台旁边的适当位置，确保机械臂可以到达腰椎手术节段。光学跟踪摄像机放置在患者头部，可根据

术中导航需要随时调整。固定器、连接器和示踪器固定在毗邻手术节段的棘突上。C 臂（Siemens Medical Solutions，Erlangen，Germany）放置在机器人的同侧。确保 C 臂运行轨迹与周围环境和机械臂不会冲突后进行正侧位透视检查，确保机械臂定位于 C 臂中心位置。通过 C 臂环形扫描获得患者腰椎的 3D CT 图像数据，传输到机器人工作站进行标记点的自动配准，并根据这些数据设定内镜系统的工作通道和椎弓根螺钉的置入通道，并在计算机上设置螺钉的规格。

然后在机器人引导下进行非减压侧椎弓根螺钉置入和减压侧导丝置入。机械臂系统将自动运行到规划的路径上并进一步微调，以确保操作误差 <1 mm。术者在机械臂的指定位置做长 1~2 cm 的皮肤切口，将导针及套管直接插至骨表面，并使用电钻驱动导针置入。沿导针在非减压侧置入经皮椎弓根螺钉，而减压侧置入导丝后暂不置入椎弓根螺钉。

在机器人的引导下，将克氏针固定在减压侧椎板与下关节突的交界处。然后通过克氏针插入扩张器以扩张软组织，依次引入工作通道和内镜系统（Joimax，Karlsruhe，Germany）。神经减压、椎间盘切除和融合器置入均在持续的生理盐水冲洗下进行。

首先清除椎板间隙周围的软组织，暴露椎板的移行部分和下关节突（inferior articular process，IAP）。以此为中心，用高速磨钻、铰刀和 Kerrison 咬钳切除部分椎板和下关节突。依次暴露黄韧带外缘、椎间盘和上关节突（superior articular process，SAP）尖部。切除 SAP 的尖端和内侧后，打开侧隐窝和神经根管。将覆盖在椎间盘上的小血管和软组织分离，以清晰地识别纤维环、硬膜囊和神经根的边界。用通道的斜开口将神经根推到内侧。暴露后方纤维环后，使用内镜咬骨钳、椎间盘刮刀和下咬式弧形刮匙进行完整的椎间盘切除术。在内镜下可以清楚地观察到椎间盘和软骨终板，进一步完全切除椎间盘和剥

离软骨终板。确认椎间盘清理完全后，用组装好的工作通道替换内镜。确保通道内没有神经和血管，旋转通道使开口斜面挡住神经根，然后插入植骨漏斗。将自体骨和异体骨置入椎间盘，然后置入融合器。再次放入内镜观察融合器位置（距离椎体后缘 3~5 mm）。然后切除黄韧带并行中央管减压术。临床症状明确的双侧神经根受压也可通过顶技术得到充分的减压。在取出工作通道之前，再次确认没有明显的出血点。在减压侧，沿导丝置入椎弓根螺钉，上棒并用螺帽锁紧。

术后 24 h 应用抗生素。术后第一天，患者可佩戴支具活动，术后第三天即可出院回家。手术后不需要特殊的康复治疗。

31.6 案例展示

患者女，62 岁。主诉腰痛 2 年，伴右腿痛加重 6 个月。右侧 L_4 神经根病，神经源性跛行，

行走距离 500 m（图 31.1~图 31.12）。

31.7 讨论

对于需要融合和固定以恢复稳定和脊柱前凸的腰椎退行性疾病，PELIF 是一种新的术式选择。相较于传统的开放手术 PLIF 和 TLIF，PELIF 在微创方面有以下明显优势：①手术切口更小，术后疼痛及瘢痕更少。单节段 PELIF 只需要长 1 cm 的手术切口，双节段则需要 6 cm。②较少的软组织损伤。工作通道的建立和经皮椎弓根螺钉的置入都是通过扩张软组织来完成的，因此不需要大面积剥离筋膜和肌肉，多裂肌的等张功能得到最大限度的保留。另外，精准减压在工作通道的有限空间内完成。根据内镜下观察到的具体情况，来确定需要截取多少骨质来进行减压和融合器置入，可避免过度截骨。使用过顶（over-the-top）技术，双侧减压可以在同侧轻松完成。

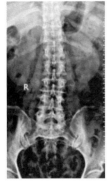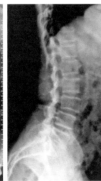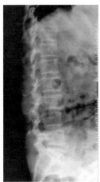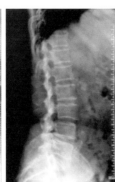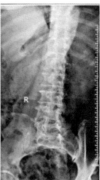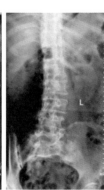

图 31.1 术前X线影像

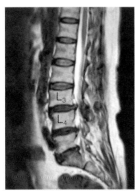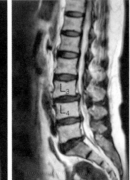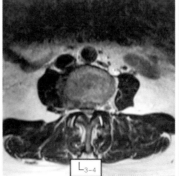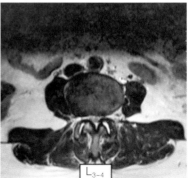

图 31.2 术前MRI影像

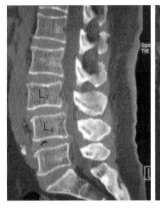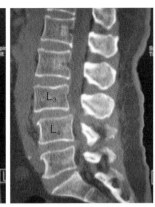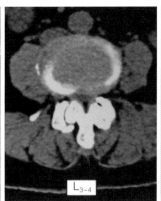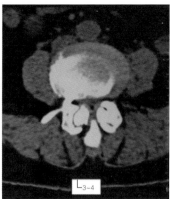

图 31.3　术前CT扫描影像

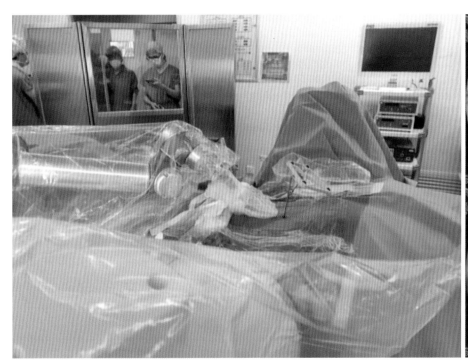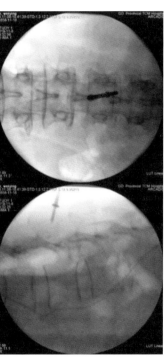

图 31.4　连接器和示踪器固定在手术节段邻近的棘突上

结合经皮椎弓根螺钉置入技术，所有的手术操作均可经皮完成，极大地减少了软组织损伤。③出血少。生理盐水持续冲洗下的减压需要维持术野清晰，所以即使是轻微出血也要及时止血。一般来讲，单节段 PELIF 的出血量 <30 mL，双节段 <50 mL。④更充分的终板处理有利于促进快速融合。PELIF 的终板处理优于 TLIF 或 PLIF，后者在用铰刀或刮刀制备终板时不能直视下

进行。另外，在某些情况下，TLIF 或 PLIF 的终板处理范围可能不足以促进融合。软骨下骨的损伤或终板处理不完全可能导致融合器下沉或融合失败。相比之下，内镜下的可视化有助于确认终板处理是否充分，必要时扩大终板处理的范围。⑤术后恢复更快。开放手术后的腰背痛与多裂肌过度剥离和脊神经后支损伤有关，导致术后肌纤维瘢痕和肌肉功能下降。PELIF 患者不需要引流，

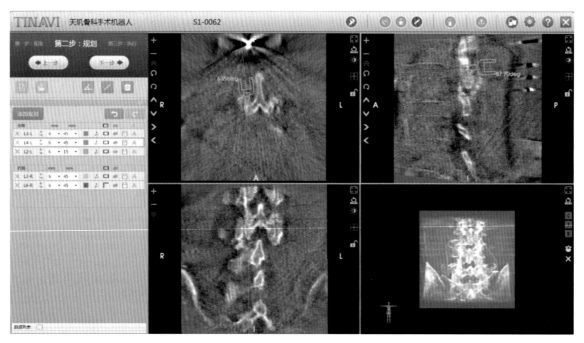

图 31.5 在机器人计算机系统上规划内镜的工作通道和椎弓根螺钉的置入路径

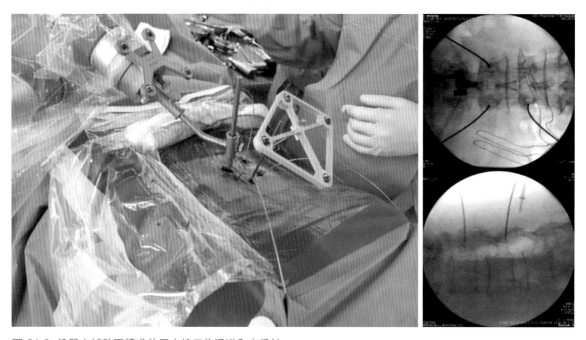

图 31.6 机器人辅助下精准放置内镜工作通道和克氏针

术后腰背痛轻微，住院时间短，恢复日常生活更快。

即使 PELIF 具有上述优点，但它仍是一个复杂并具有挑战性的工作[15]，①对于椎间盘间隙和

Kambin 三角较窄的患者，很难获得足够的空间以安全地插入融合器，这可能导致出口根受损[21]。②融合器的尺寸受限于工作通道的大小。有些椎间盘间隙大的患者，小型号融合器不匹配，这会

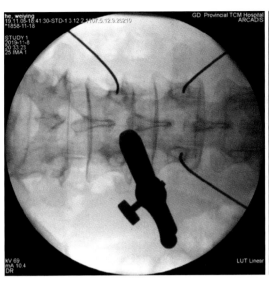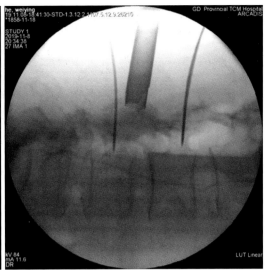

图 31.7　透视确认工作通道和克氏针的位置

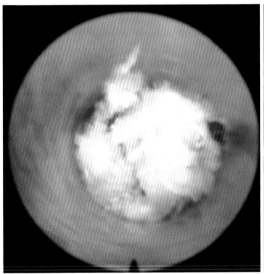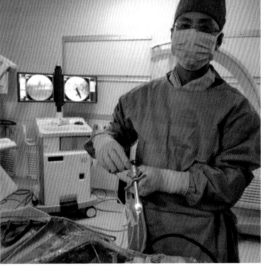

图 31.8　部分椎板和关节突关节的骨质被内镜咬骨钳切开，为椎间盘植骨提供空间

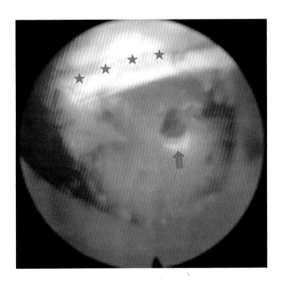

图 31.9　内镜下可以清晰观察到神经（蓝色星形）
和融合器（蓝色箭头）

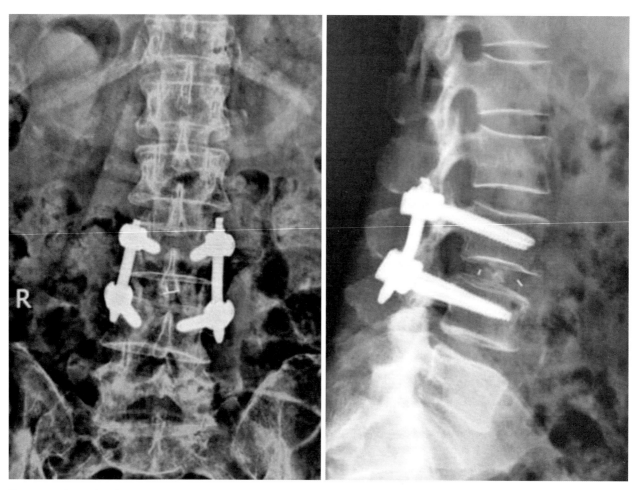

图 31.10 术后X线影像

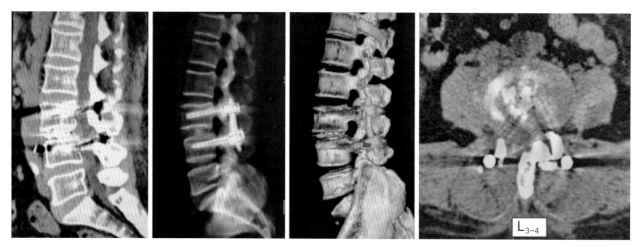

图 31.11 术后CT扫描影像

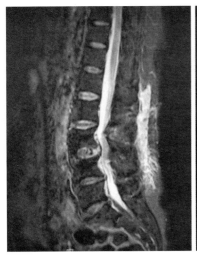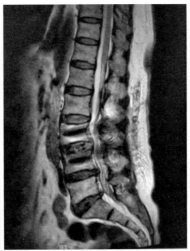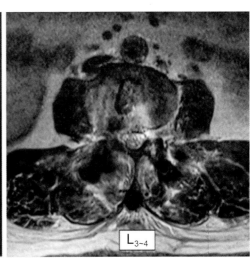

图 31.12　术后MRI影像

导致融合失败的风险明显增高。一些新的置入物和技术如 B-Twin（膨胀式腰椎融合器）和其他可扩展椎间融合器是为内镜腰椎椎体间融合而设计的。然而，这些技术也有相应风险，如终板破裂、椎间盘下沉、植骨较少和融合器移位[3,16]。而且这些置入物和置入技术需要特殊器械才能完成。③PELIF 学习曲线陡峭[3,22]。该手术要求外科医师对于经皮内镜下椎间盘减压、TLIF 或 PLIF 有丰富的经验。对内镜下腰椎解剖结构有较好的了解，并具有熟练的内镜下止血技巧。

近年来，得益于先进的机器人技术、导航技术和计算机技术的迅速发展，机器人辅助骨科手术的应用越来越广泛。骨科机器人可以帮助制订合理的手术方案，有效提高置入物的准确性，降低神经源性损伤和其他术中并发症的风险[23~26]。更重要的是，机器人辅助技术减少了术中透视，使医师和患者摆脱额外的 X 线辐射伤害成为可能[25,26]。与传统透视引导下徒手置钉技术相比，机器人辅助置钉不仅实现了术中图像的实时采集和术中实际路径的视觉评估，而且减少了操作人员在操作过程中的感知误差[27]。此外，该机器人还具有重复性高和抗疲劳等优点，可以突破医师徒手操作能力的限制，进一步提高手术的准确

性和安全性[24,26,28]。

除了 Robodoc 系统[29]、CASPAR 系统[30]、Arthrobot 系统[31] 和 Praxiteles 系统[32] 等关节手术机器人系统外，临床上常用的脊柱手术机器人系统包括以色列的 SpineAssist 系统[33]、韩国的 SPINEBOT 系统[34]、德国的 MIS Robot 系统[35] 和中国的 TiRobot 系统[36]。

骨科手术机器人促进了精准、微创、智能化手术的发展，但并非完美无缺，在大规模临床推广中仍有一定的局限性[25,26,37,38]。目前，骨科手术机器人普遍存在操作复杂、设备昂贵、医疗维护困难等缺点。机器人手术也需要一定的学习曲线，主要是术前准备和手术入路的精准设计。机械臂与人手灵活度有一定差距，不能识别手术区域重要的组织结构，如重要的血管和神经，不能根据反馈的信息实时思考和判断。即使设计的机器人会按照预定的程序进行手术，但手术中的大部分步骤仍然需要在外科医师控制下进行。

使用骨科手术机器人时应注意以下事项：①示踪器应牢固固定在骨结构上，确保示踪器与患者肢体之间的相对位置保持稳定，否则空间定位坐标的改变会导致手术失败。②术中患者参考阵列、影像设备跟踪器、位置探测器均应合理

放置，避免使用过程中因碰撞产生误差。③机器人导航软件提供的术中图像是计算机合成的高精度虚拟图像，而不是手术过程中的实时图像。外科医师应根据手术区域的内部解剖标志进行复核。④如果影像设备，示踪器与光学相机之间的空间被手术器械挡住，导致无法实时确定器械的位置，会因反复调整导致手术时间延长。

31.8 结论

一般来说，PELIF 是一种创新、安全、有效的手术技术，它具有创伤小、出血少、住院时间短、术后疼痛轻、恢复快等优点。机器人辅助PELIF 提高了手术的精度和效率，是未来发展的重要趋势。然而，这项新技术有一定的学习曲线，需要外科医师进行充分的理论学习和操作技能训练。它的长期疗效还需要通过大样本、多中心、前瞻性随机对照试验来进一步验证。

参考文献

1. BUCKLAND A J, ASHAYERI K, LEON C, et al. Single position circumferential fusion improves operative efficiency, reduces complications and length of stay compared with traditional circumferential fusion [J]. Spine J, 2021,21(5):810-820.

2. CHAN A Y, LIEN B V, CHOI E H, et al. Back pain outcomes after minimally invasive anterior lumbar interbody fusion: a systematic review [J]. Neurosurg Focus, 2020, 49(3): E3.

3. CHOI U Y, KIM K T, KIM K G, et al. Safety and tolerability of stromal vascular fraction combined with β-tricalcium phosphate in posterior lumbar interbody fusion: phase I clinical trial [J]. Cell, 2020, 9(10): 2250.

4. CHANG C C, CHOU D, PENNICOOKE B, et al. Long-term radiographic outcomes of expandable versus static cages in transforaminal lumbar interbody fusion [J]. J Neurosurg Spine, 2020, 13: 1–10.

5. LI H M, ZHANG R J, SHEN C L. Radiographic and clinical outcomes of oblique lateral interbody fusion versus minimally invasive Transforaminal lumbar interbody fusion for degenerative lumbar disease [J]. World Neurosurg, 2018, 122:

e627–e638.

6. KUDO Y, OKANO I, TOYONE T, et al. Lateral lumbar interbody fusion in revision surgery for restenosis after posterior decompression [J]. Neurosurg Focus, 2020, 49(3): E11.

7. XU D S, WALKER C T, GODZIK J, et al. Minimally invasive anterior, lateral, and oblique lumbar interbody fusion: a literature review [J]. Ann Transl Med, 2018, 6(6): 104.

8. HEO D H, KIM J S. Clinical and radiological outcomes of spinal endoscopic discectomy-assisted oblique lumbar interbody fusion: preliminary results [J]. Neurosurg Focus, 2017, 43(2): E13.

9. LIN E Y, KUO Y K, KANG Y N. Effects of three common lumbar interbody fusion procedures for degenerative disc disease: a network meta-analysis of prospective studies [J]. Int J Surg, 2018, 60: 224–230.

10. PARAJÓN A, ALIMI M, NAVARRO-RAMIREZ R, et al. Minimally invasive transforaminal lumbar interbody fusion: meta-analysis of the fusion rates. What is the optimal graft material? [J]. Neurosurgery, 2017, 81(6): 958–971.

11. HEO D H, SON S K, EUM J H, et al. Fully endoscopic lumbar interbody fusion using a percutaneous unilateral biportal endoscopic technique: technical note and preliminary clinical results [J]. Neurosurg Focus, 2017, 43(2): E8.

12. NAGAHAMA K, ITO M, ABE Y, et al. Early clinical results of percutaneous endoscopic transforaminal lumbar interbody fusion: a new modified technique for treating degenerative lumbar spondylolisthesis [J]. Spine Surg Relat Res, 2018, 3(4): 327–334.

13. WU J, LIU H, AO S, et al. Percutaneous endoscopic lumbar interbody fusion: technical note and preliminary clinical experience with 2-year follow-up [J]. Biomed Res Int, 2018, 19(2018): 5806037.

14. KOLCUN J P G, BRUSKO G D, BASIL G W, et al. Endoscopic transforaminal lumbar interbody fusion without general anesthesia: operative and clinical outcomes in 100 consecutive patients with a minimum 1-year follow-up [J]. Neurosurg Focus, 2019, 46(4): E14.

15. JACQUOT F, GASTAMBIDE D. Percutaneous endoscopic transforaminal lumbar interbody fusion: is it worth it? [J]. Int Orthop, 2013, 37(8): 1507–1510.

16. YAO N, WANG W, LIU Y. Percutaneous endoscopic lumbar discectomy and interbody fusion with B-twin expandable spinal spacer [J]. Arch Orthop Trauma Surg, 2011, 131(6): 791–796.

17. OVERLEY S C, CHO S K, MEHTA A I, et al. Navigation and robotics in spinal surgery: where are we now? [J]. Neurosurgery, 2017, 80(3S): S86–S99.

18. GANGULY R, MINNEMA A, SINGH V, et al. Retrospective analysis of pedicle screw accuracy for patients undergoing spinal surgery assisted by intraoperative computed tomography (CT) scanner AIRO® and BrainLab© navigation [J]. Clin Neurol Neurosurg, 2020, 198: 106113.

19. HEO D H, LEE D C, KIM H S, et al. Clinical results and complications of endoscopic lumbar interbody fusion for lumbar degenerative disease: a meta-analysis [J]. World Neurosurg, 2020, 145: 396–404.

20. JIN M, ZHANG J, SHAO H, et al. Percutaneous transforaminal endoscopic lumbar interbody fusion for degenerative lumbar diseases: a consecutive case series with mean 2-year follow-up [J]. Pain Physician, 2020, 23(2): 1665–1674.

21. MORGENSTERN C, YUE J J, MORGENSTERN R. Full percutaneous transforaminal lumbar interbody fusion using the facet-sparing Trans-Kambin Approach [J]. Clin Spine Surg, 2020, 33(1): 40–45.

22. AO S, ZHENG W, WU J, et al. Comparison of preliminary clinical outcomes between percutaneous endoscopic and minimally invasive transforaminal lumbar interbody fusion for lumbar degenerative diseases in a tertiary hospital: is percutaneous endoscopic procedure superior to MIS-TLIF? A prospective cohort study [J]. Int J Surg, 2020, 76: 136–143.

23. JACOFKY D J, ALLEN M. Robotics in arthroplasty: a comprehensive review [J]. J Arthroplast, 2016, 31(10): 2353–2363.

24. LUSTIG S, MAGNUSSEN R A, DAHM D L, et al. Patellofemoral arthroplasty, where are we today? [J]. Knee Surg Sports Traumatol Arthrosc, 2012, 20(7): 1216–1226.

25. D'SOUZA M, GENDREAU J, FENG A, et al. Robotic-assisted spine surgery: history, efficacy, cost, and future trends [J]. Robot Surg, 2019, 7(6): 9–23.

26. CHANG K D, RAHEEM A A, RHA K H. Novel robotic systems and future directions [J]. Indian J Urol, 2018, 34(2): 110–114.

27. LI W, LI G, CHEN W, et al. The safety and accuracy of robot-assisted pedicle screw internal fixation for spine disease: a meta-analysis [J]. Bone Joint Res, 2020, 9(10): 653–666.

28. LUO J, YAN Y, WANG X, et al. Accuracy and safety of robot-assisted drilling decompression for osteonecrosis of the femoral head [J]. Orthop Surg, 2020, 12(3): 784–791.

29. LIOW M H L, CHIN P L, PANG H N, et al. THINK surgical TSolution-One® (Robodoc) total knee arthroplasty [J]. SICOT J, 2017, 3: 63.

30. PRYMKA M, VOGIATZIS M, HASSENPFLUG J. Primary rotatory stability of robot-assisted and manually implanted hip endoprosthesis stems [J]. Unfallchirurg, 2004, 107(4): 285–293.

31. MONFAREDI R, IORDACHITA I, WILSON E, et al. Development of a shoulder-mounted robot for MRI-guided needle placement: phantom study [J]. Int J Comput Assist Radiol Surg, 2018, 13(11): 1829–1841.

32. PLASKOS C, CINQUN P, LAVALLÉE S, et al. Praxiteles: a miniature bone-mounted robot for minimal access total knee arthroplasty [J]. Int J Med Robot, 2005, 1(4): 67–79.

33. MOLLIQAJ G, SCHATLO B, ALAID A, et al. Accuracy of robot-guided versus freehand fluoroscopy-assisted pedicle screw insertion in thoracolumbar spinal surgery [J]. Neurosurg Focus, 2017, 42(5): E14.

34. KIM E R, LIM C, KIM D J, et al. Robot-assisted cardiac surgery using the da Vinci surgical system: a single center experience [J]. Korean J Thorac Cardiovasc Surg, 2015, 48(2): 99–104.

35. JIN X, ZHAO J, FENG M, et al. Snake-like surgical forceps for robot-assisted minimally invasive surgery [J]. Int J Med Robot, 2018, 14(4): e1908.

36. HAN X, TIAN W, LIU Y, et al. Safety and accuracy of robot-assisted versus fluoroscopy-assisted pedicle screw insertion in thoracolumbar spinal surgery: a prospective randomized controlled trial [J]. J Neurosurg Spine, 2019, 8: 1–8.

37. MANCUSO F, PANFIT H. Robotics accuracy in orthopaedics: is it enough for a well-working knee replacement? [J]. Ann Transl Med, 2016, 4(Suppl 1): S39.

38. LANG J E, MANNAVA S, FLOYD A J, et al. Robotic systems in orthopaedic surgery [J]. J Bone Joint Surg Br, 2011, 93(10): 1296–1299.

机器人辅助脊柱微创手术的未来展望   32

32.1 简介

2004 年，美国 FDA 首次批准的脊柱手术机器人问世，Mazor 的 SpineAssist 成为开放和脊柱微创手术（MISS）领域的新前沿。新一代的机器人改良了导航技术，内植物置入更加可控，操控范围进一步优化，如 Mazor X、ROSA One、Cirq 和 Excelsius GPS 等[1]。在临床工作中，脊柱手术机器人已展现出诸多优势，外科医师通过刚性自由度进行精准的立体定向控制；尤为重要的是，当外科医师在 MISS 环境中尚未找到并到达深层结构时，计算机导航系统避免了重要组织结构的破坏；降低了脊柱外科医师在手术过程的辐射暴露，提高了手术操作稳定性；最后，脊柱机器人也改善了远程手术。

鉴于上述众多优势，现有研究成果表明手术机器人在准确度和疗效上均有改善，我们对此大可不必惊叹。与传统的椎弓根螺钉置入技术相比，机器人可以更准确地置入螺钉，降低神经并发症发生率，减少透视时间，降低感染率，缩短手术时间，缩短住院时间等[2~9]。尽管大多数机器人辅助 MISS 集中于椎弓根螺钉置入，但在包括机器人辅助脊柱肿瘤手术等其他领域也展现出一定的优势[10]。

然而，机器人作为 MISS 辅助工具的应用越多，我们所面临的挑战也越多。成本高、培训要求高、便携性差等问题阻碍了它们的大规模应用。计算时间长和图像同步困难（由于患者活动而复杂化）也限制其应用。现如今，机器人仍不能或受限用于骨质差、畸形复杂和体重大的患者。与训练有素的外科医师相比，机器人缺乏感官反馈（特别是触觉反馈），这限制了机器人在不同组织和密度环境中操作的能力。诸如此类，脊柱机器人在 MISS 中应用有限，仅用于外科医师可控的椎弓根螺钉置入和一些切除和消融工作。无论是半自动化机器人还是全自动化机器人，机器人自动化在远程手术领域都将是革命性的。通过开发足够成熟的机器人来预测下一步手术操作，可避免由于距离的限制而产生的信号速度差异。当面临多种选择时，自主机器人也能辅助外科医师做出最终决策。配备人工智能（artificial intelligence，AI）和机器学习（machine learning，ML）的机器人还可以从过去的病例中学习经验，使得机器人与外科医师在实时手术中，能够针对患者的解剖结构与临床情况做出决策。

脊柱机器人未来发展的 6 个重点领域：①远程手术；②触觉和听觉反馈以提高精度；③非线性操作和机器人辅助程序；④减少或消除手术中的辐射和透视；⑤用于决策辅助的人工智能；⑥

通过机器人进行海量术中数据采集。通过以下三种方法可以判断其未来发展情况，即公司正在研发的产品、非脊柱外科领域机器人技术的新进展，以及 MISS 领域本身的需求。

32.2　相关产品研发情况

32.2.1 NuVasive 公司：Pulse 机器人

NuVasive 公司的 Pulse 机器人，包括 Pulse 系统和 Pulse 机器人，具备创新性改进，将扩展该系统可以辅助的手术范围。Pulse 系统已获得了美国 FDA 的许可，并与 Cios Spine 的移动 C 臂机集成在一个平台上：神经监测、手术规划、曲臂、降低辐射、成像和 MISS 导航[11,12]。它通过低剂量拍摄出低质量的图像，再使用 ML 算法来将其增强为高质量图像，这种方式可减少高达 80% 的辐射[12~15]。然而，真正的创新有望以 NuVasive 机器人的形式出现，该机器人与系统集成，并在 2022 年首次用于临床。从最初的研究报告（非同行评审的文献）可以看出，即使机器人的机械臂锁定到位，外科医师仍可以在一定程度的自由度内操控机械臂，从而允许在手术过程中对螺钉置入轨迹进行微调和改进[16]。实时反馈临床决策的能力一直是机器人应用的挑战，早期手术过程中需要更换新的方法或轨迹时，机器人系统无法实时更新，须终止机器人辅助才能继续手术。NuVasive 机器人也尝试过使用更简单的设置，以灵活的移动推车等方式来提高机器人在脊柱手术中的可操控性和适用性[16]。除此之外，我们对 NuVasive 机器人再无更深的了解。根据 NuVasive 公布的最新专利，研究重点包括：脊柱创伤的 MISS 治疗，在实时手术中确定神经走行及预警，MISS 脊柱固定系统，以及预测脊柱弯曲的方法[17~20]，我们猜测该机器人可能具备一些新的功能。综上所述，Pulse 机器人在集成导航和稳定系统后，可能带来深层的革新。

32.2.2 Medtronic 公司：Mazor X Stealth

Medtronic 公司于 2018 年收购了 Mazor Robotics，现凭借旗下最新产品 Mazor X Stealth Edition 成为 MISS 机器人领域的引领者。2020 年 12 月，Medtronic 收购了 Medicrea 人工智能公司，此次收购标志着其下 MISS 机器人的系列革新[21]。Medtronic 公司高级副总裁 Jacob Paul 表示，他们现在已经具备构建由 AI 驱动的综合脊柱手术系统所需的全部，包括手术规划系统、个性化脊柱内固定置入系统和机器人辅助传输系统[21]。得益于 Medirea 的预测建模能力，该系统看起来与 Pulse 系统有所不同。Medtronic 公司致力于研发可以在手术过程中发挥更大作用、具备更大的决策能力的机器人技术。而 Medirea 系统专注于手术规划和建模预测，能够创建个性化置入物，包括 3D 打印出适合患者的个体化连接棒和融合器[22~25]。在手术过程中，如何维持脊柱的序列及生理曲度往往由外科医师决定。Medicrea 的人工智能 UNiD HUB 程序使用 ML IB3D 自适应脊柱智能系统，从患者病例中自我学习，经过 6 000 个 3D 患者病例的训练，可以预测出最佳曲度，及其对相邻节段的影响。该系统每组输出 3~4 个选项，由外科医师选择出首选方案[21,25]。从 Mazor 2020 年采用 ML 分割和对齐优化脊柱畸形矫正的专利可以看出，集成这一技术的 Mazor 机器人在实时手术期间，辅助决策逐渐增多[26]。可见，通过学习既往患者的结果，机器人可以更好地辅助选择曲度、融合器、连接棒、螺钉等。

32.2.3 Globus 公司：Excelsius GPS 机器人

与 Medtronic 公司专注于规划软件类似，Globus 公司为 MISS 研发出 Excelsius GPS 机器人，能够为更复杂的手术提供规划软件。针对 MISS 手术机器人无法用于复杂畸形患者这一难题，Globus 公司于 2018 年收购了 Nemaris 公司研发的 Surgimap 技术；Surgimap 技术模拟手术过程和疗效，对比预测，并在全球范围内共享医学影像，允许通过大数据方法辅助预测建模 [27-30]。Surgimap 技术为 Globus 公司配备了最先进的模拟工具，专门用于治疗复杂的脊柱畸形。此外，整合医疗数据的能力使 Excelsius GPS 机器人能够进行大数据分析，并朝着具备更高复杂性的机器人程序发展。

32.2.4 Zimmer Biomet 公司：Rosa ONE 机器人

Zimmer Biomet 公司和它的竞争对手一样，正在扩大 ROSA One 机器人可用于 MISS 的手术范围。该公司于 2020 年末收购了 A&E Medical，包括其庞大的胸骨闭合装置 [31]。将机器人的胸骨闭合能力扩展到颈胸椎，在复杂的退行性、肿瘤性、感染性或创伤性脊柱疾病的情况下，机器人可协助进行椎间盘切除术或椎体切除术。

32.2.5 讨论

当前，机器人在 MISS 领域的研发主要集中于扩大机器人的应用范围、减少辐射，以及利用人工智能进行手术决策。Medtronic 公司的 UNiD HUB 致力于从以往的患者病例中学习，向外科医师推荐合适的曲度，并协助选择合适的连接棒和螺钉。要使用 UNiD HUB，首先由实验室工程师对患者进行术前成像分析并给出详细的参考值。根据外科医师的反馈，实验室工程师使用 HUB 软件制定个性化手术策略。之后，根据选定的策略，由实验室工程师设计 TEK 置入物并进行 3D 打印。在手术过程中，无须调整置入物的大小和形状，从而缩短了手术时间。ML 算

法通过收集分析既往每一位患者的影像、手术和预后数据，不断优化 HUB 软件，辅助外科医师预测患者的预后。目前，尚无足够的数据来支持这一创新概念的证据。但有研究表明，与传统置入物相比，UNiD 辅助置入的个体化连接棒断裂率较低 [32]。Medtronic 公司有机会为其 Mazor 机器人配备这些技术，从而将机器人转变为外科医师制订手术决策的助手。随着收集到的数据越来越多，用于技术本身的程序数量和复杂程度日渐增大。

与 Medtronic 公司从患者案例中学习以更好地预测未来的能力类似，Globus 收购的 Surgimap 系统也具备海量数据收集能力，并能够从患者病例中学习以更好地预测病情转归。早期购买大数据收集技术的公司，已在人工智能改进导航、手术规划以及连接棒和螺钉的选择方面占据优势。

然而，这些机器人在感官反馈方面，尤其是触觉反馈和听觉反馈方面未被重点研发。触觉反馈的缺失显著限制了机器人的应用价值。如何探索手术导航和虚拟现实成像中的解决方案，仍需时间的检验。最后，这些公司尚无可以远程手术的产品面世。我们预计这些新领域将成为今后研究的重点，随着我们将重点放在机器人技术的新进展上，以此预测 MISS 机器人未来的进步，我们将主要讨论这些领域。

32.3 机器人技术的新进展

32.3.1 远程手术

由于系统延迟和网络不稳定等因素，远程 MISS 离我们还很遥远。因为，一旦机器人在手术过程中与控制分支失去联系，患者将面临极大的风险。一项通过人为增加延迟来测试远程手术的研究发现，外科医师所能接受的延迟上限是 330 ms [33]。而在脊柱外科手术领域，为避免严重

的后果，建议上限为 200 ms[34]。

随着 5G 网络技术的进步和实施，远程 MISS 将更加贴近于现实。5G 网络技术具有延迟少、可靠性高的特点。有脊柱手术小组率先利用 5G 网络技术，使用 TiRobot 系统为 12 例患者置入椎弓根螺钉[34]，平均延迟时间为 28 ms，远低于建议上限，设计与实际螺钉置入之间的偏差为（0.76±0.49）mm，术中无不良反应。椎弓根螺钉置入的准确率（根据 Gertzbein-Robbins 标准为 A 级和 B 级）为 100%。该团队利用改进的 5G 网络，进一步拓展验证了 1 名外科医师对多个患者的脊柱手术设置效果，实现了以前不敢设想的壮举[34]。

这项研究的成功具有重大意义，大城市经验丰富的医师为偏远地区的患者进行高级脊柱手术将成为可能，未来还可能用于战场和宇宙探索中。然而，这一愿景还有很长的路要走。在 1500 km 的距离内，延迟通常小于 10 ms，但对于战场和外太空环境，必须进一步减少延迟。减少延迟的一种新方法是让机器人在接收到外科医师的信号之前预测下一个操作。通过更早地开始操作，间接减少信号到操作的延迟瓶颈。要做这样的预测，人工智能是一个很有前途的工具。机器可以从既往病例中学习，如模仿学习、强化学习和深度学习。利用这种技术，机器人可以为当前患者和手术预测出下一步操作。但当前仍处于术中海量数据的收集阶段，预计不久的将来会有足够的数据用于支撑上述技术的研究。

当前，远程脊柱手术技术仍有待证实，该技术要求手术团队实时进行磨骨和神经减压操作[34]。斯坦福大学 John Adler 的研究详细阐述了远程机器人仍然需要深入的机械创新："虽然脊柱螺钉的精准置入本身是一项专业且关键的手术步骤，但对于复杂的脊柱手术，正确地对患者进行麻醉、定位和监测，以及手术暴露、置入硬件和伤口闭合都是更为复杂的智力和机械挑战。"[35] 机器人技术还不够先进，无法完全实现远程应用。机器人常用于椎弓根螺钉置入，也用于引导经皮椎间孔镜、椎体成形术、经皮椎弓根螺钉内固定、前路齿状突螺钉固定、后路 C_{1-2} 经椎弓根螺钉固定和经椎板螺钉固定[36~45]。然而，器械的直线操作以及缺乏触觉和听觉反馈限制了机器人的应用，使得神经减压等操作遥不可及。

32.3.2 触觉和听觉反馈

高级触觉反馈的缺乏限制了机器人在远程和非远程手术中的应用。结合实时触觉反馈技术可以提高机器人手术操作的精确性和可靠性。就目前脊椎机器人的触觉反馈技术而言，Mazor X 在感觉手臂上的压力过大时需要重新启动[46]。频繁地停止手术，限制了该技术的使用；未来发展的技术需让机器人利用触觉和听觉信息来改变施加的压力。其他的外科手术也涉及利用触觉信息的机器人技术。在关节成形术领域，机器人在切骨时，当感觉到压力过大时会提醒外科医师，而不需要重新启动，但脊柱机器人在这一方面进展缓慢[46]。

然而，脊柱手术机器人的非视觉反馈技术仍在不断发展。功能精确机器人手术（functionally accurate robotic surgery，FAROS）是一个非常有前途的技术。FAROS 与 SpinineGuard 合作，由欧盟资助，其研究始于一个发现：在视力受限的情况下，手术中术者会使用全部的感官[47]。但是，机器人仅限于计算机视角来理解手术。通过使用广域映射、听觉和触觉传感器，FAROS 收集有关手术的多模态、非视觉信息。利用机器的深度学习，这些多模态信息被建模为功能参数[48]。这些功能参数包括组织类型、密度或骨质、组织损伤、灌注、内植物稳定性等。FAROS 使用这些功能参数不仅补充了机器人对手术的视角，而且通过强化学习，为机器人在当前环境中可以采取的合理行动进行建模。这种智能反馈技术的发展，提高了手术的精度，进一步降低了辐射[49]。鉴于此，FAROS 技术可用于椎弓根螺钉置入和内镜下腰椎椎间盘切除术[48]。

未来脊柱手术中触觉反馈技术方面，Stryker公司的产品展现出较大潜力。他们的 Mako 机器人，由 AccuStop 提供触觉反馈，是目前最先进的膝关节和髋关节置换机器人。首先，Mako 机器人通过 CT 扫描的数据构建一个 3D 模型，用于术前规划和微调。其次，在手术过程中，AccuStop 结合了触觉反馈，从而精准地完成截骨规划，保留软组织和健康的骨骼[50]。这种反馈包括声音提示，屏幕上的颜色变化，以及外科医师在进行截骨时的触觉振动[51]。Stryker 公司于 2019 年收购了 Mobius Imaging 和 Cardan Robotics，增加了其在骨科、脊柱外科和神经外科手术技术领域的影响力[52]。我们可能会看到手术机器人历史上，脊柱领域融入了最先进的触觉技术。

32.3.3 MISS 中机器人的应用范围拓展

上述讨论的许多研究进展对拓展机器人辅助 MISS 的手术范围具有重要影响。具体而言，结合 ML 后，触觉反馈技术可以拓展至更复杂的手术领域。通过改良无辐射的导航技术，在面对严重畸形的病例时，能够在有效减少组织结构损伤的同时直达深层的组织结构。然而，机器人仍无法协助完成切骨等手术操作，如椎体截骨术。随着器械的改进，机器人在精度和减少辐射方面都会提高。然而，随着未来机械技术的进步，这一领域将从 MISS 中的机器人技术中获益，既提高了精度，又降低了辐射。对于骨折复位，开放手术存在复位精度低、术后恢复差、软组织损伤等问题[53]。鉴于临床需求，催生出许多微创手术以降低外科医师的辐射暴露。这也为机器人辅助技术提供了发展机会，在提高精度的同时，减少了不必要的辐射量。但目前尚无经过验证的机器人用于脊柱骨折复位、脊柱截骨矫正或其他涉及截骨工作的手术操作。

随着计算机辅助制造（computer aided manufacturing，CAM）技术的出现，使得机器人完成截骨操作成为可能。CAM 技术使用软件生成器械操作路径，再将路径转换成机器可识别的语言指令。通过这些指令制作出截骨区域所需移植假体。PowerMILL、FeatureCAM 和 Robotmaster 等程序包驱动机械臂启动及终止设计好的截骨步骤[54]，此类 CAM 解决方案辅助微创手术是可行的[55]。因此，结合 CAM 技术的脊柱机器人，未来将实现椎板切除术、椎体切除术或截骨等复杂手术[56]。

此外，随着技术的进步，小型机器人技术得以不断发展。Mazor 创立了专注于微创手术的 XACT 机器人。XACT 机器人系统具有非线性转向能力，扩展了其在外科手术中的应用[57]。早期研究仅完成了动物实验，可利用小巧的手术器械，精准地进行深层活检、穿刺、消融和引流等操作[58]。另一种穿刺的新方法是利用超声波和压力数据，通过深度学习网络将这些数据结合起来，建立椎体位置的概率模型，以此来避免高辐射[59]。对于这两种方法，都以减少导航辐射为基础。

32.3.4 MISS 的机器学习

32.3.4.1 什么是机器学习？

机器学习（ML）的核心是计算机学习的能力。试想一下，当你面对着成千上万的果子，有些是紫色的圆形，有些是蓝色并带刺，还有一些带有条纹，这些果子的形状有无限的可能，但它们之间存在着某种共性，你如何决定哪些是甜的，哪些是有毒的。常规方法是检查果子的图案，找出它与整组其他图案的相似之处，吃掉它后观察结果。如果结果是甜的，则我们预测那些图案与之相似的果子是甜的可能性更高。如果我们生病了，同样可以采取类似的方法。这也是 ML 学习经验的基本原理。

以 ML 可以用于 MISS 的椎间融合器置入为例。当 ML 接受数千例既往病例的训练后，可以对患者的脊柱解剖结构进行成像，再将其与临床信息和感官反馈结合起来，就像观察一种全新的果子模式。计算机根据其他具有类似病例模式的手术效果，预测出最适合这个特定患者的椎间融合器，以优化手术效果。随着越来越多的数据用于训练模型，这种预测会变得更精确。

32.3.4.2 无辐射和无透视导航

NuVasive 技术用较少的辐射获得初步图像，再使用 ML 方法提高图像质量，从而减少约 80% 的辐射水平[12]。但最近的研究表明，无辐射和透视化导航在未来也是可能的。

患者在手术过程中的移位是导航面临的巨大挑战之一。当前的光学跟踪系统是采用附着在脊柱上的基准，通过 AR 进行患者移位的跟踪，避免 2D 透视成像[60]。然而，手术操作本身会影响导航系统的准确性。这些手术操作破坏了术前导航信息匹配与术中导航的同步。一种解决方案是通过 ML 识别脊柱的结构标志，同步到不受患者移位影响的区域，以匹配摄像视图[61]。为了实现这一点，需要两个灰度相机来识别脊柱标志，ML 来预处理脊柱结构标志并匹配图像区域。有研究表明，在 23 例受试患者中，该程序可以实现无透视导航的脊柱特征识别[61]。但困难在于为 MISS 入路开发这样的方法，因为它们通常不涉及为系统暴露解剖结构来识别骨性标志。

同样地，为了消除导航辐射，可见光也可以作为一种方法。目前第一个也是唯一一个可以做到这一点的是 7D 外科机器视觉图像导航手术系统[62]。放置一个参考帧并识别 3D 定位点，并将注册时间缩短到 20 s 以下。在可见光下，将表面扫描与术前 CT 扫描进行校准后，外科医师可以使用图像进行导航[63]。在一项病例研究中，使用 7D 系统进行微创手术，切口仅为 3.5 cm。在

7D 导航下，术前 CT 扫描与术中表面数字化相匹配 372 点位，成功地进行了微创腰椎融合手术，辐射暴露估计在 85%~94% 的范围内[64]。这些改良的计算机视觉方法有助于加快手术速度，从而降低感染率和麻醉时间。此外，这些方法也可以用于软组织手术，如肿瘤切除和椎间盘切除，而不需要基于 MRI 的术中导航[46]。对于 MRI 导航，目前的机器学习可以实现将 MRI 扫描转换为 CT 成像[65,66]。未来可以研究从 CT 成像转换到 MRI 成像的可行性，从而扩大机器人在 MISS 中进一步的应用。

AR 作为许多减少辐射和可视化导航系统的核心，是现实世界与计算机之间的桥梁。它不仅可以提高 MISS 导航的准确性，还可以提高手术效果。近期研究发现，AR 与超声辅助导航一起用于椎弓根螺钉置入能有效减少辐射[67]。AR 并不仅限于导航，还可以通过在手术部位叠加置入椎弓根螺钉的虚拟路线图来进行路径规划[68]。在外科医师的视野中叠加虚拟图像可以增强外科医师的手术体验[69]。具体来说，在外科医师的视角下，使用微软的 HoloLens 3D 重建腰椎小关节穿刺 CT 扫描，穿刺成功率为 97%，明显快于 CT 引导下穿刺[70]。同样的技术，通过克氏针模拟腰椎椎弓根螺钉的置入，缩短了置入时间；但在一项尸体标本研究中，HoloLens 在 19 颗螺钉中有 3 颗和 4 颗导致椎弓根内侧或下壁破裂[71,72]。在 MISS 领域，通过 O 臂成像获得的 3D 结构可以转移合并到手术显微镜中进行实时观察。这种 AR 的应用已经进入颈椎前路和颈椎后路手术中[73]。投影到显微镜中的 AR 已用于肿瘤和退行性脊柱疾病的实时视频成像上显示椎体和内植物，最终减少了 70% 的辐射量[74]。然而，当分辨率降低和图像噪声增加，影响了术前和术中成像的非线性配准时，辐射剂量的减少则会受到阈值限制[74]。这种配准失败将限制 AR 的应用，因此需要改进 ML 算法在高噪声环境中进行分割、配准和投影。

对于 MISS 中的机器人来说，如何从单纯的 AR 导航系统转变为可完成复杂任务的 AR 机器人仍是个巨大挑战。AR 与机器人的集成拓展出了自动化、语音控制功能，并开拓了削弱外科医师的角色的新领域[1,75]。

32.3.4.3 避免重要结构损伤和路径规划

在无辐射和可视化的导航下，避免重要结构损伤的问题一直受到重点关注。随着机器人收集海量的术中数据，机器人参与手术决策可能会发挥更大的作用。自主控制的机器人研究开始开发避免重要结构损伤的算法，同时考虑仪器和周围组织在深层和狭小空间中的使用[76]。结合计算机视觉技术的改进，机器人可以在导航图像质量降低的情况下辅助外科医师进行深层结构手术。

机器人辅助决策的进一步作用是支持手术路径规划。通过强化学习海量的数据，辅助决策出特定环境中采取合适的操作。在既往研究中，机器人已经使用基于 CT 图像的 3D 手术路径规划算法，在没有提前了解组织结构的情况下，制定通往病变部位的路径，避免重要结构的损伤。其中，分别构建出脊柱和血管的 3D 模型显得尤为重要[77]。随着更多数据的利用，这些模型将得以进一步改进，机器人可以辅助外科医师决定最佳路径，并在手术中发挥更大的作用，从而减少手术不良反应，缩短住院时间，避免因术后并发症而进行翻修手术。

32.3.4.4 效果预测

机器人通过学习术中数据，可以预测出相应的预后，这在 Medicrea 系统中已有所体现。该系统可为指定的患者推荐最佳置入物（除外椎弓根螺钉），还可以推荐手术入路和手术路径规划等[25]。基于软件和触觉反馈收集到的数据，无须患者或外科医师（团队）进行任何工作，机器人可以学

习治疗计划与预后的相关性，包括如何减少感染、避免并发症（内固定断裂、椎弓根断裂或骨折）、缩短恢复时间。将机器人连接到医院的计算机系统，即可从患者病史中获取相应的信息（如骨质疏松症等合并症、手术史等），从而增强辅助决策能力。在一项研究中，ML 被赋予 35 个病史和手术过程中的变量，该算法通过 3 034 例病例的训练，能够高准确度地预测出感染部位，阳性预测值达 92%，阴性预测值达 98%[78]。这些研究结果表明 ML 辅助临床决策是可行的，也可以扩展到在术中环境研究类似算法。针对感染部位、并发症及远期疗效等确定的结论，辅助决策最佳手术策略及手术规划。

32.4 需求决定创新：MISS 领域需要什么？

32.4.1 降低成本

机器人辅助手术可以降低翻修率、感染率，缩短住院时间、手术时间，以上结果已被多项研究证实，但机器人在脊柱手术中的成本效益仍未解决[1]。毫无疑问，在广告宣传得当的情况下，提供机器人辅助脊柱手术的医院在吸引要求严格的患者方面具有显著优势。当前，机器人的成本在 100 万美元左右，对于许多医院来说仍然是笔极大的开支，这限制了全球范围内的 MISS 机器人的使用[1]。在未来的技术发展中，必须考量经济因素。降低成本的驱动因素在于开放的竞争市场、手术效果的改善（如缩短住院时间和降低并发症率），以及新材料和技术的研发[79]。目前正在开发的材料科学，包括降低手术机器人设备的重量和成本，如用塑料代替金属[80]。

32.4.2 增加便携性

新兴的材料科学将塑料纳入机器人设计

之中，降低了设备的重量，提高了便携性。如果机器人在未来战场或太空中得以应用，这对于远程外科手术尤其重要。事实上，努力提高手术机器人的便携性远远超出了材料科学本身的范畴，是一个新兴的发展领域。Auris Surgical 机器人公司最近收购了 Hansen Medical，正在开发能够进行微创手术的小型机器人。在脊柱领域之外，该研究使用小型机器人导管系统和 3D 导管，用 3D 可视化在手术中引导控制血管内导丝[81,82]。Virtual Incision 旨在提高机器人手术辅助设备的便携性，是脊柱微创手术领域之外的另一家有前途的公司。他们公司的机器人只有手掌大小，安装时间仅需几分钟，配备了自动跟踪功能，避免了外科医师的不必要的动作。目前主要用于腹腔镜手术，以增加其在微创手术中的使用机会。随着便携性机器人的发展，进入脊柱领域指日可待。

32.4.3　更好地推广

目前，骨质差、体重大和严重畸形的患者并不适合机器人辅助进行 MISS。此外，由于颈椎的活动能力更强，解剖结构更小，许多机器人辅助 MISS 系统也不适用于颈椎。随着许多 ML 工具的出现，数据驱动的方法可以为这些更复杂的情况开发更低误差的导航和更通用的路径规划算法。增加推广对于机器人在 MISS 中的作用至关重要。准确性提高、辐射降低和效果优良使得机器人辅助手术越来越有效；机器人的广泛应用，也降低了患者和医师的风险[83]。在今后的发展中，扩大机器人对更多患者在 MISS 中的适用性是重中之重，而不是研究更多程序。

32.5　结论

随着机器人技术、ML、AR 及 VR、医学材料科学在 MISS 应用中的不断发展进步，外科医

师有责任将这些新技术结合起来，协助他们更好地完成手术，同样也对患者有更多的益处。一般情况下，当地领先的医学院会与相关技术企业密切合作，进行开发、测试、验证新技术，并将其安全引入患者的治疗中。这些医学院充当着教育中心的角色，通过住院医师培训或进修，许多对此感兴趣的外科医师熟悉了机器人技术及其在手术中应用的优势和挑战。

机器人技术在 MISS 领域的不断应用，需要持续的研究推动[84]。首先，有必要探讨疗效和成本效益，平衡技术发展、患者和医院的最佳利益[85]。除了关注患者的远期效果，还应分析手术时间、住院时间、透视和放射照射、并发症、感染和翻修率、患者致残的间接成本，以及长期阿片类药物需求等，以便寻找到一些感兴趣的内容。这类分析面临包括 MISS 领域快速发展的诸多挑战。上述分析内容的持续快速变化也使得分析困难重重。然而，为了更好地促进现代 MISS 的发展，这样的分析必不可少。另一个重要的研究领域是扩大用于 MISS 的机器人辅助手术类型。目前的方法包括琼脂模型，拓展了机器人的使用界限。琼脂材料因其特性成为研究程序精度的可靠材料。但由于人体系统的生物复杂性，琼脂标本对于研究骨骼组织手术是远远不够的。尸体标本仍然是研究 MISS 机器人性能的可靠标本。AR 技术中的仿真方法不仅带来了教育工具，还可以用于研究机器人的新用途。后者的难点在于如何正确地研发出反映手术行为的个体化模型，尤其是可能导致不良反应的模型。一旦构建出所需的模型，可以对手术机器人造成的手术并发症进行详细研究。这对于手术机器人的改良和制定机器人程序的标准化至关重要。最后，研究增加或减少 MISS 中使用机器人辅助的可行性也是必要的[84]。由于机器人技术在椎弓根螺钉置入术中所带来的巨大效益，培训出一批有经验的外科医师，鼓励其使用机器人技术，值得付出学术和社会努力。随着技术的进

步和机器人自主决策能力的提高，机器人而非外科医师所造成的不良反应会越来越多。对于此类事件，谁来负责，适用什么样的法规，需要什么监督，都是该领域需要考虑的问题。

腰椎融合术可以追溯到公元前5世纪古典时代的希腊人[86]。现代MISS技术也可以追溯到1967年，距离第一架飞机飞行仅过了64年[87]。然而，包括起飞和降落在内，飞机在飞行的大部分过程中是高度自动化的，不需要过度监管[88,89]。事实上，这种自动化使用了许多相同的计算机视觉组件，这些组件也开始用于MISS的导航领域[89,90]。要使飞机实现自动化，需要了解恶劣天气条件下的多种操作、取决于飞机类型和运载能力的降落模式以及在紧急情况下的操作。同样，脊柱手术组件的自动化也可以学习紧急情况下的操作、缝合、基于患者解剖结构的路径规划以及基于手术状态的压力模式。但为什么飞行领域发达得多呢？所有这些预测任务的核心是从大量数据中学习。对于航空业的数据收集来说，相机和飞行数据记录器设备已足够。然而，在外科领域，外科医师无法收集相同数量的术中数据，也没有外科数据记录器。随着机器人参与的手术越来越多，手术数据记录器可以实时记录手术相关数据，并允许算法从中学习的能力将成为现实。通过FAROS、监测外科医师的动作、监测机器人机械臂的动作等方法监控手术过程，通过比对患者预后，可为系统提供可学习的信息。不需要外科医师刻意关注，就像飞行不需要飞行员收集数据一样，即可将计算机的优势与人类2 000年的脊柱手术经验优势联系起来。无论MISS是否能够实现完全自动化，机器人技术的进步是必然的：MISS数据革命即将到来。

需要披露的利益冲突 Anand Veeravagu：咨询NuVasive，Medtronic公司。

参考文献

1. DSOUZA M, GENDREAU J, FENG A, et al. Robotic-assisted spine surgery: history, efficacy, cost, and future trends [J]. Robot Surg Res Rev, 2019, 6: 9–23.

2. DEVITO D P, KAPLAN L, DIETL R, et al. Clinical acceptance and accuracy assessment of spinal implants guided with SpineAssist surgical robot [J]. Spine, 2010, 35(24): 2109–2015.

3. HU X, OHNMEISS D D, LIEBERMAN I H, et al. Robotic-assisted pedicle screw placement: lessons learned from the first 102 patients [J]. Eur Spine J, 2012, 22(3): 661–666.

4. LE X, TIAN W, SHI Z, et al. Robot-assisted versus fluoroscopy-assisted cortical bone trajectory screw instrumentation in lumbar spinal surgery: a matched-cohort comparison [J]. World Neurosurg, 2018,120:e745-e751.

5. RINGEL F, STUER C, REINKE A, et al. Accuracy of robot-assisted placement of lumbar and sacral pedicle screws [J]. Spine, 2012,37(8):E496-E501.

6. SCHATLO B, MOLLIQAJ G, CUVINCIUC V, et al. Safety and accuracy of robot-assisted versus fluoroscopy-guided pedicle screw insertion for degenerative diseases of the lumbar spine: a matched cohort comparison [J]. J Neurosurg Spine, 2014, 20(6): 636–643.

7. SCHROERLUCKE S R, GOOD C R, WANG M Y, et al. A prospective, comparative study of robotic-guidance versus freehand in minimally invasive spinal fusion surgery: first report from MIS ReFRESH [J]. Spine J, 2016, 16(10):1.

8. KIM H J, JUNG W I, CHANG B S, et al. A prospective, randomized, controlled trial of robot-assisted vs freehand pedicle screw fixation in spine surgery [J]. Int J Med Robot Comput Assist Surg, 2016, 13(3):1.

9. MENGER R P, SAVARDEKAR A R, FAROKHI F, et al. A cost-effectiveness analysis of the integration of robotic spine technology in spine surgery [J]. Neurospine, 2018, 15(3): 216–224.

10. VOLPE K. Robotic-assisted surgery for spinal tumors shows low complication rate. SpineUniverse[EB/OL].[2021-3-3]. https://www.spineuniverse.com/professional/news/robotic-assisted-surgery-spinal-tumors-shows-low-complication-rate.

11. NuVasive Unveils Spine's First Integrated Surgical Automation Platform[EB/OL].(2018-7-27)[2021-3-3].https://www.nuvasive.com/news/nuvasive-unveils-spines-first-integrated-surgical-automation-platform/.

12. NuVasive Launches Pulse™-The First Integrated Technology Platform to Enable Better Spine Surgery[EB/OL].

(2019-7-11)[2021-3-3].https://www.nuvasive.com/news/nuvasivelaunches-pulse-the-first-integrated-technologyplatform-to-enable-better-spine-surgery/.

13. WANG T Y, FARBER S H, PERKINS S S, et al. Internally randomized control trial of radiation exposure using ultra-low radiation imaging versus traditional C-arm fluoroscopy for patients undergoing single-level minimally invasive transforaminal lumbar interbody fusion [J]. Spine, 2017, 42(4):217-223.

14. ISAACS P E, KARIAKARI I O, ANDERSON D G, et al. Reducing radiation an order of magnitude during X-ray intensive spine procedures using a standard fluoroscope [J]. Spine J, 2014, 14(11):S81-S81.

15. NAYAR G, BLIZZARD D J, WANG T Y, et al. Pedicle screw placement accuracy using ultra-low radiation imaging with image enhancement versus conventional fluoroscopy in minimally invasive transforaminal lumbar interbody fusion: an internally randomized controlled trial [J]. J Neurosurg Spine, 2018, 28(2):186-193.

16. KIRSH D. NASS 2019 roundup: NuVasive unveils Pulse robot and more: Page 2 of 8. Medical Design and Outsourcing[EB/OL].(2019-10-4)[2021-3-3].https://www.medicaldesignandoutsourcing.com/nass-roundup-2019/2/

17. FERNANDO O, BRAD A,SCOTT L,et al.Spinal trauma correction and fxation: :10898239[P/OL].2017-8-16[2021-3-3].https://patents.justia.com/patent/10898239.

18. NORBERT F K, JEFFREY J B, JAMES G,et al. System and methods for determining nerve proximity, direction and pathology during surgery:10716509[P/OL].2018-4-3[2021-3-3].https://patents.justia.com/patent/10716509.

19. FERNANDO O, ANDREW S, SCOTT L,et al.Minimally invasive spinal fxation system: 10716600[P/OL].2018-2-14[2021-3-3].https://patents.justia.com/patent/10716600.

20. THOMAS S, ROBERT E I, SHANNON W, et al. Systems and methods for planning, performing, and assessing spinal correction during surgery:10709509[P/OL].2015-6-17[2021-3-3].https://patents.justia.com/patent/10709509.

21. Medtronic, Inc.Medtronic to Acquire Medicrea[N/OL]. Medtronic,2021-03-03.https://newsroom.medtronic.com/news-releases/news-release-details/medtronic-acquire-medicrea.

22. AMELOT A, COLMAN M, LORET J E, et al. Vertebral body replacement using patient-specific three-dimensional-printed polymer implants in cervical spondylotic myelopathy: an encouraging preliminary report [J]. Spine J, 2018, 18(5):892-899.

23. Medicrea, Inc.IB3D-TB™[EB/OL].[2021-03-03].

https://www.medicrea.com/usa/th-lumbar-range-usa/ib3dtb/#:~:text=The%20IB3D%E2%84%A2%20TLIF%2DBanana,through%20a%20self%2Darticulating%20mechanism.&text=The%20system%27s%20full%20range%20of,with%20MIS%20technologies%20and%20techniques.

24. FIERE V, SZADKOWSKI M, D'ASTORG H, et al. Patient-specific rods improve radiological outcomes in adult spinal deformity early results from a prospective study[J]. Int Orthop, 2014, 38(3):461-468.

25. FLOYD E, COHN P, FERGUSON J, et al. A review of preoperative planning technologies for spinal deformity correction[J]. Semin Spine Surg, 2020, 32(2):1-7.

26. DANY J.Systems and methods for generating a corrected image:12109075[P/OL].2021-03-03.https://patents.justia.com/assignee/mazor-robotics-ltd.

27. Globus Medical acquires Surgimap developer Nemaris. NS Medical Devices[EB/OL].(2018-08-18)[2021-03-03]. https://www.nsmedicaldevices.com/news/globus-medical-surgimapnemaris/#.

28. LANGELLA F, VILLAFAÑE J H, DAMILANO M, et al. Predictive accuracy of surgimap surgical planning for sagittal imbalance [J]. Spine, 2017, 42(22):E1297-E1304.

29. LAFAGE R, FERRERO E, HENRY J K, et al. Validation of a new computer-assisted tool to measure spino-pelvic parameters [J]. Spine J, 2015, 15(12):2493-2502.

30. WANG Y. Surgical treatment of ankylosing spondylitis deformity [M]. Singapore: Springer, 2019.

31. Zimmer Biomet Completes Acquisition of A&E Medical Corporation[EB/OL].[2021-03-03]. https://investor.zimmerbiomet.com/news-and-events/news/2020/12-01-2020-120239474.

32. FIERE V, FUENTES S, BURGER E, et al. Patient-specific rods show a reduction in rod breakage incidence[J]. Eur Spine J, 2017, 26(10):2585-2591.

33. BUTNER S E, GHODOUSI M. Transforming a surgical robot for human telesurgery [J]. IEEE Trans Robot Autom, 2003, 19(5):818-824.

34. TIAN W, FAN M, ZENG C, et al. Telerobotic spinal surgery based on 5G network: the first 12 cases [J]. Neurospine, 2020, 17(1):114-120.

35. ADLER J R. Remote robotic spine surgery[J]. Neurospine, 2020, 17(1):54-60.

36. FAN N, YUAN S, DU P, et al. Design of a robot-assisted system for transforaminal percutaneous endoscopic lumbar surgeries: study protocol [J]. 2020, 15(1):479.

37. WANG H, LIU Y, FAN M, et al. Robot Assisted Transforaminal Percutaneous Endoscopic Lumbar Discectomy[C].CAOS

2018. The 18th Annual Meeting of the International Society for Computer Assisted Orthopaedic Surgery. EasyChair, 2018.

38. BERTELSEN A, MEL O J, SANCHEZ E, et al. A review of surgical robots for spinal interventions [J]. Int J Med Robot Comput Assist Surg, 2012, 9(4):407-422.

39. ONOGI S, MORIMOTO K, SAKUMA I, et al. Development of the needle insertion robot for percutaneous vertebroplasty[J]. Med Image Comput Comput Assist Interv, 2005, 8(2):105-113.

40. HO A L, VARSHNEYA K, MEDRESS Z A, et al. Grade II spondylolisthesis: reverse bohlman procedure with transdiscal S1-L5 and S2 Alar Iliac screws placed with robotic guidance [J]. World Neurosurg, 2019, 132: 421-428.

41. TIAN W, WANG H, LIU Y J. Robot-assisted anterior odontoid screw fixation: a case report [J]. Orthop Surg, 2016, 8(3):400-404.

42. TIAN W. Robot-assisted posterior C1–2 transarticular screw fixation for atlantoaxial instability [J]. Spine, 2016, 41(19B):B2-B5.

43. TIAN W, LIU Y, LIU B, et al. Guideline for posterior atlantoaxial internal fixation assisted by orthopedic surgical robot [J]. Orthop Surg, 2019, 11(2): 160–166.

44. AGYEI J O, KHAN A, JOWDY P K, et al. Robot-assisted cortical bone trajectory insertion of pedicle screws: 2-dimensional operative video[J]. Oper Neurosurg, 2019, 18(5):646-647.

45. CUI G, WANG H, TIAN W. Robot-assisted translaminar lag screw fixation of spondylolysis[C]// Navigation Assisted Robotics in Spine and Trauma Surgery. New York: Springer, New York: 2020: 105–113.

46. SAYARI A J, PARDO C, BASQUES B A, et al. Review of robotic-assisted surgery: what the future looks like through a spine oncology lens[J]. Ann Transl Med, 2019, 7(10):247.

47. Spine Guard collaborates with the European project FAROS (Functional Accurate RObotic Surgery) Make orthopedic surgical robots smarter and less dependent on x-rays.

48. Functionally Accurate Robotic Surgery[EB/OL].[2021-03-03]. https://cordis.europa.eu/project/id/101016985.cordis. europa.

49. MAKO SMARTROBOTICS OVERVIEW. Stryker. Accessed March 3, 2021.

50. Mako Smart Robotics Overview. Stryker[EB/OL]. [2021-03-03].https://www.stryker.com/us/en/joint-replacement/systems/Mako_SmartRobotics_Overview. html#know-more.

51. STRYKER COMPLETES ACQUISITION OF MOBIUS IMAGING AND CARDAN ROBOTICS. Stryker. Accessed March 3, 2021.

52. Stryker completes acquisition of Mobius Imaging and Cardan Robotics. Stryker[EB/OL].[2021-03-03].https://www. stryker.com/tn/en/about/news/2019/stryker-completes acquisition-of-mobius-imaging-and-cardan-robot.html.

53. BAI L, YANG J, CHEN X, et al. Medical robotics in bone fracture reduction surgery: a review[J].Sensors,2019,19(16):3535.

54. SIRI SAHIB S K. The future of robot-assisted spine surgery. AANS Neurosurgeon[EB/OL].[2021-03-03].https:// aansneurosurgeon.org/features/the-future-of-robot-assisted spine-surgery/.

55. MITSUISHI M, SUGITA N, FUJIWARA K, et al. Development of a medical CAD/CAM system for orthopedic surgery[J]. CIRP Ann, 2007, 56(1):195-198.

56. COULDWELL W T, MACDONALD J D, THOMAS C L, et al. Computer-aided design/computer-aided manufacturing skull base drill[J]. Neurosurg Focus, 2017, 42(5):E12.

57. XACT Robotics[EB/OL].(2021-02-03)[2021-03-03].https:// xactrobotics.com/.

58. BEN-DAVID E, SHOCHAT M, ROTH I, et al. Evaluation of a CT-guided robotic system for precise percutaneous needle insertion [J]. J Vasc Interv Radiol, 2018, 29(10) :1440-1446.

59. TIRINDELLI M, VICTOROVA M, ESTEBAN J, et al. Force-ultrasound fusion: bringing spine robotic-US to the next "level" [J]. IEEE Robot Autom Lett, 2020, 5(4):1.

60. BURSTROM G, NACHABE R, PERSSON O, et al. Augmented and virtual reality instrument tracking for minimally invasive spine surgery [J]. Spine, 2019, 44(15):1097-1104.

61. MANNI F, ELMI-TERANDER A, BURSTROM G, et al. Towards optical imaging for spine tracking without markers in navigated spine surgery [J]. Sensors, 2020, 20(13) :3641.

62. 7D surgical – image guided surgery[EB/OL].[2021-03-03]. https://7dsurgical.com/.

63. 7D Surgical – Image Guided Surgery[EB/OL].[2021-03-03]. https://7dsurgical.com/spine-navigation/.

64. The 7D surgical system minimally invasive cortical screw placement using novel machine vision image guided system[EB/OL].[2021-03-03].https://7dsurgical.com/wp-content/uploads/2020/01/7D-Surgical-Minimally-Invasive-Case-Study-scaled.jpg.

65. STAARTJES V E, SEVINCK P R , VANDERTOP W P, et al. Magnetic resonance imaging–based synthetic computed tomography of the lumbar spine for surgical planning: a clinical proof-of-concept [J]. Neurosurg Focus, 2021, 50(1) :E13.

66. JANS L B, CHEN M, ELEWAUT D, et al. MRI-based synthetic CT in the detection of structural lesions in patients with suspected sacroiliitis: comparison with MRI [J]. Radiology,

2021, 298(2):343-349.

67. MA L, ZHAO Z, CHEN F, et al. Augmented reality surgical navigation with ultrasound-assisted registration for pedicle screw placement: a pilot study [J]. Int J Comput Assist Radiol Surg, 2017, 12(12):2205-2215.

68. NGUYEN N Q, PRIOLA S M, RAMJIST J M, et al. Machine vision augmented reality for pedicle screw insertion during spine surgery [J]. J Clin Neurosci, 2020, 72:350-356.

69. YOON J W, CHEN R E, KIM E J, et al. Augmented reality for the surgeon: systematic review [J]. Int J Med Robot Comput Assist Surg, 2018, 14(4): e1914.

70. GIBBY J T, SWENSON S A, CVETKO S, et al. Head-mounted display augmented reality to guide pedicle screw placement utilizing computed tomography [J]. Int J Comput Assist Radiol Surg, 2018, 14(3)::525-535.

71. LIU H, WU J, TANG Y, et al. Percutaneous placement of lumbar pedicle screws via intraoperative CT image–based augmented reality–guided technology [J]. J Neurosurg Spine, 2020, 32(4):542-547.

72. URAKOV T M, WANG M Y, LEVI A D. Workflow caveats in augmented reality–assisted pedicle instrumentation: cadaver lab [J]. World Neurosurg, 2019, 126: e1449-e1455.

73. UMEBAYASHI D, YAMAMOTO Y, NAKAJIMA Y, et al. Augmented reality visualization–guided microscopic spine surgery: transvertebral anterior cervical foraminotomy and posterior foraminotomy [J]. J Am Acad Orthop Surg Glob Res Rev, 2018, 2(4):e008.

74. CARL B, BOPP M, SASS B, et al. Microscope-based augmented reality in degenerative spine surgery: initial experience [J]. World Neurosurg, 2019, 128:e426-e430.

75. MADHAVAN K, KOLCUN J P, CHIENG L O, et al. Augmented-reality integrated robotics in neurosurgery: are we there yet? [J]. Neurosurg Focus, 2017, 42(5):E3.

76. UEDA H, SUZUKI R, NAKAZAWA A, et al. Toward autonomous collision avoidance for robotic neurosurgery in deep and narrow spaces in the brain [J]. Proc CIRP, 2017, 65:110-114.

77. ZHANG Q, LI M, QI X, et al. 3D path planning for anterior spinal surgery based on CT images and reinforcement learning [C]. 2018 IEEE international conference on cyborg and bionic systems (CBS), 2018.

78. HOPKINS B S, MAZMUDAR A, DRISCOLL C, et al. Using artificial intelligence (AI) to predict postoperative surgical site infection: a retrospective cohort of 4046 posterior spinal fusions [J]. Clin Neurol Neurosurg, 2020, 192.

79. KOUKOURIKIS P, RHA K H. Robotic surgical systems in urology: what is currently available? [J]. Investig Clin Urol, 2021, 62(1):14.

80. BERTASA A M. A look at specialty polymers for surgical robots [J]. MDD Online, 2020.

81. HU X, CHEN A, LUO Y, et al. Steerable catheters for minimally invasive surgery: a review and future directions [J]. Comput Assist Surg, 2018, 23(1):21-41.

82. YU A. Vascular remote catheter manipulator [P]. USA:2014276647A1,2014.

83. ZEMMAR A, LOZANO A M, NELSON B J. The rise of robots in surgical environments during COVID-19 [J]. Nat Mach Intell, 2020, 2(10):566-572.

84. STUMPO V, STAARTJES V E, KLUKOWSKA A M, et al. Global adoption of robotic technology into neurosurgical practice and research[J]. Neurosurg Rev, 2020, 44(5):2675-2687.

85. STAARTJES V E, MOLLIQAJ G, VAN KAMPEN P M, et al. The European Robotic Spinal Instrumentation (EUROSPIN) study: protocol for a multicentre prospective observational study of pedicle screw revision surgery after robot-guided, navigated and freehand thoracolumbar spinal fusion[J]. BMJ Open, 2019, 9(9): e030389.

86. TARPADA S P, MORRIS M T, BURTON D A. Spinal fusion surgery: a historical perspective[J]. J Orthop, 2017, 14(1): 134–136.

87. OPPENHEIMER J H, DECASTRO I, MCDONNELL D E. Minimally invasive spine technology and minimally invasive spine surgery: a historical review[J]. Neurosurg Focus, 2009, 27(3):E9.

88. ZOLLITSCH A W, MUMM N C, WULF S, et al. Automatic takeoff of a general aviation research aircraft[C].11th Asian control conference,2017.

89. KRAMMER C, MISHRA C, HOLZAPFEL F. Testing and evaluation of a vision-augmented navigation system for automatic landings of general aviation aircraft[C].AIAA Scitech 2020 Forum, 2020.

90. KANELLAKIS C, NIKOLAKOPOULOS G. Survey on computer vision for UAVs: current developments and trends[J]. J Intell Robot Syst, 2017, 87(1): 141–168.

第四部分

增强现实和虚拟现实技术在脊柱外科手术中的应用

脊柱外科中增强现实技术 的研究现状   33

33.1 介绍

外科手术过程取决于主刀医师个人的操作表现，但一台完整的手术并非只在手术室（OR）完成。手术过程的第一步从患者的术前评估就开始了。术前评估会辅以 CT 和 MRI 等影像学检查。通过综合术前信息，经验丰富的外科医师可以为患者制订合理的手术方式。为了获得最佳的手术效果，这种收集信息的过程应该延续到 OR 中。在 OR 中，外科医师领导团队并与团队成员密切沟通合作。每个人的注意力都集中到患者身上并履行相应的职责任务。尽管有这些准备工作，但是当外科手术涉及对复杂和动态的 3D 立体结构进行操作时，仍然会发生人为失误。在 OR 中频繁查看影像学数据是最大限度地降低外科医师失误风险的常用方法。术中影像学信息包括打印的影像学胶片、传统的 X 线成像设备或者预先定制的 3D 模型。术中导航系统可以呈现影像学照片，并支持外科医师查看和处理影像数据，依此计划模拟下一步手术过程（图33.1）。并且，术中导航系统适用于将术前或术中获得的 3D 影像学信息与术中患者躯体配准以提高手术精度。一旦影像学数据与患者匹配，即可通过参考患者的固定空间关系来间接维持并对导航进行校准（图33.2）。放射成像数据通常以标准化视图显示，例如轴位、矢状位和冠状位。此外，与仪器一致的视角，即探头的视角，可以用来模拟仪器前方的路径。然而，虽然这些措施能够将医学影像与仪器的角度和位置进行模拟，但尚且缺乏一个与外科医师相匹配的视角。

增强现实（AR）的解决方案不同于其他导航设置的特点在于，它们可以从导航角度呈现视觉信息。AR 解决方案最初是通过计算机和移动设备进行非医疗用途而开发的（图33.3）。然而，将虚拟数据叠加在外科医师的手术视野上的可能性，为术中导航提供了一个新的维度，即技术的进步将 AR 带入了 OR（图33.4）。使用 AR，外科医师可以在影像学数据的帮助下专注于手术过程。这些数据与现实世界视图集成并呈现在监视器、头戴式设备（head-mounted device，HMD）、显微镜视图中或投影到患者身上。

33.2 历史背景

在外科医师使用术中解剖标志的基础上增加侧位 X 线片是脊柱手术导航和提高手术准确性的第一步[1~3]（图33.5）。脊柱导航的第一项技术辅助是 2D 透视[5]。从那时起，图像引导和微创技术已经成功地全面应用于脊柱外科手术[6]。在过去的 30 年里，导航技术解决方案总体上发展

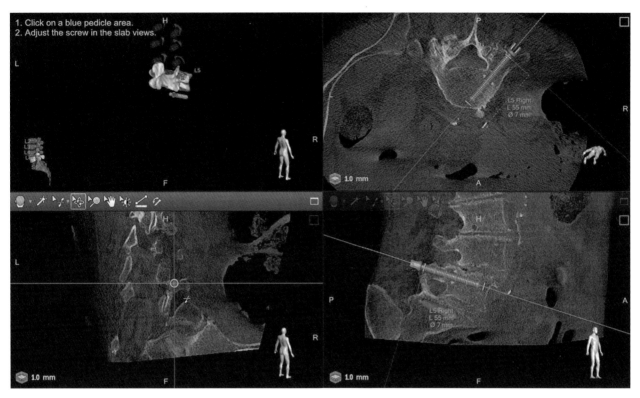

图 33.1　使用增强现实术中导航ClarifEye（飞利浦）在术中图像上规划椎弓根螺钉置钉路径（图片由作者提供）

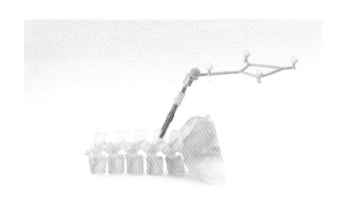

图 33.2　附着在椎体模型上的动态参考系（dynamic reference frame，DRF）。4个球体通过红外摄像头进行识别定位。图片由Brainlab提供

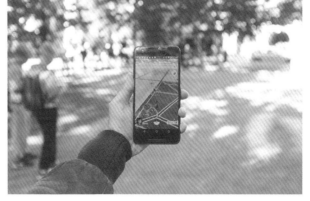

图 33.3　增强现实游戏"Pokemon Go"是最早广泛使用的手机AR游戏之一。图片由David Grandmougin发表在Unsplash.com

迅速。X 线透视检查已经被 3D 成像技术取代，并且许多场景中的术前成像已被术中成像取代[6]（图33.6）。尽管导航手术具有众所周知的优势，但导航技术在脊柱手术中的发展应用速度比神经外科手术要慢一些。一个可能的原因是脊柱手术导航设备的设置相对复杂且耗时[8,9]。尽管大部分的

导航技术开发都以颅脑导航为先，但脊柱导航手术技术正迅速赶上并适应。MISS 技术的引入加速了这种适应过程。由于 MISS 中使用的小切口排除了解剖标志的使用，因此术中导航技术已成为 MISS 实施和发展的先决条件[8]（图 33.7）。AR 是导航武器库中的最新成员。可使内部组织

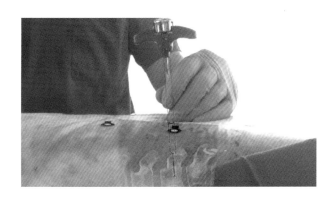

图 33.4 增强现实图像在手术过程中叠加在患者身上的示例。图片由飞利浦医疗提供

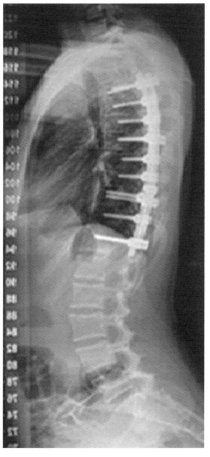

图 33.5 用于脊柱侧弯手术器械的侧位X线片。图片最初由Suk等发表[4]。经Springer Nature 许可使用

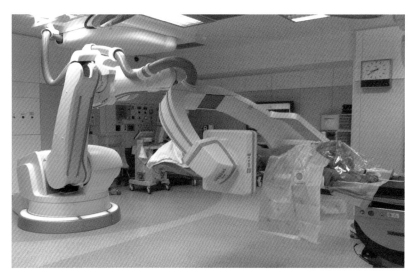

图 33.6 模拟术中使用期间的Artis zeego成像系统（西门子）。图片最初由Cordemans等发表[7]。经Springer Nature 许可使用

的可视化影像学图像叠加在手术视野上[11]（图33.8）。就像显微镜技术革新了神经外科显微外科手术一样，AR 有可能革新脊柱导航手术。AR 的一个很大优势在于能够对脊柱外科医师的学习曲线产生积极影响。通过使用 AR 导航和机器人技术，复杂的外科手术也可以由经验不足的外科医师准确地执行。从而可以使经验丰富的外科医师腾出时间来监督并致力于改进和开发手术技术，以此扩大脊柱手术的边界。

在 21 世纪初期，德国卡尔斯鲁厄大学过程控制与机器人研究所的研究人员发表了一系列关于使用视频投影仪实现手术计划数据术中可

视化的增强现实技术的文章[12~17]（图33.9，图33.10）。该设置包括一个现成的摄像机和一个3D表面扫描仪，它使用光脉冲扫描并建立患者躯体表面信息。术前患者的躯体局部信息可以直接投射到患者身上。该系统能够在不需要刚性框架的条件下对患者躯体进行动态跟踪。它还能够在200 mm×250 mm区域中达到0.33 mm的分辨率，精度能够达到1.5 mm。该系统不需要头戴式设备或监视器，并且对用户非常友好[13]。该系统已用于放射治疗和颅面部手术，但尚未有脊柱外科相关的临床应用报道[18]。

Liang等在2012年首次报道了在骨科手术中应用AR导航装置。他们在放射—激光导航系统的支持下，将椎弓根螺钉置入到股骨模具中，精度可达到2.4 mm±1.23 mm[19]（图33.11）。2016年发表的一项研究使用了一种专门为脊柱手术设计的新型AR手术导航技术，并将其与传统的徒手技术进行了比较[11]。该系统使用4个摄像机进行患者跟踪和图像增强。导航图像、3D重建和分割视图以及手术区域的AR可视化均显示在医疗监视器上（图33.12）。从那时起，技术迅速发展，目前已经设计并产生了几种不同的AR技术方案应用于临床前和实际临床中。本章将介绍最先进的脊柱手术AR导航解决方案。

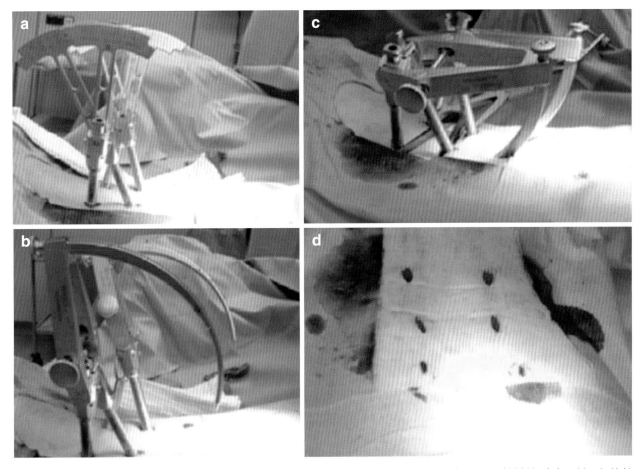

图33.7　急性胸腰椎创伤期间的脊柱微创固定。术中图片显示同时插入了两个六分仪固定器。通过模板杆确定了插入杆的长度（a）。传统的杆式牵引器用于增加对后壁的牵引力（b）并把杆连接到Sextant引导器上（c）。正如这些<2cm的固定器切口所示（d），最终入路相关的损伤是最小的。图片最初由Schmidt等发表[10]。经Springer Nature许可使用

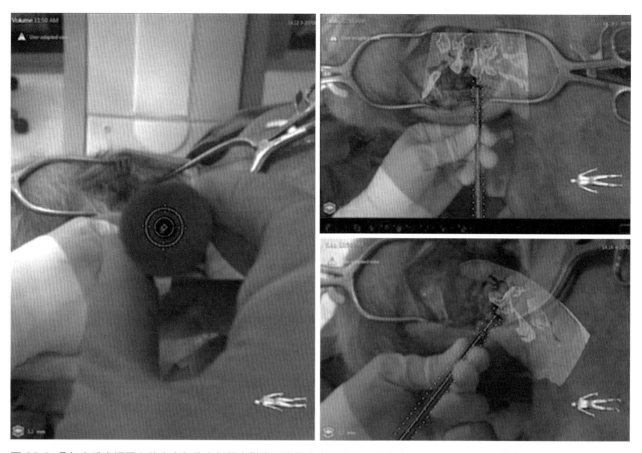

图 33.8 叠加在手术视野上的患者躯体内部器官影像图像的术中可视化。图片由Philips Healthcare提供

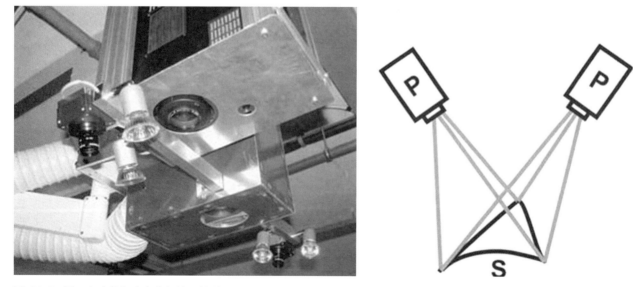

图 33.9 用于启动叠加在患者躯体上的增强显示图像的视频投影仪设置。左图显示了相机设置。右图显示了基于2D投影的脊骼定位概念。图片最初由Kahrs等发表[16]。经IOS Press许可使用

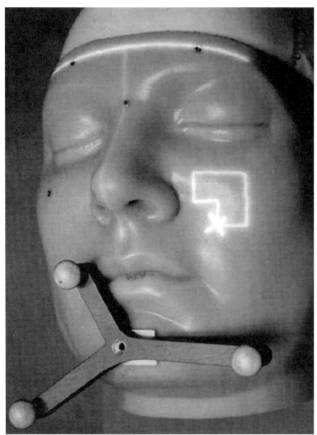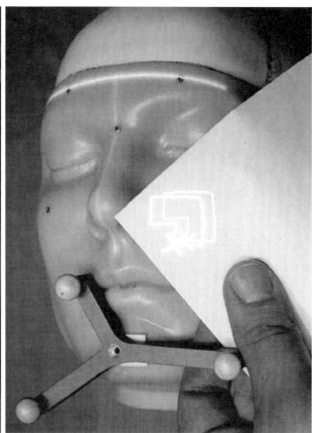

图 33.10 基于投影仪的AR叠加在模型头上。图片最初由Kahrs等发表[16]。经IOS Press许可使用

33.3 术语

· 虚拟现实

虚拟现实是一个术语，用于表示与现实世界分离的交互式 3D 展示情景。大多数手术导航系统在屏幕上显示术前影像数据。为了表示虚拟现实导航设置，必须将患者在空间中的真实世界位置与成像信息进行共同配准（即匹配）。这便允许在相应的 3D 成像数据中使用虚拟技术表示进行真实世界的导航。通常，交互是通过系统可见的指针工具进行管理的，并使用共同注册信息在真实世界和虚拟世界中移动。输出显示在单独的屏幕上，这有助于引导外科医师操作并能够反复确认工具和影像数据的相对位置。然而，这需要医师在手术区域和虚拟影像之间来回转移注意力。

虚拟现实还可以用于外科教学工具中的交互式 3D 显像。当平视显示器中反映出用户的行为动作时，虚拟现实技术提供了一种沉浸式的教学体验。

· 增强现实

增强现实是虚拟显示与现实对象的结合。通常是将现实对象添加到所观察的环境中。为了实现这一目标，环境和现实对象叠加在一起。这需要使用摄影机和计算机，将虚拟对象及其相对运动实时集成到真实世界的展示中。输出结果会显示在屏幕中，并可以进行手持、安装或集成到特殊眼镜或显微镜目镜中。相关信息的实时整合使术者无须在手术区域和屏幕之间不断地转移注意力。

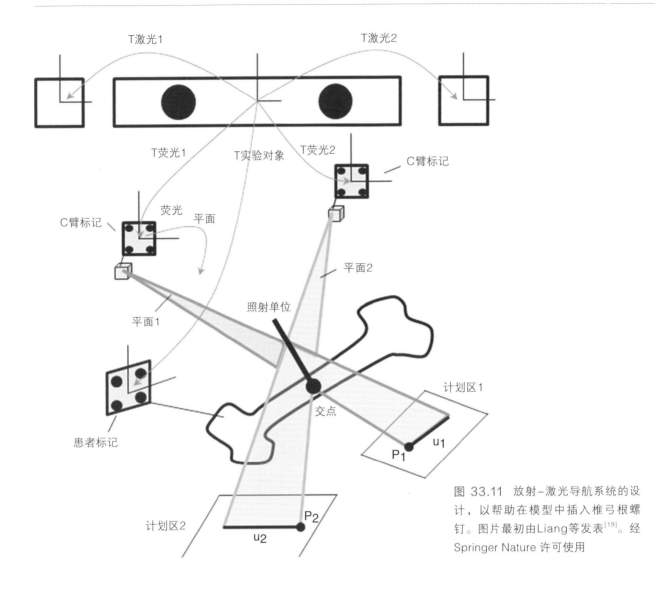

T激光1　　　　　　　　　　　　T激光2

T荧光1　　　　　T实验对象　T荧光2

C臂标记

荧光　平面

C臂标记

平面2

平面1

照射单位

患者标记

交点

计划区1

P1　u1

计划区2　　　　　　　　P2

u2

图 33.11　放射-激光导航系统的设计，以帮助在模型中插入椎弓根螺钉。图片最初由Liang等发表[19]。经 Springer Nature 许可使用

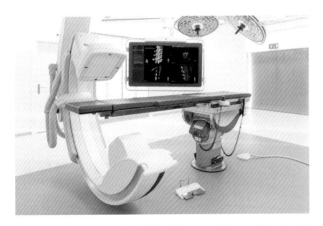

图 33.12　增强现实手术导航系统（ClarifEye）的手术室设置。在C臂中集成了4个患者跟踪摄像头。AR视图显示在监视器上。图由飞利浦医疗提供

• 混合现实

虚拟和增强现实技术的结合称为混合现实技术。在手术环境中，当操作在视线范围内进行时，AR可用于将导航指引投射到患者躯体。而VR的3D成像信息则在手术涉及躯体内部组织时更有用，因为此时手术目标无法在视野里观察到[20]。混合现实技术利用了这2种技术的优点。但是，在一些文献中，该术语有时指的是2种截然不同的技术路径。术语"混合现实"的一个常见用法是导航界面在屏幕的一部分上呈现为纯AR界面，在屏幕的另一部分上呈现为纯VR体验。此外，该术语的另一种定义涉及传统

的 AR 界面，在该界面中，计算机系统使虚拟世界适应现实世界的变化。例如，在外科医师对肿瘤组织进行手术时移除其部分虚拟图像，实时展示手术进展。

33.4　为什么脊柱手术需要 AR 导航？

传统脊柱手术是开放手术，通过较大切口分离肌肉组织来暴露脊柱后方结构，以显示脊柱表面解剖结构和相应的标志区域。近年来，技术的进步使得许多脊柱疾病的微创治疗成为可能。脊柱微创手术（MISS）的概念包括使用最小的切口以避免损伤肌肉和周围组织，从而减少失血、术后疼痛和手术部位感染，使得术后恢复更快[21~24]。MISS 的适应证正在迅速增加，截止到 2020 年占所有脊柱手术的 50% 以上[25]。然而，在进行 MISS 手术时，外科医师无法通过解剖标志进行导航，因此，图像导航对于此类手术至关重要。很少有研究评估 MISS 中的先进成像技术和手术导航。这些技术是可行的但是缺乏真正的应用[26,27]。因此，旨在简化工作流程和提高实用性的 AR 技术可能有助于促进 MISS 的推广[28]。

脊柱固定手术是椎弓根螺钉置入术的代名词。脊柱固定手术中的大多数并发症是由置入错误的椎弓根螺钉引起的。在美国，每年进行 162 万例器械脊柱手术，因此，并发症发生率只要稍微降低就能产生巨大影响（iData Research，www.idataresearch.com）。Gelalis 等在 2012 年发表的一篇 Meta 分析中提到，徒手置入的椎弓根螺钉中有 1%~6.5% 发生骨皮质侵犯大于 4 mm[29]。当在 MISS 中仅使用 X 线透视时，按金标准操作，椎弓根穿孔率为 12.5%~13.5%[30~32]。腰椎手术的椎弓根螺钉置入的准确率为 60%~97%，胸椎手术为 27%~96%[33]。有报道称，MISS 中螺钉的术中翻修率为 7.5% 并导致手术时间延长，7%~12% 的病例出现因螺钉位置不当引发的神经损伤，1.5%~8.8% 的病例需通过二次手术进行螺钉

翻修，这些都是可以避免的额外的手术操作[34]。因此，鉴于术者可用的解剖标志线索的缺乏，MISS 手术自然需要图像引导技术[35]，而这意味着要增加更多的辐射。

随着新的基于图像技术的引入，医师必须考虑技术本身增加辐射暴露的风险。患者发生辐射暴露通常一生仅限于一次或几次，但也应当遵循可实现的合理化的最低水平（as low as reasonably achievable，ALARA）原则。然而，工作人员的暴露是长期的，并且与辐射诱发癌症[36]和白内障[37]的风险有关。脊柱外科医师的职业暴露风险仅次于创伤 / 肢体畸形专业外科医师，这是一个需要关注的问题[38]。

导航的不断发展显著提高了 MISS 手术的准确性并消除了围手术期的辐射问题[32, 39]。根据 Fichtner 等的报道，导航将二次翻修手术的发生率降低至 1.35%，而徒手入路的翻修率为 4.38%[40]。值得注意的是，尽管评估者之间就哪些螺钉错位达成了一致，但脊柱外科医师对哪些螺钉应该修改的意见各不相同。外科医师倾向于在固定杆放置后或术后尽量避免翻修[41]。因此，使用术中影像在手术早期识别错位螺钉具有重要的临床价值[42]。首个关于使用 AR 进行椎弓根置入的临床研究报道，术中和术后翻修率分别为 1% 和 0%[43]。因此，AR 导航手术有可能通过简化和清晰化工作流程提高准确性，最大限度地减少工作人员的辐射暴露来增加开放手术和微创手术中导航的使用[28,44~46]。

33.5　如何设计手术导航系统：必要的组件

1. 获取 3D 成像数据：所有的脊柱导航都是依托于图像的。在开始进行导航前，需要对脊柱（最好连带周围的神经血管结构）进行高分辨 3D 成像。基于术前 CT 和 MRI 脊柱图像是最常用的导航方式。CT 是金标准，可提供

出色的可视化骨骼结构，而 MRI 具有软组织可视化的优势，包括关键的神经血管结构。大多数当前可用的脊柱手术导航系统以某种方式利用术前成像。规划和后续导航可以完全根据术前图像执行，这些图像都会在后期与患者进行配准。或者，术前成像可以与术中成像融合以进行配准和导航。无论采用何种方式，术前图像都是在患者处于仰卧位时获得的。然而，大多数手术是在俯卧位进行，因此，正常的脊柱活动可能会在基于术前成像的导航程序中产生错误和误差。如果没有追踪椎骨的技术，就需要补偿脊柱的正常运动以实现准确的图像融合[47]。目前已有学者提出了一种基于非线性匹配的解决方案，并取得了很好的效果[48]。

术中成像能力的集成化提供了一种基于术前成像的导航替代方案。大多数当前的术中成像方式都是基于辐射的。术中 3D 透视、锥形线束 CT（CBCT）或 CT 可用作导航的单一来源或与术前成像相结合（图 33.6）。术中 2D 透视使用正交投影拍摄的图像可以与术前成像匹配以进行导航[49]。因此，术中成像简化了患者注册过程，并提供了关于患者位置的非偏移信息。

尽管目前有几种术中 MR 技术方案，但还没有关于使用术中 MR 进行脊柱导航的报道。这可能是由于术中 MR 成像耗时且过程复杂，并且需要 MR 兼容设备和对手术室工作人员进行大量培训。目前，将 MR 信息应用于导航的最简单的方法是无须烦琐的术中程序，而是将 MR 信息与术中 CT 或 CBCT 图像融合。该方案长期以来一直应用于颅骨导航，可能是将骨骼解剖信息与软组织信息相结合的最佳方式。由此产生的数据集可以帮助术者将骨骼结构、血管和神经附加到手术区域，以实现最佳的 AR 导航辅助。

近来，超声技术逐渐作为一种新的有趣的方式用于获得脊柱的术中成像。尽管尚处于脊柱导航的实验阶段，但该技术可提供快速、简单、无辐射的术中成像以及用于 AR 图像的生成[50]。

颅骨导航手术可以用手术夹具将头骨固定，与之不同的是，脊柱手术中无法将脊柱进行刚性固定。即便付出巨大努力使脊柱的活动度降到最低，椎弓根螺钉的置入和矫形操作中固有的脊柱运动也会导致导航的精度降低。这个问题可以通过使用术中成像来解决，但需要增加额外的辐射代价。该解决方案中有用的一个先决条件是导航系统可以实现术中图像的更新，以避免手术方案重置。所有术中图像更新都需要具备能实现图像融合和实时处理大型数据集的软件。不过，虽然实时更新准确的图像对导航技术来说较为完美，但电离图像的获取使患者和手术室工作人员都会受到辐射[46]。因此，必须努力为图像更新提供其他解决方案。超声可能是无辐射图像快速获取和更新的理想方式[51,52]。

2. 患者跟踪和共同注册：下一步，3D 成像数据必须与患者在手术室中的位置共同配准，并由导航系统可靠地跟踪以补偿运动轨迹。虽然学者们提出了一些不同的患者追踪技术方案，但主要的技术手段没有变化。即外科医师根据术前 CT 或 MRI 图像与动态参考架共同配准，在三个维度上跟踪手术器械并与患者的解剖结构相关[53,54]。动态参考架主要由星形金属框架组成，连接到索引椎骨，并配备多个可被红外（infrared，IR）相机识别的光学球体（图 33.2）。这简化了导航系统的计算任务，因为它不需要查看和跟踪患者本身。

同样，仪器上的反射球或指针可以帮助识别它们在空间中的位置以及它们与相应成像数据的关系。此信息可以在监视器上呈现。这种方法已应用于多个 AR 系统[48,55~59]。

在使用固定框架的经典立体定向导航技术中——例如用于头颅活检和伽马刀治疗的 Leksell 立体定向框架[60]——成像是在框架牢固地贴在患者身上的情况下进行的，框架的坐标包含在后续成像中。通过这种方式可以实现高度准确的患者配准。这些系统可以达到亚毫米精度。

尽管这些系统经常用于各种颅骨疾病的治疗，但很少有相应的脊柱手术应用方案，因为脊柱是活动的。如果不使用连续成像、单独固定或跟踪每个椎骨，则必须接受一定程度的不准确性。

（1）脊柱参考系：脊柱参考系大多附在手术区域内的棘突上。因此，这些固件可能会干扰手术操作。此外，为确保最佳精度，应为每个节段的手术建立新的参考系坐标。但该策略将显著延长手术时间[61]。为了简化工作流程，可以选择不重新定位动态参考系框架。然而，在最糟糕的情况下，椎弓根螺钉的错位率会随着远离参考系坐标椎间盘数量的增加而成倍上升[61,62]。Thomale 等提出的系统旨在减少手术期间的脊柱运动，以减少受参考标记的距离远近的影响。他们引入了一种附在手术台上的脊柱固定夹，以增强脊柱的刚度[63,64]。安装耗时 6 min，可以涵盖 4 个腰椎节段。尽管如此，导航精度仍然从索引椎（L_3）处的 0.35 mm 降低到两个椎骨水平处（L_5）的 2.5 mm。因此，导航程序的单节段注册仍然被认为是必要的（图 33.13）。

（2）椎体识别：在一些使用头戴式设备的 AR 系统中采用的另一种方法，包括表面跟踪与手动调整相结合：摄像系统识别患者的表面解剖

结构或暴露的脊柱解剖结构[65~70]。在目前的系统中，手势识别首先用于手动对齐 AR 图像与椎骨的手术视图。然后，在头部和 HMD 都在移动的情况下，系统依靠表面跟踪来保持图像处在正确的位置。很快，这些解决方案就可以自动识别表面解剖结构，并将其与术前或术中成像相关联，这样 AR 图像就可以自动对齐。这将最大限度地减少设置系统对工作量的影响。然而，为了确认自动识别已经正确执行，系统可能需要在手术开始前采用验证步骤。

（3）虚拟参考网格：光学标记。我们努力设计标记不明显或根本没有标记的患者跟踪方法。其中一个系统是使用光学跟踪系统（optical tracking system，OTS），该系统由 4 个小型高分辨率摄像机组成，嵌入在机械 C 臂的脂肪面板 X 线探测器中[11]。摄像机跟踪在手术视野周围随机放置的平面黏性皮肤标记（adhesive skin marker，ASM）[11,28,43~46,71~74]。OTS 使用三角测量并基于单个标记之间的相对位置创建 3D 点模式，这被称为虚拟参考网格[75,76]（virtual reference grid，VRG）。基于初始设置的校准功能，OTS 与术中 CBCT 坐标之间的关系是已知的。因此，可以将 CBCT 坐标转换为 OTS 坐标，反之亦然。VRG 的设计具有冗余性，至少有 5 个 ASM 仍在位置上即可接受多个 ASM 的遮挡或移除。这一特点使得在手术过程中进行操作时仍能保持导航的准确性。

Malham 等[77,78]也发现了类似的非侵入性光学标记物（SpineMask，Stryker，Kalamazoo，Michigan，USA）（图 33.14）。该系统可实现微创腰椎椎弓根螺钉的高精度放置。它是一种矩形皮肤黏合剂立体定向跟踪装置，覆盖 4~5 个椎体水平。该系统由 31 个电池供电的 LED 灯组成。为了精确地注册和跟踪，31 个 LED 灯中的 28 个需要对扫描仪可见。然而，这种刚性网格不能接受手术视野的变形；对于大于刺伤的切口，建议使用骨锚式跟踪器进行跟踪。

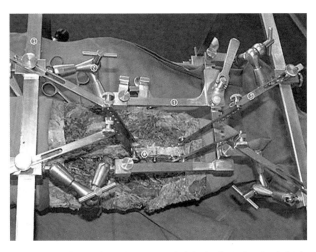

图 33.13 脊柱框架的描述，一种脊柱复位系统，旨在提高脊柱的刚度和导航精度。图片最初由Thomale等发表[63]。经Taylor & Francis Ltd许可使用

3. 仪器跟踪：在手术过程中对使用的手术器械进行跟踪为外科医师提供了器械和解剖结构之间关系的视觉反馈。微创置入椎弓根螺钉的关键步骤是确定正确的骨表面入点[79]。使用器械跟踪可以实现器械位置在深部骨解剖中的虚拟可视化，简化了骨表面入点的定位，并与计划路径保持一致[80]。

（1）对齐，深度，宽度：跟踪仪器需要导航系统的识别。目前，这是通过将不同类型的光学标记连接到刚性仪器上的，并由用于跟踪患者的同一摄像系统（红外或常规）进行识别来实现（图33.15）。需要对动态或虚拟参考网格进行初始注册，以建立跟踪仪器和手术场之间的关系。

跟踪的仪器可以与预先规划的路径对齐，并且仪器尖端相对于路径的位置可以在监视器上可视化，从而提供了根据患者解剖结构调整仪器深度的可能性[73]。

（2）仪器识别：仪器可以在使用时逐一注册，也可以由系统自动识别。工业发展已经转向为每个导航系统定制仪器，以最大限度地减少注册所需的时间，并通过消除带有入站错误的注册步骤来提高精度。

（3）识别仪器变形：尽管对仪器跟踪功能进行了许多改进，但仍然存在一个局限性：只有刚性仪器才能被准确跟踪。不幸的是对于使用力或仪器适应解剖条件而引起的仪器变形，大多数系统无法实现可视化和给出警告。因此，AR仪器跟踪的一个巨大优势是仪器的真实图像和虚拟图像之间的任何不对齐都将在AR界面中可见。

4. AR导航接口：为了向外科医师显示AR视图，需要一个适当的接口。已发表的研究中描述了4种主要类型的AR用户界面。最常见的是基于监视器（Monitor-AR）和头戴式显示器（HMD-AR）。Monitor-AR解决方案通常使用指向手术视野的摄像机捕捉现实世界的视图[43]，并在相应放射成像的AR覆盖下显示视频反馈（图33.1）。这种解决方案为手术室里的每个人提供了相同的导航信息，简化了多名外科医师的操作和教学过程。然而，摄像机提供的真实视角与外科医师的视角不同。HMD-AR设备类似于护目镜，戴在外科医师的头上[58,66]，AR表示覆盖在外科医师的视野中（图33.16，图33.17）。HMD选项使用表面识别，需要手动调整以准确覆盖AR图像。HMD解决方案非常适合成像数据的3D显示，因为该软件可以分别

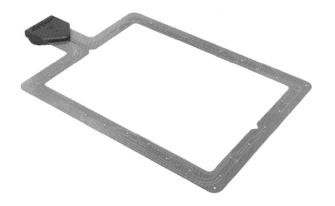

图33.14 SpineMask是一种非侵入性光学标记系统，用于在脊柱导航手术中跟踪患者的位置。图片由Stryker提供

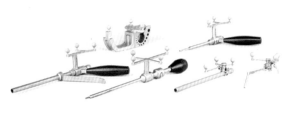

图33.15 带有集成标记的手术器械（每台3~4个球体），用于在手术过程中持续的器械跟踪。图片由Brainlab提供

向左眼和右眼提供信息。相反，由于 HMD 中的视图对佩戴者来说是独一无二的，所以其他手术室的工作人员无法获得该信息。在 OR 中使用多个 HMD 可能会改善这种情况，但也会给导航系统带来额外的计算负担。在显微手术过程中，基于显微镜的 AR 接口（microscope AR）在显微手术过程中将 AR 对象投射到显微镜视图中（图33.18）。通常，使用动态参照架（dynamic

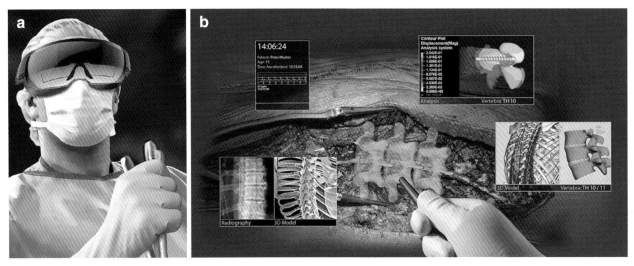

图 33.16　a.启用AR的HMD示例；b.外科医师的视图。图片最初由Muller等发表[63]。经Elsevier许可使用

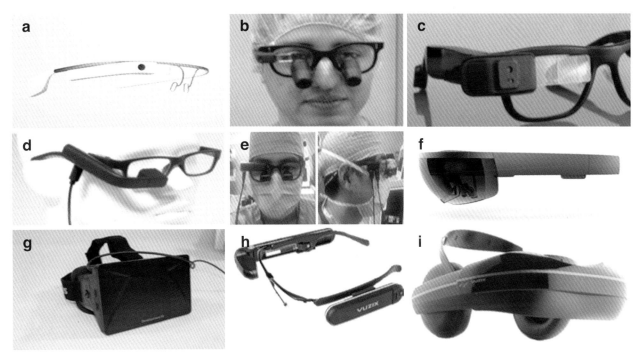

图 33.17　用于增强现实应用的多个HMD设备示例。a，b. 谷歌眼镜；c. Optinvent眼镜；d，e.Vufine眼镜；f.微软全息眼镜；g.Oculus Rift眼镜；h.Vuzix M300眼镜；i.–Vuzix iWear。a、f和g中的图像来自http：//fickr.com，对这些原始图像没有任何更改。许可证：https：//creativecommons.org/ licenses/by/2.0。图片最初由Yoon等发表[81]。经Wiley许可使用

reference frames，DRF）跟踪患者和显微镜，并根据其相对位置调整 AR 图像[56]。由于其有限的应用，基于显微镜的系统通常与传统的导航设置相结合。基于投影仪的 AR 接口（投影仪-AR）在手术区域和外科医师之间的玻璃屏幕上提供全息 AR 覆盖(图 33.19)。这种解决方案虽然很优雅，但可能会限制外科医师的行动自由，因为在手术过程中，屏幕会被重新定位以匹配外科医师的动作和操作。到目前为止，投影仪-AR 接口主要用于脊柱注射和介入放射学[83]。

33.6 VR、AR、MIXR 导航的应用

• 颈椎的应用

到目前为止，关于 AR 用于颈椎手术的文献仅有两篇。该两项研究都使用了基于显微镜的 AR 技术。术中采用 CBCT（O 臂）和 CT（AIRO）。在第一项研究报告中，作者声称成功应用了微创颈椎前路和后路入路，但没有提供技术数据[84]。第二项研究报告了所有脊柱病例的目标配准

误差（target registration error，TRE）为 0.80 mm ± 0.28 mm，但没有说明颈椎手术的数量和类型[85]。准确的跟踪是包括颈椎 AR 在内的所有类型导航的主要关注点。颈椎固有的运动，特别是施加压力时旋转的风险，构成了在多个水平上精确导航的障碍。

• 胸腰椎的应用

大多数关于脊柱的 AR 出版物都涉及胸腰椎应用。除了少数关于 AR 用于肿瘤手术的报道外，其余都是不同的融合手术入路。Carl 等在论文中讨论了基于显微镜的 AR 技术在退行性脊柱手术中的应用。作者得出结论：可以获得可靠的 AR 投影，并预测该技术在复杂解剖和教育目的的情况下具有巨大的潜力[56]（图 33.20，图 33.21）。

目前 AR 导航的研究还处于早期阶段[86]。然而，AR 辅助椎弓根螺钉置入是最常见的手术。有 6 项研究比较了 AR 组和徒手（free-hand，FH）置钉组使用或不使用 X 线在椎弓根螺钉放置时的效果[11,44,45,68,87,88]。一项匹配对照研

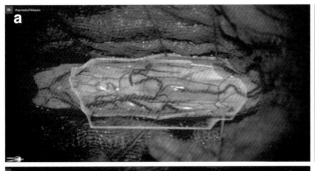
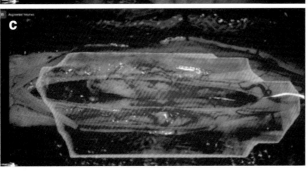
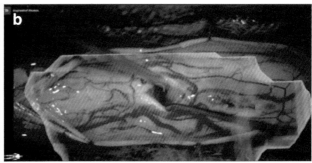

图 33.18 基于显微镜增强现实导航的外科医师视图。黄色区域显示肿瘤边界。a.硬脑膜切开后；b.切除开始时；c.切除结束时。图片最初由Carl等发表[48]。经Springer Nature许可使用

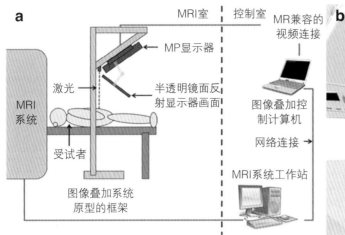

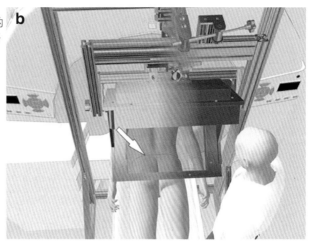

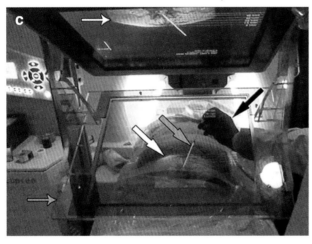

图 33.19　使用叠加系统进行MR引导干预的增强现实可视化。a.系统概述示意图；b.手术装置和视点示意图；c.外科医师手术时的视角。图片最初由Fritz等发布[82]。经Springer Nature许可使用

究比较了 20 例接受 AR 治疗的前瞻性队列患者和 20 例回顾性研究入组的 FH 组患者（FH 合并或未合并 X 线检查）。研究发现 AR 组比 FH 组有更高的准确性（AR：93.9%，FH：89.6%，$P<0.05$）。同一作者使用 Gertzbein 分级来比较 AR 导航组和 FH 组椎弓根螺钉在尸体设置中没有 X 线引导的准确性。在这个比较中，AR 具有较高的准确性（AR：85%，FH：64%，$P<0.05$）[11]。在一项尸体微创研究中，通过 X 线比较 AR 组和 FH 组，两组之间没有显著差异（AR：94%，FH：88%，$P=0.50$）。然而，使用 AR 的趋势是提高准确性，作者指出这项研究可能动力不足[88]。在一项没有统计分析的 HMD-AR 小型研究中，使用 AR 时观察到更

多的重大漏洞（HMD-AR：36.8%，FH：0%；[68]）。在类似的虚拟模型研究中，没有发现显著差异（HMD-AR：94%，FH：100%，$P=0.106$；[87]）。

到目前为止，只有一项研究将 AR 导航与另一种基于姿态跟踪的导航方式（pose tracking，PT，例如 DRF 和 IR-tracking）进行了比较。在该研究中，系统之间的平动误差（AR：3.4 mm ± 1.6 mm，PT：3.2 mm ± 2.0 mm，$P=0.85$）或角度误差（AR：4.3° ± 2.3°，PT：3.5° ± 1.4°，$P=0.30$）没有显著差异[59]。

• 椎体成形术

一些研究将 AR 应用于椎体成形术。一项随机对照试验，每组 10 例患者，通过透视比较 AR

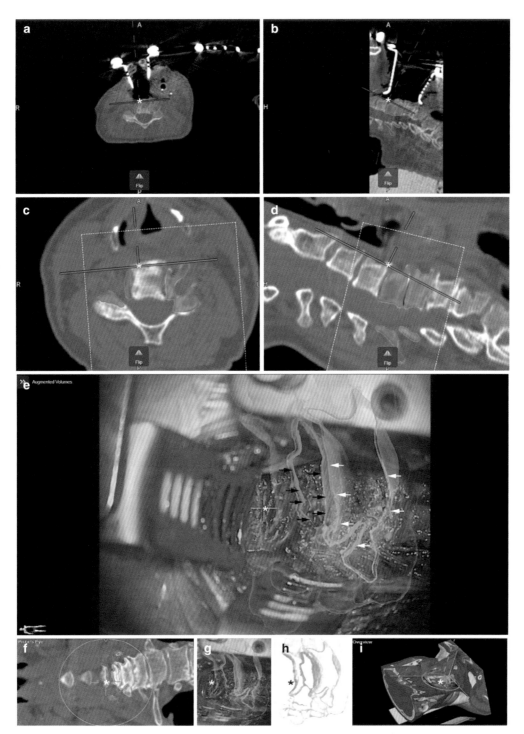

图 33.20 基于显微镜的AR在胸腰椎手术中的应用。73岁女性脊髓型颈椎病患者，经前路行C$_5$和C$_6$椎体置换术。用于AR配准的术中CT图像显示手术显微镜的观察轴：a.轴向。b.矢状面。术前非线性登记CT；虚线白色方框标记用于非线性图像配准的感兴趣区域：c.轴向；d.矢状视图。e.用不同色调的蓝色AR显示椎体C$_5$和C$_6$的轮廓；图像中心的准星对应显微镜焦点的位置，在所有视图中都用星号标记；黑色箭头所示为C$_5$在聚焦平面内的AR轮廓，其视觉厚度大于聚焦平面外的结构；白色箭头描绘了焦点平面中的C$_6$轮廓。f.术前CT图像探头视角。g.灰色视频帧上的AR可视化。h.白色背景AR可视化。i.概述，描述视频帧如何与3D图像数据对齐。图片最初由Carl等发表[56]。经Elsevier许可使用

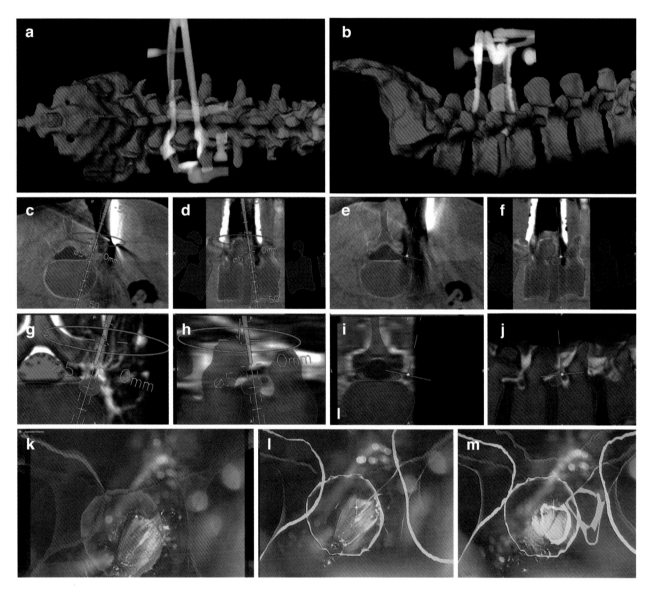

图 33.21　基于显微镜的AR在胸腰椎手术中的应用。44岁男性患者，在L$_{3～4}$水平右侧外侧椎间盘突出，经腰旁入路切除。a.基于术中计算机断层扫描（iCT）图像描绘牵开器位置的三维后视图和侧位视图（b），椎体分别着色，L$_{3～4}$椎间盘节段为深绿色，椎间盘碎片为黄色，神经根为绿色；c.iCT图像的轴向和矢状视图（d），此外，对于操作显微镜，导航指针放置在手术场中，允许指向某些结构，并提供术中距离测量的可能性，对应于轴向（e）；f.信通技术图像的矢状视图；g.导航指针到位时T2加权磁共振图像的轴向视图和矢状视图（h）；i.不使用导航指针的T2加权磁共振图像的轴向视图和矢状视图（j）；k.屏幕上的增强现实可视化；l.增强现实可视化应用显微镜平视显示，神经根仍然覆盖着椎间盘碎片的直接视图；m.活动神经根后，可见椎间盘碎片（图k、l、m中心的准星对应图e、f、i、j中的显微镜聚焦位置，均用星号标记）。图片最初由Carl等发表[56]。经Elsevier许可使用

组和FH组经皮椎体成形术椎弓根插管阶段[71]。虽然两组之间的准确性没有显著差异，但AR需要更长的套管针放置时间，同时显著减少辐射暴露。在一项类似的经皮后凸成形术随机对照试验中，HMD-AR组与FH组经皮后凸成形术进行了对比[70]。目前尚无准确性数据报道，但AR组在术后1年内注射了大量骨水泥，增加了术后椎体高度，降低了患者的疼痛（$P<0.05$；图

33.22）。

• 放射学途径：脊椎注射

脊椎注射手术（如选择性脊神经根阻滞、关节突关节注射、硬膜外注射和椎间盘造影）是诊断和治疗背痛的常用技术[89~91]。这些手术通常在 X 线透视或 CT 引导下进行，使操作人员暴露于电离辐射和相关的健康问题[90,92~96]。超声引导（ultrasound，US）是一种替代方法。尽管 US 广泛使用且成本较低，但其深层结构可视化是有限的，特别是在骨骼下面[97]。由于介入磁共振成像技术无与伦比的软组织对比度、多平面成像能力和缺乏电离辐射，已被用于开发指导脊柱注射[91,98~107]。在这些注射技术中加入 AR 溶液，进一步提高了手术精度和工作时间[82]。使用了不同的 AR 接口。最初使用的是基于监视器的 AR[108]。HMD 也已经实施，但出于安全和技术原因，患者需要在磁场外进行治疗[109]。通常采用图像叠加系统（image overlay systems，IOS），并使用基于投影仪的 AR 来叠加放射图像。

介入性 MRI 技术的采用需要在患者接触和图像质量之间取得平衡。虽然开放系统改善了患者的准入性，但它们具有场强较低、同质性较差和图像质量较差等缺点。然而，闭孔高场系统提供了优质的图像质量，但限制了患者的准入性。AR 系统可以通过将获取的图像数据投射到孔外的患者身上，从而潜在地弥合患者准入性和高质量成像之间的障碍[110]。

文献中已经报道了几个这样的系统；然而，它们各自的准确性差异很大，一些系统的临床有用性可能会受到质疑。Wacker 等使用 HMD-AR 系统结合 1.5 T 闭孔 MRI 作为针活检的导航工具。在猪模型中，进行了 20 次活检，准确度为 9.6 mm ± 4.9 mm[109]。Weiss 等描述了一种低成本的系统，其中轴向 MR 图像被描绘在液晶显

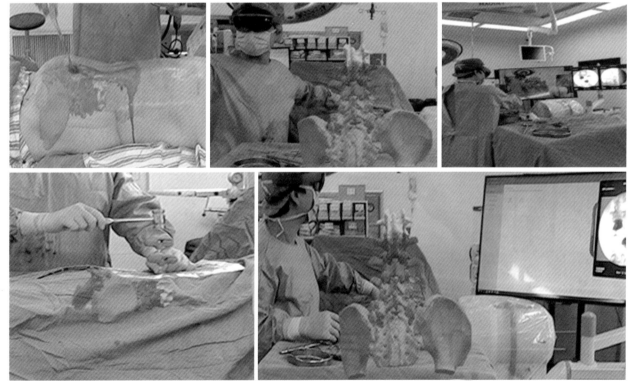

图 33.22 使用微软HoloLens眼镜在AR引导下进行后凸成形术。图片最初由Wei等发表[56]。经Springer Nature许可使用

示器（liquid crystal display，LCD）上，并出现在扫描仪孔外投射在患者身上的半透明镜子上。在脊柱假体中，60 根针指向关节突关节，平均瞄准误差为 4.7 mm[110]。Fritz 等描述了在尸体模型中使用基于投影的 AR 进行腰骶部注射，准确率为 94.1%。26.7% 的注射需要重新定位，没有意外穿刺脆弱结构的情况[82]（图 33.19）。Mewes 等提出了一种基于投影的 AR 系统，可以直接在 MR 扫描仪中为孔径内干预提供准确可靠的可视化。使用该系统，临床可接受的准确度为 1.7 mm ± 0.5 mm[111, 112]（图 33.23）。

33.7　目前可用的 AR 导航系统

AR 导航领域正在迅速发展，新产品不断推出、淘汰、购买、合并和修改。在下一节中，我们将总结现有产品的当前领域，以给出市场上可用产品的总体概念。

• 增强现实手术导航：ClarifEye（Philips）

增强现实手术导航（AR surgical navigation，ARSN）系统，目前注册为 ClarifEye ™系统，是早期进入市场的系统[11,72,73]。该系统依赖于基于监视器的 AR 接口和带有 C 臂（AlluraClarity）和集成摄像头的混合解决方案的组合。皮肤基点

用于跟踪患者。CBCT 支持规划和导航，能够在初始成像期间自动跟踪患者。该界面由手术区域上的真实 AR 覆盖和使用仪器跟踪时轴向、矢状和在线视图的传统 VR 表示组成（图 33.12）。

• HoloLens（Microsoft）导航

Microsoft 公司的 HoloLens 是一款专业的开发人员级产品，适用于通用 AR 应用。该头戴式设备已被几个不同的研究小组用于脊柱手术[59,66,68,69,87,113]。尽管每个案例的实施略有不同，但大多数研究人员都有一些共同点。HoloLens 使用表面识别来跟踪周围的世界，而不需要特定的标记（即不需要 DRF 或皮肤材料）。然而，大多数实施都需要手动将患者与图像协同配准，这意味着若要实现 AR 覆盖首先需要手动调整以适应患者的位置。这些系统使用的成像通常是在术前进行的，因为目前没有商业或解决方案可以整合工作流程（图 33.24）。

• XVision （Augmedics）导航

Augmedics 公司的 XVision 是一款基于专有 HMD 技术的 HMD-AR 系统。然而，与 HoloLens 不同的是，它依赖于仪器上的 DRFs 和患者来跟踪[58]。跟踪摄像头内置在头戴式设备中，防止了外部摄像头可能发生的视线丢失。在进行术中 CT 扫描之前，通过粘贴注册标记来进行患者

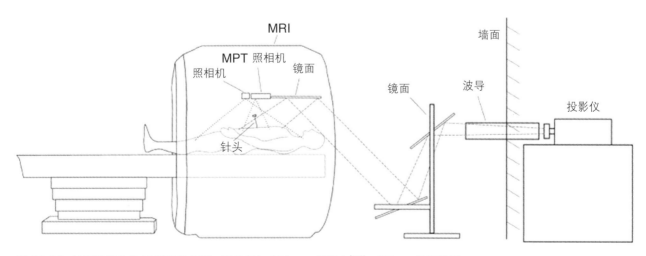

图 33.23　基于投影仪的AR系统示意图。图片最初由Mewes等发表[112]。经Wiley许可使用

注册。该界面由手术视野上的真实 AR 覆盖和传统的轴向和矢状视图 VR 表示（图 33.25）组成。

• Brainlab 的混合现实导航

Brainlab 和混合现实头戴式设备是被生产商 Magic Leap 将它们的技术结合起来，实现了 AR/ 混合现实导航。虽然提到了混合现实，但到目前为止，主要是传统的 AR 改进。Magic Leap 头戴式设备（Magic Leap One，Magic Leap，Plantation，Florida，USA）既可以依靠表面识别来跟踪周围的世界，还不需要特定的标记（即不需要 DRF 或皮肤材料）也可以识别附着在患者身上的 DRF，以高精度执行患者注册程序。不同的工作人员可以佩戴多个头戴式设备，他们可以看到相同的 AR 投影，并与房间中相同位置的物体进行交互，就像他们在那里一样（图 33.26）[114]。

• Brainlab 基于显微镜的增强现实技术

Brainlab 已经将其导航系统与多家显微镜制造商集成在一起，以实现显微镜视图中的 AR 覆盖。该系统依赖于手术场中的 DRF 来跟踪患者，并依赖于显微镜上的单独 DRF 来跟踪手术视点[48,56]。两种 DRF 都由红外摄像系统跟踪。显微镜中的界面包括显示术前规划的分割 3D 结构，其中椎体被自动分割并包含在内，肿瘤在

术前手动定义。该界面由手术视野上的真实 AR 覆盖和轴向和矢状视图的传统 VR 表示组成（图 33.27）。

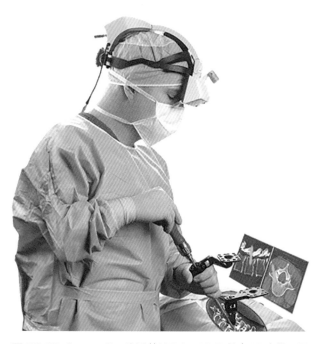

图 33.25 Augmedics公司的XVision HMD具有AR功能。图片由Augmedics提供

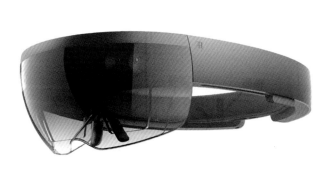

图 33.24 Microsoft公司的HoloLens。图片由Microsoft提供

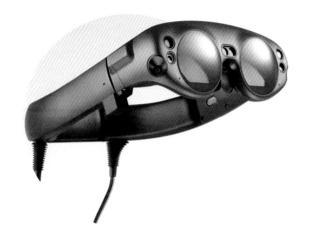

图 33.26 Magic Leap公司的Magic Leap 1。图片由Magic Leap提供

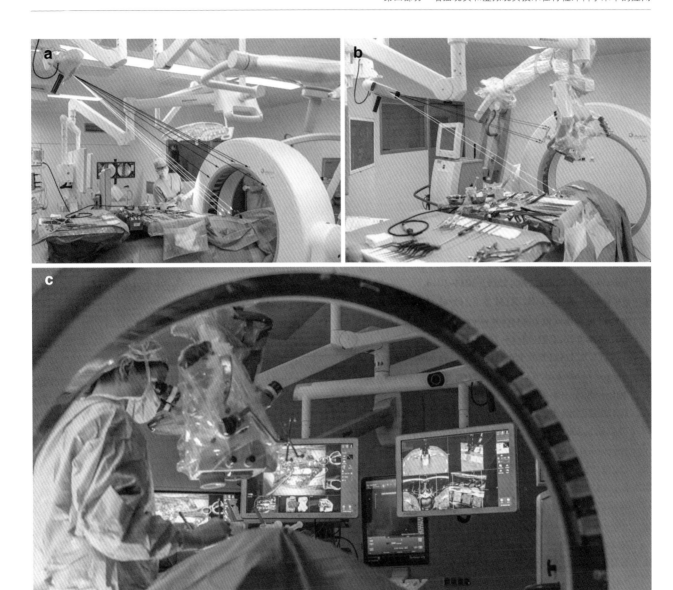

图 33.27　Brainlab基于显微镜的AR解决方案。手术室设置：a.自动注册时，导航摄像机跟踪扫描仪（黑色箭头）和连接到患者的参考阵列（白色箭头）；b.在手术过程中跟踪启用AR的操作显微镜（黑色箭头）；c.在手术期间使用操作显微镜进行设置，其中AR信息由集成平视显示器叠加，此外，显微镜视频显示在带有AR覆盖的屏幕上，并且显微镜的自动聚焦位置显示在脊柱导航应用程序的联合配准CT和MR图像中。图片最初由Carl等发表[57]。经Springer Nature许可使用

参考文献

1. ODGERS C J, VACCARO A R, POLLACK M E, et al. Accuracy of pedicle screw placement with the assistance of lateral plain radiography[J]. J Spinal Disord, 1996, 9(4): 334–338.

2. WHITECLOUD T S, SKALLEY T C, COOK S D, et al. Roentgenographic measurement of pedicle screw penetration[J]. Clin Orthop Relat Res, 1989, 245: 57–68.

3. WEINSTEIN J N, SPRATT K F, SPENGLER D, et al. Spinal pedicle fixation: reliability and validity of roentgenogram-based assessment and surgical factors on successful screw placement[J]. Spine, 1988, 13(9): 1012–1018.

4. SUK S I, KIM J H, KIM S S, et al. Pedicle screw instrumentation in adolescent idiopathic scoliosis (AIS)[J]. Eur Spine J, 2012, 21(1): 13–22.

5. HARTL R, LAM K S, WANG J, et al. Worldwide survey on the use of navigation in spine surgery[J]. World Neurosurg, 2013, 79(1): 162–172.

6. BOURGEOIS A C, FAULKNER A R, PASCIAK A S, et al. The evolution of image-guided lumbosacral spine surgery[J]. Ann Transl Med, 2015, 3(5):69.

7. CORDEMANS V, KAMINSKI L, BANSE X, et al. Accuracy of a new intraoperative cone-beam CT imaging technique (Artis zeego II) compared to postoperative CT scan for assessment of pedicle screws placement and breaches detection[J]. Eur Spine J, 2017, 26(11): 2906–2916.

8. HUSSAIN I, COSAR M, KIRNAZ S, et al. Evolving navigation, robotics, and augmented reality in minimally invasive spine surgery[J]. Global Spine J, 2020, 10(2 Suppl): 22S–33S.

9. BURSTROM G, NACHABE R, HOMAN R, et al. Frameless patient tracking with adhesive optical skin markers for augmented reality surgical navigation in spine surgery[J]. Spine, 2020,45(22):1598-1604.

10. SCHMIDT O I, STRASSER S, KAUFMANN V, et al. Role of early minimal-invasive spine fixation in acute thoracic and lumbar spine trauma[J]. Indian J Orthop, 2007, 41(4): 374.

11. ELMI-TERANDER A, SKULASON H, SÖDERMAN M, et al. Surgical navigation technology based on augmented reality and integrated 3D intraoperative imaging: a spine cadaveric feasibility and accuracy study[J]. Spine, 2016, 41(21): E1303–E1311.

12. HOPE H D S, RACZKOWSKY J, WÖRN H, et al. Intraoperative visualization of surgical planning data using video projectors[J].Stud Health Technol Inform, 2001, 81: 206–208.

13. HOPE H D S, KÜBLER C, RACZKOWSKY J, et al. A new, accurate and easy to implement camera and video projector model[J].Stud Health Technol Inform, 2002, 85: 204–206.

14. DÄUBER S H H, KREMPIEN R, HASSFELD S, et al. Intraoperative guidance of pre-planned bone deformations with a surface scanning system[J].Stud Health Technol Inform, 2002, 85: 110–115.

15. EGGERS G S T, HOPE H, KAHRS L, et al. Intraoperative augmented reality: the surgeons view[C].Stud Health Technol Inform, 2005, 111: 123–125.

16. KAHRS L H H, EGGERS G, RACZKOWSKY J, et al. Visualization of surgical 3D information with projector-based augmented reality[C].Stud Health Technol Inform, 2005, 111: 243–246.

17. MARMULLA R, HOPE H, MUHLING J, et al. An augmented reality system for image-guided surgery[J]. Int J Oral Maxillofac Surg, 2005, 34(6): 594–596.

18. WÖRN H, ASCHKE M, KAHRS L A. New augmented reality and robotic based methods for head surgery[J]. Int J Med Robot Comput Assist Surg, 2005, 1(3): 49-56.

19. LIANG J T, DOKE T, ONOGI S, et al. A fluorolaser navigation system to guide linear surgical tool insertion[J]. Int J Comput Assist Radiol Surg, 2012, 7(6): 931–939.

20. MCKNIGHT R R, PEAN C A, BUCK J S, et al. Virtual reality and augmented reality-translating surgical training into surgical technique[J]. Curr Rev Musculoskelet Med, 2020, 13(6):663-674.

21. VAZAN M, GEMPT J, MEYER B, et al. Minimally invasive transforaminal lumbar interbody fusion versus open transforaminal lumbar interbody fusion: a technical description and review of the literature[J]. Acta Neurochir, 2017, 159(6): 1137–1146.

22. GOLDSTEIN C L, MACWAN K, SUNDARARAJAN K, et al. Perioperative outcomes and adverse events of minimally invasive versus open posterior lumbar fusion: meta-analysis and systematic review[J]. J Neurosurg Spine, 2016, 24(3): 416–427.

23. LU V M, KEREZOUDIS P, GILDER H E, et al. Minimally invasive surgery versus open surgery spinal fusion for spondylolisthesis: a systematic review and meta-analysis[J]. Spine, 2017, 42(3): E177–E185.

24. WU M H, DUBEY N K, LI Y Y, et al. Comparison of minimally invasive spine surgery using intraoperative computed tomography integrated navigation, fluoroscopy, and conventional open surgery for lumbar spondylolisthesis: a prospective registry-based cohort study[J]. Spine J, 2017,

17(8):1082-1090.

25. PHILLIPS F M, CHENG I, RAMPERSAUD Y R, et al. Breaking through the "glass ceiling" of minimally invasive spine surgery[J]. Spine, 2016, 41(Suppl 8): S39–S43.

26. PARK P, FOLEY K T, COWAN J A, et al. Minimally invasive pedicle screw fixation utilizing O-arm fluoroscopy with computer-assisted navigation: feasibility, technique, and preliminary results[J]. Surg Neurol Int, 2010, 1: 44.

27. KIM T T, JOHNSON J P, PASHMAN R, et al. Minimally invasive spinal surgery with intraoperative image-guided navigation[J]. Biomed Res Int, 2016,2016:1-7.

28. EDSTRÖM E, BURSTRÖM G, NACHABE R, et al. A novel augmented-reality based surgical navigation system for spine surgery in a hybrid operating room: design, workflow, and clinical applications[J]. Oper Neurosurg (Hagerstown), 2020,18(5):496-502.

29. GELALIS I D, PASCOS N K, PAKOS E E, et al. Accuracy of pedicle screw placement: a systematic review of prospective in vivo studies comparing free hand, fluoroscopy guidance and navigation techniques[J]. Eur Spine J, 2012, 21(2): 247–255.

30. SCHIZAS C, MICHEL J, KOSMOPOULOS V, et al. Computer tomography assessment of pedicle screw insertion in percutaneous posterior transpedicular stabilization[J]. Eur Spine J, 2007, 16(5): 613–617.

31. KIM M C, CHUNG H T, CHO J L, et al. Factors affecting the accurate placement of percutaneous pedicle screws during minimally invasive transforaminal lumbar interbody fusion[J]. Eur Spine J, 2011, 20(10): 1635–1643.

32. BOURGEOIS A C, FAULKNER A R, BRADLEY Y C, et al. Improved accuracy of minimally invasive transpedicular screw placement in the lumbar spine with 3-dimensional stereotactic image guidance: a comparative meta-analysis[J]. J Spinal Disord Tech, 2015, 28(9): 324–329.

33. KOSMOPOULOS V, SCHIZAS C. Pedicle screw placement accuracy: a meta-analysis[J]. Spine, 2007, 32(3): E111–E120.

34. SANTOS E R, SEMBRANO J N, YSON S C, et al. Comparison of open and percutaneous lumbar pedicle screw revision rate using 3-D image guidance and intraoperative CT[J]. Orthopedics, 2015, 38(2): e129–e134.

35. DEL CASTILLO-CALCÁNEO J, NAVARRO-RAMÍREZ R, GIMENEZ-GIGÓN M, et al. Principles and fundamentals of minimally invasive spine surgery[J]. World Neurosurg, 2018, 119: 465–471.

36. STEWART F A, AKLEYEV A V, HAUER J M,et al .ICRP PUBLICATION 118: ICRP Statement on Tissue Reactions and Early and Late Effects of Radiation in Normal Tissues and Organs-Threshold Doses for Tissue Reactions in a Radiation

Protection Context[J].Annals of the Icrp, 2012, 41(1-2):1-332.

37. PAQUET F, ETHERINGTON G, BAILEY M R ,et al. ICRP Publication 130: Occupational Intakes of Radionuclides: Part 1[J].Ann Icrp, 2015, 46(2):5-188.

38. GAUSDEN E B, CHRIST A B, ZELDIN R, et al. Tracking cumulative radiation exposure in orthopaedic surgeons and residents: what dose are we getting?[J]. J Bone Joint Surg Am, 2017, 99(15): 1324–1329.

39. FOMEKONG E, SAFI S E, RAFTOPOULOS C. Spine navigation based on 3-dimensional robotic fluoroscopy for accurate percutaneous pedicle screw placement: a prospective study of 66 consecutive cases[J]. World Neurosurg, 2017, 108: 76–83.

40. FICHTNER J, HOFMANN N, RIENMÜLLER A, et al. Revision rate of misplaced pedicle screws of the thoracolumbar spine-comparison of three-dimensional fluoroscopy navigation with freehand placement: a systematic analysis and review of the literature[J]. World Neurosurg, 2018, 109: e24–e32.

41. FLOCCARI L V, LARSON A N, CRAWFORD C H, et al. Which malpositioned pedicle screws should be revised?[J]. J Pediatr Orthop, 2018, 38(2): 110–115.

42. BAUER J M, MOORE J A, RANGARAJAN R, et al. Intraoperative CT scan verification of pedicle screw placement in AIS to prevent malpositioned screws: safety benefit and cost[J]. Spine Deform, 2018, 6(6): 662–668.

43. ELMI-TERANDER A, BURSTRÖM G, NACHABE R, et al. Pedicle screw placement using augmented reality surgical navigation with intraoperative 3D imaging: a first in-human prospective cohort study[J]. Spine, 2019, 44(7): 517–525.

44. ELMI-TERANDER A, BURSTRÖM G, NACHABE R, et al. Augmented reality navigation with intraoperative 3D imaging vs fluoroscopy-assisted free-hand surgery for spine fixation surgery: a matched-control study comparing accuracy[J]. Sci Rep, 2020, 10(1): 707.

45. EDSTRÖM E, BURSTRÖM G, PERSSON O, et al. Does augmented reality navigation increase pedicle screw density compared to free-hand technique in deformity surgery? Single surgeon case series of 44 patients[J]. Spine, 2020, 45(17): E1085–E1090.

46. EDSTRÖM E, BURSTRÖM G, OMAR A, et al. Augmented reality surgical navigation in spine surgery to minimize staff radiation exposure[J]. Spine, 2020, 45(1): E45–E53.

47. MULARSKI S, PICHT T, KUEN B, et al. Real-time tracking of vertebral body movement with implantable reference microsensors[J]. Comput Aided Surg, 2006, 11(3): 137–146.

48. CARL B, BOPP M, SASS B, et al. Augmented reality in

intradural spinal tumor surgery[J]. Acta Neurochir, 2019, 161(10): 2181–2193.

49. BUZA J A, GOOD C R, LEHMAN R A, et al. Robotic-assisted cortical bone trajectory (CBT) screws using the Mazor X Stealth Edition (MXSE) system: workflow and technical tips for safe and efficient use[J]. J Robot Surg, 2020, 15(1):13-23.

50. UNGI T, GREER H, SUNDERLAND K, et al. Automatic spine ultrasound segmentation for scoliosis visualization and measurement[J]. IEEE Trans Biomed Eng, 2020, 67(11):3234-3241.

51. CHEN F, CUI X, LIU J, et al. Tissue structure updating for in situ augmented reality navigation using calibrated ultrasound and two-level surface warping[J]. IEEE Trans Biomed Eng, 2020, 67(11): 3211–3222.

52. SASS B, BOPP M, NIMSKY C. Navigated 3-dimensional intraoperative ultrasound for spine[J]. World Neurosurg, 2019, 131: e155–e169.

53. CITARDI M J, AGBETOBA A, BIGCAS J L, et al. Augmented reality for endoscopic sinus surgery with surgical navigation: a cadaver study[J]. Int Forum Allergy Rhinol, 2016, 6(5): 523–528.

54. SPETZGER U, LABORDE G, GILSBACH J. Frameless neuronavigation in modern neurosurgery[J]. Minim Invasive Neurosurg, 1995, 38(04): 163–166.

55. ABE Y, SATO S, KATO K, et al. A novel 3D guidance system using augmented reality for percutaneous vertebroplasty: technical note[J]. J Neurosurg Spine, 2013, 19(4): 492–501.

56. CARL B, BOPP M, SASS B, et al. Microscope-based augmented reality in degenerative spine surgery: initial experience[J]. World Neurosurg, 2019, 128: E541–E551.

57. CARL B, BOPP M, SASS B, et al. Implementation of augmented reality support in spine surgery[J]. Eur Spine J, 2019, 28(7): 1697–1711.

58. MOLINA C A, THEODORE N, AHMED A K, et al. Augmented reality-assisted pedicle screw insertion: a cadaveric proof of-concept study[J]. J Neurosurg Spine, 2019, 31(1):139-146..

59. MULLER F, RONER S, LIEBMANN F, et al. Augmented reality navigation for spinal pedicle screw instrumentation using intraoperative 3D imaging[J]. Spine J, 2020, 20(4): 621–628.

60. LEKSELL L. A stereotaxic apparatus for intracerebral surgery[J]. Acta Chir Scand, 1950, 99(3): 229–233.

61. JIN M, LIU Z, QIU Y, et al. Incidence and risk factors for the misplacement of pedicle screws in scoliosis surgery assisted by O-arm navigation- analysis of a large series of one thousand, one hundred and forty-five screws[J]. Int Orthop, 2017, 41(4): 773–780.

62. UEHARA M, TAKAHASHI J, IKEGAMI S, et al. Are pedicle screw perforation rates influenced by distance from the reference frame in multilevel registration using a computed tomography-based navigation system in the setting of scoliosis?[J]. Spine J, 2017, 17(4): 499–504.

63. THOMALE U W, KNEISSLER M, HEIN A, et al. A spine frame for intra-operative fixation to increase accuracy in spinal navigation and robotics[J]. Comput Aided Surg, 2005, 10(3): 151–155.

64. FITZPATRICK J M, WEST J B, MAURER C R. Predicting error in rigid-body point-based registration[J]. IEEE Trans Med Imaging, 1998, 17(5): 694–702.

65. LIU H, WU J, TANG Y, et al. Percutaneous placement of lumbar pedicle screws via intraoperative CT image-based augmented reality-guided technology[J]. J Neurosurg Spine, 2019, 32(4):542-547.

66. GIBBY J T, SWENSON S A, CVETKO S, et al. Head-mounted display augmented reality to guide pedicle screw placement utilizing computed tomography[J]. Int J Comput Assist Radiol Surg, 2019, 14(3): 525–535.

67. LIEBMANN F, RONER S, VON ATZIGEN M, et al. Pedicle screw navigation using surface digitization on the Microsoft HoloLens[J]. Int J Comput Assist Radiol Surg, 2019, 14(7): 1157–1165.

68. URAKOV T M, WANG M Y, LEVI A D. Workflow caveats in augmented reality-assisted pedicle instrumentation: cadaver lab[J]. World Neurosurg, 2019, 126:e1449-e1455.

69. WANIVENHAUS F, NEUHAUS C, LIEBMANN F, et al. Augmented reality-assisted rod bending in spinal surgery[J]. Spine J, 2019, 19(10): 1687–1689.

70. WEI P, YAO Q, XU Y, et al. Percutaneous kyphoplasty assisted with/without mixed reality technology in treatment of OVCF with IVC: a prospective study[J]. J Orthop Surg Res, 2019, 14(1): 255.

71. AULOGE P, CAZZATO R L, RAMAMURTHY N, et al. Augmented reality and artificial intelligence-based navigation during percutaneous vertebroplasty: a pilot randomised clinical trial[J]. Eur Spine J, 2019, 29(7):1580-1589.

72. ELMI-TERANDER A, NACHABE R, SKULASON H, et al. Feasibility and accuracy of thoracolumbar minimally invasive pedicle screw placement with augmented reality navigation technology[J]. Spine, 2018, 43(14): 1018–1023.

73. BURSTRÖM G, NACHABE R, PERSSON O, et al. Augmented and virtual reality instrument tracking for minimally invasive spine surgery: a feasibility and accuracy study[J]. Spine, 2019, 44(15): 1097–1104.

74. PEH S, CHATTERJEA A, PFARR J, et al. Accuracy of augmented reality surgical navigation for minimally invasive pedicle screw insertion in the thoracic and lumbar spine with a new tracking device[J]. Spine J, 2019, 20(4):629-637.

75. HARTLEY R, ZISSERMAN A. Multiple view geometry in computer vision[M]. Cambridge:Cambridge University Press, 2003.

76. UMEYAMA S. Least-squares estimation of transformation parameters between two point patterns[J]. IEEE Trans Pattern Anal Mach Intell, 1991, 4: 376–380.

77. MALHAM G M, PARKER R M. Early experience of placing image-guided minimally invasive pedicle screws without K-wires or bone-anchored trackers[J]. J Neurosurg Spine, 2018, 28(4): 357–363.

78. VIRK S, QURESHI S. Navigation in minimally invasive spine surgery[J]. J Spine Surg, 2019, 5(Suppl 1): S25–S30.

79. SU B W, KIM P D, CHA T D, et al. An anatomical study of the mid-lateral pars relative to the pedicle footprint in the lower lumbar spine[J]. Spine, 2009, 34(13): 1355–1362.

80. MILLER C A, LEDONIO C G, HUNT M A, et al. Reliability of the planned pedicle screw trajectory versus the actual pedicle screw trajectory using intra-operative 3D CT and image guidance[J]. Int J Spine Surg, 2016, 10: 38.

81. YOON J W, CHEN R E, KIM E J, et al. Augmented reality for the surgeon: systematic review[J]. Int J Med Robot, 2018, 14(4): e1914.

82. FRITZ J, U-THAINUAL P, UNGI T, et al. Augmented reality visualisation using an image overlay system for MR-guided interventions: technical performance of spine injection procedures in human cadavers at 1.5 Tesla[J]. Eur Radiol, 2013, 23(1): 235–245.

83. MA L, ZHAO Z, CHEN F, et al. Augmented reality surgical navigation with ultrasound-assisted registration for pedicle screw placement: a pilot study[J]. Int J Comput Assist Radiol Surg, 2017, 12(12): 2205–2215.

84. UMEYAMA D, YAMAMOTO Y, NAKAJIMA Y, et al. Augmented reality visualization-guided microscopic spine surgery: transvertebral anterior cervical foraminotomy and posterior foraminotomy[J]. J Am Acad Orthop Surg Glob Res Rev, 2018, 2(4): e008.

85. CARL B, BOPP M, SASS B, et al. Reliable navigation registration in cranial and spine surgery based on intraoperative computed tomography[J]. Neurosurg Focus, 2019, 47(6):E11.

86. KIPPERT G, RAMPOLA J. Augmented reality: an emerging technologies guide to AR[M]. Amsterdam:Elsevier, 2012.

87. LIU H, WU J L, TANG Y, et al. Percutaneous placement of lumbar pedicle screws via intraoperative CT image-based augmented reality-guided technology[J]. J Neurosurg Spine, 2020, 32(4): 542–547.

88. PEH S, CHATTERJEA A, PFARR J, et al. Accuracy of augmented reality surgical navigation for minimally invasive pedicle screw insertion in the thoracic and lumbar spine with a new tracking device[J]. Spine J, 2020, 20(4): 629–637.

89. FLETCHER-SANDERSJÖ A, EDSTRÖM E, KUNTZE SÖDERQVIST A, et al. Long-term pain relief following percutaneous steroid treatment of spinal synovial cysts: a population-based cohort study[J]. J Neurointerv Surg, 2020,12(9):874-878.

90. FRITZ J, NIEMEYER T, CLASEN S, et al. Management of chronic low back pain: rationales, principles, and targets of imaging-guided spinal injections[J]. Radiographics, 2007, 27(6): 1751–1771.

91. CARRINO J A, MORRISON W B, PARKER L, et al. Spinal injection procedures: volume, provider distribution, and reimbursement in the U.S. Medicare population from 1993 to 1999 [J]. Radiology, 2002, 225(3): 723–729.

92. KROMBACH G A, SCHMITZ-RODE T, WEIN B B, et al. Potential of a new laser target system for percutaneous CT-guided nerve blocks: technical note[J]. Neuroradiology, 2000, 42(11): 838–841.

93. NAWFEL R D, JUDY P F, SILVERMAN S G, et al. Patient and personnel exposure during CT fluoroscopy-guided interventional procedures[J]. Radiology, 2000, 216(1): 180–184.

94. PAULSON E K, SHEAFOR D H, ENTERLINE D S, et al. CT fluoroscopy-guided interventional procedures: techniques and radiation dose to radiologists[J]. Radiology, 2001, 220(1): 161–167.

95. WAGNER L K. CT fluoroscopy: another advancement with additional challenges in radiation management[J]. Radiology, 2000, 216(1): 9–10.

96. WAGNER A L. Selective lumbar nerve root blocks with CT fluoroscopic guidance: technique, results, procedure time, and radiation dose[J]. AJNR Am J Neuroradiol, 2004, 25(9): 1592–1594.

97. WEISS C R, NOUR S G, LEWIN J S. MR-guided biopsy: a review of current techniques and applications[J]. J Magn Reson Imaging, 2008, 27(2): 311–325.

98. BLANCO SEQUEIRAS R, CARRINO J A. Musculoskeletal interventional MR imaging[J]. Magn Reson Imaging Clin N Am, 2005, 13(3): 519–532.

99. FRITZ J, HENES J C, THOMAS C, et al. Diagnostic and interventional MRI of the sacroiliac joints using a 1.5-T open-

bore magnet: a one-stop-shopping approach[J]. AJR Am J Roentgenol, 2008, 191(6): 1717–1124.

100. FRITZ J, THOMAS C, TZARIBACHEV N, et al. Real-time MR fluoroscopy-navigated lumbar facet joint injections: feasibility and technical properties[J]. Eur Radiol, 2008, 18(7): 1513–1518.

101. FRITZ J, THOMAS C, TZARIBACHEV N, et al. MRI-guided injection procedures of the temporomandibular joints in children and adults: technique, accuracy, and safety[J]. AJR Am J Roentgenol, 2009, 193(4): 1148–1154.

102. FRITZ J, THOMAS C, CLASEN S, et al. Freehand real-time MRI-guided lumbar spinal injection procedures at 1.5 T: feasibility, accuracy, and safety[J]. AJR Am J Roentgenol, 2009, 192(4): W161–W167.

103. FRITZ J, TZARIBACHEV N, THOMAS C, et al. Evaluation of MR imaging guided steroid injection of the sacroiliac joints for the treatment of children with refractory enthesitis-related arthritis[J]. Eur Radiol, 2011, 21(5): 1050–1057.

104. OJALA R, KLEMOLA R, KARPPINEN J, et al. Sacro-iliac joint arthrography in low back pain: feasibility of MRI guidance[J]. Eur J Radiol, 2001, 40(3): 236–239.

105. OJALA R, VAHALA E, KARPPINEN J, et al. Nerve root infiltration of the first sacral root with MRI guidance[J]. J Magn Reson Imaging, 2000, 12(4): 556–561.

106. SMITH K A, CARRINO J A. MRI-guided interventions of the musculoskeletal system[J]. J Magn Reson Imaging, 2008, 27(2): 339–346.

107. MOCHE M, TRAMPEL R, KAHN T, et al. Navigation concepts for MR image-guided interventions[J]. J Magn Reson Imaging, 2008, 27(2): 276–291.

108. GERING D T, NABAVI A, KIKINIS R, et al. An integrated visualization system for surgical planning and guidance using image fusion and an open MR[J]. J Magn Reson Imaging, 2001, 13(6): 967–975.

109. WACKER F K, VOGT S, KHAMENE A, et al. An augmented reality system for MR image-guided needle biopsy: initial results in a swine model[J]. Radiology, 2006, 238(2): 497–504.

110. WEISS C R, MARKER D R, FISCHER G S, et al. Augmented reality visualization using image-overlay for MR-guided interventions: system description, feasibility, and initial evaluation in a spine phantom[J]. AJR Am J Roentgenol, 2011, 196(3): W305–W307.

111. MEWES A, HEINRICH F, HENSEN B, et al. Concepts for augmented reality visualisation to support needle guidance inside the MRI[J]. Healthc Technol Lett, 2018, 5(5): 172–176.

112. MEWES A, HEINRICH F, KAGEBEIN U, et al. Projector-based augmented reality system for interventional visualization inside MRI scanners[J]. Int J Med Robot, 2019, 15(1): e1950.

113. KOCHANSKI R B, LOMBARDI J M, LARATTA J L, et al. Image-guided navigation and robotics in spine surgery[J]. Neurosurgery, 2019, 84(6): 1179–1189.

114. FRISK H, LINDQVIST E, PERSSON O, et al. Feasibility and accuracy of thoracolumbar pedicle screw placement using an augmented reality head mounted device[J]. Sensors (Basel), 2022, 22(2): 522.

脊柱内镜手术可视化的优化　34

34.1　脊柱内镜的全局视野

合适的照明和可视化一直是手术安全的关键，因为通常情况下，如果术者看不到，就无法进行操作。为此，在过去的一个世纪中，为了帮助术中可视化和识别解剖标志，在开发增强型照明技术方面取得了巨大的创新。这些增强的照明技术在内镜手术中具有特别重要的意义，因为它与传统的开放式手术有两个根本性的不同：①用于进光和出光孔径是狭窄微创的；②可视化的间接性是光学操控和数字图像转换的结果。

事实上，随着手术切口越来越小，我们有必要最大限度地利用光源和视觉重建。特别是考虑到脊柱内镜与其他内镜手术之间的差异，即在脊柱内镜手术中需要先构建一个新的工作通道，而其他内镜手术则只需要扩张预先存在的潜在空间。由于多种原因，这种差异带来了独特的挑战，其中最重要的是关键神经组织与周围不可变形结构（骨骼）的邻近。

此外，尽管内镜在脊柱手术中具有公认的好处，例如较少的软组织剥离（和相关的肌肉损伤）、减少住院时间和早期功能恢复，但是该技术的实践仍具有一定挑战性[1~5]。脊柱内镜手术的广泛推广过程中存在几个明显的障碍，其中最重要的是其陡峭的学习曲线。与传统的开放式手术方法相比，这种学习曲线在一定程度上与内镜的可视化带来的新挑战有关。这些挑战包括对

3D 解剖结构的理解、较低的分辨率可能导致的解剖结构变形、困难的操作角度以及由于工作孔径小而导致的器械移动性较低。

培训方式的改进和外科医师使用内镜的舒适度的改善，为提升内镜脊柱手术效果提供了一种途径，但技术的进步同样迫在眉睫。在本章中，我们旨在研究通过改变患者组织对光照的响应方法、操纵可见光谱内的光以及增强数字化以改善图像质量的方式来阐述内镜下光源强化的概念。

34.2　光和内镜简史

在深入讨论增强型内镜可视化技术之前，必须先讨论光本身。几个世纪以来，光及其特性的概念一直是科学研究的中流砥柱。在 17 世纪，关于光的真实性质的问题展开了一场十分激烈的全球学术讨论。一方面，荷兰物理学家克里斯蒂安·惠更斯假设光是一种波[6]。惠更斯的假设是基于英国物理学家罗伯特·胡克先前的发现，并于 1690 年发表在 *Traité de la lumière*（Treatise on Light）中[7~9]。然而，牛顿不同意，他认为光是由"微粒"（粒子）组成的[10]。这些理论中的每一个都围绕着对反射和折射概念的不同解释[8]。虽然牛顿的理论在当时受到了青睐，但是后来由托马斯·杨和奥古斯丁·菲涅尔提出的"光是一种波"理论再次占领了市场，他们通过光的波动

性解释了干涉和衍射的概念，最终詹姆斯·麦克斯韦通过数学证明了光确实是一种"电磁波"[9]。直至19世纪中期，光的"波动理论"仍然存在，但是爱因斯坦提出了光是由光子组成的。在后来的几年中，他认为光保留了波的性质，从而提出光既是波又是粒子[8]。

因此，我们采用了至今仍然存在的光的双重理论（即"光的波粒二象性"）。

光的双重理论不仅构成了我们感知周围世界的方式，而且为光的操纵和最大化的可视化提供了基础。根据电磁波谱，人眼可以感知波长为380~750 nm的电磁辐射，也称为"可见光"[11]。我们根据光源的特定波长以及被照亮物体的吸收和反射特性来确定物体的颜色[11]。具体来说，光最初以混合波长照射物体，随后，物体吸收某些波长并反射剩余的波长[11]。人眼对反射光的吸收决定了对物体颜色的最终感知。光的感知可以通过滤光器改变，滤光器只过滤特定波长的反射，或者通过荧光增强，通过发射更短的波长或者更高能量的光来增强可视化[12]。

虽然很难准确地确定世界上第一次有意将光线和手术结合在一起是在何时何地，但有人认为希波克拉底（公元前460~公元前370年）是第一个使用类似窥器的仪器来窥探人体孔洞的人[13, 14]。公元1 000年左右，一个类似但稍微先进的设备被构想出来，当时一位名叫阿尔布卡西姆的阿拉伯医师使用反射光与窥器结合来观察子宫颈[13, 15]。尽管阿尔布卡西姆的设备不过只是一点创新而已，但值得注意的是，内镜手术的思想先驱们已经开始理解光操纵的价值。

内镜手术的下一个重大进步出现在1806年，当时菲利普·博兹尼[16, 17]构思了现代内镜的早期外观。菲利普·博兹尼提出的"光导体"（lichtleiter）是一种由蜡烛照亮的类似内镜的仪器[13]。虽然与现代标准相比仍然很粗糙，并且从未在临床上使用，但菲利·普博兹尼的工具代表了在使用人造光来照亮和可视化人体内部腔

隙方面向前迈出的重要一步[14, 18]。法国的Antoin Desormeaux进一步完善了这一想法，他使用煤油灯和45°镜的组合来提高可视化效果[13]。

此后不久，德国医师马克斯·尼采于1879年开发了一种十分先进的内镜，该内镜利用了来自铂丝灯的电光以及一系列透镜来放大图像[13]。尼采的内镜已经能够拍摄术中照片了[13]。然而，产热的铂丝容易造成其他问题，所以后来在1883年被爱迪生的白炽灯泡取代[13]。

现代内镜得益于两项重大进步：1959年哈罗德·霍普金斯博士发明了杆状透镜系统，以及卡尔·斯托兹在1970年引入了光纤光源传输系统[16]。棒状照明系统允许使用更小直径的内镜获得更宽的视角，而光纤照明解决了照明不佳或不足的问题[13]。尽管如此，早期的内镜仍无法将其图像投影到屏幕或电视显示器上，直到Oka等在1990年添加了彩色图像投影[13, 19]。虽然自那以后在内镜设计方面发生了进一步的改进，但这些变化中的大多数都体现了对现有设计的逐步改进，改进了照明、分辨率和器械接入。事实上，现代内镜设备的关键部件已经成熟，需要对其理论基础进行讨论。

34.3 现代脊柱内镜的科学基础

34.3.1 光的传输

在内镜手术中，手术操作区域由大功率光源照亮并以数字方式显示。光经由全内反射的光纤从光源传输到手术区域[20]。光必须以大于临界角（远离法线）的角度从光纤壁反射，以确保通过光纤通道并最终转化为数字化图像时具有足够的光强度。为了发生全内反射，光传播通过的介质的折射率必须大于边界介质的折射率[21]。全内反射原理发生在光从光源到手术区域的传输以及从手术区域通过光圈返回到相机的过程中。

该系统能使图像从身体内部通过大量单独的

组件传输到屏幕上。只有当所有单独的组件相互协调工作时，才能产生高质量的图像。照射在目标上的光能量由每个单独组件的宽度控制[22]。内镜系统光孔的扩张增加了能够到达目标的光能，从而增加了照明强度，能够到达目标的光能的量定义为每单位图像面积的光功率[22]。

34.3.2 图像可视化与处理

简要讨论内镜内的图像传输也很有启发意义。镜头位于内镜的远端。镜头从物体产生的图像是真实图像，但图像必须转换成中间图像并通过杆状透镜内的一系列透镜进行传输。内镜的图像质量会因光强度、焦距、视角和视野等特征而变化。视野（field of view，FOV）被描述为来自相机的锥形可视化区域（图34.1）[23]。FOV 也可以表示为在距相机 [23, 24] 的焦距距离处可视化的 2D 可见区域。尽管 FOV 有时与角度视野和视角互换使用，但术语的标准化有助于使表达更加清晰[23]。

内镜的光学角度是指相机的中轴线与内镜轴线之间的夹角。一般来说，脊柱内镜的光学角度在 0°~30° 之间变化，这是由于制造公司的差异、不同脊柱节段的所需要的适当活动度以及内镜器械的用途造成的[25]。通常，设计用于颈椎的内镜具有比设计用于胸椎和腰椎的内镜更低的光学角度。光学角度更大是为了允许更大的手术工作窗口，因为内镜旋转能够以不同视角观察目标组织内区域[26]。此外，更大的光学角度可防止视野被仪器遮挡。但是，人眼都是通过 0° 的光学角度观察世界，而更大的活动度会导致视觉迷失。

焦距通常以毫米（mm）表示，是计算光线在通过内镜传输到数字接口之前会聚形成清晰图像的光学距离。在大多数内镜中，焦距可以通过改变相邻镜头之间的距离在 10~40 mm 范围内手动调整。更长的焦距可以提供具有更高放大倍率的窄视角，在保持目标组织的适当可视化时可减少调整次数[27]。

在现代内镜手术中，光图像被数字化并处理

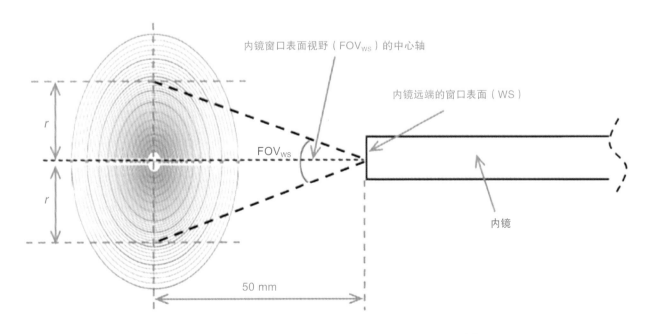

图 34.1 Wang 等对内镜窗口表面（window surface，WS）的内镜视野（FOV）的测量[23]

后显示在屏幕上，从而可以进行操作和记录。视频质量由图像分辨率、图像刷新率、最小亮度和信噪比决定。从广义上讲，图像分辨率是指图像所包含的细节。该术语是通过数字图像上的像素数来衡量的，通常以每英寸像素数为单位。更高的分辨率与更大的图像细节和清晰度呈正相关。大多数标清内镜摄像头系统的分辨率为 1920 × 1080，高清系统的分辨率高达 3480 × 2160。图像刷新率是对捕获并将多张图像连接以产生流畅视频的图像数量的度量，大多数系统的刷新率为 50~60 Hz。每个相机系统都有一个最小亮度，在这个亮度下目标必须被照亮，该亮度才能被可视化系统捕获到，该亮度被称为最小照明亮度[28]。相机系统越好，要求的最小照明亮度越低。最后，将图像传输过程中的图像的强度大小与相机系统的不确定性干扰的大小的比值定义为信噪比[29]。较高的信噪比表示较高质量的图像。

34.4 增强可视化的方法

在讨论了现代内镜的基本科学原理之后，增强可视化的潜在目标开始变得清晰。首先，我们要讨论增强可视化的简单而新颖的革命性方法。这些技术不依赖于先进的内镜技术，而依赖更多的是术者对患者组织的操作。在完成了这些技术的阐述之后，我们会讨论更先进的增强可视化方法，包括光的操纵和成像处理。

34.5 直接组织操作的方法

34.5.1 局部色素内镜

色素内镜手术和内镜下染色是普通外科医师开创的两种技术，但在神经外科实践中有明确的应用。色素内镜是指使用局部染色剂或染料，或者近年来使用的窄带成像（NBI；Olympus Medical Systems Corporation，Tokyo，Japan）等光学技术

来改善内镜手术期间的组织可视化[30,31]。基于染料的色素内镜手术利用各种试剂（例如亚甲蓝和靛蓝胭脂红）优先染色病理组织[30,31]。然后，医师可以在直接内镜下观察到这种优先染色并直接操作[30]。

就脊柱手术而言，这种技术被称为"色素内镜下髓核切除术"，涉及使用靛蓝胭脂红来提高退变髓核的可视化[32]。靛蓝胭脂红是一种对比染剂（即它不会被细胞本身吸收，而是在细胞间隙中积累，并显示出表面结构）[32]。这与细胞内吸收的活体染剂（例如亚甲蓝）形成对比[32]。靛蓝胭脂红非常适合脊柱手术，因为它已被证明与退变椎间盘中可见的酸性细胞外基质产生特殊反应[32]。

在实践中，色素内镜下髓核切除术是通过在透视引导下使用脊柱穿刺针经皮进入椎间盘内来完成的[33]。一旦进入椎间盘内，就会注入与造影剂混合的靛蓝胭脂红溶液，并使用透视确认浸润成功[33]。然后医师可以置入导丝并以平常的方式进行内镜椎间盘切除术，术中退变的椎间盘等将被染上蓝色，使用标准的非增强内镜设备很容易看到（图34.2）[34]。

然而，这种技术并不能准确识别造成问题的椎间盘和髓核组织，即靛蓝胭脂红不能区分正常衰老的椎间盘和引起症状的病理性退变的椎间盘和髓核组织[32]。因此，虽然色素内镜下髓核切除术能帮助操作者识别突出的髓核，但它并不能提示要去除多少被染色的髓核，也不能说明应该优先切除的解剖位置。与普通外科手术中使用的局部色素内镜非常相似，因此这种技术代表了一种简单、技术含量较低的增强可视化的方法。

34.5.2 内镜下染色

与局部色素内镜非常相似，内镜下染色是基于标准内镜照明下的局部组织操作进行的。具体

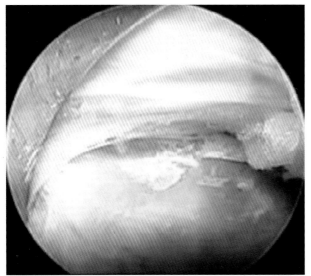

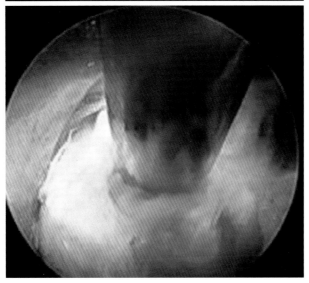

图 34.2 术中内镜照片，Wu 等的研究表明染有靛蓝胭脂红的退化椎间盘组织呈蓝色调[34]

来说，该技术在局部应用染色剂（通常是碳基的）进行标记，以便在以后的操作中能再次找到病理组织[35]。与本章讨论的其他组织识别和增强可视化方法相比，内镜下染色在概念上是独一无二的，因为它并不用来标记病理组织本身，而是帮助外科医师找到先前操作位置的标志。具体来说，它被用于标记内镜手术发现的异常组织，以进行后续手术干预[35]。

虽然用于内镜下染色的介质各不相同，但文献中最常引用的是印度墨水等碳基染色剂[35, 36]。

近来由于与这些化合物相关的副作用（包括感染和局部组织溃疡），大家转而开始使用其他染色剂如吲哚菁绿（indocyanine green，ICG）[37, 38]。内镜下染色的一个主要和公认的限制是生物组织上的文身标记的寿命很短。在一项关于染色剂的调查研究中，只有 ICG 和印度墨水持续时间超过 48 h，而 ICG 也仅能持续 7 d[39]。这些发现很有意义，因为它们限制了这种技术对长期组织标记的功效。

虽然这项技术尚未应用于神经外科的实践当中，但它代表了一个值得进一步探索的有趣概念。具体来说，这项技术提供了一种帮助脊柱外科医师确定解剖方向的方法，解剖方向的丢失是由有限的视野、不自然的光学角度和患者/范围方向之间的相互作用引起的常见问题。对其潜在应用的更详细的讨论将在本章节的后面详述。

34.6 光的变换方法

34.6.1 电子染色内镜

也许比上述技术更引人注目的是电子染色内镜：使用光学成像技术来增强可视化[31]。术语"电子染色内镜"不是指一种特定技术，而是指一系列技术，包括 NBI、灵活光谱彩色成像增强（fexible spectral color imaging enhancement，FICE，Fujinon）和 i-scan（Pentax）[31]。要了解这些新技术如何用于增强成像，我们就必须将它们与传统的内镜成像进行比较，如前所述，传统的内镜成像包括完整的可见波长（400~700 nm）。然而，这种"白光"是使用各种方法产生的。

事实上，过去半个世纪发展起来的技术几乎完全依赖于从自然可用的光谱中进行选择。从历史上看，灯依赖于不同的金属（碳、钨）灯丝进行照明，但随着亮度背后技术的进步，我们已经转向使用等离子弧在手术显微镜中进行照明。最初开发的带有碳丝的灯的缺点是灯丝的汽化温度低，需要在较低的电压下工作，导致发出黄光[40]。钨丝灯的优点是汽化温度更高，允许施加更大的电压使光源产生更亮的光[40]。然而，钨丝灯的缺点是随着时间的推移，它们会在灯泡内部形成蓝黑色的烟灰沉积物[41]。碳丝灯和钨丝灯产生具有连续波长光谱的光输出，从紫外线（<400 nm）延伸至红外线（>700 nm）。幸运的是，利用等离子弧灯（如高压汞 HBO 灯）的光能，我们能够在比白炽灯泡亮 100 倍的光照下观察物体[42]。HBO 灯仍然是荧光显微镜的主力，并且仍然被认为是特定波长的重要照明源。氙弧灯（xenon arc lamps，XBO）能够产生巨大的光能，但不会产生显著的光谱线，因此更适合定量电子显微镜（图 34.3）[43]。

此外，使用 NBI 有可能在不使用改变物理介质的染色剂的情况下突出黏膜畸变（如上所述）[31]。NBI 没有使用更宽的光谱，而是使用特殊过滤器来照亮组织表面，从而增强蓝色波段的相对强度[31]。这样做时产生的狭窄、高强度的蓝色条带只能穿透黏膜表面，散射较少，从而增强了病变组织和正常组织之间的颜色对比[31]，增强对细微解剖差异的可视化在肿瘤学方面有着明确的应用，并已广泛用于多个亚专科[44~46]（图 34.4）。

在神经外科领域，NBI 可以增强极细血管可视化的能力，能比传统模式更加详细地将异常与正常结构进行对比，因此广受赞誉[45]。滤镜能允许两个窄波长带通过。第一个蓝色波段在 450 nm 处发出，具有更浅的穿透力，因此将起到突出表面结构的作用。第二个发射的绿色波段（540 nm）将为更深的组织提供更好的成像[45]。从两个波段获得的单独的图像都将被整合和处理，以产生 1 个单一的、清晰的图像[45]。FICE 和 i-scan 产生与 NBI 相似的图像输出，但是其通过处理反射光子以重建虚拟图像，而不是使用光学滤镜[31]。然而，无论机制如何，这些技术中的每一种都代表了一种通过操纵光

输出来改变视觉感知的方法。

34.6.2 激光光源

内镜光源的进步和改进有可能成为增强手术区域可视化的下一步。传统的脊柱内镜手术依赖于氙光源产生的白光。使用其他光源替代可以获得更高质量的图像。尽管由于使用光学滤镜造成的窄波谱能使光学染色内镜产生清晰独特的微结构图像，但该技术的一个缺点是产生的图像较暗，限制了对远端解剖结构的观察[47]。充分理解受激辐射光放大或所谓的激光技术的物理特性是成功利用这种方法作为潜在光源的关键，以克服传统光源和光学滤光片的限制。与 NBI 的频谱宽度（30 nm）相比，激光被定义为单色并且具有更窄的频谱（2 nm）[48]。这种更窄的频谱将带来为更高的频谱分辨率。内镜的激光成像是通过组合两个不同波长（410 nm 和 450 nm）的激光源来实现的，因此与使用氙光源的传统内镜系统相比，可以产生更亮和更高分辨率的图像[47, 49]。这项技术正在其他内镜专业中使用[50]，并且似乎有望用于脊柱内镜区域。

34.7 顶级方法：光转换下的组织操作

如前所述，术语"荧光"描述的是在吸收更高能量的光之后产生的光。这种特性存在于某些化学基质中，并已应用于多个外科领域——也许最相关的是颅脑神经外科。在这方面，常用的药物有很多，包括 5- 氨基乙酰丙酸、吲哚菁绿和荧光素。

34.7.1 5- 氨基乙酰丙酸（5-ALA）

在相关文献中已经清楚地描述了基于荧光的成像来指导颅骨手术，特别是在胶质母细胞瘤切除领域内[51~53]。该技术利用血红蛋白的天然前

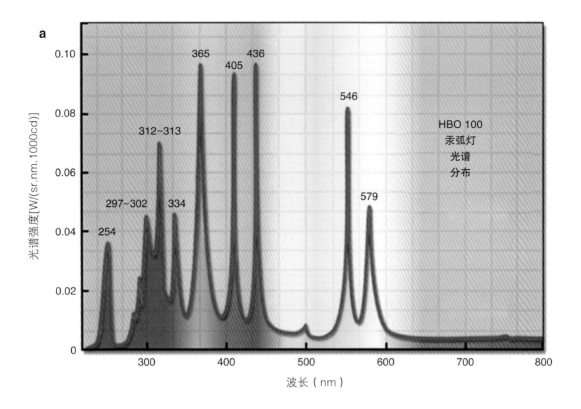

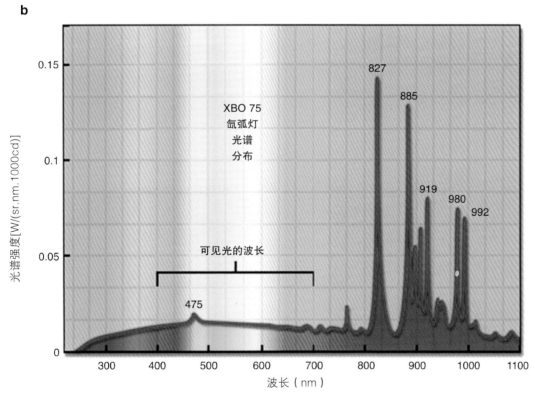

图 34.3 100 W 高压汞弧灯（HBO）[42]（a）和氙弧灯（XBO）[43]（b）的光谱分布

体 5-氨基乙酰丙酸（5-aminolevulinic，5-ALA），它在恶性神经胶质瘤细胞中引发荧光卟啉的合成和浓缩[52, 53]。在临床实践中，手术前给予 5-ALA，术中使用改良的神经外科显微镜观察残留的恶性胶质瘤组织，以帮助切除肿瘤[52]。与正常结构相比，这种病变组织会发出红色或粉红色荧光[54]（图 34.5）。这种技术被认为比简单使用能通过血脑屏障的荧光剂更精确，因为恶性组织可以内源性产生荧光卟啉[52]。

34.7.2 吲哚菁绿

吲哚菁绿（Indocyanine green，ICG）是一种近红外染料，在当代神经血管手术中具有显著价值[55]。当在静脉内给药时，ICG 的几个重要和独特的生化特性使其成为一种有效的手术辅助手段。首先，由于对球蛋白的亲和力，ICG 仍留在血管内。其次，ICG 的特定吸收和发射峰不太可能被其他内源性发色团吸收[55]。因此，只有当手术区域被 ICG 特定吸收带内的光源照亮时，ICG 才会发出荧光[55]。这种荧光可以使用配备有专门滤镜的显微镜来观察（图 34.6）[56]。

有趣的是，由于 ICG 先前描述的对血管间球蛋白的结合亲和力，它可用于识别周围神经内的神经滋养血管。该特性已应用于术中周围神经可视化中。例如，臀上皮神经的识别和减压通常都较困难，因为由于其口径较小，其位置也经常包埋在脂肪瘤组织中[57]。因此，ICG 不仅可用于帮助识别神经，还可用于评估手术减压的程度和充分性[57]。类似的应用可以用于脊柱内镜减压手术，其中神经减压通常是主要的手术目标。

34.7.3 荧光素

鞘内注射荧光素在内镜颅底手术中特别有利，因为它能够引起脑脊液黄色色素沉着，使外科医师能够评估脑脊液的渗漏情况。通常使用低剂量鞘内注射的方法以识别痿点。在环境照明下，荧光素呈亮黄色，因此通常很容易与其他分泌物区分开来，是否可能与脑脊液混淆。然而，荧光素的这一特性只是其全部潜力的一个方面。

近年来，在充分利用荧光素的荧光特性方面取得了技术进步[58]。例如，Carl Zeiss Meditec 开发了一种改进的显微镜，它让使用者看到了

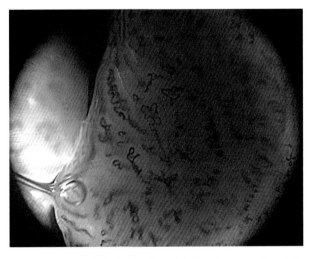

图 34.4 Piazza 等的术中照片，用窄带成像展示接触式内镜手术[44]。右侧声带中的血管，由具有规则分布的圆环以及大角度的折弯构成的纹样

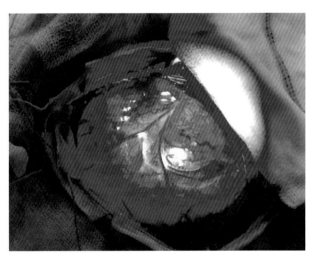

图 34.5 Verburg 等的术中照片，展示了 5-ALA 引导下的浅表性胶质母细胞瘤切除术，肿瘤有清晰的粉红色荧光，周围正常组织呈蓝色[54]

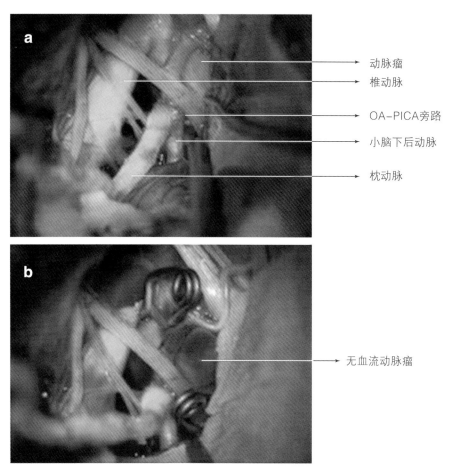

动脉瘤

椎动脉

OA-PICA旁路

小脑下后动脉

枕动脉

无血流动脉瘤

图 34.6 Balaji 等的术中照片。a.双图像视频血管造影（dual image video angiography，DIVA）与 ICG 辅助显示动脉瘤充盈，枕动脉（occipital artery，OA）、小脑下后动脉（posterior inferior cerebellar artery，PICA）旁路完成；b.夹闭后 DIVA 显示动脉瘤内无血流，而 OA-PICA 内血流良好[56]

与正常周围组织形成对比的荧光[58]。该模块命名为 YELLOW 560（Carl Zeiss Meditec，Oberkochen，Germany），采用了与荧光刺激（460~500 nm）和检测（540~690 nm）完美匹配的特定波长范围，从而充分优化和利用了荧光素的荧光特性[58]。这项技术在脊柱内镜手术中的应用具有一定潜力，可以帮助更好地识别鞘囊、出口神经根和其他神经结构。

34.7.4 激光扫描共聚焦显微内镜

激光扫描共聚焦显微内镜（laser scanning confocal endomicroscopy，LSCE）属于脊柱内镜领域的一种终极手段。迄今为止，通过利用如前所述的荧光肿瘤标记，该技术已应用于颅脑神经外科的术中组织诊断。LSCE 依赖于激光扫描共聚焦显微镜（laser scanning confocal microscopy，LSCM），它使用特定波长的激光在组织内引起荧光团的激发[59]。发射的光子然后通过 2 个滤光片：即 1 个物镜滤镜和 1 个微小（共焦）孔径，它允许对薄组织切片进行可视化[59]。该技术无须在术中进行冷冻切片（图 34.7）[60]。

与讨论的其他荧光技术一样，LSCE 需要在被检查的组织中存在荧光团[59]。我们之前已经讨论过神经外科领域常用的荧光剂，它们包括荧光素、ICG 和 5-ALA [59]。虽然这项技术在神经外科中的应用仍处于早期阶段，但文献中已经描述了使用 ICG 区分正常组织和肿瘤组织，以及细胞增殖和坏死区域的体内可视化 [59, 61~63]。

34.8 图像处理方法

34.8.1 3D 内镜

3D 内镜的使用在许多外科专业中变得越来越普遍。3D 内镜已用于心胸手术，如冠状动脉旁路移植手术、耳鼻喉手术（包括耳部和外侧颅底手术）以及神经外科手术（如经蝶鼻内颅底手术）[64~67]。与 2D 相比，3D 内镜的一个主要优点是外科医师能够利用深度感知来估计距离，而无须像传统的 2D 内镜手术那样移动内镜 [65]。

如前所述，在传统的 2D 内镜手术中，图像通过捕获和处理显示在监视器上。3D 成像需要更复杂的过程来获取并将图像可视化，称为立体编码。3D 内镜内的两个不同的相机，以不同的角度定向，聚焦在与两者焦距等距的点上，用于生成两个单独的图像。所述图像被相同地处理并可视化，分别将左摄像头的图像投射到左眼，右摄像头投射到右眼。然后，用户可以通过虚拟现实眼镜或 3D 眼镜查看组合图像 [64]。

立体编码并非没有缺陷。例如，由于两个内镜摄像机的焦点必须与两个镜头的焦距相匹配，因此图像外围的组织可能会出现失焦和模糊。这种差异会导致术中迷失方向。某个团队通过使用衍射光学元件（diffractive optical element，DOE）克服了该障碍，该元件利用投影仪散射激光，识别内镜与组织的距离以确定

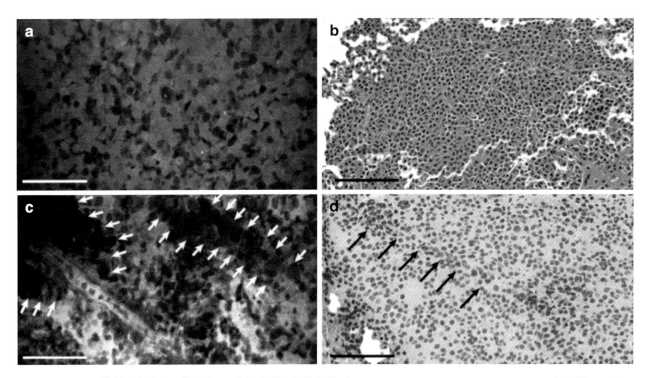

图 34.7 Belykh 等的垂体腺瘤显微照片。a.共聚焦激光显微内镜（confocal laser endomicroscopy，CLE）图像；b.同一肿瘤的苏木精和伊红（hematoxylin and eosin，H&E）染色显示具有明显细胞核的均匀非分叶细胞；c.CLE 图像；d.显示血管周围细胞的 H&E 图像（箭头）。参考标尺 = 100 微米 [60]

最佳焦距[68]。

34.9　展望：内镜脊柱手术的未来

虽然脊柱内镜从其开始的不起眼到现在有了显著改善，但它在光操作和增强可视化方面尚未经历根本性转变。实际上，在现有技术的基础上，具有改进数字显示器的更高质量的相机系统代表了现有技术的边际改进。内镜脊柱手术适应证的扩展及其实践的推广需要探索和整合在该领域之外使用的现有增强可视化技术。

为了证明在任何内镜实践中进行推广是合理的，新的或者增强的成像技术必须具有以下品质：①对患者造成伤害的风险必须极低；②必须具有经济上的合理性和可扩展性；③它必须以最小限度延长手术时间。因此，当我们回顾上述技术并尝试将它们应用于脊柱内镜时，我们将使用这三种特性作为理解其效用的框架。

新手学习内镜手术的一个重要方面是正确识别重要神经血管结构的能力。对于再次手术或肿瘤组织而言，此类挑战更加严重，其解剖结构可能会有疤痕或扭曲的干扰。虽然我们已经讨论了现有技术，例如使用靛蓝胭脂红来可视化病理组织，但这些技术无法识别正常的神经组织。利用低剂量荧光素可以安全地用于检测神经外科患者的脑脊液渗漏，我们可以参考这一实践，并将这一特性重新用于脊柱内镜的病例中[69, 70]。例如，YELLOW 560 模块可以与注入的荧光素结合使用，以突出显示重要的神经结构，例如神经根袖和鞘囊。但是，必须仔细考虑此项应用带来的技术挑战。

NBI 和 FICE 等技术的使用似乎也为内镜脊柱外科医师带来了新的希望。虽然它们尚未在脊柱外科领域进行明确测试，但硬膜和周围肌肉组织和结缔组织的脉管系统似乎明显不同，因此这些技术应该能够在这两种介质之间提供更好的对比度。此外，使用强度更高的光源，就像激光技

术一样，可以带来增强的手术区域可视化。虽然需要尸体试验和体内测试来验证这一点，但该技术似乎非常适合脊柱内镜手术，因为它提供了无须进入蛛网膜下腔就可以清楚区分组织的能力。

我们还可以开始思考一些可以使手术更安全、更有效的新技术和方法。例如，如果我们重新审视内镜染色的概念，我们可以设想将这项技术重新用于脊髓神经内镜手术中。具体来说，如果外科医师要在纤维环边缘"染色"，将有许多优点：①标记将帮助外科医师保持正确的方向，因为内镜手术经常需要内镜（图像）旋转，这可能会迷失方向；②有一个稳定的参考标志将帮助外科医师知道他们是否成功完成了手术过程（例如，可以从标志的位置改变推断出硬膜后面隐藏的椎间盘突出是否被切除）；③使用靠近病理组织的固定解剖参考框架，自动去除病理组织更加可靠和安全；④最后，作为一种教学方法，它可以让受训者在无人协助的情况下更安全地操作[71~74]。

此外，随着内镜手术的适应证的扩大，人们可以设想激光共聚焦显微内镜在内镜下肿瘤切除和可能的内镜肿瘤活检中的作用。3D 内镜在脊柱手术中与其他现有技术的协同使用也将是引人注目的。例如，椎间盘内靛蓝胭脂红注射可以与荧光成像结合使用。一个可以清楚地识别病理组织，另一个可以突出正常的神经解剖结构，提供相加和协同的对比效果。能够清楚地识别手术目标以及最容易发生医源性损伤的组织，这将提高脊柱内镜手术的安全性，从而有助于广泛推广。

参考文献

1. YANG Y, LIU Z Y, ZHANG L M, et al. Microendoscopy-assisted minimally invasive versus open transforaminal lumbar interbody fusion for lumbar degenerative diseases: 5-year outcomes[J]. World Neurosurg, 2018, 116: e602–e610.

2. KOLCUN J P G, BRUSKO G D, BASIL G W, et al. Endoscopic

transforaminal lumbar interbody fusion without general anesthesia: operative and clinical outcomes in 100 consecutive patients with a minimum 1-year follow-up[J]. Neurosurg Focus, 2019, 46(4): E14.

3. AHN Y, YOUN M S, HEO D H. Endoscopic transforaminal lumbar interbody fusion: a comprehensive review[J]. Expert Rev Med Devices, 2019, 16(5): 373-80.

4. KAFADAR A, KAHRAMAN S, AKBORU M. Percutaneous endoscopic transforaminal lumbar discectomy: a critical appraisal[J]. Minim Invasive Neurosurg, 2006, 49(2): 74-79.

5. WANG H, HUANG B, LI C, et al. Learning curve for percutaneous endoscopic lumbar discectomy depending on the surgeon's training level of minimally invasive spine surgery[J]. Clin Neurol Neurosurg, 2013, 115(10): 1987-1991.

6. WANG H Z, HE H X, FENG J, et al. The actual nature of light (I) reveal the mystery about the actual nature of light from Newton, Einstein to the recent mistakes[J]. J Quantum Inf Sci, 2011, 1(2): 54.

7. BORN M, WOLF E. Principles of optics: electromagnetic theory of propagation, interference and diffraction of light[M]. Amsterdam:Elsevier, 2013.

8. ASPECT A. From Huygens' waves to Einstein's photons: Weird light[J]. Comptes Rendus Physique, 2017, 18(9-10): 498-503.

9. HUYGENS C. Traité de la lumière (Bruxelles): Culture et civilization[Z], 1967.

10. WORRALL J. The pressure of light: the strange case of the vacillating 'crucial experiment'[J]. Stud Hist Phil Sci Part A, 1982, 13(2): 133-171.

11. SALESKI C G. Color, light, and shade matching[J]. J Prosthet Dentistry, 1972, 27(3): 263-268.

12. GUILBAULT G G. Practical fluorescence, vol. 3[M].New York(USA):CRC Press, 1990.

13. DI IEVA A, TAM M, TSABITSCHER M, et al. A journey into the technical evolution of neuroendoscopy[J]. World Neurosurg, 2014, 82(6): e777-e789.

14. ZADA G, LIU C, APUZZO M L. "Through the lookingglass": optical physics, issues, and the evolution of neuroendoscopy[J]. World Neurosurg, 2013, 79(2 Suppl): S3-S13.

15. SPANNER S J, WARNOCK G L. A brief history of endoscopy, laparoscopy, and laparoscopic surgery[J]. J Laparoendosc Adv Surg Tech A, 1997, 7(6): 369-373.

16. LINDER T E, SIMMEN D, STOOL S E. Revolutionary inventions in the 20th century. The history of endoscopy[J]. Arch Otolaryngol Head Neck Surg, 1997, 123(11): 1161-1163.

17. BUSH R B, LEONHARDT H, BUSH I V, LANDES R R. Dr. Bozzini's Lichtleiter. A translation of his original article (1806)[J]. Urology, 1974, 3(1): 119-123.

18. SHAH J. Endoscopy through the ages[J]. BJU Int, 2002, 89(7): 645-652.

19. OKA K, OHTA T, KIBE M, et al. A new neurosurgical ventriculoscope-technical note[J]. Neurol Med Chir (Tokyo), 1990, 30(1): 77-79.

20. CHENG D, WANG Y, YU L, et al. Optical design and evaluation of a 4 mm cost-effective ultra-high-definition arthroscope[J]. Biomed Opt Express, 2014, 5(8): 2697-2714.

21. ZHANG Y J, HSU J C, TSAO J H, et al. Fabrication of a bare optical fiber-based biosensor[J]. Micromachines (Basel), 2019, 10(8):522.

22. LIU C Y, WANG M Y, APUZZO M L. The physics of image formation in the neuroendoscope[J]. Childs Nerv Syst, 2004, 20(11-12): 777-782.

23. WANG Q, KHANICHEH A, LEINER D, et al. Endoscope field of view measurement[J]. Biomed Opt Express, 2017, 8(3): 1441-1454.

24. VAN GOMPEL J J, TABOR M H, YOUSSEF A S, et al. Field of view comparison between two-dimensional and three-dimensional endoscopy[J]. Laryngoscope, 2014, 124(2): 387-390.

25. KLEIN S M, NIELSEN K C, AHMED N, et al. In situ images of the thoracic paravertebral space[J]. Reg Anesth Pain Med, 2004, 29(6): 596-599.

26. KWAK J M, KHOLINNE E, GANDHI M, et al. Improvement of arthroscopic surgical performance using a new wide-angle arthroscope in the surgical training[J]. PLoS One, 2019, 14(3): e0203578.

27. SCHULZ-HILDEBRANDT H, PIEPER M, STEHMAR C, et al. Novel endoscope with increased depth of field for imaging human nasal tissue by microscopic optical coherence tomography[J]. Biomed Opt Express, 2018, 9(2): 636-647.

28. LAPARRA V, BERARDINO A, BALLE J, et al. Perceptually optimized image rendering[J]. J Opt Soc Am A Opt Image Sci Vis, 2017, 34(9): 1511-1525.

29. XIA W, CHEN E C S, PETERS T. Endoscopic image enhancement with noise suppression[J]. Healthc Technol Lett, 2018, 5(5): 154-157.

30. COMMITTEE A T, WONG KEE SONG L M, ADLER D G, et al. Chromoendoscopy[J]. Gastrointest Endosc, 2007, 66(4): 639-649.

31. BUCHNER A M. The role of chromoendoscopy in evaluating colorectal dysplasia[J]. Gastroenterol Hepatol (NY), 2017, 13(6): 336-347.

32. KIM I S, KIM K H, SHIN S W, et al. Indigo carmine for the

selective endoscopic intervertebral nuclecectomy[J]. J Korean Med Sci, 2005, 20(4): 702–703.

33. KIM M J, LEE S H, JUNG E S, et al. Targeted percutaneous transforaminal endoscopic diskectomy in 295 patients: comparison with results of microscopic diskectomy[J]. Surg Neurol, 2007, 68(6): 623–631.

34. WU P H, KIM H S, JANG I T. Intervertebral disc diseases PART 2: A review of the current diagnostic and treatment strategies for intervertebral disc disease[J]. Int J Mol Sci, 2020, 21(6):2135.

35. COMMITTEE A T, KETHU S R, BANERJEE S, et al. Endoscopic tattooing[J]. Gastrointest Endosc, 2010, 72(4): 681–685.

36. NIZAM R, SIDDIQI N, LANDAS S K, et al. Colonic tattooing with India ink: benefits, risks, and alternatives[J]. Am J Gastroenterol, 1996, 91(9): 1804–1808.

37. ASHIDA R, YAMAO K, OKUBO K, et al. Indocyanine green is an ideal dye for endoscopic ultrasound-guided fine-needle tattooing of pancreatic tumors[J]. Endoscopy, 2006, 38(2): 190–192.

38. DELL'ABATE P, IOSCA A, GALIMBERTI A, et al. Endoscopic preoperative colonic tattooing: a clinical and surgical complication[J]. Endoscopy, 1999, 31(3): 271–273.

39. HAMMOND D C, LANE F R, WELK R A, et al. Endoscopic tattooing of the colon. An experimental study[J]. Am Surg, 1989, 55(7): 457–461.

40. WORTHING A G. Atomic heats of tungsten and of carbon at incandescent temperatures[J]. Phys Rev, 1918, 12(3): 199–225.

41. TAYLOR J H, RUPERT C S, STRONG J. An incandescent tungsten source for infrared spectroscopy[J]. J Opt Soc Am, 1951, 41(9): 626–629.

42. DAVIDSON M W. Fundamentals of mercury arc lamps[Z]. 2020. http://zeiss-campus.magnet.fsu.edu/articles/lightsources/mercuryarc.html. Accessed 19 Apr 2020.

43. DAVIDSON M W. Fundamentals of xenon arc lamps[Z]. Education in microscopy and digital imaging website, 2020. http://zeiss-campus.magnet.fsu.edu/articles/lightsources/xenonarc.html. Accessed 19 Apr 2020.

44. PIAZZA C, DEL BON F, PERETTI G, et al. Narrow band imaging in endoscopic evaluation of the larynx[J]. Curr Opin Otolaryngol Head Neck Surg, 2012, 20(6): 472–476.

45. SASAGAWA Y, AKAI T, NAKADA S, et al. Narrow band imaging-guided endoscopic biopsy for intraventricular and paraventricular brain tumors: clinical experience with 14 cases[J]. Acta Neurochir (Wien), 2014, 156(4): 681–687.

46. DI IEVA A, TAM M, TSABITSCHER M, et al. A journey into the technical evolution of neuroendoscopy[J]. World Neurosurg, 2014, 82(6): e777–e789.

47. OSAWA H, YAMAMOTO H. Present and future status of flexible spectral imaging color enhancement and blue laser imaging technology[J]. Dig Endosc, 2014, 26(Suppl 1): 105–115.

48. YOSHIDA N, HISABE T, INAD A Y, et al. The ability of a novel blue laser imaging system for the diagnosis of invasion depth of colorectal neoplasms[J]. J Gastroenterol, 2014, 49(1): 73–80.

49. SUZUKI T, KITAGAWA Y, NANKINZAN R, et al. Early gastric cancer diagnostic ability of ultrathin endoscope loaded with laser light source[J]. World J Gastroenterol, 2019, 25(11): 1378–1386.

50. SHIMODA R, SAKATA Y, FUJISE T, et al. The adenoma miss rate of blue-laser imaging vs. white-light imaging during colonoscopy: a randomized tandem trial[J]. Endoscopy, 2017, 49(2): 186–190.

51. SEXTON K, DAVIS S C, MCCLATCHY D III, et al. Pulsed-light imaging for fluorescence guided surgery under normal room lighting[J]. Opt Lett, 2013, 38(17): 3249–3252.

52. STUMMER W, PICHLMEIER U, MEINEL T, et al. Fluorescence-guided surgery with 5-aminolevulinic acid for resection of malignant glioma: a randomised controlled multicentre phase III trial[J]. Lancet Oncol, 2006, 7(5): 392–401.

53. STUMMER W, STOCKER S, WAGNER S, et al. Intraoperative detection of malignant gliomas by 5-aminolevulinic acid-induced porphyrin fluorescence[J]. Neurosurgery, 1998, 42(3): 561,518–525.

54. VERBURG N, DE WITT HAMER P C. State-of-the-art imaging for glioma surgery[J]. Neurosurg Rev, 2020, 44(3):1331-1343.

55. RAABE A, NAKAJI P, BECK J, et al. Prospective evaluation of surgical microscope-integrated intraoperative near-infrared indocyanine green videoangiography during aneurysm surgery[J]. J Neurosurg, 2005, 103(6): 982–989.

56. BALAJI A, RAJAGOPAL N, YAMADA Y, et al. A retrospective study in microsurgical procedures of large and giant intracranial aneurysms: an outcome analysis[J]. World Neurosurg X, 2019, 2: 100007.

57. KIM K, ISU T, CHIBA Y, et al. The usefulness of ICG video angiography in the surgical treatment of superior cluneal nerve entrapment neuropathy: technical note[J]. J Neurosurg Spine, 2013, 19(5): 624–628.

58. REY-DIOS R, COHEN-GADOM A A. Technical principles and neurosurgical applications of fluorescein fluorescence

using a microscope-integrated fluorescence module[J]. Acta Neurochir (Wien), 2013, 155(4): 701–706.

59. MOONEY M A, ZEHRI A H, GEORGES J F, et al. Laser scanning confocal endomicroscopy in the neurosurgical operating room: a review and discussion of future applications[J]. Neurosurg Focus, 2014, 36(2): E9.

60. BELYKH E, NGO B, FARHADI D S, et al. Confocal laser endomicroscopy assessment of pituitary tumor microstructure: a feasibility study[J]. J Clin Med, 2020, 9(10):3146.

61. MARTIROSYAN N L, CAVALCANTI D D, ESCHBACHER J M, et al. Use of in vivo near-infrared laser confocal endomicroscopy with indocyanine green to detect the boundary of infiltrative tumor[J]. J Neurosurg, 2011, 115(6): 1131–1138.

62. FOERSCH S, HEIMANN A, AYYAD A, et al. Confocal laser endomicroscopy for diagnosis and histomorphologic imaging of brain tumors in vivo[J]. PLoS One, 2012, 7(7): e41760.

63. SANKAR T, DELANEY P M, RYAN R W, et al. Miniaturized handheld confocal microscopy for neurosurgery: results in an experimental glioblastoma model[J]. Neurosurgery, 2010, 66(2): 410–418.

64. ENDO Y, NAKAMURA Y, KURODA M, et al. The utility of a 3D endoscope and robot-assisted system for MIDCAB[J]. Ann Thorac Cardiovasc Surg, 2019, 25(4): 200–204.

65. BERNARDESCHI D, LAHLOUN G, DE SETA D, et al. 3D endoscopic ear surgery: a clinical pilot study[J]. Eur Arch Otorhinolaryngol, 2018, 275(2): 379–384.

66. CHEN C K, HSIEH L C, HSU T H. Novel three-dimensional image system for endoscopic ear surgery[J]. Eur Arch Otorhinolaryngol, 2018, 275(12): 2933–2939.

67. ALTIERI R, TARDIVO V, PACCA P, et al. 3D HD endoscopy in skull base surgery: from darkness to light[J]. Surg Technol Int, 2016, 29: 359–365.

68. FURUKAWA R , SANOMURA Y, TANAKA S, et al. 3D endoscope system using DOE projector[C].Conf Proc IEEE Eng Med Biol Soc, 2016, 2016: 2091–2094.

69. PLACANTONAKIS D G, TABAEE A, ANAND V K, et al. Safety of low-dose intrathecal fluorescein in endoscopic cranial base surgery[J]. Neurosurgery, 2007, 61(3 Suppl): 161–166.

70. FELISATI G, BIANCHI A, LOZZA P, et al. Italian multicentre study on intrathecal fluorescein for craniosinusal fistulae[J]. Acta Otorhinolaryngol Ital, 2008, 28(4): 159–163.

71. BASIL G, BRUSKO G, BROOKS J, et al. The value of a synthetic model-based training lab to increase proficiency with endoscopic approaches to the spine[J]. Cureus, 2020, 12(3):e7330.

72. WANG B, LU G, PATEL A A, et al. An evaluation of the learning curve for a complex surgical technique: the full endoscopic interlaminar approach for lumbar disc herniations[J]. Spine J, 2011, 11(2): 122–130.

73. PARK S M, KIM H J, KIM G U, et al. Learning curve for lumbar decompressive laminectomy in biportal endoscopic spinal surgery using the cumulative summation test for learning curve[J]. World Neurosurg, 2019, 122: e1007–e1013.

74. SHARIF S, AFSAR A. Learning curve and minimally invasive spine surgery[J]. World Neurosurg, 2018, 119: 472–478.

基于 3D 导航和增强现实技术辅助的 MIS-TLIF   35

35.1 简介

随着脊柱退行性疾病治疗方法的不断进步，经椎间孔腰椎椎体间融合术（TLIF）成为获得优异疗效的主要手术方法[1~3]。微创手术（MIS）的出现和 MIS-TLIF 的发展带来了额外的好处，如减少了术中失血和缩短了住院时间等[4]。然而，MIS 方法可能会给外科医师带来挑战，并且在最初的经验积累中存在着陡峭的学习曲线。与开放技术相比，MIS 的视野更为有限[2,5]。

在 MIS-TLIF 中，确定解剖学标志对于手术的成功至关重要。图像引导脊柱手术（image-guided spinal surgery，IGSS）通常用于促进判断狭窄手术区域内的正确定位[6]。成熟的 IGSS 技术之一是 3D 导航，而最近的增强现实（AR）也已被引入作为这一技术的附加技术[7]。AR 被定义为通过将计算机生成的图像叠加到用户的视野中而获得的真实世界的补充或增强。该技术提供了许多改进 IGSS 的可能性，因为 AR 可以完美地与 3D 导航集成[7]。这在 MIS-TLIF 中可能是极其有用的。

35.1.1 术前规划

术中 3D 导航可以在没有相关术前规划的情况下使用，而 AR 则需要完备的术前规划。高分辨率的 MRI 或 CT 检查对于 AR 是必要的。由于这些检查通常是作为术前诊断的一部分进行的，因此在大多数情况下它们可以直接使用，不需要额外的工作安排或辐射照射。

AR 增强 IGSS 的术前规划可以通过制造商开发的适当软件，例如通过 Brainlab 公司（Brainlab AG，Munich，Germany）的规划软件完成。将术前 MRI 或 CT 数据集导入软件程序，然后使用绘图工具函数（smartbrush）标记和标注相关结构。用于 MIS-TLIF 的 AR 识别和覆盖的推荐结构有：

1. 椎板（上位椎体）。
2. 关节突间部（峡部）（上位椎体）。
3. 同侧椎弓根。
4. 椎间盘。
5. 对侧椎弓根（可选）。

在目前的软件版本中，已经可以实现自动椎弓根识别，只有椎板、峡部和椎间盘需要单独手动标记。在未来的版本中可能实现所有推荐结构的自动识别。

AR 不应该被视为 3D 导航的替代品，而是作为辅助视觉指导工具，以支持关键解剖结构的识别。

35.1.2 程序步骤

MIS-TLIF 技术依赖于关键解剖标志的逐步识别，因此遵循针对几乎所有病例的标准化定制工作流程[5]。MIS-TLIF 与 3D 导航及 AR 支持相结合的步骤如下所述[6]。

术中低剂量 CT：在手术开始时，术中低剂量 CT 可以产生一个与患者在手术台上的实际脊柱解剖相对应的成像数据集。在进行该次 CT 扫描之前，参考阵列应尽可能地靠近目标脊柱节段。由于脊柱的可移动性，最大限度地提高手术入路的准确性至关重要；因此，在 MIS-TLIF 中，参考阵列通常放置在髂嵴处。这也确保了它不会干扰手术程序或污染手术区域。手术室设置的一个例子如图 35.1 所示。

1.节段定位：一旦患者体位确定并获得了用于导航的 CT 图像，就可以使用 3D 成像和导航探针定位目标脊柱节段。目前不需要额外的透视图像，从而减少了手术团队和患者的进一步辐射暴露。之后在患者的皮肤上绘制出用于置入椎弓根螺钉和手术入路的切口位置（图 35.2）。

2.图像融合：用于规划标记的与 AR 叠加的术前影像数据必须与术中扫描图像相融合，这被称为弹性图像融合。由于术前影像通常是患者处于仰卧位时扫描获得的，而手术则是通过患者俯卧位的背侧入路进行，脊柱的不同对齐方式会导致规划结构显示的不准确。合并图像数据集时需要考虑的一个重要步骤是，MIS-TLIF 的目标节段应该是对齐最紧密的节段，以尽量减少必要的数字校正。弹性图像融合完成后，应使用导航探针验证组合数据集的准确性（图 35.3）。

3.椎弓根螺钉的放置和管状入路的准备：

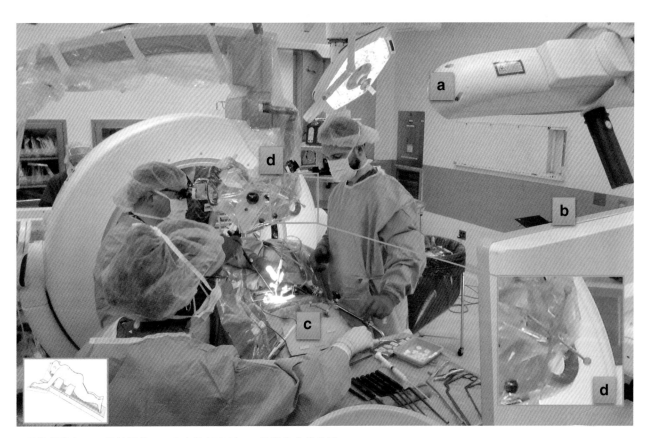

a.导航摄像机；b.导航屏幕；c.患者参考阵列；d.显微镜参考阵列。

图 35.1 AR辅助左侧TLIF的AR导航手术室设置

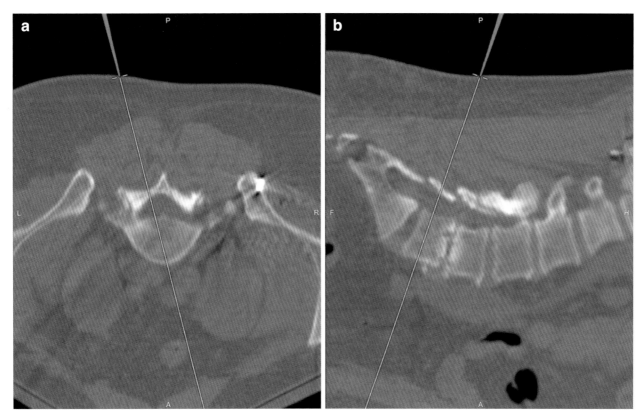

图 35.2 脊柱节段定位时导航屏幕的轴位视图（a）和矢状位视图（b），使用导航指针和3D导航规划入路轨迹（绿色）

椎弓根螺钉的轨迹和放置位置可以在术中进行规划，也可以使用在弹性图像融合之前，术前规划好螺钉位置。然而，当对单个节段进行 TLIF 时，使用术前规划的时间优势通常是有限的。一旦精确度得到确认，就可以在导航引导下放置椎弓根螺钉，并且为了尽量减少组织损伤，管状牵开器可以通过相同的皮肤切口放置。使用 3D 导航指针进行管状牵开器位置的精确解剖定位和管状牵开器的任何潜在的调整（图 35.4）。

4. 显微镜的标定和解剖标志的验证：当管状牵开器的位置确定后，就可以利用手术显微镜进行显微外科操作。将显微镜放置到合适位置，这需要通过导航系统检测其相对于手术台上患者的位置来判断。为了实现这一点，需要将另一个参考阵列安装到显微镜上，然后将其注册配准到患者的参考阵列上。在这一点上，AR 是完全可操作的，并且在软组织解剖过程中可以将预先识

别的标志投影到显微镜的视野上。为了验证这种方法，需要用导航指针来确认骨骼标志。在验证开始切除下关节突的内侧椎板下缘时，同时匹配 AR 投影的正确位置（图 35.5）。

5. 切除下关节突：MIS-TLIF 的第一步是切除相应上位椎体的下关节突。这从同侧椎板的内侧下缘开始，并朝向作为终点的同侧峡部进行。同侧椎板的内侧下缘由 AR 强化突出，使外科医师更容易发现，然后使用高速磨钻进行骨的切除。由于视野狭窄，切除的终点在峡部边缘也被 AR 突出显示，以协助显示正确的骨切除方向。AR 的另一个优点是能够显示标志的位置，如峡部，即使它仍然在管状牵开器的实际视野之外。这反过来有助于在进行骨切除时更好地定位。这两个标志之间的骨被切割后，下关节突就可以被移除（图 35.6）。

6. 切除上关节突：下一个手术步骤是切除上

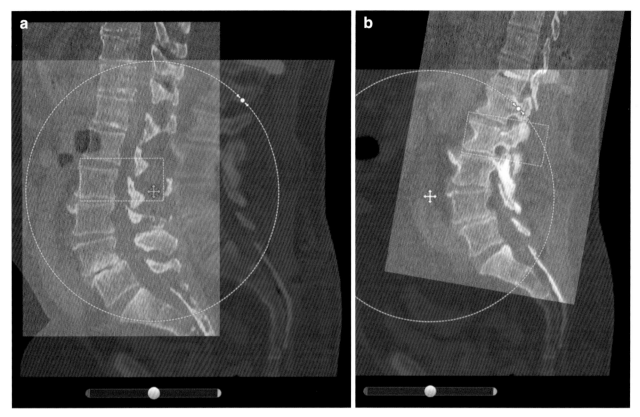

图 35.3　腰椎术前CT（黄色）和术中CT（蓝色）弹性图像融合的屏幕视图。要手术的节段（L$_{4\sim5}$）在两次扫描中手动配准，然后才能准确地实现数字图像融合。a.手动配准前的屏幕视图；b.手动配准后的屏幕视图

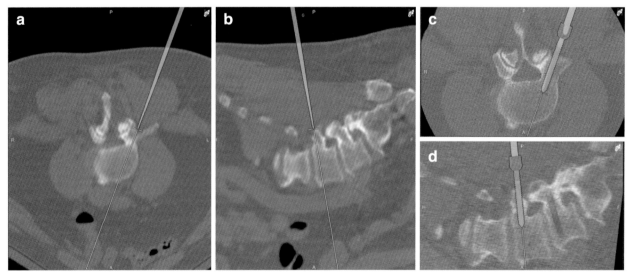

图 35.4　确认左L$_4$椎弓根螺钉位置时的导航屏幕的轴位视图（a）和矢状位视图（b）。左侧L$_4$椎弓根螺钉置入期间导航屏幕的轴位视图（c）和矢状位视图（d）。预先规划的螺钉位置表现为蓝色的螺钉形状

关节突以暴露椎管。这个需要切除的解剖标志是在对应的下位椎体同侧椎弓根附近。准确的水平是通过使用 AR 突出椎弓根来确定。再次使用高速磨钻进行切除（图 35.7）。

7.黄韧带切除和硬膜囊松解：小关节切除后，继续切开黄韧带和硬膜外脂肪，使硬膜囊能够充分活动，以便进行随后的椎间盘切除术和可扩张椎间融合器的置入。在黄韧带切除过程中，由于组织阻挡，椎间盘间隙还不可见，AR 可以帮助外科医师估计椎间盘间隙的实际位置（图 35.8）。

8.椎间盘切除术和椎间融合器置入：硬膜囊充分松解后，暴露椎间盘。椎间盘空间用 AR 突出显示，以强化其在有限视野中的位置显现。然后使用手术刀切开椎间盘，并进行椎间盘切除术，为椎间融合器创造足够的空间。使用 3D 导航探针验证椎间盘切除空间的深度。当确定有足够的空间后，置入一个充满自体骨移植物的椎间融

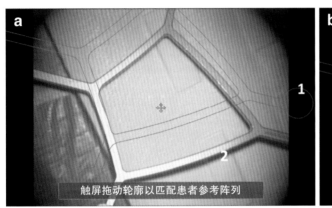
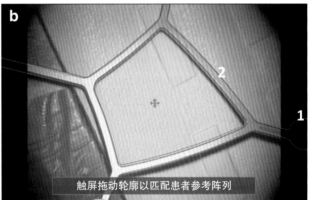

图 35.5　手术显微镜AR模块校准的显微镜视图。患者参考阵列（2）的数字边界（1）投影在显微镜中，必须手动配准到阵列的实际位置。a.校准前的显微镜视图，阵列的数字形状和阵列的实际位置不匹配；b.手动校准后，数字形状与参考阵列的实际位置相匹配

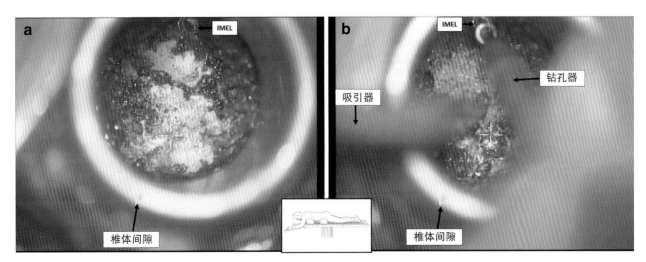

图 35.6　a.剥离下关节突（IAP）的显微镜视图，AR突出显示了关节间部（绿色）和椎板下内侧边缘（inferior medial edge of the lamina，IMEL，蓝色；b.在椎板内侧下缘（蓝色）和关节间部（绿色）之间钻骨，以实现下关节突切除术

合器,有必要时,可以扩张以达到足够的前凸(图35.9)。

9.可选"过顶减压(over the top)"技术对椎管进行额外减压:只有在同一节段有额外狭窄时才需要手术的最后一步。在这里,使用"过顶减压"技术来减压椎管。在这种MIS的专门技术中,手术台需要稍微偏离外科医师,以允许器械进入对侧椎管。为了更好地定位,AR突出显示了对侧的椎弓根。这使得外科医师能够更容易地估计对侧椎管减压完成的程度。如果解剖结构特别难以可视化,建议使用导航指针进行额外的确认(图35.10)。

10.在置入椎间融合器并对椎管对侧进行可能的减压后,将稳定脊柱节段的棒插入椎弓根螺钉,并将其锁定在适当的位置。最后进行成像验证置入物的位置,然后闭合伤口。

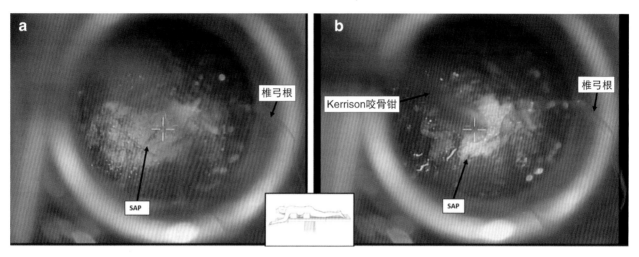

图35.7 关节突关节的上关节突(SAP)切除术的显微镜观察。a.在切除IAP后暴露上关节面的解剖结构。AR突出显示同侧(左侧)L₅椎弓根(蓝色)及SAP切除的解剖水平;b.用Kerrison切除上关节面

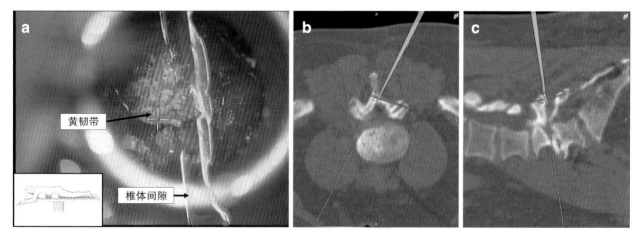

图35.8 a.黄韧带切除术的显微镜视图。突出显示的圆盘空间(黄色)支持狭窄视场中的定位;b,c.使用导航指针(绿色)验证正确的解剖位置时导航屏幕的轴位视图(b)和矢状位视图(c)。带有虚线的蓝色圆形结构显示了显微镜的聚焦平面和角度

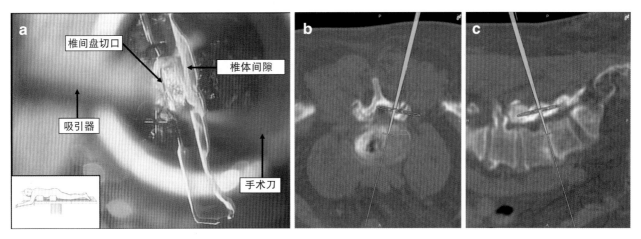

图 35.9　a.椎间盘切除术的术中图像。AR使用黄色突出显示椎间盘空间；b,c.在使用导航指针（绿色）评估椎间盘切除术进展时，导航CT在导航屏幕上的轴位（b）和矢状位（c）切割图像

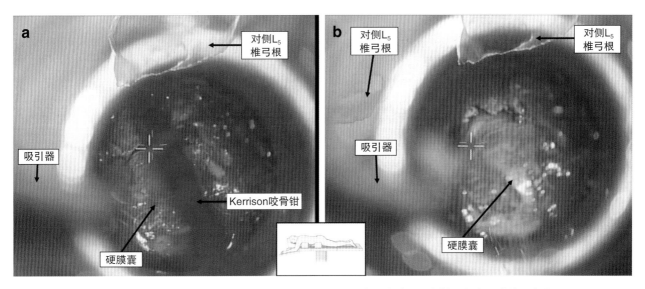

图 35.10　显微镜下使用"过顶减压"技术对椎管对侧进行减压。为了方便定位，对侧椎弓根在显微镜下突出显示

35.2　总结

　　微创外科手术有固有的视野限制，并且受益于术中导航技术。3D 导航是一种广泛使用的 IGSS 系统，可以使正确的术中定位更容易。增强现实技术是一个脊柱外科领域相对较新的技术，具有补充导航技术的巨大潜力。将 AR 引入脊柱手术的目的应该是加强工作流程，而不是取代现有的方法。3D 导航技术允许在术野中精确定位，但手术经常被导航指针的使用打断。AR 则可以在实际手术期间连续显示目标结构，并在不中断外科医师工作流程的情况下增强目标结构在狭窄视野中的详细定位。

　　于是，增强现实技术可以纳入 MIS，而无须对程序的标准步骤进行重大修改。唯一增加的步骤是为 AR 进行的弹性图像融合和显微镜标定。考虑到手术的总持续时间，这些时间的消耗是微不足道的，因为使用 AR 可以在整个手术过程中节省更多的时间。

由于 AR 的发展目前仍处于初始阶段，进一步的发展仍有待观察。其中之一可能是在教育领域。例如，AR 可以通过引导外科医师完成复杂的外科手术、突出当前步骤的整体外科标志以及显示下一步骤来支持外科医师的培训。这可能有助于改善学习曲线。目前，这项技术是 3D 导航的一个有用的扩展，但在未来还有许多令人兴奋的应用。

参考文献

1. MOBBS R J, PHAN K, MALHAM G, et al. Lumbar interbody fusion: techniques, indications and comparison of interbody fusion options including PLIF, TLIF, MI-TLIF, OLIF/ATP, LLIF and ALIF[J]. J Spine Surg (Hong Kong), 2015, 1(1): 2–18.

2. AVILA M J, BAAJ A, NAVARRO-RAMIREZ R, et al. Transforaminal lumbar interbody fusion (TLIF)[M]//Lumbar Interbody Fusions E-Book, Amsterdam:Elsevier,2018: 59.

3. WU R H, FRASER J F, HÄRTL R. Minimal access versus open transforaminal lumbar interbody fusion: meta-analysis of fusion rates[J]. Spine, 2010, 35(26): 2273–2281.

4. MCGIRT M J, PARKER S L, MUMMANENI P, et al. Is the use of minimally invasive fusion technologies associated with improved outcomes after elective interbody lumbar fusion? Analysis of a nationwide prospective patient-reported outcomes registry[J]. Spine J, 2017, 17(7): 922–932.

5. HÄRTL R, GELB D, NOV N C. Step-by-step guide: key steps in a MIS TLIF procedure[Z]. 2015, 1–9.

6. LIAN X, NAVARRO-RAMIREZ R, BERLIN C, et al. Total 3D Airo® navigation for minimally invasive transforaminal lumbar interbody fusion[J]. Biomed Res Int, 2016(2016): 5027340.

7. SOMMER F, GOLDBERG J L, MCGRATH L J, et al. Image guidance in spinal surgery: a critical appraisal and future directions[J]. Int J Spine Surg,15(s2):S74-S86.

扩展现实技术在 MIS 腰椎椎体间融合术中的应用   36

微创手术越来越多地应用于脊柱外科，因为其有着暴露部位较小、术后疼痛减轻、并发症较少等优点[1]。随着暴露量的减少，可见性随之降低，这导致外科医师越来越依赖于表面解剖标志和 CT 成像来指导其操作。因此，脊柱手术导航系统市场正在扩大，以满足这一需求。据估计，到 2024 年，脊柱手术导航系统的年复合增长率将达到 4.4%，并达到 7.8 亿美元[2]。

导航系统已经开始将虚拟、增强和混合现实技术纳入 MISS 程序中。虚拟现实（VR）技术将手术器械的位置信息整合在一起，并将其转换成 3D 虚拟图像，这些虚拟图像基于以往的 CT 或 MRI 技术。这种模式已在教育中心安装，用来对外科医师进行模拟训练；然而，这些系统通常是昂贵的，而且没有关于手术训练有益处的结果数据[3,4]。增强现实（AR）技术将基于先前成像的计算机生成的虚拟图像投影到术野上。这使用户可以通过头戴式显示器（HMD）直接看到相关的解剖结构，并准确地感知其深度，从而引导外科医师，允许外科医师保持对术野的关注，而不是回到显示器上。这与 VR 不同，因为 VR 在虚拟空间中混合了两个虚拟图像，而 AR 则是将虚拟图像混合到用户的真实环境中。

为了进一步整合现实环境和虚拟技术，混合现实（mixed reality，MR）平台正在开发中。这种技术使用户能够与环境中的真实组件和虚拟组件进行交互和操作[5,6]。利用 MR 技术，外科医师可以实时获取患者的解剖信息，将虚拟全息元件覆盖在患者的表面解剖结构上。MR 由接收的输入数据量和可用的输出方式驱动。例如，进一步的变量输入数据，如脊柱手术期间的患者定位，可以用于更新和重新定位虚拟图像，而虚拟图像中的位置数据可以通过手术器械中的触觉反馈指导外科医师通过各种解剖结构。这些增加的输入和输出旨在进一步模糊真实和虚拟之间的界限，以允许在 MISS 中的无缝导航。VR、AR 和 MR 统称为扩展现实（extended reality，XR）[7]。XR 正在与机器人辅助手术结合开发，目的是减轻外科医师的疲劳，提高脊柱重新定位和稳定的精度。提高精确性和一致性已成为研究评估这些技术的主要目标，次要目标是减少手术时间和支持 MISS 的精细运动控制。

自 1997 年以来，AR 已经通过一个系统应用于脊柱手术，该系统将透视生成的椎体图像叠加到外科医师的视野上[8]。然而，这种创新的可视化方法使患者和外科医师暴露在更高水平的电离辐射中[9]。现代 AR 导航系统致力于降低患者和职业接触电离辐射的风险。目前的 AR 优化的成像协议与报告的使用与其他成像方法的疾病相比，仅有 0.01% 的辐射暴露[10]。

虽然 AR 技术的各种迭代都使用了 CT[11]、MRI[12~14] 和 X 线[15]，但 CT 凭借其快速获取高分辨率的能力而受到青睐。尽管消除了辐射暴露，但 MRI 受到了成像时间增加、投资需求和专业无金属手术室物理空间的限制。MRI 还需要安装永久性固定装置，并在手术室中占用了更大的占地面积。多层（32 层和 64 层）CT 扫描仪取代了 CBCT 扫描仪，增加了切片规格，减少了扫描次数[16~18]。微软 HoloLens 是脊柱手术中被引用最多的 HMD 设备[19~22]，提供了有利于 AR 手术的功能，如凝视和眼球跟踪功能、手势控制和用户位置跟踪。红外网络设备接口摄像头跟踪系统（Xvision-Augmedics）提供了不间断的设备连接和反馈[23]。

AR 可视化由其构建的软件提供支持，包括图像处理和 3D 渲染功能。这些表征的准确性、精密度和分辨率对于具有代表性的解剖结构、深度知觉和触觉反应的最佳引导至关重要。Medtronic、Philips 和其他医疗技术公司正在竞相开发最先进的 3D 渲染技术，以整合到他们现有的手术室工作流程中，从而占领这个不断增长的市场。因此，尽管该领域最初采用了开源方法，但大部分源算法和成像软件现在都是专有的。3D 渲染的图像覆盖和叠加依赖于参考点。一些研究利用浅表皮肤标记物的局部定位，将 3D 解剖模型叠加到患者身上[24,25]。使用表面标记，在三个平面上记录的最大误差为 1.8 mm；然而，旋转误差没有被记录。尽管取得了令人满意的结果，但是这种非侵入性的参考点容易被扭曲，导致误差范围增加，特别是在肥胖患者中，与棘突或髂嵴等骨性标志物的参考点相比，更是如此。

AR 已用于经皮椎体成形术，研究 5 例骨质疏松性椎体骨折患者的穿刺效果[17]。术后影像学检查提示，术后轴位和矢状位的插入角度误差（error of the insertion angle，EIA）分别为 2.09°±1.3° 和 1.98°±1.8°。椎弓根螺钉置入一直是 AR 研究的主要焦点，Elmi-Terander 等对患者椎弓根螺钉置入进行了前瞻性队列研究[16]。结果显示 Gertzbein 评分 A 级或 B 级的椎弓根螺钉放置总准确率为 94.1%，AR 导航也用于颅内肿瘤切除的规划和获取入路[26]。这有利于减少 70% 的辐射暴露，且平均注册误差仅为 1 mm。据报道，神经外科手术，如颅内肿瘤切除术比脊柱手术更准确[27~29]，这可能是由于颅骨的天然硬度，能更好地保持基准标记物的位置，有利于高分辨率的对比成像方式的使用。

迄今为止，大多数研究已经研究了在 MISS 中 AR 系统的精确性和准确性，主要集中在椎弓根螺钉的放置或导丝的插入。AR 方法已被用于 MIS 椎间盘切除术、颅内靶点定位和小关节突注射等领域。基于 CT 的成像最常用于与 Microsoft HoloLens 结合，Microsoft Holdens 似乎是 HMD 的首选。输出的参数包括记录的配准误差、仪器路径的角度偏差，以及使用放置分级系统（Gertzbein 等级）的椎弓根螺钉放置准确度。其他测量参数是多样的，如注册次数、手术时间、螺钉置入的成功率，以及其他个别手术的特定参数。

这些临床前、尸体和第一次用于人体试验的目的是证明这些系统的精确性、准确性和可靠性，以促进这些系统在技术较差的二级保健中心用户中的广泛采用。为了应对这一不断发展的技术，美国 FDA 根据计算机辅助手术系统的位置精度测量标准，对包括椎弓根螺钉在内的器械方法的程序制定了严格的批准标准。其指定了配准误差中螺钉尖端偏差需要 <3 mm，角度偏差 <3°[30]。这个批准标准有助于将这些系统的报告标准化，因为到目前为止，所报告的参数是不同的，有时甚至是随意的选择。满足这一标准及此类系统的未来迭代将进一步提高 AR 应用的效益和经济潜力，以吸引资本投资、立法批准和被广泛采用。

在与用于图像叠加的深度敏感基准标记集成的 HMD 系统中，AR 有明显的趋势。AR 实施的好处是显而易见的：经皮入路深层解剖结构可视化，模拟手术训练，减少复杂手术程序的学习曲线，以及促进更多的 MISS。AR 可视化中 3D 渲染的进一步优势是产生 STL、OBJ 等可 3D 打印的格式，可以用于生成与患者原始解剖结构相同的物理结构，以及手术的规划和模拟[31]。

这项技术目前受到各种不准确性和监管机构缺乏全面授权标准的限制。此外，视觉疲劳及设备需要重新注册和重新校准可能会阻碍用户的使用。最重要的是，安装成本、手术室工作流程的调整及员工培训仍然是采用这些系统的最大挑战。这些组织上和经济上的障碍可以通过保证提高手术精度、降低翻修率和减少工作人员的辐射暴露来合理抵消。

鉴于 HMD 纳入的趋势，认识到现有设备的局限性是很重要的。目前，图像延迟、分辨率低、亮度和对比度差都被认为是相关的问题。此外，无线设备可能会受到电池寿命短的影响，有些设备无法维持手术的整个过程。目前市场上最好的设备规格包括 50MB 的 3D 渲染模型，每只眼睛 2K 的分辨率（每个视角 47 像素）（微软 Hololens 2），1 680 万种颜色，以及 20Hz 的刷新率。一些电池的续航时间也超过了连续使用 5 h。虽然这些规格反映了目前可用的设备，但我们预计这些系统在未来几年将有实质性的改进，预计分辨率为 4~8 K，刷新率为 60 Hz，同时渲染更复杂的模型，这是由游戏等其他技术行业的进步推动的。

虽然这些系统的目的是减少复杂过程的学习曲线，但是在集成这种技术本身时存在一个陡峭的学习曲线，特别是对于那些不习惯 AR 的人来说。这意味着在一个由少数供应商主导的市场中，员工培训的成本很高。此外，随着未来的应用，有可能产生一代依赖 AR 导航的受训人员，如果 AR 系统出现故障，则他们没有能力切换到徒手操作器械，尽管这只是一种推测。目前这项技术面临的挑战导致投资者和使用者的价值主张

不明确；然而，提高精确度、准确性和安全性将确立其在最具挑战性的应用中的临床意义，如肿瘤切除和 MIS 程序中的复杂畸形。

36.1 XR 增强的 3D 导航辅助单节段侧路手术

将 XR 应用于脊柱手术，作者开发了一个单节段斜外侧腰椎椎体间融合（LIF）模拟器和一个成像辅助设备，允许用户在手术中确认每个患者的解剖结构。该模拟器展现了虚拟现场的手术台和 3D 解剖结构，用户可以在现场自由移动的同时置入螺钉，并观察任意横截面上的必要解剖结构。

在术中图像支持系统中，外科医师可以在手术前设定螺钉轨迹，然后在手术过程中将其投射到手术区域。除了改善外科医师对解剖学和空间方向的 3D 识别外，这些技术还提供了关于外科技术的医学教育。此外，它们还可以同时分享外科手术人员的动作和空间背景，以及医疗图像和医疗记录信息。通过这种方式，多个头戴显示器（HMDs）的人员可以进入相同的虚拟空间并进行实时交流。尽管支持系统目前的定位精度有限，但随着技术的进步，它有望在不久的将来成为一种实用的手术支持设备。

36.2 扩展现实

扩展现实（XR）和类似的信息技术包括人机交互，以及由计算机技术和可穿戴设备产生的物理和虚拟现实的复杂环境（图 36.1）。

最近，高规格的计算机和智能设备，以及多功能应用程序和云服务，已经变得唾手可得。目前呈现的数字信息不再局限于平板显示器和智能平板电脑上的平面显示；现在，它也可以通过可穿戴耳机、护目镜、智能眼镜和其他内置传感器的信息终端来观看和体验。在临床实践中，这

些装置被广泛应用于手术规划、手术辅助、手术训练模拟、学术研究和教育[6,14,32]。计算机技术的最新进展已经改变了计算图像和将其传递给用户视野的过程。XR 是最近创造的一个术语，指的是"现实技术"，这些技术通常与其他类似的技术结合在一起；就其本身而言，还未得到明确的描述。

36.3 VR 技术中的单体位腰椎椎体间融合

VR 技术旨在人为地刺激用户的感官，生成一个无法在眼前看到，但功能上类似于物理现实的环境[33]。在 HMD 上显示的非延迟图像通过实时跟踪用户佩戴的 HMD 的角度和位置来赋予其高水平的沉浸感。此外，通过跟踪多个控制器的信息，并通过视觉和物理动作（如振动）提供这些信息的反馈，VR 系统赋予了使用的"感觉"。

腰椎融合术 LIF 是使用特殊设计的牵开器进行腰椎前路融合术的一种高效、微创的方法。LIF 使用一个直径约为 50 mm 的大型椎间融合器，相当于椎体的横径。微创 LIF 技术可以进行前柱重建，恢复椎间盘高度，以及完成相关的神经间接减压，这在以前需要相对较大的皮肤切口和广阔的手术视野。除了传统的后路手术方法（如后路和经椎管入路）外，前路微创 LIF 技术已成为脊柱融合手术的有效选择。应用 LIF 技术进行的前路手术通常在侧卧位进行，之后在后路手术中，患者保持仰卧位。当不需要直接减压神经时，通常使用经皮椎弓根螺钉（PPS）进行后路融合。虽然皮质骨弹道技术也被认为是有效和微创的脊柱融合术，但它需要在前后固定物之间重新定位，这增加了手术室的占用时间，并且需要重复操作以创建无菌手术区。我们认为，在 LIF 手术后当患者呈俯卧位时，对安全插入

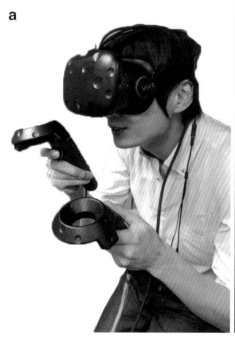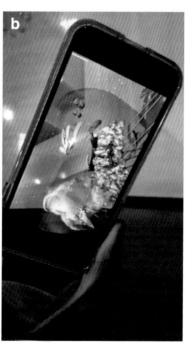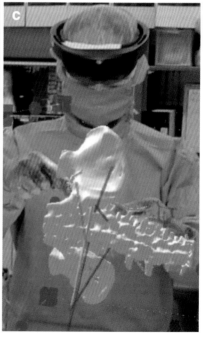

图 36.1 扩展现实（VR，AR和MR）：a.虚拟现实（VR）使用头戴式设备和控制器，来自设备外部的信息被完全屏蔽；b.增强现实（AR）在智能手机屏幕上实时显示脊柱模型；c.混合现实（MR）在手术过程中同时确认术野和模型

PPS 是有利的 [34,35]。从这个观点出发，我们仔细选择了使用 PPS 在单侧卧位进行脊柱融合的适应证。然而，这种手术技术的使用者必须学习螺钉插入的空间识别和方向，这对于熟悉仰卧位 PPS 固定的外科医师来说可能是困难的。

在 2016 年，作者开发了一个用于手术规划和培训的 VR 模拟系统 [36]。在该系统中，必须将点云数据转换为表面模型（多边形），如等值曲面和横截面，将 CT 图像构建的椎体水平上的椎骨、周围血管和输尿管的 3D 形状可视化。在这里，使用医学图像处理软件 OsiriX®（Pixmeo）创建多边形。这些文件由 Meshmixer®（Autodesk，Inc.）修改（图 36.2）并转移到 Unity®（Unity Technology，Inc.）中，其是一个游戏图像开发平台。使用 Vive®（HTC，Inc.）头戴式设备作为

HMD。该模拟器在虚拟空间中显示手术台和患者的 3D 解剖。用户可以将螺钉插入模拟体中，同时用户可以在创建的空间中自由移动，并且可以在任何横截面上观察所需的解剖结构（图 36.3）。将临床实际螺钉的计算机辅助设计数据导入到 Unity® 系统中，使得虚拟仿真中的螺钉形状与实际螺钉形状一致。手术室设备和麻醉学数据也可以输入到这个模拟系统中。之后，Unity® 技术就可以在 VR 模拟中实现手术器械和各种其他 LIF 设备的可视化（图 36.4）。

36.4 增强现实技术在脊柱外科的应用

AR 被认为是将实时信息添加到真实物体的视频记录中的技术的总称 [37]。例如，将计算机

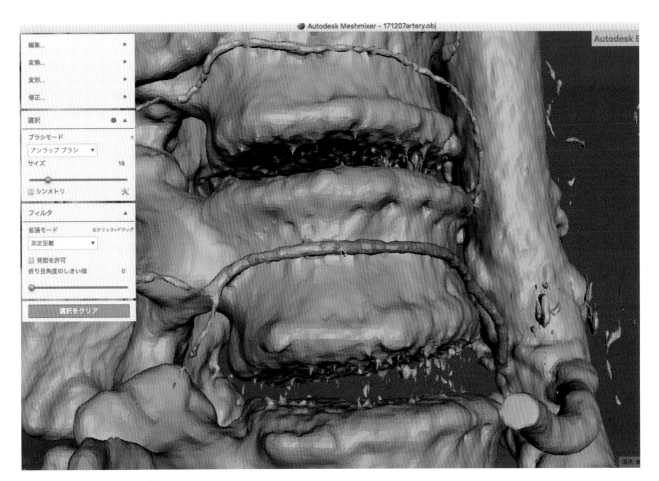

图 36.2 使用 Meshmixer® 提取节段动脉

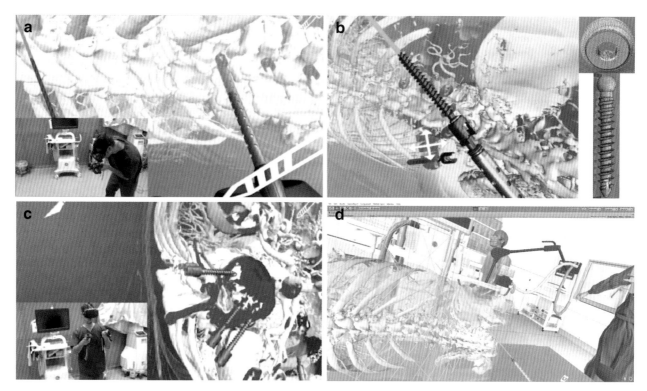

图 36.3　VR模拟器。a.用户可以在虚拟空间中自由移动，同时观察3D解剖；b.实际螺钉数据已经安装完毕；c.用户可以使用控制器观察任意横截面区域；d.手术室的设备和麻醉师也被显示

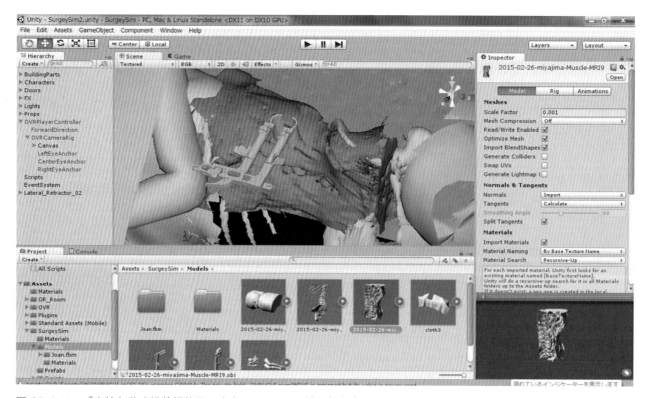

图 36.4　Unity®支持各种建模数据的导入（由Yuichiro Abe博士提供）

生成（computer-generated，CG）的插图添加到智能手机摄像头拍摄的人脸上的软件（近年来发展迅速）越来越受欢迎。在脊柱外科领域，Abe 等[17]报道了一种使用 AR 和 HMD 进行经皮椎体成形术的外科辅助装置（图 36.5）。尽管 AR 系统与非传输型 HMD 兼容，Abe 等还是采用了一种传输型 HMD 来将显示器叠加到用户的视野中。我们的 MR 规范（如下所述）是基于类似的概念提出的。透射式 HMD 和 AR 在一个主要方面有所不同：AR 将立体空间的 2D 图像投射到视野中，而 HMD 执行 3D 空间定位。简而言之，因为 AR 测量的是 2D 图像中的坐标，所以它被认为是一种测量技术，而不是一种显示技术。在作者开发的 AR 应用程序中，Unity 输入的脊柱模型实时显示在智能手机屏幕上（图 36.5）。

36.5　术中 MR 辅助侧位 PPS

MR 技术将真实空间和虚拟空间结合在一起，创造了一个新的空间，在这个新空间中，两个原始空间中的物体实时地相互影响[36,38,39]。MR 包含了 VR 和 AR 的特征。其在透射式 HMD 中合成现实视图和 CG 图像。2016 年为开发者推出的 HoloLens®（Microsoft）版本，这是一款领先的 MR 设备[40~43]。尽管在 2016 年之前已经存在应用 MR 的传输式 HMD 系统（MR-implemented transmissive HMD system，MR-HMD），但它们价格十分昂贵（成本高达数万美元），需要与工作站进行有线连接，且重量超过了 1 kg。因此，它们被认为是大多数用户不可接受的。HoloLens®的重量只有 579 g，降低了用户的体力消耗，其内置电池允许约 5 h 的操作。HoloLens®还配备了 4 个内置环保摄像头和 1 个红外线投影设备。由于位置测量是由位于设备中心的特殊深度相机自动完成的，因此不需要用户外部的摄像头或传感器等额外设备。利用安装在用户眼前的半透明反射镜屏幕的视差，系统可以在真实空间中更新

和显示位置和时间一致的 VR 信息。

该屏幕的显示频率为每秒 60~90 次。此外，同一 Wi-Fi 系统内的用户可以共享他们的空间位置信息，这意味着多个 HMD 可以同时显示相同的脊柱 3D 模型。

该系统从 CT 图像数据中提取椎体、周围血管和输尿管的 3D 表面模型，并输入到 Unity®中。根据手术规划合成螺钉、棒和融合器（图 36.6）。在 HoloLens®上安装程序后，我们确认了 MR 辅助手术可以清楚地描绘出术前规划中创建的椎体、血管、输尿管和螺钉的轨迹，

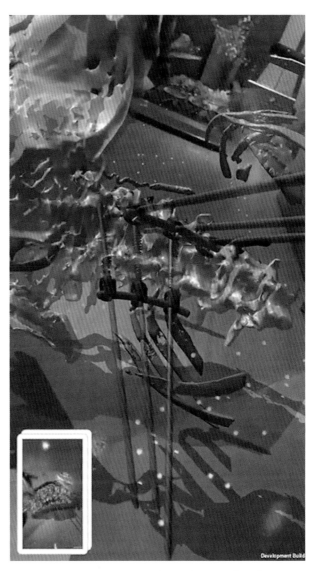

图 36.5　智能手机上运行的增强现实应用程序。苹果 ARKit 提供了屏幕上的脊柱模型显示

同时实时校正叠加在手术野上的 3D 脊柱模型的位置。此外，当外科医师在 MR 区域内移动时，这些功能得以保留（图 36.7）。这些技术除了提高外科医师对 3D 解剖和空间定向的理解外，还可以加强外科技术的医学教育。

医学成像软件 Holoeyes MD（Holoeyes，

Inc.）现已作为"通用诊断成像工作站程序"商用。该软件被认证为医疗设备（Class Ⅱ），可以在 HMD（Oculus-Quest）和透射式 MR 可穿戴眼镜（Hololens2，Magic Leap 1 等）上处理和显示诊断成像设备获得的 3D 图像信息。

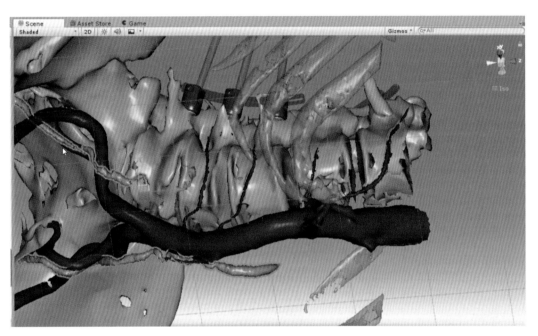

图 36.6 Unity® 的模型重建，显示血管、输尿管和 LLIF 融合器

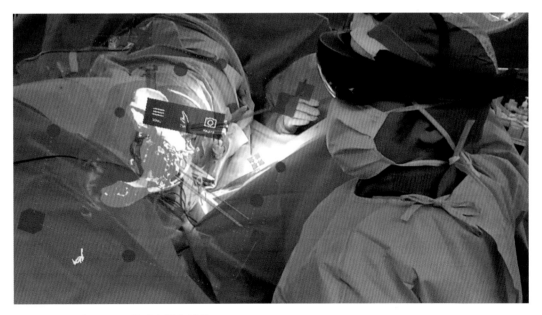

图 36.7 MR 对 L_{3-5} LLIF 的术中影像辅助

36.6　使用 XR 技术的远程会议

新型冠状病毒感染的传播已经成为一个世界性的社会问题；此外，它还推动了向非接触和远程操作的转变[44,45]。与此同时，第五代移动通信系统（fifth-generation，5G）有望应对日益增长的信息分发量。5G 与 XR 技术高度兼容，高分辨率、高清晰度图像传输、立体声和触觉（触摸）通信的研发正在顺利进行。XR 技术除了可以传

输患者的医疗信息外，还可以捕捉到医师和患者的动作，从而有利于医师和患者之间的交流。在我们的系统中，多名佩戴 HoloLens® 或其他 HMD 的外科医师可以进入相同的 VR 空间，并通过同时分享他们的身体运动和空间背景以及医疗图像和患者信息进行实时交流。在一次 XR 会议上，Holoeyes XR（Holoeyes，Inc.）展示了作为远程空间共享工具的远程呈现技术，现在已被应用于医学教育（图 36.8）。Spatial systems 可

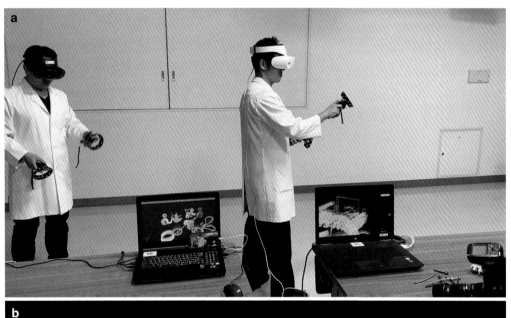

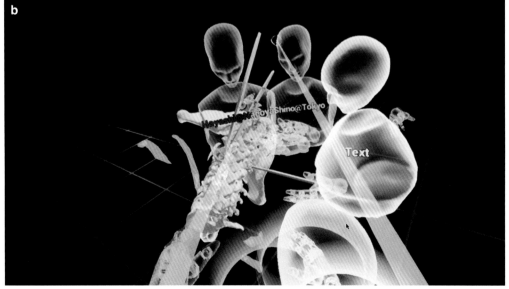

图 36.8　使用 Holoeyes XR（Holoeyes，Inc.）的远程会议。a. 与 PC 连接的 HMD 的 VR 会议；b. 远程共享空间，由多名佩戴 HMD 的外科医师 3D 显示螺钉轨迹

以在几秒内从 2D 照片创建为 3D 化身模型。化身模型随后出现在 VR 聊天室中，在这个聊天室中，演示文稿和 3D 模型在同一个虚拟空间中共享。

36.7 现实技术的未来前景和挑战

VR 和 AR/MR 之间的主要区别在于与真实空间的交互是否存在。AR 和 MR 技术旨在为真实空间添加信息，而 VR 则在非真实空间中提供视觉信息。由于虚拟空间与现实空间的分离，医学领域的虚拟现实技术在教育领域往往受到限制。同样值得注意的是，根据日本现行的《制药事务法》，用于教育目的的模拟程序不包括在医疗器械中，不需要得到制药事务局的批准。我们相信，除了在临床环境中提供术中成像辅助外，我们的 MR 设备将通过其位置信息和视线共享功能加强教育和交流（图 36.9）。在远程会议中，

佩戴 HMD-MR 设备的多个用户可以参考由患者成像检查构建的解剖结构，并讨论详细的手术计划。这种合作在晚期脊柱退变和具有复杂解剖结构的身体部位的病例中尤其有用。此外，我们认为与医务人员和患者同时分享图像，这将有利于对手术的解释（图 36.10）。最后，该系统可能被开发成一个模拟器，年轻医师可以通过它了解解剖结构并进行安全的外科手术。

目前的 MR 技术被发现有一些局限性。现有的 MR-HMD 设备用红外线传感器测量周围区域，并在投射到真实空间时校正位置。虽然该技术成本低，不需要配准和空间识别标记，但由于虚拟模型缺乏真实空间中的参考点，其精度容易下降[40]。现实技术设备也可能受到手术室中其他医疗设备产生的无线电波和红外线的影响。为了提高模拟图像的准确性，我们提出了 MR-HMD 设备与术中 CT 成像的同步化，并使

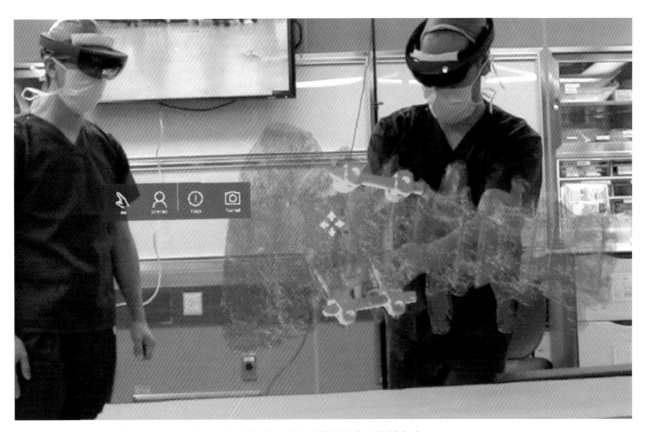

图 36.9 手术室的术前讨论：共享视图功能（用红线包围）促进了用户之间的交流

用 O 臂（Medtronic，USA）测量了在尸体中插入螺钉的准确性。然而，MR-HMD 装置的准确性对于安全操作来说是不够的（图 36.11）。这些问题可以通过开发导航装置、在 CT 成像过程中添加参考点或指定一个坚实的参考架（如当前导航系统中所做的）来缓解。

VR 技术除了提高外科医师对解剖结构和空间定位的 3D 理解外，还是外科专业学生有用的教学工具。目前，这些技术受到其位置精度的限制，但未来的发展有望实现实用化的图像支持设备。

鸣谢：我们对 Holoeyes 公司的 Maki Sugimoto 和 Naoji Taniguchi 在开发该设备方面的合作表示最深切的感谢。

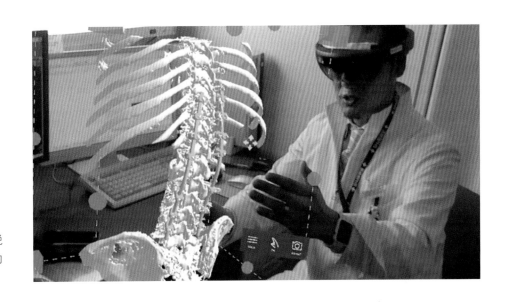

图 36.10 应用于患者说明：医师通过分享3D图像向患者表示知情同意

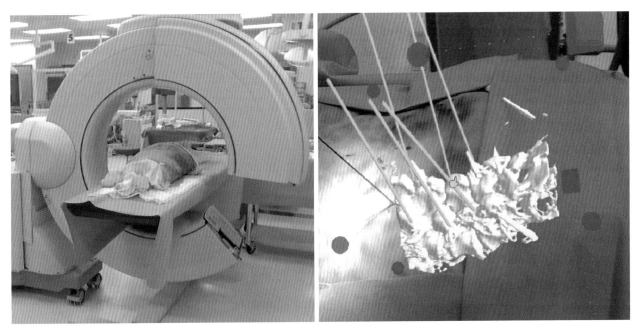

图 36.11 术中CT成像（O臂）在尸体上的混合现实应用

参考文献

1. AL JAMMAL O M, DELAVAR A, MAGUIRE K R, et al. National trends in the surgical management of lumbar spinal stenosis in adult spinal deformity patients[J]. Spine, 2019, 44(23): E1369–E1378.

2. LLC M S R. Orthopedic navigation system market size. Industry Report, 2018–2025[R]. 2019.

3. IANNESSI A, MARCY P Y, CLATZ O, et al. A review of existing and potential computer user interfaces for modern radiology[J]. Insights Imaging, 2018, 9(4): 599–609.

4. AHERN D P, GIBBONS D, SCHROEDER G D, et al. Image-guidance, robotics, and the future of spine surgery[M]. Philadelphia: Lippincott Williams and Wilkins, 2019.

5. YOSHIDA S, SUGIMOTO M, FUKUDA S, et al. Mixed reality computed tomography-based surgical planning for partial nephrectomy using a head-mounted holographic computer[J]. Int J Urol, 2019, 26(10): 681–682.

6. SAITO Y, SUGIMOTO M, IMURA S, et al. Intraoperative 3D hologram support with mixed reality techniques in liver surgery[J]. Ann Surg, 2020, 271(3): E4–E7.

7. JANTZ J, MOLNAR A, ALCAIDE R . A brain-computer inter face for ex tended realit y inter faces[C]. ACM SIGGRAPH 2017 VR Village. New York,USA: Association for Computing Machinery, 2017: 1–2.

8. PEUCHOT B, TANGUY A, EUDE M. Augmented reality in spinal surgery[J]. Stud Health Technol Inform, 1997, 37: 441–444.

9. THEOCHAROPOULOS N, PERISINIS K, DAMILAKIS J, et al. Occupational exposure from common fluoroscopic projections used in orthopedic surgery[J]. J Bone Joint Surg - Series A, 2003, 85(9): 1698–1703.

10. EDSTRÖM E, BURSTRÖM G, OMAR A, et al. Augmented reality surgical navigation in spine surgery to minimize staff radiation exposure[J]. Spine, 2020,45(1):E45-E53.

11. MOORE J , CLARKE C , BAINBRIDGE D, et al . Image guidance for spinal facet injections using tracked ultrasound[C]. Lecture notes in computer science (including subseries Lecture notes in artificial intelligence and lecture notes in bioinformatics). 2009: 516–523.

12. BISSON M, CHERIET F, PARENT S. 3D visualization tool for minimally invasive discectomy assistance[C]. Studies in health technology and informatics. IOS Press, 2010: 55-60.

13. WEISS C R, MARKER D R, FISCHER G S, et al. Augmented reality visualization using image-overlay for MR-guided interventions: system description, feasibility, and initial evaluation in a spine phantom[J]. Am J Roentgenol, 2011, 196(3): W305–W307.

14. FRITZ J, PAWEENA U, THAINUAL,et al. MR-guided vertebroplasty with augmented reality image overlay navigation[J]. Cardiovasc Intervent Radiol, 2014, 37(6): 1589–1596.

15. NAVAB N, HEINING S M, TRAUB J. Camera augmented mobile C-arm (CAMC): calibration, accuracy study, and clinical applications[J]. IEEE Trans Med Imaging, 2010, 29(7): 1412–1423.

16. ELMI-TERANDER A, BURSTRÖM G, NACHABE R, et al. Pedicle screw placement using augmented reality surgical navigation with intraoperative 3D imaging: a first in-human prospective cohort study[J]. Spine, 2019, 44(7): 517–25.

17. ABE Y, SATO S, KATO K, et al. A novel 3D guidance system using augmented reality for percutaneous vertebroplasty[J]. J Neurosurg Spine, 2013, 19(4):492–501.

18. ELMI-TERANDER A, BURSTRÖM G, NACHABÉ R, et al. Augmented reality navigation with intraoperative 3D imaging vs fluoroscopy-assisted free-hand surgery for spine fixation surgery: a matched-control study comparing accuracy[J]. Sci Rep, 2020, 10(1): 1–8.

19. URAKOV T M, WANG M Y, LEVI A D. Workflow caveats in augmented reality–assisted pedicle instrumentation: Cadaver Lab[J]. World Neurosurg, 2019, 126: e1449–e1455.

20. LIEBMANN F, RONER S, VON ATZIGEN M, et al. Pedicle screw navigation using surface digitization on the Microsoft HoloLens[J]. Int J Comput Assist Radiol Surg, 2019, 14:(7) 1157–1165.

21. GIBBY J T, SWENSON S A, CVETKO S, et al. Head-mounted display augmented reality to guide pedicle screw placement utilizing computed tomography[J]. Int J Comput Assisted Radiol Surg, 2019: 525–535.

22. MÜLLER F, RONER S, LIEBMANN F, et al. Augmented reality navigation for spinal pedicle screw instrumentation using intraoperative 3D imaging[J]. Spine J, 2019(4):621-628.

23. MOLINA C A, THEODORE N, KARIM A H, et al. Augmented reality-assisted pedicle screw insertion: a cadaveric proof-of-concept study[J]. J Neurosurg Spine, 2019, 31: 139–146.

24. WU J R, WANG M L, LIU K C, et al. Real-time advanced spinal surgery via visible patient model and augmented reality system[J]. Comput Methods Prog Biomed, 2014, 113: 869–881.

25. SUGIMOTO M, YASUDA H, KODA K, et al. Image overlay navigation by markerless surface registration in gastrointestinal, hepatobiliary and pancreatic surgery[J]. J Hepatobilling Pancreat Sci, 2010, 17: 629–636.

26. CARL B, BOPP M, SASS B, et al. Implementation of augmented reality support in spine surgery[J]. Eur Spine J, 2019, 28: 1697–1711.

27. CARL B, BOPP M, SASS B, et al. Reliable navigation registration in cranial and spine surgery based on intraoperative computed tomography[J]. Neurosurg Focus, 2019, 47: E11.

28. INOUE D, CHO B, MORI M, et al. Preliminary study on the clinical application of augmented reality neuronavigation[J]. J Neurol Surg Part A: Central Eur Neurosurg, 2013, 74: 71–76.

29. TABRIZI L B, MAHVASH M. Augmented reality-guided neurosurgery: accuracy and intraoperative application of an image projection technique[J]. J Neurosurg, 2015, 123: 206–211.

30. INTERNATIONAL A ASTM F2554.10 standard practice for measurement of positional accuracy of computer assisted surgical systems[S]. 2010.

31. SUGIMOTO M. Augmented tangibility surgical navigation using spatial interactive 3-D hologram zSpace with OsiriX and bio-texture 3-D organ modeling[C]// Proceedings - 2015 international conference on computer application technologies, CCATS 2015. Institute of Electrical and Electronics Engineers Inc, 2016: 189–194.

32. CHUANG M F, TUNG H H, CLINICIU D L, et al. The effect of an integrated education model on anxiety and uncertainty in patients undergoing cervical disc herniation surgery[J]. Comput Methods Prog Biomed, 2016, 133: 17–23.

33. LANIER J. Virtual reality: the promise of the future[J]. Interact Learn Int, 1992, 8(4): 275–279.

34. BLIZZARD D J, THOMAS J A. MIS single-position lateral and oblique lateral lumbar interbody fusion and bilateral pedicle screw fixation[J]. Spine, 2018, 43(6): 440–446.

35. QUICENO E, HARTMAN C, GODZIK J, et al. Single position spinal surgery for the treatment of grade II spondylolisthesis: a technical note[J]. J Clin Neurosci, 2019, 65: 145–147.

36. SAKAI D, JOYCE K, SUGIMOTO M, et al. Augmented, virtual and mixed reality in spinal surgery: a real-world experience[J]. J Orthop Surg, 2020, 28(3): 2309499020952698.

37. MILGRAM P, TAKEMURA H, UTSUMI A, et al. Augmented reality: a class of displays on the reality-virtuality continuum[C]// Telemanipulator and telepresence technologies. International Society for Optics and Photonics, 1995: 282–292.

38. MILGRAM P, KISHINO F. A taxonomy of mixed reality visual displays[Z]. 1994 [cited 2020 Nov 9]. Available from: https://search.ieice.org/bin/summary.php?id=e77-d_12_1321

39. WILLIAMS T, SZAFIR D, CHAKRABORTI T. The reality-virtuality interaction cube[C]// Proceedings of the 2nd international workshop on virtual, augmented, and mixed reality for HRI. 2019.

40. VASSALLO R, RANKIN A, CHEN E C S, et al. Hologram stability evaluation for Microsoft HoloLens[C]// Medical Imaging 2017: Image perception, observer performance, and technology assessment. International Society for Optics and Photonics, 2017: 1013614.

41. VOVK A, WILD F, GUEST W, et al. Simulator sickness in augmented reality training using the Microsoft HoloLens[C]// Proceedings of the 2018 CHI conference on human factors in computing systems. New York, USA: Association for Computing Machinery, 2018.

42. Augmented Reality Technology Using Microsoft HoloLens in Anatomic Pathology | Archives of Pathology & Laboratory Medicine | Allen Press [Internet][EB/OL]. [2020-11-09]. https://meridian.allenpress.com/aplm/article/142/5/638/194343/Augmented-Reality-Technology-Using-Microsoft

43. Evaluating the Microsoft HoloLens through an augmented reality assembly application[EB/OL].[2020-11-09].https://www.spiedigitallibrary.org/conferenceproceedings-of-pie/10197/101970V/Evaluatingthe-Microsoft-HoloLens-through-an-augmentedreality-assembly-application/10.1117/12.2262626.short?webSyncID=9a0ce46e-9e6e- c7a4-9dab-6a0cbad05932&sessionGUID=9ad883c9-d902-bc99-93ce-d268bead49a2&SSO=1

44. KWOK A O J, KOH S G M. COVID-19 and extended reality (XR)[J]. Curr Issues Tour, 2020: 1–6.

45. NURIMAN H, SABAR S, MUTIAZ I R, et al. From real to virtual: adaptation model of performance arts during covid-19 period[J]. J Sosioteknologi, 2020, 19(2): 162–169.

增强现实技术在脊柱肿瘤手术中应用的可行性

37

37.1 简介

几十年来，3D 导航已成为颅内肿瘤手术的常规手段 [1]。因此，AR 解决方案的纳入是一个自然的步骤，反映了导航颅脑手术领域的逐步技术进步。事实上，自 20 世纪 90 年代以来，基于显微镜的 AR 已经在脑神经外科中得到应用 [2]。相比之下，脊柱手术中的导航仍然是一个有争议的话题，没有统一采用 [3,4]。图像引导脊柱导航的主要应用是椎弓根螺钉置入，而不是肿瘤手术，而 AR 导航在脊柱肿瘤手术中的数据有限 [5~8]。然而，就像在脊柱固定手术中所看到的成功一样，AR 导航和 MISS 技术在脊柱肿瘤手术中的结合有望提高准确性，改善患者预后，并减少工作人员的辐射暴露。

MISS 彻底革新了脊柱外科手术。虽然这些技术最初用于脊柱退行性疾病和创伤，但也已广泛应用于脊柱肿瘤和畸形外科。MISS 在治疗脊柱肿瘤方面有几个优点。在良性肿瘤病例中，对肌肉和骨结构的轻微损伤可能会降低结构不稳定的风险，并减少对融合手术的需要，还可以减少手术创伤，最大限度地减少失血量、恢复时间以及初始和慢性疼痛。因此，MISS 技术允许在最小延迟的情况下开始恶性肿瘤的放射治疗和化疗。MISS 中减少的全身手术压力对合并疾病的患者也是有益的。与开放手术相比，MISS 将术后并发症降至最低，让患者更快地康复回家。

37.2 脊柱肿瘤手术

获得肿瘤控制、脊髓减压、恢复脊柱机械稳定性是脊柱肿瘤手术的主要适应证。手术目的是可以治愈原发肿瘤和缓解转移性病变。使用脊柱肿瘤这一总称来描述所有影响脊柱的肿瘤，会产生大量不同的医疗状况，从严格的髓内病变到对脊柱继发性影响的完全椎外肿瘤。对于大多数这些情况，AR 导航的潜在好处是显而易见的。可以说，在硬膜内肿瘤手术中使用的任何术中成像技术或导航辅助设备都可以帮助确定手术的正确脊柱水平。使用 AR 可以 3D 确认肿瘤与周围骨的解剖关系，这可以增强和促进脊柱肿瘤手术的决策。

为简单起见，在阐明 AR 在脊柱肿瘤手术中的作用时，将主要讨论两大类肿瘤，分别是硬膜内肿瘤（脊柱的骨骼解剖仍未受到影响）和硬膜外肿瘤（脊柱的结构完整性是手术的关键方面）。

37.3 硬膜内肿瘤

硬膜内肿瘤主要通过后路椎板切开入路

治疗。原因包括该入路并发症发病率较低且操作简单，当肿瘤位于髓内时，首选的是脊柱之间的直接中线入路。浅层椎管内常充满肿瘤和被压迫的脊髓或神经根，使显微手术操作空间非常有限。因此，椎板切除术必须包括足够多的节段，以使术者能够直视颅侧和尾部肿瘤边缘，并足够宽，以确保在不必要地移除结构元素的情况下最大限度地进入。为了简化这个问题，AR导航可以为外科医师提供相关解剖的可视化以及肿瘤的轮廓。最理想的是，根据术中成像自动分割相关结构。商业上可用于脊柱肿瘤的自动肿瘤分割解决方案尚未完全开发，软组织肿瘤可能无法使用基于CT的成像技术进行可视化。然而，术中3D扫描中脊柱自动分割的几种解决方案是可用的，并且已经努力在多个外科学科中解决自动肿瘤分割的挑战[7,9~11]。例如，在神经外科和放射肿瘤学中，为CT和MRI数据开发的分割算法已经取得了很大进展[12~14]。与已知正常解剖学和成像产生明确结构边界的骨性脊柱分割相比，由于缺乏标准的解剖结构和难以定义肿瘤边界，肿瘤分割是复杂的[15~17]。然而，值得注意的是，肿瘤分割也对训练有素的临床医师构成了挑战。在放射肿瘤学中，临床上相关的观察者间

和观察者内部目标和危险器官方面存在不一致的报道[13,18~21]。在这一领域，深度学习算法已经成功地应用于胸部、腹部、骨盆、头颈部和大脑中的目标自动分割。这些算法有时在观察者间和观察者内变异性较低的情况下优于临床同行[13]。因此，预期自动肿瘤分割算法纳入即将到来的几代导航软件中似乎是合理的。

目前，术前影像的手动分割和术中融合到配准扫描是最好的选择。手动勾画3D表示的肿瘤是大多数商业导航程序包的基本功能，包括BrainLab、Stealth Station和NAV3i。这些软件包中的智能功能帮助外科医师快速完成了肿瘤勾画任务（图37.1）。然而，只有BrainLab提供了这一专为脊柱肿瘤手术设计的功能。当将术前图像（通常是仰卧位）融合到术中图像（通常是俯卧位）进行配准时，会出现脊柱特有的问题，即需要补偿脊柱的正常运动才能进行图像融合。Carl等提出了一种基于非线性匹配的解决方案，取得了良好的效果[7]。

当AR被用来简化手术入路中时，使用平视显示器（head-up display，HUD）或监视器界面将是最合适的。AR在脊柱导航中的应用中，HMD解决方案因其操作简单而受到了极大的

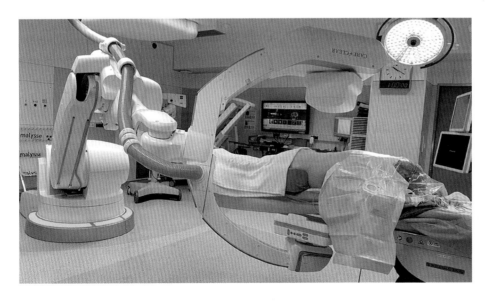

图37.1 术中使用Artis zeego成像系统（西门子）。图像最初由Pireau等发表[50]。经*Springer Nature*杂志许可转载

关注[22~28]。然而，HMD系统相对较新，并且有一个额外的跟踪对象（HMD本身），因此增加了复杂性和出错的可能性。这些系统通常依靠光学匹配和手动微调来配准。微软全息透镜（HoloLens）就是一种这样的设备，它的精确度为9~45 mm，具体的精确度取决于非医学模型中到物体的距离[29]（图37.2）。在一项脊柱体模研究中，达到了约5 mm的精度[25]。对于硬膜内肿瘤手术，这种水平的准确性是不够的。或者，直接或间接投影技术将起到同样的作用。到目前为止，投影解决方案主要用于脊柱注射等介入性手术，尚无任何临床应用于外科的报道。

一旦软组织剥离、骨切除和硬膜入路令人满意，随后的硬膜内手术通常在显微镜下进行。必须注意动态参照系的定位，因为它们可能会干扰手术显微镜的定位。同时，将参照系放置在距离肿瘤太远的位置可能会导致导航精度降低[4]。在手术的入口部分执行之前放置动态参照系或皮肤基准通常是不切实际的。DRF夹通常附着在棘突上，需要开放一定程度的皮肤，在手术的这个阶段，皮肤上的标记可能会因皮肤变形而移位。因此，在许多AR引导的脊柱手术工作流程中，只有在充分暴露相关解剖结构后才开始导航。基于显微镜的AR是硬膜内肿瘤手术最明显的解决方案。基于显微镜的AR是通过外科显微镜目镜中的HUD提供的，这是一项在20世纪80年代开发的技术[30,31]。单独的显示器可以用于AR显示，但无论何时使用，

都需要将外科医师的焦点从显微镜转移到屏幕上。然而，HMD解决方案在这部分手术中是不可行的，因为它们不能与手术显微镜有效地结合。要让基于HMD的AR技术发挥作用，该技术必须变得足够精确，并提供足够的放大倍数，以作为具有AR功能的头戴式显微镜。一种可能的解决方案是将HMD与新颖的可视化解决方案相结合，如外窥镜（Orbeye，Artevo，DSM）。这些工具已用于眼科、耳鼻喉科、神经科和普通外科[32~34]。它们是高分辨率的导航摄像系统，旨在用一个小摄像头取代显微镜，其摄像头足够小，可以放置在靠近手术视野的地方，而不会太显眼。该视图显示在监视器上。理论上，HMD显示器解决方案可以提供相同的视图。然而，普通显微外科显微镜的好处是提供与外科医师匹配的视线。因此，外科医师所做的动作将在视觉上与所有方向相匹配。从不同的角度来看，外科医师必须重新训练和调整他们的动作，以避免人为错误。

在一项对10例计划进行硬膜内肿瘤手术的患者的研究中，Carl等使用Brainlab的市售脊柱导航套件"Elements"评估了基于显微镜的AR的使用[7]。术前3D成像包括CT血管造影和MRI扫描。肿瘤和其他感兴趣的结构，如血管，能够在智能刷功能的帮助下进行手动分割（图37.3，图37.4）。椎体自动分割，图像融合前手工校正。当需要时，使用软件套件的脊柱曲率校正功能。自动配准是基于术中使用AIRO扫描仪和动态参照系的3D放射学[35,36]。为了避免手术区域的杂乱，对于颈椎病例，动态参照系被放置在碳纤维Mayfield头架上，对于胸腰椎病例，动态参照系被贴在皮肤尾部的感兴趣区域。手术的初始部分是在开始注册之前进行的。添加了不属于导航部分的皮肤基准点，并随后用于精度测量。AIRO采用了低剂量的注册方案[36]。当外科医师需要时，AR可以显示为透明为3D物体或Zeiss Pentero 900显微镜目镜中使用的HUD轮廓。在

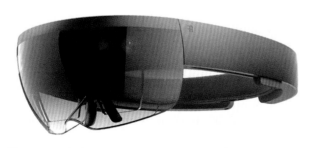

图37.2 微软的全息镜头。图片由Microsoft提供

手术室的监视器上连续显示其他视图。显示肿瘤轮廓及相关的周围解剖结构。

作者的结论是：基于显微镜的 AR 可以成功地应用于硬膜内脊柱肿瘤手术，术中可以直观地提供肿瘤范围和周围结构的可视化。术中自动低剂量计算机断层扫描配准确保了高精度。因此，所有先进的颅脑 AR 多模式选项现在也可以应用于脊柱手术 [7]。

报告的靶点配准误差为 0.72 mm ± 0.24 mm，这是安全的硬膜内手术所必需的。这不应与导航精度混淆，导航精度还包括导航系统的入站误差和外科医师坚持规划路径的能力。在脑肿瘤手术中，软组织导航的准确性可维持时间较短。当软组织被操纵时（例如，当肿瘤的部分被切除时），准确性很快就会丧失 [37]。同样的现象也会发生在硬膜内脊柱肿瘤手术中，即使软组织活动的空间要有限得多。目前，解决这个问题的最佳方案是术中超声 [38]。不幸的是，目前还没有商业化的使用 US 的临床系统，唯一报道的结合 US 和 AR 的系统是实验性的 [39]。

37.4　硬膜外肿瘤

尽管导航在骨科和脊柱肿瘤手术中已经变得越来越常见，但暂无使用 AR 技术的图像引导硬膜外肿瘤手术的文献报道 [40]。早期的文献研究了影像引导手术治疗良性颈椎骨肿瘤 [41]、脊柱骨样骨瘤 [42~44]、脊柱转移性疾病 [45,46] 以及胸椎骨巨细胞瘤整块切除和随后的固定治疗 [47]。最近的报道描述了使用导航超声骨刀来增加胸椎和腰椎脊索瘤整体切除的精确度 [48]。导航在这些病例中简化了手术计划、肿瘤切除和随后的固定 [40,49~50]。

尽管如此，设计用于椎弓根螺钉放置的 AR 解决方案为硬膜外脊柱肿瘤手术提供了很好的起点。这项技术通常包括自动脊柱分割，需要与手动或自动肿瘤识别和分割算法相结合，为外科医师提供相关解剖的 3D 展示。这将简化肿瘤切除和后续固定的手术计划过程。理想情况下，软件解决方案不仅应该包括计划肿瘤切除的功能，还应该包括脊柱重建和固定的功能。一个可预见

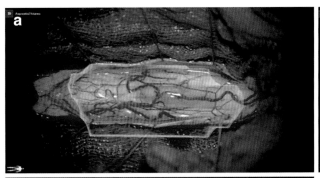
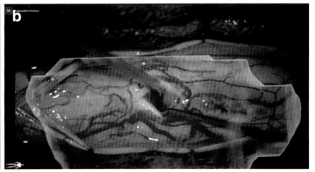
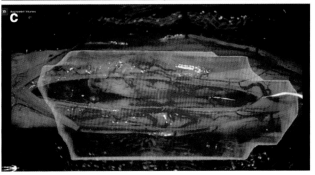

图 37.3　外科医师在基于显微镜的增强现实导航过程中的视野。黄色区域勾勒出肿瘤边界。a.硬脑膜切开后即刻；b.切除开始；c.切除结束。该图最初由Carl等发表 [7]，经Springer Nature许可转载

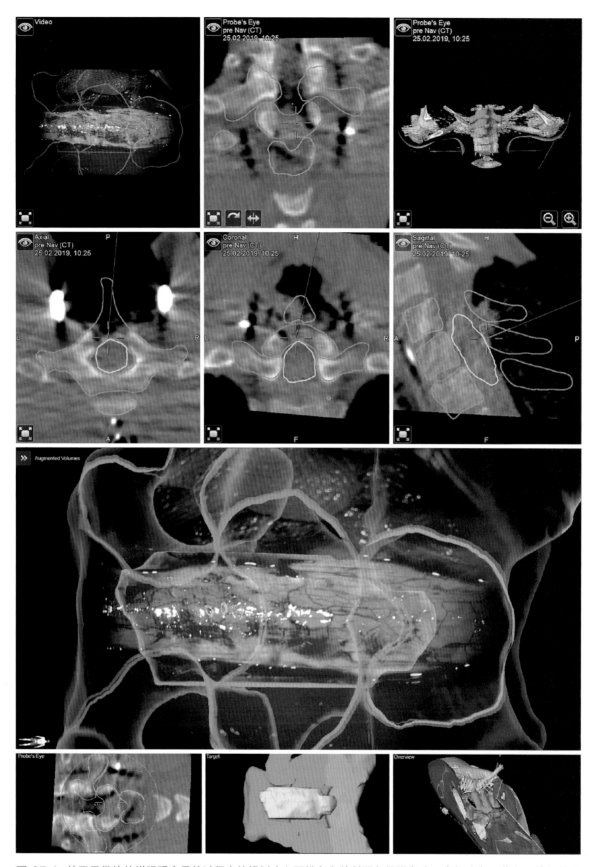

图 37.4 基于显微镜的增强现实导航过程中的规划（上两排）和外科医师的视角（下半部分）。黄色区域勾勒出肿瘤结合的边界。绿色和蓝色勾勒出脊椎边界。该图最初由Carl等发表[7]。经Springer Nature许可转载

的问题是在切除脊柱中的大型肿瘤肿块时，对超过计划的承重结构的破坏或移除程度超出了计划。在这种情况下，术中 3D 扫描和超声将提供额外的好处，因为它允许在肿瘤切除的不同阶段重复检查骨骼和软组织解剖[38]。

对于硬膜外肿瘤手术，AR 显示技术的组合将是最有效的。一方面，基于显微镜的 AR 是对肿瘤进行精细解剖和切除的最佳选择。另一方面，基于 HUD 或监视器的解决方案适合肿瘤初步探查手术和可能的固定手术。在这种情况下，在使用显微镜时需要取下头戴设备。

参考文献

1. MACIUNAS R J. Computer-assisted neurosurgery[J]. Clin Neurosurg, 2006, 53: 267–271.

2. KING A, EDWARDS P, MAURER C J, et al. A system for microscope-assisted guided interventions[J]. 1999, 72(2–4): 107–111.

3. HUSSAIN I, COSAR M, KIRNAZ S, et al. Evolving navigation, robotics, and augmented reality in minimally invasive spine surgery[J]. Global Spine J, 2020, 10(2 Suppl): 22S–33S.

4. BURSTROM G, NACHABE R, HOMAN R, et al. Frameless patient tracking with adhesive optical skin markers for augmented reality surgical navigation in spine surgery[J]. Spine, 2020,45(22):1598-1604.

5. JARVERS J S, KATSCHER S, FRANCK A, et al. 3D-based navigation in posterior stabilisations of the cervical and thoracic spine: problems and benefits. Results of 451 screws[J]. 2011, 37(2): 109–119.

6. RAMPERSAUD Y R, PIK J H, SALONEN D, et al. Clinical accuracy of fluoroscopic computer-assisted pedicle screw fixation: a CT analysis[J]. 2005, 30(7): E183-E190.

7. CARL B, BOPP M, SASS B, et al. Augmented reality in intradural spinal tumor surgery[J]. Acta Neurochir, 2019, 161(10): 2181–2193.

8. BANDIERA S, GHERMANDI R, GASBARIN A, et al. Navigation-assisted surgery for tumors of the spine[J]. J Exp Spine Surg, 2013, 22(6): 919–924.

9. BURSTROM G, BUERGER C, HOPPENBROUWERS J, et al. Machine learning for automated 3-dimensional segmentation of the spine and suggested placement of pedicle screws based on intraoperative cone beam computer tomography[J]. J Neurosurg Spine, 2019, 31(1): 147–154.

10. CARL B, BOPP M, SASS B, et al. Microscope-based augmented reality in degenerative spine surgery: initial experience[J]. World Neurosurg, 2019, 128:e541-e551..

11. CARL B, BOPP M, SASS B, et al. Spine surgery supported by augmented reality[J]. Global Spine J, 2020, 10(2 Suppl): 41S–55S.

12. WADHWA A, BHARDWAJ A, VERMA V. A review on brain tumor segmentation of MRI images[J]. J Med Res Invention, 2019, 61: 247–259.

13. CARDENAS C E, YANG J, ANDERSON B M. Advances in auto-segmentation[J]. Semin Radiat Oncol, 2019, 29(3):185-197.

14. ANGULAKSHMI M, LAKSHMI PRIYA G. Technology. Automated brain tumour segmentation techniques—a review[J]. Int J Imaging Syst, 2017, 27(1): 66–77.

15. BEN RABEH A, BENZARTI F, AMIRI H. Segmentation of brain MRI using active contour model[J]. Int J Imaging Syst, 2017, 27(1): 3–11.

16. KAMNITSAS K, LEDIG C, NEWCOMBE V F, et al. Efficient multi-scale 3D CNN with fully connected CRF for accurate brain lesion segmentation[J]. 2017, 36: 61–78.

17. VAISHNAVEE K, AMSHAKALA K. An automated MRI brain image segmentation and tumor detection using SOM-clustering and proximal support vector machine classifier[C]// 2015 IEEE International Conference on Engineering and Technology (ICETECH). IEEE, 2015.

18. HONG T S, TOMÉ W A, HARARI P M. Oncology. Heterogeneity Head Neck IMRT Target Des Clin Pract, 2012, 103(1): 92–98.

19. LI X A, TAI A, ARTHUR D W, et al. Variability of target and normal structure delineation for breast cancer radiotherapy: an RTOG multi-institutional and multiobserver study[J]. Int J Radiat Oncol Biol Phys, 2009, 73(3): 944–951.

20. EMINOVIC G, MCCORMACK M. Variability of clinical target volume delineation for definitive radiotherapy in cervix cancer[J]. Radiother Oncol, 2015, 117(3): 542–547.

21. NG S P, DYER B A, KALPATHY-CRAMER J, et al. A prospective in silico analysis of interdisciplinary and interobserver spatial variability in post-operative target delineation of high-risk oral cavity cancers: does physician specialty matter?[J]. Clin Transl Radiat Oncol, 2018, 12: 40–46.

22. ABE Y, SATO S, KATO K, et al. A novel 3D guidance system using augmented reality for percutaneous vertebroplasty[J]. J Neurosurg Spine, 2013, 19(4): 492–501.

23. AGTEN C A, DENNLER C, ROSSKOPF A B, et al.

Augmented reality-guided lumbar facet joint injections[J]. Investig Radiol, 2018, 53(8): 495–498.

24. DEIB G, JOHNSON A, UNBERATH M, et al. Image guided percutaneous spine procedures using an optical see-through head mounted display: proof of concept and rationale[J]. J Neurointerv Surg, 2018, 10(12): 1187–1191.

25. GIBBY J T, SWENSON S A, CVETKO S, et al. Head-mounted display augmented reality to guide pedicle screw placement utilizing computed tomography[J]. Int J Comput Assist Radiol Surg, 2019, 14(3): 525–535.

26. LIEBMANN F, RONER S, VON ATZIGEN M, et al. Pedicle screw navigation using surface digitization on the Microsoft HoloLens[J]. Int J Comput Assist Radiol Surg, 2019, 14(7): 1157–1165.

27. MOLINA C A, THEODORE N, AHMED A K, et al. Augmented reality-assisted pedicle screw insertion: a cadaveric proof-of-concept study[J]. J Neurosurg Spine, 2019, 31(1):139-146.

28. YOON J W, CHEN R E, KIM E J, et al. Augmented reality for the surgeon: systematic review[J]. Int J Med Robot, 2018, 14(4): e1914.

29. HUBNER P, CLINTWORTH K, LIU Q, et al. Evaluation of HoloLens tracking and depth sensing for indoor mapping applications[J]. Sensors (Basel), 2020, 20(4):1021.

30. KELLY P J, ALKER G J J, GOERSS S. Computer-assisted stereotactic laser microsurgery for the treatment of intracranial neoplasms[J]. Neurosurgery, 1982, 10(3): 324–331.

31. ROBERTS D W, STROHBEHN J W, HATCH J F, et al. A frameless stereotaxic integration of computerized tomographic imaging and the operating microscope[J]. J Neurosurg, 1986, 65(4): 545–549.

32. LANGER D J, WHITE T G, SCHULDER M, et al. Advances in intraoperative optics: a brief review of current exoscope platforms[J]. Operat Neurosurg, 2020, 19(1): 84–93.

33. CORCIONE F, SILVESTRI V, MEROLA G, et al. Use of the ORBEYE exoscope in general surgery: the advent of video-assisted open surgery[J]. Surg Innov, 2020,28(1):79-84.

34. KANZAKI S, TAKAHASHI S, TODA M, et al. Pros and cons of the exoscope for otologic surgery[J]. Surg Innov, 2020,28(3):360-365.

35. HECHT N, KAMPHUIS M, CZABANKA M, et al. Accuracy and workflow of navigated spinal instrumentation with the mobile AIRO((R)) CT scanner[J]. Eur Spine J, 2016, 25(3): 716–723.

36. WEIR V J, ZHANG J, BRUNER A P. Dosimetric characterization and image quality evaluation of the AIRO mobile CT scanner[J]. J X-Ray Sci Technol, 2015, 23(3):

373–381.

37. KUHNT D, BAUER M H, NIMSKY C. Brain shift compensation and neurosurgical image fusion using intraoperative MRI: current status and future challenges[J]. Crit Rev Biomed Eng, 2012, 40(3):175-185.

38. UNGI T, GREER H, SUNDERLAND K, et al. Automatic spine ultrasound segmentation for scoliosis visualization and measurement[J]. IEEE Trans Biomed Eng,2020,67(11):3234-3241.

39. MA L, ZHAO Z, CHEN F, et al. Augmented reality surgical navigation with ultrasound-assisted registration for pedicle screw placement: a pilot study[J]. Int J Comput Assist Radiol Surg, 2017, 12(12): 2205–2215.

40. KELLY P D, ZUCKERMAN S L, YAMADA Y, et al. Image guidance in spine tumor surgery[J]. Neurosurg Rev, 2020, 43(3): 1007–1017.

41. MOORE T, MCLAIN R F. Image-guided surgery in resection of benign cervicothoracic spinal tumors: a report of two cases[J]. Spine J, 2005, 5(1): 109–114.

42. NAGASHIMA H, NISHI T, YAMANE K, et al. Case report: osteoid osteoma of the C2 pedicle: surgical technique using a navigation system[J]. Clin Orthop Relat Res, 2010, 468(1): 283.

43. RAJASEKARAN S, KAMATH V, SHTTY A P. Intraoperative Iso-C three-dimensional navigation in excision of spinal osteoid osteomas[J]. Spine, 2008, 33(1): E25–E29.

44. VAN ROYEN B J, BAAYEN J C, PIJPERS R, et al. Osteoid osteoma of the spine: a novel technique using combined computer-assisted and gamma probe-guided high-speed intralesional drill excision[J]. Spine, 2005, 30(3): 369–373.

45. ARAND M, HARTWIG E, KINZL L, et al. Spinal navigation in tumor surgery of the thoracic spine: first clinical results[J]. Clin Orthop Relat Res, 2002, 399: 211–218.

46. GEBHARD F, KINZL L, HARTWIG E, et al. Navigation of tumors and metastases in the area of the thoracolumbar spine[J]. Unfallchirurg, 2003, 106(11): 949–955.

47. SMITHERMAN S M, TATSUI C E, RAO G, et al. Image-guided multilevel vertebral osteotomies for en bloc resection of giant cell tumor of the thoracic spine: case report and description of operative technique[J]. Eur Spine J, 2010, 19(6): 1021–1028.

48. TOWNER J E, PIPER K F, SCHOENIGER L O, et al. Use of image-guided bone scalpel for resection of spine tumors[J]. AME case reports, 2018, 2:48.

49. BARZILAI O, ROBIN A M, O'TOOLE J E, et al. Minimally invasive surgery strategies: changing the treatment of spine tumors[J]. Neurosurg Clin, 2020, 31(2): 201–209.

50. PIREAU N, CORDEMANS V, BANSE X, et al. Radiation dose reduction in thoracic and lumbar spine instrumentation using navigation based on an intraoperative cone beam CT imaging system: a prospective randomized clinical trial[J]. Eur Spine J, 2017, 26(11): 2818–2827.

增强现实技术在脊柱微创手术中的应用前景

38

38.1 简介

手术的准确性是多种因素共同作用的结果。最重要的一点，也是经常被忽视的是外科医师对解剖学的理解。如果原始计划有缺陷，则完全按照计划放置的螺钉仍可能放置不当。增强现实可以将相关的分段解剖投影到外科医师的视角中，以提高对手术解剖和轨迹的实时理解。这为导航MISS提供了新维度。图像融合和分割算法需要提供CT和MRI成像数据的无缝组合。软件解决方案必须针对预期用途进行定制，以帮助创建最佳的手术方案，而不是强迫外科医师调整手术技术以弥补技术缺陷[1]。

运动的实时视频跟踪需要定制的系统，以避免延迟和不匹配的问题。现代导航系统还提供了将术中成像与术前计划合并的可能性。在未来，系统甚至可能添加人工智能解决方案，以使手术计划适应手术过程中的变化。因此，在拥有尽可能轻便便携的系统和为精确的AR导航提供更先进的功能之间，存在着（而且很可能会继续存在）一种平衡[2,3]。

然而，无论是外科医师还是导航系统都看不到体内，再多的术前计划或成像也不能解决这个固有的问题。在跟踪参考标记时，导航系统不会提供关于仪器尖端在体内何处的真实反馈。因此，

器械推到致密骨上导致的弯曲只能被外科医师感觉到，导航系统看不到[4]。同样，脊椎的微小移动可能不会被察觉。如果把手术器械的控制权让给手术机器人，这些问题就会变得复杂起来。导航机器人置入椎弓根螺钉的精确度极高。尽管如此，如果导航数据不准确或力反馈系统有误，机器人有可能会造成巨大的伤害。必须采用新的技术和解决方案来解决这些问题。

在接下来的章节中，将讨论AR在MISS应用中发展的关键方面。

38.2 分割

手术室（OR）的时间是一种昂贵的商品。导航技术的使用越来越多，导致在手术过程中规划导航轨迹上花费了很多宝贵的时间[5]。这种感知到的OR时间的增加是广泛应用导航技术的主要障碍之一[6]。业界已经采用了几种方法来自动识别椎体水平[7]。最近的研究致力于在术前或术中图像上分割（建立虚拟3D重建）脊柱的整个节段，以促进手术计划[8~12]。术中分割以提高手术导航在手术室中的可用性的解决方案已经商业化[13]。最近的进展解决了自动螺杆轨迹规划的问题[14]。超声分割技术发展迅速，可能成为术中计划和更新的有价值的补充[15]。

38.3 混合 OR 和 AR

混合 OR 是设备齐全、现代化的 OR 与介入放射学套件的功能相结合的结果。将最先进的放射设备集成到 OR 中，为外科提供了新的维度。对于导航手术，立即获得高质量的 3D 成像功能意味着它可以成为导航设置的组成部分。由于术中图像质量随着时间的推移而提高，术中成像可以取代术前检查，为患者注册提供准确的依据。此外，可以进行重复检查，以确保在完成手术之前获得无误的手术结果。为了探索这些可能性，飞利浦已经开发了一种围绕混合 OR 构建的脊柱 AR 导航系统（图 38.1）。公布的结果表明，这是一个完全集成和简化的工作流程，包括用于注册、跟踪和导航的初始 3D CBCT 扫描，以及确保正确放置椎弓根螺钉的重复扫描[5]。将该解决方案与集成的机械臂相结合，在尸体实验中获得了高精度[16]。类似地，术中超声和内镜功能的集成将进一步增强 AR 导航混合 OR 的成像能力[17]。此外，可以设想复杂的方法，其中可以使用血管造影术对血管系统进行成像，甚至可以进行血管内和外科联合治疗（例如，在治疗脊髓血管畸形和瘘管方面）。西门子也提供了具有机器人功能的混合 OR，可以与第三方供应商的 AR 解决方案相结合（图 38.2）。

38.4 跟踪技术

准确和不间断地跟踪患者对于导航手术是必不可少的。目前使用的最常见的跟踪解决方案是 DRF，它通常被设计为金属星形或在点上带有反射球的十字形。导航系统识别球体之间的 3D 关系，并且它们在空间中的位置相对于患者和患者注册期间的成像数据是固定的。然而，金属星必须放置在手术视野附近；如果移位，可能会失去准确性。其他选择，如黏合剂标记，减少了与笨重的 DRF 相关的问题，但仍然增加了执行导航手术的复杂性。未来的解决方案应该实现无标记的替代方案，在这种方案中，导航系统的"眼睛"可以看到患者，并持续跟踪手术领域内的患者和器械。在这种情况下，AR 技术非常适合，因为它可以提供关于现实世界和虚拟物体对齐准确性的视觉反馈。

如果导航系统的摄像机可以可视化患者的脊

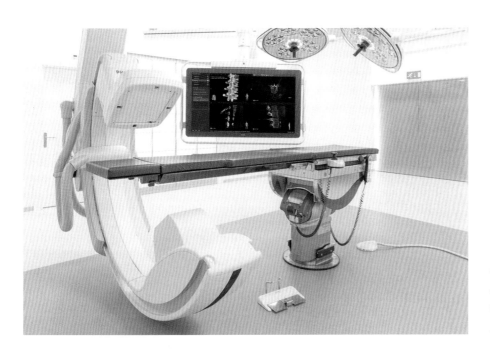

图 38.1 手术室设置增强现实手术导航系统（ClarifEye），将4个患者跟踪摄像头集成到 C臂中。AR视图显示在监视器上。图片由飞利浦医疗提供

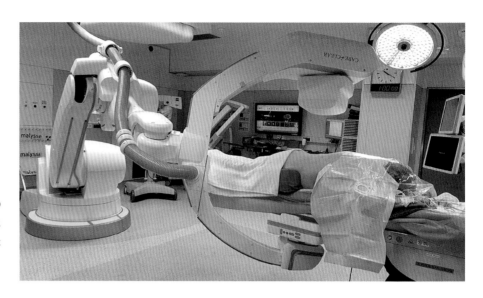

图 38.2 术中使用Artis zeego 成像系统（西门子）。图像最初由Pireau等发表[18]。经 Springer Nature许可转载

柱解剖结构，而不是参考系统的球体或标记，会发生什么？为了探索这一想法，Manni 等应用计算机视觉框架处理脊柱图像[2]。使用图像处理中的常见算法，脊椎特征可以被检测并用于 3D 三角测量，匹配特征的误差 < 0.5 mm。脊柱特征跟踪是对现有跟踪系统的扩展和改进，旨在实现最佳的患者运动补偿和可靠的手术指导。在外科领域，依靠与每个椎骨直接相关特征的跟踪技术有可能比动态参照系更准确，后者只提供对单个椎体的跟踪或与脊柱运动间接相关的患者跟踪技术[2,19,20]。

尽管使用脊柱特征检测获得了高精度，但该技术仅适用于脊柱暴露的开放手术病例。然而，同样的算法也可以用于无标记皮肤特征检测，为 MISS 病例提供帮助。最近的一项研究将这些方法与皮肤的高光谱成像相结合，得出了有希望的结果，同时也获得了低于 0.5 mm 的 TRE[3]。

38.5 术中成像以重新对齐联合配准

也许重新调整术中情况与术前影像和计划的最简单方法是使用 2D 透视来获得至少两种不同的图像，然后使用这些图像来调整或更新联合配准。这一策略已经被用于 Mazor 机器人的第

一代，几家公司已经进一步开发了这一策略，应该很快就可以投入商业使用[21,22]。

CT 或 CBCT 更新提供了 3D 重新对齐的可能性，从而提高了准确性，因为更新后的图像可以更好地与先前规划的路径和手术过程保持一致。作为这一功能的先决条件，手术开始时的导航计划可以与新的术中图像融合，而不需要重新规划或手动调整。

MRI 和超声波检查（ultra sonography，US）用于更新手术导航计划的做法将在未来继续下去。虽然 MRI 将提供有价值的详细解剖信息，但问题仍然是如何使整个手术室、器械和工作人员适应在磁共振附近工作。新的磁共振序列则只需要更短的成像时间，这也可能是与 OR 时间改变相关的术中使用 MRI 的重要规则改变者[23]。

超声提供了快速、轻松的图像更新，将 US 整合到导航解决方案的努力已经在进行中。临床脊柱应用可能很快就会进入市场。

38.6 机器人学习和 AR

用机械臂取代人类的手可以显著提高手术精度。结合机器人技术的 AR 导航的初步研究表明，与没有机器人的 AR 相比，AR 导航的精

度要高得多[16,24]。使用人工智能或机器学习实现流程各部分的自动化既可以改善工作流程，又可以简化机器人集成[14]。对于脊柱手术，用于椎弓根螺钉放置的机器人系统需要快速、简单地设置，在外科领域内无菌，并且尽可能不受干扰且不稳定。因此，需要找到一个最佳点来创造一种足够稳定的机械臂，在不占用太多 OR 空间的情况下，在足够大的区域内达到目标和接近角度的同时保持精度。同样，外科医师应该能够在必要时迅速将机械臂移开。机械臂应该与所用的导航系统集成在一起，或者完全导航，以避免多个系统并行运行。专为导航而设计的外科机器人已经上市，向 AR 导航解决方案的过渡可能会为可视化和准确性至关重要的 MISS 提供最大的好处。对于椎弓根螺钉的放置，机器人技术和 AR 导航的结合有望达到最大限度地减少临床无法接受的超过 2 mm 的椎弓根断裂的目标[25,26]。

然而，机器人没有本体感觉，无法预测危险情况。解剖结构很少是平坦的，必须考虑可能存在的歪斜和偏转的风险。在被动机器人向智能和主动机器人过渡之前，严格的力反馈系统将是必备的，该系统可以对机器人引导的器械偏离计划路径的力矢量发出警告，并通知外科医师。

38.7　机器学习技术

机器学习改善 AR 导航体验的潜能已经以改进工作流程的形式产生了结果[14]。使用机器学习来实现如计划椎弓根螺钉或棒放置等自动化过程已经在当前的技术掌握之中，并将有助于减少导航对 OR 时间的影响[14,27,28]。然而，绝大多数的潜在用途还有待探索。改善 AR 体验的一种方法是将术前计划与术中可见的术野变化相结合。例如，当切除肿瘤的一部分时，使用先进的视觉机器学习技术和大量的训练数据，可以通过移除部分肿瘤来帮助调整虚拟肿瘤的显现位置以适应手术过程。然而，由于仍然缺乏 3D 重建

的合适算法，并且计算能力很可能会超过今天的 AR 系统的限制，因此这种选择只能留给未来。

38.8　MISS 和 AR 导航的组织识别

不同组织有不同的细胞和细胞外成分。因此，除了显微镜中的外观外，还可以基于它们的物理特性来区分组织，以允许实时区分组织类型。AR 导航可以与传感技术相结合，如依赖漫反射光谱的阻抗探头或光学探头（diffuse reflectance spectroscopy，DRS）等[29,30]。这些技术和类似的技术，如高光谱成像（hyperspectral imaging，HIS），可以在手术工具的尖端提供对组织类型的直接反馈，并可能在自动化工作流程中提供额外的安全保障[31-33]。

参考文献

1. DIXON B J, DALY M J, CHAN H H, et al. Inattentional blindness increased with augmented reality surgical navigation[J]. Am J Rhinol Allergy, 2014, 28(5):433-437.
2. MANNI F, ELMI-TERANDER A, BURSTRÖM G, et al. Towards optical imaging for spine tracking without markers in navigated spine surgery[J]. Sensors (Basel), 2020, 20(13):3641.
3. MANNI F, VAN DER SOMMEN F, ZINGER S, et al. Hyperspectral imaging for skin feature detection: advances in markerless tracking for spine surgery[J]. Appl Sci-Basel, 2020, 10(12):4078.
4. YEH M, WICKENS C D. Display signaling in augmented reality: effects of cue reliability and image realism on attention allocation and trust calibration[J]. Hum Factors, 2001, 43(3):355-365.
5. EDSTRÖM E, BURSTRÖM G, NACHABE R, et al. A novel augmented-reality-based surgical navigation system for spine surgery in a hybrid operating room: design, workflow, and clinical applications[J]. Oper Neurosurg (Hagerstown), 2020, 18(5):496-502.
6. HARTL R, LAM K S, WANG J, et al. Worldwide survey on the use of navigation in spine surgery[J]. World Neurosurg, 2013, 79(1):162-172.
7. OTAKE Y, SCHAFER S, STAYMAN J W, et al. Automatic

localization of vertebral levels in x-ray fluoroscopy using 3D-2D registration: a tool to reduce wrong-site surgery[J]. Phys Med Biol, 2012, 57(17):5485–5508.

8. KIM Y, KIM D. A fully automatic vertebra segmentation method using 3D deformable fences[J]. Comput Med Imaging Graph, 2009, 33(5):343–352.

9. KLINDER T, OSTERMANN J, EHM M, et al. Automated model-based vertebra detection, identification, and segmentation in CT images[J]. Med Image Anal, 2009, 13(3):471–482.

10. HUANG J, JIAN F, WU H, et al. An improved level set method for vertebra CT image segmentation[J]. Biomed Eng Online, 2013, 12:48.

11. MANDELL J G, LANGELAAN J W, WEBB A G, et al. Volumetric brain analysis in neurosurgery: part 1. Particle filter segmentation of brain and cerebrospinal fluid growth dynamics from MRI and CT images[J]. J Neurosurg Pediatr, 2015, 15(2):113–124.

12. BYRNES T J, BARRICK T R, BELL B A, et al. Semiautomatic tractography: motor pathway segmentation in patients with intracranial vascular malformations[J]. J Neurosurg, 2009, 111(1):132–140.

13. GOERRES J, UNERI A, DE SILVA T, et al. Spinal pedicle screw planning using deformable atlas registration[J]. Phys Med Biol, 2017, 62(7):2871–2891.

14. BURSTRÖM G, BUERGER C, HOPPENBROUWERS J, et al. Machine learning for automated 3-dimensional segmentation of the spine and suggested placement of pedicle screws based on intraoperative cone beam computer tomography[J]. J Neurosurg Spine, 2019, 31(1):147–154.

15. UNGI T, GREER H, SUNDERLAND K, et al. Automatic spine ultrasound segmentation for scoliosis visualization and measurement[J]. 2020, 67(11):3234-3241.

16. BURSTRÖM G, BALICKI M, PATRICIU A, et al. Feasibility and accuracy of a robotic guidance system for navigated spine surgery in a hybrid operating room: a cadaver study[J]. Sci Rep, 2020, 10(1):7522.

17. LAI M, SKYRMAN S, SHAN C, et al. Fusion of augmented reality imaging with the endoscopic view for endonasal skull base surgery; a novel application for surgical navigation based on intraoperative cone beam computed tomography and optical tracking[J]. PLoS One, 2020, 15(1):e0227312.

18. PIREAU N, CORDEMANS V, BANSE X, et al. Radiation dose reduction in thoracic and lumbar spine instrumentation using navigation based on an intraoperative cone beam CT imaging system: a prospective randomized clinical trial[J]. Eur Spine J, 2017, 26(11):2818–2827.

19. HOUTEN J K, NASSER R, BAXI N. Clinical assessment of percutaneous lumbar pedicle screw placement using the O-arm multidimensional surgical imaging system[J]. Neurosurgery, 2012, 70(4):990–995.

20. UEHARA M, TAKAHASHI J, IKEGAMI S, et al. Are pedicle screw perforation rates influenced by distance from the reference frame in multilevel registration using a computed tomography-based navigation system in the setting of scoliosis?[J]. Spine J, 2017, 17(4):499–504.

21. LIEBERMAN I H, TOGAWA D, KAYANJA M M, et al. Bone-mounted miniature robotic guidance for pedicle screw and translaminar facet screw placement: Part I—Technical development and a test case result[J]. 2006, 59(3):641–650.

22. TOGAWA D, KAYANJA M M, REINHARDT M K, et al. Bone-mounted miniature robotic guidance for pedicle screw and translaminar facet screw placement: part 2--Evaluation of system accuracy[J]. Neurosurgery, 2007, 60(2 Suppl 1):ONS129–139, ONS39.

23. DELGADO A F, KITS A, BYSTAM J, et al. Diagnostic performance of a new multicontrast one-minute full brain exam (EPIMix) in neuroradiology: a prospective study[J]. J Magn Reson Imaging, 2019, 50(6):1824–1833.

24. BALICKI M, KYNE S, TOPOREK G, et al. Design and control of an image guided robot for spine surgery in a hybrid OR[J]. Int J Med Robot Comput Assist Surg, 2020, 16(4):e2108.

25. GERTZBEIN S D, ROBBINS S E. Accuracy of pedicular screw placement in vivo[J]. Spine (Phila Pa 1976), 1990, 15(1):11–14.

26. RAMPERSAUD Y R, SIMON D A, FOLEY K T. Accuracy requirements for image-guided spinal pedicle screw placement[J]. Spine (Phila Pa 1976), 2001, 26(4):352–359.

27. WANIVENHAUS F, NEUHAUS C, LIEBMANN F, et al. Augmented reality-assisted rod bending in spinal surgery[J]. Spine J, 2019, 19(10):1687–1690.

28. AULOGE P, CAZZATO R L, RAMAMURTHY N, et al. Augmented reality and artificial intelligence-based navigation during percutaneous vertebroplasty: a pilot randomised clinical trial[J]. Eur Spine J, 2019, 29(7):1580-1589.

29. BURSTRÖM G, SWAMY A, SPLIETHOFF J W, et al. Diffuse reflectance spectroscopy accurately identifies the pre-cortical zone to avoid impending pedicle screw breach in spinal fixation surgery[J]. Biomed Opt Express, 2019, 10(11):5905–5920.

30. GUILLEN P T, KNOPPER R G, KROGER J, et al. Independent assessment of a new pedicle probe and its ability to detect pedicle breach: a cadaveric study[J]. J Neurosurg Spine, 2014, 21(5):821–825.

31. FABELO H, HALICEK M, ORTEGA S, et al. Deep learning-

based framework for in vivo identification of glioblastoma tumor using hyperspectral images of human brain[J]. Sensors (Basel), 2019, 19(4):920.

32. MARTINEZ B, LEON R, FABELO H, et al. Most relevant spectral bands identification for brain cancer detection using hyperspectral imaging[J]. Sensors (Basel), 2019, 19(24):5481.

33. HUANG J, HALICEK M, SHAHEDI M, et al. Augmented reality visualization of hyperspectral imaging classifications for image-guided brain tumor phantom resection[C].Conference on Medical Imaging: Image-Guided Procedures, Robotic Interventions, and Modeling.2020.

第五部分

增强现实和虚拟现实技术在脊柱外科培训中的应用

虚拟现实技术在脊柱外科中的发展历史及应用   39

39.1 手术模拟的历史回顾

几个世纪以来，手术模拟一直是外科培训的组成部分之一，主要利于动物模型、尸体和最近合成的器官或身体部分模型。本章将重点介绍使用人体模型、计算机模型和 VR 技术进行手术模拟的历史和最新进展。传统上，模拟的主要目的是训练医学专业人员对技术的解剖学理解和基本操作能力，而不是针对具体的病例。使用模拟患者进行特定的"手术预演"，相当于军事上使用的"任务预演"，是一个新的发展领域[1]。本章将讨论这两种形式的模拟，目的是帮助外科医师掌握手术技术，以应对未来的病例。

目前的手术模拟技术在很大程度上归功于 20 世纪 70 年代、80 年代和 90 年代初所做的开创性工作。模拟人体模型的简单形式已广泛应用于骨科手术中，如模仿骨骼和关节的模型。AO 基金会于 1960 年开始在瑞士达沃斯举办年度外科培训课程。这些外科课程包括模拟手术，教授使用新的手术器械和置入物[2]。最初的手术模拟集中在骨折固定、关节镜技术和关节置换上。同样，耳鼻喉科采用基础手术技术模拟进行显微外科培训[2]。微创手术的出现带来了对外科医师进行培训的多种需要。复杂的技术需要长时间学习才能掌握。最初的模拟器强调了在腹腔镜环境中练习手眼协调的必要性。Sackier 等在 1991 年提出了一种训练装置，目的是在腹腔镜胆囊切除术中改善深度知觉、手眼协调和团队合作[3]（图 39.1）。各种各样的腹腔镜训练盒便于打结、精确地移动物体和精确指向[4]。

39.2 VR 在外科领域的历史回顾

VR 系统的建立始于 20 世纪 50 年代末和 60 年代初。电影制作人 Morton Heilig 是 VR 的先驱，他倡导使用多种感官输入来创造身临其境的电影体验。他的第一个商业产品"Sensorama"，是将气味、风、预先录制的电影形式的 3D 图像和振动结合在一起，创造了骑摩托车穿过纽约布鲁克林街道的 VR 体验[5]。在接下来的几年里，出现了许多 VR 项目和虚拟产品。Ivan Sutherland 发明的"达摩克利斯之剑"是第一个采用头戴式显示器的 VR 系统，该显示器可以跟踪头部方向，并根据用户的要求更新立体视图，以创造一种置身虚拟世界的感觉[6]。Jaron Lanier 和 Thomas Zimmerman 开发了动力手套和数据手套；这些有线手套可以记录手和手指的动作，并将它们整合到虚拟世界中。紧随其后的是网络手套，这是一种有线手套的商业版本[7]。1989 年，Fake Space Labs 将 BOOM 商业化，BOOM 由一个带有两个 CRT 显示器的小盒子组成，用户可以通过眼孔观看，从而产生 3D 图像[8]。盒子被安装在一个机械臂上，机械臂可以感知盒子的位置和方向，这是第一批能够在 VR 模拟中移动的商业系统之一。

尽管早期开发了用于其他用途的 VR 解决方案，但基于计算机的手术模拟最初专注于使用文本和图像的简单病例场景，并使用贝叶斯方法逐步回答这些场景以解决手术问题[1]。直到 20 世纪 80 年代末，外科 VR 环境才被引入。Scott Delph 和 Joseph Rosen 开发了最早的医用虚拟现实模拟器之一，它包括一个腿部模拟器，用于练习跟腱修复，并模拟这样的手术对步态的影响[9]。从这个意义上说，这是第一批使用 VR 模拟作为"手术预演"的例子之一，在这种情况下，患者特定的解剖条件可以帮助模拟手术结果，并找到最佳治疗策略。

大约在同一时间，Lanier 和 Satava 开发了一款普通外科 VR 模拟器。它将 CyberGlove 与头盔显示器相结合，使培训外科医师能够与虚拟图像互动[1]。尽管他们认为其发明很粗糙，但它可以作为 VR 教育在内科和外科可能性的展示。接下来，麻省理工学院（Massachusetts Institute of Technology，MIT）开发了一个专注于清创和缝

合的伤口模拟器。

VR 微创手术训练器（minimally invasive surgery trainer‐VR，MIST-VR）是首批在商业上成功运用的手术模拟器之一（图 39.2）。它将手术图像的低保真显示与机械箱训练器相结合。尽管以今天的标准来看，VR 体验是非常抽象的，但在一项随机对照试验中，外科住院医师分别在使用和不使用 MIST-VR 的情况下完成了典型的住院医师培训，结果证明，MIST-VR 有助于手术时间缩短和胆囊切除术错误率的降低[10]。

早期成功的 VR 模拟器的另一个例子是由 Lockheed-Martin 公司开发的耳鼻窦手术模拟器[11]（图 39.3）。该工具的创建受到了从航空模拟器开发中获得的经验的启发，它在当时被认为是高度复杂的，并在几项研究中得到了验证[11,12]。

在普通外科模拟器发展的同时，推出了第一个介入模拟训练系统。最早的两个例子是医学模拟公司的 SimSuite 和三菱电机的介入心脏病学培训系统。这些工具包括透视、触觉、导管物理和血流动力学的虚拟模拟[13]。

自 21 世纪初以来，许多 VR 模拟器进入了市场。混合模拟器用作模拟器（例如内镜）一部分的手术器械，意味着外科医师周围的大多数

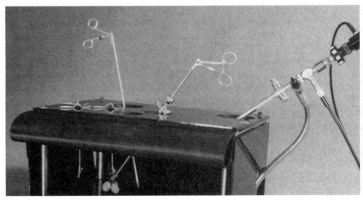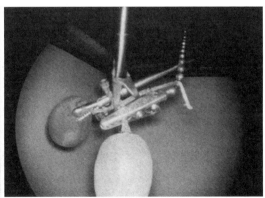

图 39.1　胆囊切除术训练箱（左）和通过望远镜看到的葡萄摘除（右）。图片最初由 Sackier 等发表[3]。经 Springer Nature 授权转载

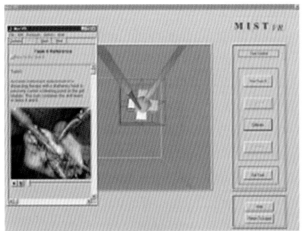

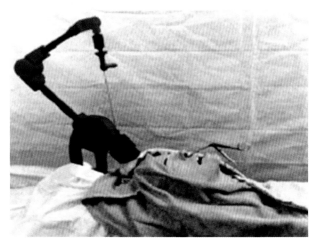

图 39.3　ENT模拟器。图片由Lockheed Martin公司提供，最初由Satava发布[1]。经Springer Nature授权转载

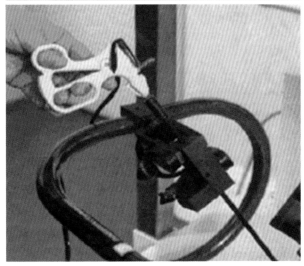

图 39.2　MIST-VR模拟器。图片由Mentce，Inc.提供，最初由Satava发布[1]。经Springer Nature授权转载

手术设置都反映了手术情况，但显示的虚拟图像除外。大约在这个时候，手部或仪器跟踪的添加也得到了普及。这些跟踪设备提供与手术相关的数据，例如路径长度、运动经济性、精度和时间。Datta 等甚至表明这些跟踪设备捕获的运动特征可以用来确定用户的手术技能[14]（图 39.4）。

虽然 VR 模拟器始于微创手术的出现，但在 21 世纪初，一种新的外科手术范式以机器人手术的形式引入。达芬奇机器人系统一般支持腹部手术，特别是前列腺切除术和子宫切除术，它由一个独立的工作站组成，外科医师坐在那里控制机器人。达芬奇技能模拟器于 2007 年推出，使

用达芬奇外科手术控制台模拟整个手术[15]（图 39.5）。随着这一技术的发展，虚拟现实手术模拟已经变得更加真实，因为模拟技术可以在以后用于手术的同一手术控制台上。

39.3　关于脊柱外科和 VR 的首次出版物

直到 2010 年，VR 模拟才扩展应用到脊柱外科。2011 年，Luciano 等使用 ImmersiveTouch 工作站研究了胸椎椎弓根螺钉放置的学习保持情况，ImmersiveTouch 工作站是伊利诺伊大学（University of Illinois）开发的 VR 系统，结合了立体 VR 和触觉反馈[16]。在这项研究中，一个队列在工作站上进行了两个单独的会话：一个练习和一个测试会话。在两组测试之间，他们的准确率有所提高，但失误率没有显著差异。在 Gasco 等进行的一项类似对照研究中，使用了相同的工作站[17]。在本研究中，试验组在 ImmersiveTouch 工作站进行训练，而对照组通过传统的口头和视觉指令进行学习。然后两组参与者分别在腰椎模型上放置两枚椎弓根螺钉。VR 训练组在所有测试方面表现更好，包括每个螺钉

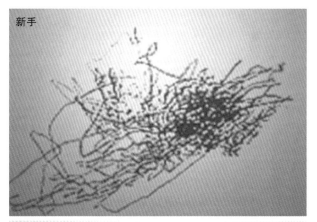

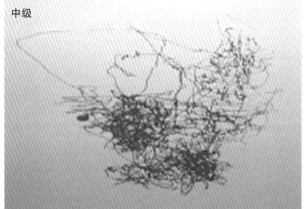

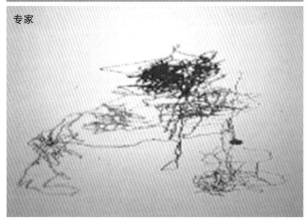

图 39.4　新手、中级和专家外科医师在腹腔镜手术中的手部运动特征。图片由伦敦帝国学院医学博士Ara Darzi提供，2001年。最初由Satava发表[1]。经Springer Nature授权转载

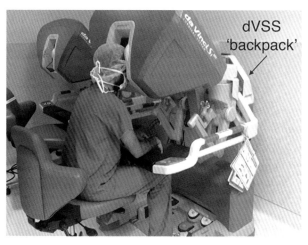

图 39.5　附有达芬奇技能模拟器（dVSS）的达芬奇手术控制台。图片由美国森尼韦尔市的直观外科dVSS提供，最初由Bric等发布[19]。经Springer Nature授权转载

提出了该技术有用性的第一个高水平证据。研究人员将纳入研究的住院医师分成了接受 VR 训练的虚拟现实模拟组和对照组。所有住院医师将侧块螺钉放置在 $C_{3\sim7}$ 处，所有螺钉按盲法根据钉道黏附情况进行评级。这项随机对照研究显示，接受 VR 培训的住院医师的侧块螺钉置入水平显著提高[18]。

参考文献

1. SATAVA R M. Historical review of surgical simulation—a personal perspective[J]. World J Surg, 2008, 32(2):141–148.

2. MACINTYRE I, MUNRO A. Simulation in surgical training[J]. Br Med J, 1990, 300(6732):1088.

3. SACKIER J M, BERCI G, PAZ-PARTLOW M. A new training device for laparoscopic cholecystectomy[J]. Surg Endosc, 1991, 5(3):158–159.

4. COZZI P, MCCALL J, JORGENSEN J, et al. Laparoscopic vs open ultrasound of the liver: an in vitro study[J]. HPB Surg, 1996, 10(2):87–90.

5. PIMENTEL K, TEIXEIRA K. Virtual reality through the new looking glass[M]. Windcrest:McGraw-Hill,1993.

6. SRIVASTAVA K, DAS R, CHAUDHURY S. Virtual reality applications in mental health: challenges and perspectives[J]. Ind Psychiatry J, 2014, 23(2):83.

7. KESSLER G D, HODGES L F, WALKER N. Evaluation of

的平均错误数、缺口和轨迹错误。

　　早期的脊柱外科 VR 模拟研究很少涉及住院医师或主治医师，并且这些研究没有盲法、没有设置随机或对照。直到 2015 年，Gottschalk 等才

the CyberGlove as a whole-hand input device[J]. ACM Trans Comput-Hum Interact (TOCHI), 1995, 2(4):263–283.

8. VERON H, HEZEL P, SOUTHARD D A. Head-mounted displays for virtual reality[C]// LEWANDOWSKI R J. Helmet and head-mounted displays and symbology design requirements. International Society for Optics and Photonics. Bellingham: SPIE,1994.

9. DELP S L, LOAN J P, HOY M G, et al. An interactive graphics-based model of the lower extremity to study orthopaedic surgical procedures[J]. IEEE Trans Biomed Eng, 1990, 37(8):757–767.

10. SEYMOUR N E, GALLAGHER A G, ROMAN S A, et al. Virtual reality training improves operating room performance: results of a randomized, double-blinded study[J]. Ann Surg, 2002, 236(4):458.

11. EDMOND C V JR, WIET G J, BOLGER L B. Virtual environments: surgical simulation in otolaryngology[J]. Otolaryngol Clin N Am, 1998, 31(2):369–381.

12. SATAVA R M, FRIED M P. A methodology for objective assessment of errors: an example using an endoscopic sinus surgery simulator[J]. Otolaryngol Clin N Am, 2002, 35(6):1289–1301.

13. COTIN S, DAWSON S, MEGLAN D, et al. ICTS, an interventional cardiology training system[J].Stud Health Technol Inform,2000:59–65.

14. DATTA V, MACKAY S, MANDALIA M, et al. The use of electromagnetic motion tracking analysis to objectively measure open surgical skill in the laboratory-based model[J]. J Am Coll Surg, 2001, 193(5):479–485.

15. KELLY D C, MARGULES A C, KUNDAVARAM C R, et al. Face, content, and construct validation of the da Vinci skills simulator[J]. Urology, 2012, 79(5):1068–1072.

16. LUCIANO C J, BANERJEE P P, BELLOTTE B, et al. Learning retention of thoracic pedicle screw placement using a high-resolution augmented reality simulator with haptic feedback[J]. Neurosurgery, 2011, 69(1 Suppl Operative):ons14–ons19,ons9.

17. GASCO J, PATEL A, ORTEGA-BARNETT J, et al. Virtual reality spine surgery simulation: an empirical study of its usefulness[J]. Neurol Res, 2014, 36(11):968–973.

18. GOTTSCHALK M B, YOON S T, PARK D K, et al. Surgical training using three-dimensional simulation in placement of cervical lateral mass screws: a blinded randomized control trial[J]. Spine J, 2015, 15(1):168–175.

19. BRICKER J D, LUMBARD D C, FRELICH M J, et al. Current state of virtual reality simulation in robotic surgery training: a review[J]. Surg Endosc, 2016, 30(6):2169–2178.

虚拟现实技术对外科训练的影响 40

手术并发症可能会夺走患者生命，每年有100万例因与训练相关的骨科并发症而产生的经济影响就高达50亿美元。世界范围内的外科训练没有实现标准化。民主化也是需要的，但目前也无法实现。在医学教育中，由于缺乏标准的测量指标，不能客观地进行测量和评价。最后，需要加强外科高级课程前后的学习。人们往往会在3天内忘记所学内容的80%，但遗憾的是，我们无法帮助年轻外科医师重复复习他们所学过的东西[1~3]。

模拟器并不新鲜。例如，从20世纪80年代开始，飞行员就开始使用模拟器进行训练。当时，模拟器也开始成为外科训练的一部分，但它们非常昂贵，而且根本不容易获得。然而，21世纪技术的迅速进步使我们能够创建具有触觉反馈的，且便携、可行、可及的虚拟现实模拟器用于医学教育[3~5]。

虚拟现实创造了一个沉浸式的环境，用户在其中体验到立体的视觉环境和听觉信号。作为一个用户，当你在环境中移动时，会有立体的深度感知和6个自由度。这意味着无论你如何移动头部，头戴设备都会向你展示你正在看的任何东西，就像现实世界一样，只是渲染质量可能不那么真实。当然，它是非常客观的，每个人都必须真实体验它以获得VR头盔所提供的全部真实的沉浸感，即使观看它的视频也不够。

VR最重要的功能是空间追踪。头戴设备在空间中的位置和旋转可以在3D空间中跟踪。这可以通过外部传感器或头戴设备本身的传感器从内到外完成。当用户移动头部时，位置和旋转数据都会被跟踪，一个摄像头被放置在3D环境中，以复制眼睛应该看到的东西。这些摄像头的视图以小于10 ms的延迟实时呈现，并显示在眼睛前面的屏幕上。因此，用户在虚拟环境中有内聚的视觉感受。

沉浸式体验最初是视觉上的，但通过利用听觉反馈进一步增强。现代虚拟现实头戴式系统也支持3D音频渲染。当你在电影院时，环绕立体声系统创造了一个真实的音频体验。使用VR头戴设备，环境的声音会分别呈现给每只耳朵。像立体图像一样，你会听到立体声，它会根据你移动头部的方式做出反应。

在外科模拟情景中，你可以听到真实的外科手术的声音。就像外科医师之间的对话和手术室里的环境声音。在此基础上，实时数据可以以音频的形式呈现，呼吸频率和心跳也可以表示为声音，并向用户反馈患者的状态。除此之外，使用医疗器械的互动声音，如磨钻的嗡嗡声、骨锯的嗡嗡声、螺丝刀的声音、工具被放到托盘上的声音等都可以听到。

最重要的反馈之一来自触觉或触觉界面。触觉反馈已被证明可以提高 VR 模拟器的逼真度和真实感，从而提高训练效果[6]。

我们的外科模拟器使用了一个入门级的触觉装置，平衡了设备的成本和体验的结果，允许用户感知是在硬组织（如骨头）上操作，还是在软组织（如肌肉和脂肪）上操作。因为我们的模拟器侧重于手术程序训练方法，而不是精神运动技能发展，因此不需要更强的触觉输入形式。

有了这个新一代的模拟器，基于模拟的训练可以用来设计结构化的学习体验，测量有针对性的团队合作练习的结果，并监督学习目标。基于模拟的培训允许根据需要经常学习和再学习，以纠正错误，使学员能够完善步骤和微调技能，以优化临床结果。可以筛选和选择学员进行进一步的手术技能培训。基于模拟的医学教育在提升卫生专业人员的知识、技能和态度的同时，可保护患者免受不必要的风险。对于让学员理解道德问题和克服实际的困境，它也是一个有价值的工具。此外，学员在熟悉的环境中学习，不需要休假和出差，可以节省时间和金钱[7~10]。

随着计算机处理技术的进步，VR 在骨科和神经外科的教育、术前规划和术中利用方面的模拟不断提高[2,11]。VR 利用带有头戴显示器的计算机处理单元提供视觉和听觉线索，再结合触觉，通过触摸、振动和运动的创造，提供沉浸式的多感官体验[3~5]。

在我们的研究设计中，25 名（20 名骨科医师，5 名神经外科医师）没有颈椎后路内固定手术经验的初级外科医师参与了研究。在所有的实际操作前，所有的外科医师都接受了 2 小时的颈椎解剖讲座和 $C_{1~2}$ 侧块颈椎椎弓根螺钉使用方法的讲座，并由具有 20 年以上脊柱外科经验的资深专家进行视频演示。然后分为 2 组，第 1 组（10 名）进行 VR 模拟和触觉反馈颈椎后路内固定训练（图 40.1），第 2 组（15 名）只在模型上练习 $C_{1~2}$ 螺钉与 Harm 技术、$C_{3~5}$ 侧块螺钉与 Magerl 技术、$C_{6~7}$ 颈椎椎弓根螺钉与 Abumi 技术，且没有任何的指导（图 40.2）。第 1 组在 VR 模拟训练后进行相同的模型内固定操作。所有模型均行 CT

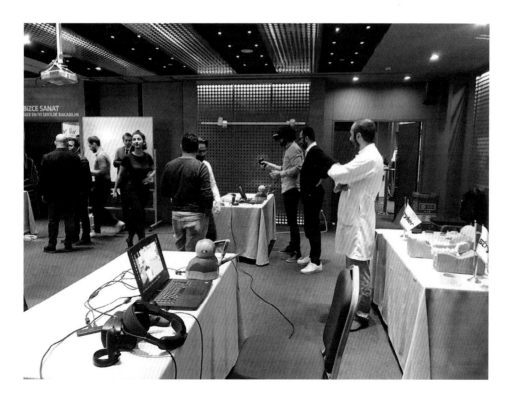

图 40.1 带有触觉反馈的虚拟现实模拟颈椎后路器械训练

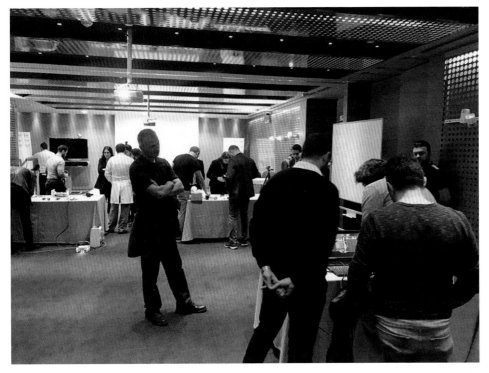

图 40.2　C$_{1\sim2}$螺钉与Harm技术、C$_{3\sim5}$侧块螺钉与Magerl技术、C$_{6\sim7}$颈椎椎弓根螺钉与Abumi技术在模型上的应用无任何指导

成像，并分析所有螺钉通路（图 40.3）。统计分析采用 t 检验（非配对 t 检验），以 P 值 <0.05 为差异有统计学意义。所有置入螺钉的模型被送往放射科，拍摄轴向 CT 图像，并在矢状面和冠状面进行重建。独立放射科医师分析所有 CT 图像和螺钉错位报告。结果显示，第 1 组置入螺钉 70 枚，第 2 组置入螺钉 105 枚。第 1 组螺钉错位率为 12%，第 2 组为 19%，P 值为 0.0263，差异有统计学意义。在第 2 组 19% 的错位螺钉中，4% 损伤椎动脉。讲习班结束后，对所有外科医师都进行了简短的问卷调查，普遍反映使用模拟很容易，对他们的培训很有帮助。在本次研究中，我们为脊柱外科医师提供了一个虚拟现实和触觉支持的模拟器，以便其进行颈椎后路固定脊柱手术的训练（图 40.4）。它为训练提供了一个完全沉浸式、多感官的手术室环境。外科医师使用这个模拟器可以在颈椎后部进行椎弓根螺钉、侧块螺钉放置，可以无限重复。

在医学上，有一个古老的规则："Primum non nocere"，意思是"首先不要伤害患者"。对于这条规则，医师获得必要的培训和经验是至关重要的。

世界卫生组织报告，60% 的手术并发症是由不遵守手术规则和程序造成的。为了遵循古老的原则，外科医师需要接受密集、全面的训练。一项对美国普通外科住院医师项目的调查发现，86% 的项目有专门的课程教授书本知识，但只有 45% 的项目有外科技术课程。

医疗专业人员需要接受培训，以便他们一步一步地遵循医疗程序，这些程序需要多次重复，以便在他们的记忆中根深蒂固。因此，我们需要一种实用的、容易达到的、低成本的培训方法。

职业发展在各行各业都是一个持续的过程。医学教育和培训不仅需要大量的知识，还需要与患者的互动。简而言之，教育和培训是传授或获得和验证特定能力的方式，也是一个系统的指导

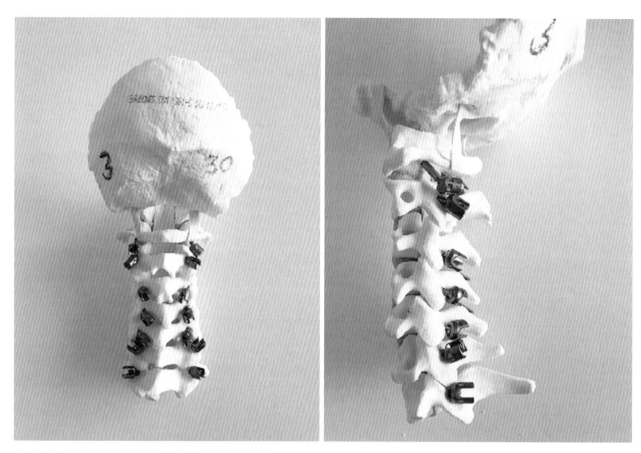

图 40.3 所有模型均行CT成像，并分析所有螺钉通路

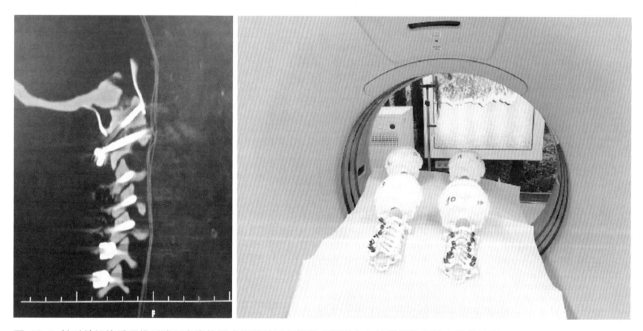

图 40.4 针对希望接受颈椎后路固定脊柱手术训练的医师提供虚拟现实与触觉反馈相结合的模拟器

过程。这些习得的能力包括事实知识、专科知识、操作技能和对患者治疗的总体态度。

重复是学习的重要组成部分。不断重复可以巩固新技能，提高速度，增加信心，并加强知识与大脑的连接。最重要的是，在多次重复中可以注意到次要细节。所以，重复练习是巩固知识并在需要时检索数据的最佳方法[12]。

脊柱外科手术早期适应阶段高并发症发生率的报道可能会对成熟的外科医师实施这些手术产生不利影响。随着该领域模拟训练技术相关证据的增加，它将扭转当前的实践和训练行为[2]。这些模拟器应该是商业化的，并且对每个人都是独一无二的。

基于模拟的培训允许根据需要经常学习和再学习，以纠正错误，使学员能够完善步骤和微调技能，以优化临床结果。还可以筛选学员进行进一步的基于手术技能的培训。基于模拟的医学教育在发展卫生专业人员的知识、技能和态度的同时，可以保护患者免受不必要的风险。未来的研究应该尝试将这些模拟训练技术和临床结果标准化，以支持在脊柱外科领域使用模拟器进行良好的随机试验。这些结果应与影像学参数和患者报告的结果测量相结合。

参考文献

1. AIM F, LONJON G, HANNOUCHE D, et al. Effectiveness of virtual reality training in orthopaedic surgery[J]. Arthroscopy, 2016, 32:224–232.

2. LOHRE R, WANG J C, LEWANDROWSKI K U, et al. Virtual reality in spinal endoscopy: a paradigm shift in education to support spine surgeons[J]. J Spine Surg, 2020, 6(Suppl 1):208–223.

3. LOHRE R, WARNER J P, ATHWAL G S, et al. The evolution of virtual reality in shoulder and elbow surgery[J]. JSES Int, 2020, 4:215–223.

4. KALUN P, WAGNER N, YAN J, et al. Surgical simulation training in orthopedics: current insights[J]. Adv Med Educ Pract, 2018, 9:125–131.

5. LOHRE R, BOIS A, ATHWAL G, et al. Improved complex skill acquisition by immersive virtual reality training[J]. J Bone Joint Surg Am, 2020, 102:26.

6. BERNARDO A. Virtual reality and simulation in neurosurgical training[J]. World Neurosurg, 2017, 106:1015–1029.

7. KONAKONDLA S, FONG R, SCHIRMER C M. Simulation training in neurosurgery: advances in education and practice[J]. Adv Med Educ Pract, 2017, 8:465–473.

8. OLIVEIRA L M, FIGUEIREDO E G. Simulation training methods in neurological surgery[J]. Asian J Neurosurg, 2019, 14(2):364–370.

9. PFANDLER M, LAZAROVICI M, STEFAN P, et al. Virtual reality-based simulators for spine surgery: a systematic review[J]. Spine J, 2017, 17(9):1352–1363.

10. RANGARAJAN K, DAVIS H, PUCHER P H. Systematic review of virtual haptics in surgical simulation: a valid educational tool?[J]. J Surg Educ, 2020, 77(2):337–347.

11. VAUGHAN N, DUBEY V N, WAINWRIGHT T W, et al. A review of virtual reality-based training simulators for orthopaedic surgery[J]. Med Eng Phys, 2016, 38:59–71.

12. HU Z, LI X, CUI J, et al. Significance of preoperative planning software for puncture and channel establishment in percutaneous endoscopic lumbar discectomy: a study of 40 cases[J]. Int J Surg, 2017, 41:97–103.

脊柱微创手术教学：混合 41
和增强现实模拟技术

41.1 导言

脊柱外科，像大多数外科学科一样，是一个高度依赖触觉和视觉的专业，需要外科医师对解剖结构之间的空间关系以及它们在医学成像中的呈现情况和外科手术器械有基本的理解[1]。

外科手术的操作能力是通过多年的实践和不断应对复杂情况而获得的[2]。虽然在外科工作场所（即手术室）进行培训和评估是很重要的，也是外科教育的基石，但是仍存在诸多问题，如患者安全、非标准化环境、病例的复杂性、少见的临床场景，以及手术室时间成本等，在外科实践时会受到以上因素的限制[3]。因此，外科教育必须继续依靠模拟来补充基于工作场所的教育活动的不足[3]。

通过模拟，可以在安全的环境中对有针对性的干预措施和相关技能进行培训和评估。它还允许对受训者的条件及相关病例、程序和临床环境的范围进行标准化，可以对临床内容进行修改以强调基本技术和替代方法，以及不常见但关键的任务[3,4]。因此，模拟提供了结构化的训练经验和公平的评估条件[4]。虽然模拟的历史可以追溯

到几个世纪以前[5]，但是数字模拟在过去的10年中有了很大的发展。主要的两种模拟形式：虚拟现实（VR）和增强现实（AR）[1]。

41.2 VR 和 AR 模拟

VR 可以让人实时沉浸在一个完全虚拟的环境中（参见上一章）。因此，VR 应用程序的成功与否取决于该技术能否完全阻止外部世界刺激，并用数字渲染的图形和在许多情况下模拟的触觉来代替它们[1]。然而，计算机图形，特别是计算机生成的触觉通常不够逼真[1]。此外，随着技术的日益成熟和对完全沉浸的保真度的不断提高，VR 模拟面临着与其想要复制的真实环境脱节的风险[6]。

相比之下，AR 位于现实和 VR 之间。为了说明这一点，Milgram 等[7]在 20 多年前提出了现实 – 虚拟连续体（reality-virtuality continuum），将 AR 定位在混合现实（mixed reality，MR）技术的范围中，它介于现实和虚拟的两个极端之间①。AR 既不完全是真实的，也不完全是虚拟的，AR 将数字信息与真实世界的刺

---

①注：在本文中，我们在"增强现实"一词下使用包括 AR 在内的 MR 技术，作为一个更通用的术语，MR 在文献中的使用也不尽相同，除了其作为母术语外，还可以用于描述 AR 的扩展、VR 和 AR 的组合或被视为营销术语[8,9]。

激混合在一起，以创建一个混合现实环境，允许用户在其真实世界环境的背景下与虚拟信息进行交互[1]。

尽管存在这一根本差异，但 AR 和 VR 在文献[1]中经常被混淆。此外，许多关于 AR 的讨论都集中在用于实现该应用程序的设备上[8]。然而，AR 并不依赖于特定的技术。根据 Ronald Azuma 的定义[10]，它满足以下 3 个条件：

①真实与虚拟相结合；②实时交互；③在 3D 空间中注册。

正是这些特性使得 AR 技术能够将虚拟和现实世界的内容无缝地结合在一起，并保持正确的空间排列，从而使 AR 技术成为模拟教父大卫·加巴（David GABA）所定义的理想模拟工具：一种用引导体验来替代、增强或放大现实的技术（而不是工具或科技），通常具有沉浸性，以互动的方式唤起或复制现实世界的基本方面[11]。

41.3　脊柱手术模拟中的 AR

AR 应用被广泛定义为用模拟线索增强对操作者的自然反馈[7]。一方面，AR 允许我们自然地将补充信息集成到真实世界的体验中[12]，即使用 AR 来补充模拟。另一方面，可使用 AR 来代替实体将现实的一部分与虚拟表现形式无缝地衔接在一起，从而有助于实现模拟。

在手术模拟中，使用 AR 来补充模拟已经出现了两个主要应用。首先，AR 已被用于提供可视化的引导内容，即在模拟的操作领域。这种基于模拟训练的指导可以与解剖学相关，也可以与性能相关。与解剖结构相关的内容可以包括患者解剖结构的虚拟叠加显示，例如，3D 模型和立体渲染[13]或叠加在解剖结构上的 CT 切片数据[14]。另一种方法是用虚拟内容覆盖（真实）成像数据。例如 Moult 等[15]展示了叠加在真实超声图像上的虚拟脊柱模型，以支持对超声图像

的解释和超声引导的关节突关节注射的训练。

与性能相关的指导内容可能包括最佳进针点或仪器轨迹[16]，或关于某一手术步骤的说明。

其次，AR 已用于远程手术模拟训练，以整合远程教师或教员的培训。除了音频通信之外，AR 远程指导允许远程教师能够在手术现场的直接空间中提供实时视觉指导。这可以采取注释的形式，例如切割路径、目标点或文本标签，这些内容被绘制或放置到手术区域中[17]。或者，可以包括工作流程步骤的演示，然后在受训者一侧的手术区域中显示，例如，作为半透明的"幽灵"仪器[18,19]。

此外，AR 已被用于实现脊柱外科领域的模拟。VR 的目标是完全沉浸、完全取代现实，而 AR 则允许有选择地取代现实世界的元素。模拟的关键优势之一是对真实世界的患者进行特异性复制。与基于 OR 或尸体实验室的训练相比，患者特异性模拟允许结构化选择具有与目标干预和重复病例相关的解剖和病理特征的患者病例[20]。虽然 VR 和 AR 模拟都适合于实现患者的特异性模拟，但是 VR 技术仅限于患者模型的虚拟呈现，因此与计算机图形和触觉设备硬件的能力相绑定。

脊柱外科手术中 AR 的相关因素：
视觉元素
- 脊椎骨
- 软组织
- 流体（血液、水）
- 异物（仪器、设备）
- 医学成像（X 线透视、CT、计算机导航、内镜和显微成像）

触觉元素
- 脊椎骨（椎骨）
- 软组织
- 器械
- 置入物

然而，以今天的硬件能力，它几乎不可能创建真正的脊柱外科手术仪器的复杂触觉。此外，VR 触觉模拟仅限于仪器 – 组织交互，不允许用户触摸和感觉解剖结构，而感觉输入是脊柱外科手术中必不可少的。如果动手操作能力是教学目标，那么在可预见的未来，脊柱手术模拟必须依赖于使用真实手术器械治疗的物理患者解剖模型。

3D 打印技术的最新进展使得基于 CT 数据的特定患者脊柱模型的低成本生产成为可能，该模型与真实人骨的触觉非常相似 [21]。AR 允许将这些物理模型和真实仪器集成到模拟中，将它们与虚拟内容实时无缝衔接，并进行正确的空间排列。

目前，使用 AR 来实现脊柱外科手术中的模拟集中于用模拟的虚拟成像来代替 X 线成像，即荧光透视或 CT。C 臂 X 线成像仍然是脊柱外科中最常用的术中成像方式之一。然而，真正的 C 臂在教育中的使用受到可用性和成本的限制。因此，X 线成像的模拟与外科教育非常相关。此外，它避免了将学生和教育者暴露在电离辐射中。

许多研究调查了将物理模型和模拟无辐射成像的模拟器相结合的模拟器。Harrop 等使用 AR 模拟器进行基于模拟的颈椎后路减压训练和评估 [22]。他们使用 3D 打印技术，从 CT 数据中创建了患者的特定脊柱模型，并使用相同的 CT 数据来实现解剖和手术工具的模拟 CT 成像。Hollensteiner 等利用 AR 模拟患者解剖结构（合成泡沫模型和合成肌肉组织）和手术器械的 X 线成像 [23]。Stefan 等使用患者 CT 数据进行脊柱模型的 3D 打印和 X 线成像模拟，实现了针对特定患者的小关节注射模拟 [24]。他们使用 AR 来模拟患者解剖结构的 X 线成像，并使用真实的物理 C 臂器械，这提供了完全无辐射的模拟 X 线图像。结果证明，模拟成像可以在脊柱手术可接受的误差范围（＜2 mm）内高精度复制真实成像。

41.4　基于模拟的 AR 评估

在真空环境中频繁进行表现评估是基于能力的医学教育的基石，这种教育模式正在世界范围内逐步取代传统的教育模式 [25]。在根据评估做出教育决策或对学习者的表现提供反馈时，关键是要确保评估分数衡量的是他们想要衡量的项目，即有足够的有效性证据证明他们的预期用途，这一点非常重要。虽然有效性的概念不适用于模拟器本身，但是在模拟中进行的评估对效度是有影响的。

任何评估都可以通过其刺激形式（所执行的任务）和反应形式（它如何捕捉反应）来表征 [26]。实证研究表明，效度主要由刺激形式决定，刺激的真实性对效度至关重要 [26]。假设模拟被用作真实评估外科手术表现的形式，在这种情况下，模拟任务在与构成这种反映相关的临床现实方面的能力是最重要的。

我们之前强调了 AR 模拟的优势在于现实和虚拟内容的无缝衔接，特别是 AR 可以适应患者特定的物理解剖模型。实证研究表明，这些内容都是从现实生活中提取的。特别是模拟患者的物理存在是构成模拟真实性的重要因素 [27]。这进一步得到了情境性理论的支持，该理论强调参与者与其环境（物理环境）之间的复杂互动对知识、思维和学习的重要性 [28]。情境性理论也强调了参与者之间互动的重要性 [28]。为此，与 VR 相比，AR 使参与者之间能够进行真正面对面的互动。真实的团队表现和互动是评估非技术技能（如沟通和团队合作技能）的先决条件。

以脊柱外科为例，Pfandler 等使用 AR 技术实施全尺寸 OR 模拟椎体成形术，包括一个完整的外科手术团队，并使用该模拟作为技术和非技术能力评估的形式 [29]。研究结果表明，外科医师的非技术技能与其工作能力显著相关。

41.5　讨论

41.5.1　模拟的目的

手术模拟器必须实现两个主要目标。首先，它要支持学习者获得实践所需的能力，并促进向手术室的无缝衔接。模拟器必须通过邀请受训者进行结构化的教育旅程来完成这项工作。它适应学习者的需要，并允许针对相关程序和案例的重复练习。

第二个目标与第一个目标紧密交织在一起——通过使用有意义的指标对受训者进行评估，从而允许对受训者进行评级，并就技能差距的具体情况提供支持性反馈。这些信息现在可以用于第一个目标的形成性评估（也称为学习评估），以提供反馈和发展指导。理想情况下，这将减少甚至消除对大部分教育过程中导师的需求。

此外，绩效评估还可用于教育或认证相关决策的总结性评估（也称为学习评估），如毕业、实践认证准备或认证维护（maintenance of certification，MOC）。

41.5.2　AR 的使用场景

由于诸如头戴式显示器之类的消费级低成本设备的可用性及计算机图形学的进步，VR 模拟系统最近变得流行起来。这些技术允许用户进入一个虚拟世界，通常是一个手术室，并在虚拟指导下执行任务。这些系统的主要弱点在于，它们要么根本不提供触觉，要么使用触觉设备提供简单的反馈，通常使用抽象的笔式工具作为接口，而不是真正的外科手术仪器。如上所述，脊柱外科是一种对触觉感知能力有高要求的专业，以探索解剖结构并以复杂的方式与其交流互动，无论是关于仪器还是手动感觉。现有的智能设备技术远远不能满足这些要求。考虑到触觉设备已经经

历了几十年的研究和开发，在可预见的未来能否看到根本性的改进是值得怀疑的。

相比之下，合成幻影虽然提供了高度逼真的触觉和视觉外观，甚至是特异性病例，但却有一个重要缺点。因其通常不包括收集数据模块，因此完全不知道受训者在做什么，甚至不知道培训目标是什么。虽然它们可以在监督下用于预演，但在导出指标和提供结构化反馈时，其应用受到明显限制。因此，与数字模拟系统相比，明显缺少的是从可用于评估进展的数据中产生有意义的反馈的潜力或改进培训。

因此，脊柱手术模拟器的未来无疑是将具有高触觉保真度的合成模型与能够有意义地指导增强受训者感知的数字技术相结合，以及利用其许多如上所述可能的未来应用来挖掘数据分析的潜力。

虽然长期以来，高保真度是模拟器设计的首要目标，但现在的重点已转向教育用途。为了达到预期的学习效果，视觉、触觉和功能表征必须与学习目标和外科实践的要求相一致。例如，高度人工化的 VR 环境存在所学到的知识不容易转移到基于生活和工作的环境中去的风险。更糟糕的是，学习过的材料可能"在特定的环境中应用之前必然被遗忘"[6]。

对于训练，AR 模拟器与其他方法相比具有许多优势。在触觉方面，AR 模拟器受益于集成物理模型的能力，这些模型提供了高度的真实性，并接近真实组织的触觉特性。此外，可以集成附加在手术实践中用于模拟的物理组件，例如成像设备，如 C 臂和真实的手术器械。此外，与完全沉浸式 VR 相比，AR 允许与团队成员或教师进行面对面的交流，从而实现自然的训练场景，例如在尸体实验室或手术室中的场景。使用 AR 遥测，远程教师或教员可以参与模拟训练。这有助于使培训地点独立，并抵消当地教员的稀缺问题。自动导航可以在没有教员的情况下进行培训。此外，如果需要，它还有助于标准化和结

构化培训内容。

评估受益于增强的 AR 模拟真实性和创建结构化和标准化场景组合的能力，包括特定患者病例。

41.5.3 AR 模拟脊柱的现状

为什么我们今天在市场上看不到大量的 AR 模拟器呢？其实将虚拟和现实元素无缝结合在一起并不是一项简单的任务。例如，开放式手术方法需要模拟器来精确跟踪软组织和骨组织，因为它们是手动操作或借助仪器操作的。这会特别真实，因为由于未检测到的现实改变而导致的虚拟和现实世界的任何不一致将在 AR 显示器中立即可见。 这个问题可以比作计算机辅助手术的导航系统，不反映组织的运动。因此，除非跟踪变得更加精确，并能够实时跟踪相关组织，否则 AR 模拟器在进入开放领域之前可能会专注于微创应用。

41.5.4 技能转移

AR 模拟器仍处于相对初级阶段。为了促进其全面应用，一个核心问题出现了：AR 模拟在多大程度上实现了其支持培训和评估外科医师的目的？提供强有力的证据证明在 AR 模拟中所学到的知识的转移进入外科实践不是一项简单的任务，这需要前瞻性对照研究。Weidert 等最近的研究表明，接受过脊柱手术模拟器训练的临床学生能够在没有任何帮助的情况下在尸体上放置经皮椎弓根螺钉，效果甚至超过了在尸体上直接训练的对照组[30]。然而，前瞻性对照研究仍然很少，大多数出版物没有提供广泛的证据将其转移到实践环境中。

从培训案例到案例用于培训：

为了将技能有效地转移到手术室，培训案例必须反映现实操作中可能遇到的解剖和病理变化。这将产生一个不断增长的病例库，最理想的情况是从实际的患者数据中获得。这些培训必须结构合理，并经过精心策划，以进行有针对性的技能培训。在其他形式的培训中，首先要掌握简单的案例和技能，然后才能学习更复杂的课程和提升综合能力。理想情况下，案例库将由愿意提供案例的学会和培训中心或该领域的专家建立，之后再实现教育内容的普及化。

随着训练病例的种类、质量和复杂性的增加，脊柱手术模拟器的使用可以从基本技能训练发展到认证维护（maintenance of certification，MOC），并最终在实际手术之前对特定数据集进行及时培训。这可能最终导致在模拟器上使用其进入手术室前的术前数据。

41.5.5 经济学

虽然 VR 和合成模型相对便宜且易于使用，但由于更复杂的系统设计通常需要多个工作组件，因此 AR 更昂贵且难以安装。其中大多数还不是商品，而且也不便宜。 例如，现代的 ARHMD 从 3 500 欧元（HoloLens 2）降至 38 美元（Canon MREAL S_1）。

可以预计，随着组件成本的稳步下降，AR 模拟器对于大学技能实验室和社团课程等培训机构来说，将变得越来越容易负担得起。

41.6 结论

提供对外科医师表现的评估、形成性反馈和真实病例库是脊柱外科数字化模拟教学的关键优势。因此，尸体训练以及合成体模训练在训练项目中的重要性将会降低。AR 脊柱手术模拟因其固有的优势和能力注定将成为未来的培训工具和评估方式。

参考文献

1. WILLIAMS M A, MCVEIGH J, HANDA A I, et al. Augmented reality in surgical training: a systematic review[J]. Postgrad Med J, 2020, 96(1139):537–542.

2. AZARI D, GREENBERG C, PUGH C, et al. In search of characterizing surgical skill[J]. J Surg Educ, 2019, 76(5):1348–1363.

3. BRYDGES R, HATALA R, ZENDEJAS B, et al. Linking simulation-based educational assessments and patient-related outcomes: a systematic review and meta-analysis[J]. Acad Med, 2015, 90(2):246–256.

4. COOK D A, HATALA R. Validation of educational assessments: a primer for simulation and beyond[J]. Adv Simul, 2016, 1(1):31.

5. OWEN H. Early use of simulation in medical education[J]. Simul Healthc, 2012, 7(2):102–116.

6. BLEAKLEY A, BLIGH J, BROWNE J. Learning by simulation and the simulation of learning[M]//BLEAKLEY A, BLIGH J, BROWNE J. Medical education for the future: identity, power and location. Dordrecht: Springer, 2011: 153–169.

7. MILGRAM P, TAKEMURA H, UTSUMI A, et al. Augmented reality: a class of displays on the reality-virtuality continuum[C].Boston:Society of Photo-Optical Instrumentation Engineers (SPIE), Telemanipulator and telepresence technologies, 1995,2351:282-289.

8. BRIGHAM T J. Reality check: basics of augmented, virtual, and mixed reality[J]. Med Ref Serv Q, 2017, 36(2):171–178.

9. SPEICHER M, HALL B D, NEBELING M. What is mixed reality?[C]// Proceedings of the 2019 CHI conference on human factors in computing systems. New York: Association for Computing Machinery, 2019: 1–15.

10. AZUMA R T. A survey of augmented reality[J]. Presence Teleop Virt, 1997, 6(4):355–385.

11. GABA D M. The future vision of simulation in health care[J]. BMJ Q Safety, 2004, 13(Suppl 1):i2–i10.

12. LINTE C A, WHITE J, EAGLESON R, et al. Virtual and augmented medical imaging environments: enabling technology for minimally invasive cardiac interventional guidance[J]. IEEE Rev Biomed Eng, 2010, 3(1):25–47.

13. SUTHERLAND C, HASHTRUDI-ZAAD K, SELLENS R, et al. An augmented reality haptic training simulator for spinal needle procedures[J]. IEEE Trans Biomed Eng, 2013, 60(11):3009–3018.

14. YEO C T, UNGI T, U-THAINUAL P, et al. The effect of augmented reality training on percutaneous needle placement in spinal facet joint injections[J]. IEEE Trans Biomed Eng, 2011, 58(7):2031–2037.

15. MOULT E, UNGI T, WELCH M, et al. Ultrasound-guided facet joint injection training using perk tutor[J]. Int J CARS, 2013, 8(5):831–836.

16. ABE Y, SATO S, KATO K, et al. A novel 3D guidance system using augmented reality for percutaneous vertebroplasty: technical note[J]. J Neurosurg Spine, 2013, 19(4):492–501.

17. ROJAS-MUÑOZ E, CABRERA M E, ANDERSEN D, et al. Surgical telementoring without encumbrance: a comparative study of see-through augmented reality-based approaches[J]. Ann Surg, 2019, 270(2):384–389.

18. ANDERSEN D, POPESCU V, CABRERA M E, et al. Medical telementoring using an augmented reality transparent display[J]. Surgery, 2016, 159(6):1646–1653.

19. VERA A M, RUSSO M, MOHSIN A, et al. Augmented reality telementoring (ART) platform: a randomized controlled trial to assess the efficacy of a new surgical education technology[J]. Surg Endosc, 2014, 28(12):3467–3472.

20. RYU W H A, DHARAMPAL N, MOSTAFA A E, et al. Systematic review of patient-specific surgical simulation: toward advancing medical education[J]. J Surg Educ, 2017, 74(6):1028–1038.

21. STEFAN P, PFANDLER M, LAZAROVICI M, et al. Three-dimensional–printed computed tomography–based bone models for spine surgery simulation[J]. Simul Healthc, 2020, 15(1):61–66.

22. HARROP J, REZAI A R, HOH D J, et al. Neurosurgical training with a novel cervical spine simulator: posterior foraminotomy and laminectomy[J]. Neurosurgery, 2013, 73(Suppl 1):S94–S99.

23. HOLLENSTEINER M, FUERST D, SCHREMPF A. Artificial muscles for a novel simulator in minimally invasive spine surgery[C].2014 36th annual international conference of the IEEE engineering in medicine and biology society,2014: 506–509.

24. STEFAN P, HABERT S, WINKLER A, et al. A radiation-free mixed-reality training environment and assessment concept for C-arm-based surgery[J]. Int J CARS, 2018, 13(9):1335–1344.

25. LOCKYER J, CARRACCIO C, CHAN M K, et al. Core principles of assessment in competency-based medical education[J]. Med Teach, 2017, 39(6):609–616.

26. VAN DER VLEUTEN C P M, SCHUWIRTH L W T, SCHEELE F, et al. The assessment of professional competence: building blocks for theory development[J]. Best Pract Res Clin Obstet Gynaecol, 2010, 24(6):703–719.

27. LAVOIE P, DESCHÊNES M F, NOLIN R, et al. Beyond technology: a scoping review of features that promote fidelity

and authenticity in simulation-based health professional education[J]. Clin Simul Nurs, 2020, 42:22–41.

28. DURNING S J, ARTINO A R. Situativity theory: a perspective on how participants and the environment can interact: AMEE guide no. 52[J]. Med Teach, 2011, 33(3):188–199.

29. PFANDLER M, STEFAN P, MEHREN C, et al. Technical and nontechnical skills in surgery: a simulated operating room environment study[J]. Spine, 2019, 44(23):E1396.

30. WEIDERT S. The unfair advantage of hybrid spine surgery simulation for percutaneous pedicle screw placement makes it as effective as training on a cadaver: a prospective randomized study with novice volunteers[J]. Eur Spine J, 2020, 29:2853–2939.

内镜和开放脊柱手术训练 42
的沉浸式虚拟现实

42.1 介绍

外科模拟教育为受训者提供了获得或维持技能的机会。脊柱外科的技能可以定义为技术性或非技术性的步骤性知识和理解。随着受训者开始掌握技能，任务回忆逐渐提高，直至能够自主操作。Fitts 和 Posner 用这种方式描述了从新手到专业水平的公认技能获得过程[1]。模拟器的最终目标是提供培训场景，使受训者能够在临床环境中复制技能或任务，达到熟练程度。模拟器的这种技能转移或转移有效性取决于其固有的能力或模拟器特征，以及使用的环境和时间。对模拟器训练有效性的研究表明，初始和渐进性的改进最终会趋于平稳[2]。模拟器提供与现实世界经验相关的高效和有效的培训能力决定了模拟器的技能转移有效性[3]。

模拟器研究结合了主观和客观评估，以验证现实主义、教学能力及区分用户技能的能力。这些验证模式分别被称为表面效度、内容效度和结构效度[4]。面部和内容效度使用主观问卷进行评估，而结构效度可以通过模拟任务绩效、模拟器绩效度量量表或使用机器学习和人工智能算法进行评估。理想的手术模拟器应该提供一个真实的学习环境，能够区分新手和高级用户，并提供符合每个级别学习者期望的教学课程，以便在真

实的手术场景中评估时提供可衡量的技能改进。为了实现这一点，模拟器将满足有效性测量的所有方面。借助计算能力，模拟器现在能够跟踪用户表现并提供度量数据。这些反馈系统应该提供一致的、可靠的、有效的和相关的信息真实的操作场景。这些信息还应该易于获取和解释，以帮助用户了解缺陷领域。最后，培训应该是有效和愉快的，这是由用户通过主观评估方法确定的。医学教育研究质量评价量表（medical education research study quality instrument，MERSQI）、最佳医学教育评价全球量表（best medical education evaluation global scale）和纽卡斯尔－渥太华量表（Newcastle–Ottawa scale）等质量评价方法对模拟器的研究质量评价效果较好[5~7]。柯克帕特里克（Kirkpatrick）将衡量教育成果的层次描述为：①反应——关注对干预的感知；②学习——评估知识、技能和态度的变化；③行为；④结果——侧重于获得的组织利益[8]。MERSQI 框架在这些量表上拥有最大的证据体，并采用了满足 Kirkpatrick 模拟器有效性框架的方法学评估[9]。Carter 等设计了一个改进的牛津循证医学中心（Oxford Centre for Evidence-Based Medicine，OCEBM）的证据级别和模拟器的推荐格式[10]。这些研究仪器已被用于评估脊柱外科教育中使用的沉浸式虚拟

现实（immersive virtual reality，iVR）模拟器，它们的使用应继续提供清晰的研究描述。

由于陡峭的学习曲线和潜在的灾难性错误并发症，逼真模拟器的使用在脊柱外科训练中特别有趣。脊柱手术中使用的模拟器具有不同的保真度或真实感，从简单的骨骼复合模型、3D打印的患者特定模型、低保真虚拟训练系统、包括iVR模拟器和AR在内的MR模拟器，到新鲜冷冻的尸体标本。Anders Ericsson将刻意练习的概念描述为直接归因于获得专业知识[11]。对于个人学习场景来说，为了提供一个刻意练习的机会，它必须是沉浸式的，能够提供个性化的反馈，并且必须允许重复练习和操作上的失败。最近，基于这些先进的学习概念，已经开发出了新型iVR模拟器。该模拟器系统为外科医师提供了不间断的沉浸式实践，并且不会对患者造成伤害。由于这些系统的新颖性，目前对其技能转移的研究还很有限，但是这些系统在理论上的适用性足以颠覆脊柱模拟训练的概念。

42.2 沉浸式虚拟现实

计算能力的提高促进了高保真模拟器的发展。最近，模拟器已经开发出来，利用消费级电子设备提供逼真的视听效果，加上额外的触觉感官输入。受训人员通过安装在头戴式显示器（HMD）上的软件与模拟手术室进行交互，该显示器包含硬件和操作系统。3D交互式成像通过HMD立体成像显示：每只眼睛一个监视器。沉浸感，或者说置身于计算机生成的世界中的感觉，是用户同时体验到的感官维度的质量和数量的结果。图42.1提供了一个外科实习生使用当代iVR系统的例子。为了让手术室真正沉浸在iVR模拟器中，视觉效果必须达到真人大小，并适应视角的变化[12]。HMD的计算能力允许学员通过移动头部或改变视线来无缝地改变其虚拟视角，克服明显的监视器延迟和帧速率。扬声器位于用户耳朵附近的HMD上，可根据操作环境提供移动音频。例如，用户在用木槌敲击硬件时，会听到音调的变化，或者能够听到钻头从皮质骨向松质骨移动时的声音。在这些iVR模拟器中使用控制器，提供响应模拟环境线索的触觉反馈。数字触摸的模拟力反馈和响应转换的独特过程被称为触觉学[13]。与之前用于脊柱外科训练的VR模拟器相比，通过直观的用户控制方案与逼真的视觉视角相结合的触觉提供了无与伦比的沉浸感。使用带有触觉的位置跟踪控制器，受训者将能够触诊模拟患者的棘突，并通过针头定位感觉到椎管的软组织和骨骼。用户描述的在模拟器中体验到的真实感是确定模拟器表面有效性的一种方法。这通常使用主观Likert量表进行研究。

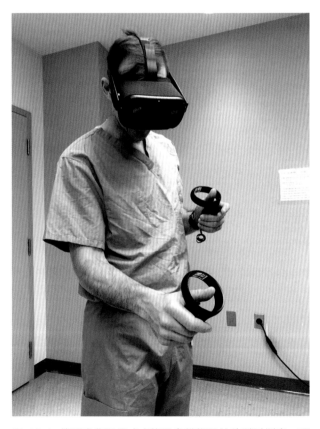

图 42.1 使用当代沉浸式虚拟现实模拟器的外科受训者。硬件由Oculus Quest系统组成，配有头戴式显示器和手持控制器。该软件由Precision OS Technology（Vancouver，Canada）生产

立体视觉、听觉线索和触觉反馈的综合体验使 iVR 系统能够提供高度逼真的环境。

软件功能还允许跟踪用户的使用情况。该软件可以跟踪任务完成情况，为用户提供个性化的模块反馈。最近，一种被称为"精度评分™"的虚拟反馈和性能度量已被证明与肩关节置换术的真实表现密切相关，包括置入物定位[14]。反馈可能包括用户的一些正确或错误的操作，这些操作可用于逐步提高熟练程度。错误的操作可能包括不正确的操作步骤顺序、不正确的针或螺钉位置、随钻而入或软组织破坏。最近的一项研究将人工智能与基于视频的肩关节置换术训练进行了比较。结果表明，接受人工智能训练的操作者在手术技术和硬件置入方面的错误显著减少[14]。头部和眼睛以及手的运动可以被跟踪，以确定运动效率。提供累积分数报告，描述持续技能改进的可操作的学习点。互联网连接允许用户通过多种个人计算选项存储和检索数据，同样也可以提供给培训委员会进行进度监督。考虑到脊柱手术中复杂的区域解剖，虚拟训练空间中的一致度量反馈为学习者提供了知识迭代和技能改进途径并具有安全性。

模拟器的使用取决于学习者和教师的经验。使用 iVR 模拟器的体验应该提供与学习者期望一致的高效、可重复和愉快的学习体验。沉浸式 VR 模拟器还应该提供直观的用户界面。硬件和软件应该是现成的、可理解的、可扩展的、价格合理的和可升级的。对 iVR 模拟器的研究表明，与阅读或观看视频等传统学习形式相比，iVR 模拟器具有更大的趣味性和易用性[14, 15]。这些新颖的 iVR 模拟器还展示了清晰的表面效度、内容效度和结构效度[15]。在骨科外科领域，目前有 8 项研究的方法学质量较高（MERSQI>10），证据水平为 1b（质量良好且样本量充足的随机对照试验），总体推荐水平为 1 [14~21]。另外还有 2 项关于妇产科的研究（高质量）[22, 23]，1 项普外科研究（质量中等）[24]，2 项非专业化的、一般

技能基础研究（低质量）[25, 26]。在脊柱外科，有 2 项随机对照试验（高质量，MERSQI 为 12.5 分和 13.5 分，总分 18 分）检查椎弓根螺钉放置的成功率和准确性[27, 28]。其中一项研究检查了真实的患者结果，并且是目前唯一将 iVR 模拟训练的技能直接转移到手术室（OR）的证据[27]。

iVR 提供沉浸式 OR 环境的独特能力使用户能够在无风险的教学和实验环境中学习，并可有效避免许多报道中提及的因缺令经验或受训者工作过度而导致的医疗错误[29]。目前的教育系统不允许在真实患者中开展学习，因此需要现实模拟器，如 iVR。在脊柱手术中，硬膜撕裂、感染、硬膜外血肿、感觉障碍、脊髓根或脊髓损伤等并发症对患者的生活质量有显著的长期影响。椎弓根螺钉置入的估计量化值为 80 枚，以达到技术技能的渐近线[30]。进一步估计有 25 例涉及后路脊柱内固定[30]。对于常见的椎管狭窄、退行性椎间盘疾病或压缩性骨折的治疗，脊柱微创手术（MISS）和内镜脊柱手术每年的手术数量接近开放手术的数量[31]。与开放手术类似，内镜手术需要在脊柱定位、穿刺和神经结构可视化方面对脊柱有严格的 3D 意识。安全实施经皮内镜腰椎间盘切除术（PELD）是一个不断发展的目标，多中心、多年分析中表明，手术时间和结果持续改善[32]。因此，在一个可控的、身临其境的环境中，外科医师能够犯错误，并从安全、有效的失败中吸取经验和教训，这将极大地有益于脊柱外科领域的发展。Lohre 等最近发表了一篇关于 iVR 在微创和内镜脊柱手术训练中的证据的系统综述[33]。研究中描述了一种为资深脊柱外科医师设计的培训工作流程，描述了针对虚拟库存案例或输入的患者特定案例进行实践、重复、性能分析和真实操作的过程。通过这种经验循环，脊柱外科医师可以通过 Kolb 体验式学习循环，对微创技术的 3D 定位有更好的理解和经验[34]。通过沉浸、个性化反馈和从错误中学习，iVR 体现了刻意练习的原则。

42.2.1 基于沉浸式虚拟现实技术的触觉与脊柱外科训练

触觉被定义为动觉和皮肤感觉通道之间的互动，以及环境对其提供的触觉刺激[35]。运动协调和表现主要受视觉和触觉反馈的影响[36]。因此，无论是在 OR 中还是在模拟器中，确定一个物体的顺应性取决于来自环境的感官信息的数量和质量，以及用户整合这些信息的能力。人类知觉的局限性存在于触觉和动觉感觉系统领域。指尖能够区分 0.15 mm 的点刺激，1 mm 的两点辨别，高达 1 kHz 的振动序列[37]。运动感觉的最小可觉差异（just noticeable difference，JND）在手指关节约为 2.5°，手腕和肘关节约为 2°，肩部约为 0.8°[36]。运动系统同样受到操作模式的限制，例如，对于已学习的运动轨迹，最高可达 5 Hz[38]。将仪器或障碍物合并到皮肤传感器上会减弱感觉通道，并可能对触觉反馈回路产生负面影响。因此，触觉设备（硬件）试图在感知阈值处创建逼真的环境，尽管有时是在非自然环境中。例如，在现实生活中，使用针和透视的脊柱水平定位可能会被使用带有操纵杆的手动控制器的 iVR 系统所复制。结合感官、动觉、运动通道是通过这些非自然设备的真实音频、视频和输出来实现的。就像外科医师刺穿皮肤、筋膜和

肌肉一样，用户实际上可以通过模拟不同组织弹性的振动信号感受到不同的感官输出。图 42.2 a 展示了一个有代表性的模拟透视脊柱水平定位的 iVR 训练场景。当用户在图 42.2 中展示的场景中来回移动时，控制器通过振动输出提供触觉和动觉反馈，模拟刺穿皮肤和筋膜的感觉。现实的视觉效果、手术室的听觉线索和触觉反馈为用户提供了重要的存在感。

iVR 中可用的触觉控制类型包括商用手控制器，具有多个自由度（degrees of freedom，DOF）的特定力反馈设备，或基于外骨骼 / 身体的设备，如柔性手套或刚性连杆。用于脊柱外科训练和研究的沉浸式 VR 系统主要使用商业上可用的控制器或特定的力反馈设备。理论上，柔性手套的好处包括改善用户的感官输出和用户的运动输入[39]。微电化学系统可以作为静电执行器，提供单个手指、高分辨率的触觉和动觉输出，这一领域的技术进步仍在继续。热刺激也可以通过这些触觉界面提供。通过研究评估触觉设备的性能受到了泛化性的限制[40]。由于以往的研究高度依赖于任务，因此目前还没有可测量的、标准化的触觉设备性能测量指标用于确定其可重复性、性能、效率和真实感。

触觉设备也应该是舒适的并符合人体工程学的使用，能够抵抗用户疲劳的重复动作。最近对

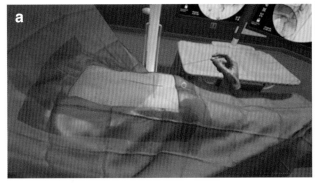
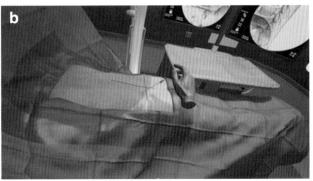

图 42.2 具有代表性的沉浸式虚拟现实训练场景，用于脊柱水平和神经根的定位。用户能够在身临其境、按比例缩放的手术室环境中移动脊髓针，并在模拟透视引导和浅层定位的协助下（a），插入具有触觉反馈的脊髓针，以确定深度和终点组织（b）

神经外科医师的系统回顾显示，与普通人群相比，其颈部、下背部、肩膀、手和手腕的肌肉骨骼劳损率较高，这种情况在内镜使用增加的情况下更显著，同时，工作时间与腕管综合征症状之间存在总体相关[41]。因此，手术室外的人体工程学模拟非常重要。关于人工智能在外科训练中的人体工程学的公开研究尚未开展；然而，Lohre 等询问了 8 名 4 年级和 5 年级的骨科住院医师和 4 名经验丰富的肩部外科医师，询问了他们使用商用手控触觉用户界面的经验[15]。新手和专家在对现实感受、控制界面和舒适度的评价上没有显著差异。新手和专家在 Likert 5 分评价量表上对人体工程学的评价是非常符合人体工程学的（平均 4.6±0.6）[15]。Bugdadi 等分析了 7 名使用不同触觉控制设备的用户关于 NeuroVR 平台的观点。尽管在脑肿瘤切除术任务中表现相同，但有明确的用户偏好，作者们推荐使用控制器从而改善沉浸感和现实感[42]。从理论上讲，沉浸式 VR 比 3D 模型或台式低保真系统更有优势，因为可以在任何环境中执行虚拟任务完成，而且很容易重新定位。虽有研究描述使用 HMD 时会眼疲劳或恶心；然而，较新的和商业可用的系统利用高帧率，减轻了这些感觉[43]。所有使用当代 iVR 技术的外科实习生相关研究均未报道这些症状。

新手和专家在技术技能表现上的区别可以归因于随着时间的推移而发展的更好的触觉反馈循环。这在一篇系统综述中得到了证明，该综述涉及腰椎减压、经椎间孔腰椎椎体间融合术、经皮椎弓根螺钉置入、腹腔镜前路腰椎椎体间融合术和颈椎手术的学习曲线，平均需要连续 20~30 个病例才能掌握此项技术。在减压手术的前 30 例手术中，6 篇论文包括 528 例手术的研究表明，初始并发症发生率为 11%。在早期学习曲线中，硬膜撕裂（80.6%）、神经根损伤（9.7%）和水平手术不正确（6.4%）是最常见的并发症。椎弓根螺钉置入和椎体间融合术的并发症发生率相似[44]。

42.3 脊柱内镜手术培训和沉浸式虚拟现实

42.3.1 技能获取

脊柱微创手术（MISS）的相关数量正在增加，从 1997 年到 2017 年，出版物增加了 41 倍[45]。最近，MISS 手术的数量已经与开放手术的数量相当[46]。尽管潜在的好处是患者恢复更快，减少失血，缩短住院时间，并能够在门诊进行这些手术，但是执业外科医师采用 MISS 可能会受到限制[31]。有证据表明，MISS 手术的学习曲线陡峭，这可能会限制执业外科医师对其实践的过渡要素。经皮内镜腰椎间盘切除术（PELD）多中心研究表明，随着病例数量的增加，手术时间持续改善[32]。早期学习曲线并发症包括硬膜撕裂、感染、硬膜外血肿和感觉障碍[47~49]。成功的内镜脊柱手术需要专门的、不同于开放手术的手术技能。内镜脊柱手术依赖于正确定位、穿刺和各种门静脉或内镜对接技术，并持续冲洗以可视化神经结构和局部解剖。由于不熟悉而导致的不恰当的显示可能会引发并发症，延长手术时间，增加透视使用和辐射暴露[33]。由于培训中心、课程提供和访问、模拟器访问和教练舒适度的限制，外科受训者可能在接触和技术经验方面受到限制。

MISS 程序的学习策略应根据经验和理解水平提供一致性的认知和技术技能。例如，更多的新手学员需要循序渐进地理解解剖学、畸形和病理识别，从而进一步制订手术方法和治疗计划。传统上，向受训者展示或提供一个脊柱模型可以帮助其了解出口神经根和横行神经根的位置、椎间孔病理、椎间盘突出或椎板切除术等手术技术。这些方法很烦琐，通常为多名学员提供，而且教师无法通过改变解剖来显示不同的病理，例如，不同的脊柱侧凸模式，不同的椎间盘突出区域，或稳定和不稳定的骨折模式。单独的 3D 打印脊柱模型已经被推广，以克服这些限制；然而，它们需要昂贵的材料和针对不同病理的多次打印[50]。同样，尽管缺乏可利用的转移证据，尸体标本一直被认为是解剖指导和组织触觉学的金标准。在 iVR 培训平台中，畸形、退化或骨折可以通过实例或从 CT 扫描 DICOM 成像中上传的患者特定数据集进行建模。这种转换需要高分辨率 CT 扫描，以尽量减少伪影[33]。3D 图像可以与通过互动、旋转，并根据手术室中患者体位进行放置或移除，从而更好地帮助术者理解解剖。实际的手术程序规划和操作可以在 iVR 中进行，完成定位透视和 MISS 技术[51]。大多数研究的 iVR 模拟器都是利用 HMDs 和触觉控制器形式的硬件和软件的专有组合。最近对脊柱外科沉浸式训练的系统回顾显示，在纳入分析的 38 项研究中，14 种为 VR，11 种为 AR，10 种为 MR。57% 的人使用未指定或专有产品。研究的商业实体包括模拟和可视化研究小组，NeuroSIM VR（Calgary，AB，Canada），ImmersiveTouch（San Francisco，CA，USA），Boholo Fengsuan Inc.（Shanghai，China）和 NeuroVR（Montreal，Canada）[33]。其他已上市的平台包括 Fundamental Surgery（London，UK）椎弓根螺钉和关节侧切模块，以及 Precision OS Technology（Vancouver，BC，Canada）经皮脊柱定位模块。

在 MISS 中使用 VR 研究的模拟手术包括微创内镜下经椎弓根胸椎切除术，腰椎穿刺，经 Magerl 技术置入颈椎侧块螺钉，经皮内镜下腰椎间盘切除术（PELD），颈椎、胸椎和腰椎椎弓根螺钉放置，一般显微外科手术，经皮经椎间孔内镜下椎间盘切除术（percutaneous transforaminal endoscopic discectomy，PTED），后凸和椎体成形术，以及关节突关节注射。

42.3.2　医学生

医学生和大学本科生作为参与者学习 MISS 手术的技术技能，特别是腰椎穿刺和腰椎关节注射等脊柱定位技术。3 项研究为这一人群在 MISS 技能中使用 VR 模拟器提供了证据[52~54]。包括表面效度和内容效度评估在 2 项研究中进行，而另一项研究则考察了将技能转移到实际任务中的能力。Kulcsar 等随机挑选了 27 名医学生，分别接受虚拟现实培训和传统培训（使用橙子的面对面技术研讨会）[52]。通过现实的整体表现（整体评分量表、特定任务检查表和考官重复视频考核），研究采用了一种健全的知识评估方案（书面多项选择考试）和技能评估方案。两组的知识水平没有差异，但 VR 训练组的整体表现评分量表结果优于对照组。有趣的是，视频考核并没有显示出组间表现的显著差异，尽管整体评估员评分一致程度很低，为 68.2%~73.8%。额外的研究只在模拟器上评估参与者的表现[52]。Farber 等虽然没有进行显著检验，但在三个训练后参与者的表现有所改善[53]。Moult 等表明，本科生在虚拟现实模拟器［Perk Tutor（Kingston，Canada）］下学习 $L_{3~4}$ 和 $L_{4~5}$ 关节突注射的成功率为 61.5%，优于对照组（38.5%）[54]。总体研究质量显示 MERSQI 评分在 10.5~12.5，表明方法学质量较高，证据水平为 2a。该研究所采用的系统是传统的 VR 格式，而不是沉浸式 VR。目前还没有关于在脊柱外科培训中使用 iVR 的研究。

42.3.3　住院医师

关于利用 VR 模拟器进行 MISS 住院医师培训的文献主要集中在腰椎穿刺和经皮椎弓根螺钉放置方面。大多数以住院医师作为参与者的研究关注的是开放手术和颈椎、腰椎和胸椎椎弓根螺钉置入术[55~57]。通过 VR/MR（3D Slicer）平台，Yu 等表明，通过对穿刺时间、任务总完成时间和总体透视时间等结果进行分析，住院医师学习 THESSYS 技术并进行脊柱 3D 解剖可视化学习优于传统的 2D（透视）学习。结果通过脊柱假体模型的重复表现来衡量。作者还开发了一份评估系统表面效度的问卷，并表明参与者在手术任务后对训练中使用 VR/ MR 的看法有所提升。有趣的是，在完成培训和任务后，所有住院医师对 PTED 术前规划重要性的看法都有所提升[55]。考虑到改进的任务特定表现和认知行为的组合，VR/MR 可能为缺乏经验的外科医师或住院医师提供重要的学习机会。Keri 等在一项干预对照研究设计中表明，使用 VR/MR 系统学习腰椎穿刺定位的住院医师在针径长度、组织损伤和针插入时间等任务特定参数上显著减少，但总体成功率没有差异[56]。Chitale 等同样检查了 8 个通过 MR 模拟器学习经皮椎弓根螺钉放置的。住院医师，其接受了前期和后期测试，VR/MR 培训及教学学习课程。教育结束之后，其整体透视总分（图像数量和透视总时间）、计算机断层扫描总分（时间、起点和轨迹）和书面成绩方面没有明显改善。由于样本量有限，结果的评估受到了限制[57]。

研究质量范围从中等到高等（MERSQI 范围 9.5~12.5），证据水平为 3~2a。总体而言，当结果测量包括完成时间和透视使用等任务特定项目时，将 VR 培训纳入住院医师的教育任务，似乎会影响早期学习曲线。在实践中，MISS 的缺点包括透视依赖，新手外科医师比经验丰富的外科医师在每个病例中产生更多的辐射。这些研究显示了减少这一操作变量的希望。然而，针对这一群体仍然缺乏将获得的技能或知识转化为实际操作场景的证据，同样缺乏更全面的技能评估，如全球评级量表或 OSATS 评分。此外，整个研究都是基于传统的 VR 培训工具，而不是 iVR 系统，故需要进一步的研究来量化技能的提高和 iVR 系统的影响。

42.3.4　外科医师

大多数关于在 MISS 训练中使用 VR 教学的文献都集中在外科医师参与者的身上。正因为如此，研究调查了培训对实际患者预后的影响，从而为知识和技能转换提供更多的证据。尽管也有关于 MR 规划模拟的术中证据，包括患者报告，大多数研究为术前规划和特色任务的改善提供了证据。Archavlis 等对 VR 技术在内镜和小切口经椎弓根椎体切除术术前规划中的应用进行了可行性试点研究。由训练有素的脊柱外科医师完成的 7 例中，2 例为不稳定爆裂性骨折，5 例为转移性肿瘤。所使用的 VR 系统可用于术前规划，确定切除面积、手术与关键结构的距离以及置入物的大小。作者表明，VR 系统和体积渲染脊柱在所有测量参数上都是准确的，在内镜辅助脊柱手术病例的术前规划中使用 VR 可能是有益的[58]。Hu 等使用 VR 模拟器对 20 例接受 L_{4-5} 或 $L_5 \sim S_1$ PELD 的患者进行手术计划，并将其与匹配的传统计划组进行比较。测量了特定任务和与患者相关的结局。特定任务结果包括建立通道的时间、总手术时间、总体透视时间，而患者结局包括疼痛视觉模拟评分法（VAS）、Oswestry 功能障碍指数（ODI）、修订后的 Macnab 满意度标准和总体并发症发生率。从技术上讲，在 VR 中进行手术计划的组的所有参数都显著降低。患者随访 6 个月，在任何时间点 VAS、ODI 或修订后的 Macnab 标准均无差异。VR 组出现 1 例并发症（短暂性感觉异常），常规计划组出现 2 例并发症（残余椎间盘碎片和残余神经性疼痛）。作者得出结论：VR 规划软件在学习 PELD 患者特异性穿刺和插管方面是有益的[51]。Liu 等在一组单案例设计的试点研究中证明，使用他们未指明的"微创脊柱系统训练"（minimally invasive spine system training，MISST），并提供体积渲染的虚拟脊柱模型，有经验的外科医师进行 MISS 椎弓根螺钉置入时改善了螺钉轨迹。研究提供的分数是计算机专有设计分数，没有明确描述[59]。Zhou 等设计了一项试点研究，纳入 4 名外科医师，使用 VR 中未指定体积渲染的脊柱进行腰骶部 PTED 的术前规划,水平包括 L_{3-4}、L_{4-5} 和 L_5~S_1,在术前 VR 计划后在尸体上进行手术。使用等心导航,计算了穿刺通道时间和辐射暴露时间的结果,显示所有腰椎节段的辐射暴露都减少了,穿刺时间仅在 L_{4-5} 和 L_5~S_1 水平减少 [60]。Koch 等开展的研究纳入了 13 名平均执业时间为 5.9 年的骨科、创伤外科医师和神经外科医师,使用一种未指定的 VR 椎体成形术模拟器,该模拟器带有触觉控制器和模拟透视。外科医师在 VR 平台上接受培训,并在使用过程中收集他们的反馈,以建立一种开放式的表面效度评估方法。虚拟手术的技术方面包括路径长度、运动平滑度和透视,以及通过 OSATS 获得的整体性能指标,并由 1 位专家外科医师进行合格 / 不合格评级。在两次评估会议上,尽管系统在真实性和视觉效果方面得分较高,只有 53.8% 的外科医师通过了评估。模拟器中得分最低的方面是触觉反馈,63% 的人给出了负面评价 [61]。虽然这项研究没有跟踪训练效果或表现,但它为这些系统在训练外科医师中的适用性提供了证据,并能够提供易于跟踪手部运动和技术表现的结果测量。作者没有将这些变量与人力评定的 OSATS 分数联系起来;然而,综合评分和相关评分在未来还需进一步研究。

Wei 等利用体积渲染脊柱技术(Baholo,Shanhai Front Computing Company,China)分析了 40 例经皮椎体成形术治疗骨质疏松性椎体压缩骨折的技术和患者特异性结果。患者随机分为 MR 组和传统透视治疗组。MR 组在所有测量技术参数(手术时间、透视时间、PMMA 体积、通过椎体前后高度比测量的相对高度、通过椎体中心高度比测量的中心高度、椎体后凸角变化、水泥与双终板的接触)方面均有改善。MR 组的 1 年随访中,身高下降和再次塌陷的发生率较低,VAS 和 ODI 评分均较对照组改善 [62]。作者的评论是:术中透视仍然是必要的,在某些情况下,硬件问题需要使用透视。尽管该研究提供

了 HMDs 和 VR/MR 技术改善可视化和局部解剖理解的前景,但是这项研究也同样有样本量小、证据等级不高和随访间隔短的问题。

Wucherer 等设计了一个 MR/VR 训练环境,允许在椎体成形术期间中断任务,并通过一位经验丰富的用户演示了表面和内容效度 [63]。Weigl 等随后设计了一项研究,以确定手术过程中接电话和患者不适等干扰因素对脊柱外科医师的影响,该研究通过 SURG-TLX 评分(精神负荷指标)、性能结果,以及在同一 MR/VR 平台上的整体透视来衡量 [64]。虽然所使用的 VR 系统没有参与手术训练,也没有在有效性方面进行检验,但这项研究证明了这些技术能够帮助理解手术训练的其他方面,否则很难研究。

根据 MERSQI 评分,使用 VR 进行外科医师教育的总体方法学质量从低(5.5)到高(13.5)不等。根据修改后的 OCEBM 标准,证据级别同样在 3~2a。结合沉浸式 VR 可视化的 MR,为不熟悉系统的用户创建了具有挑战性的分类描述;然而,这些系统通过 HMD 结合技术,允许更多的交互式虚拟解剖。该组的 MR 和 iVR 在患者群体中显示了训练的改善和有益的治疗效果。然而,这些研究缺乏对患者的长期随访,并且因使用的设备、可用性和成本结构等方面而受到限制,从而阻碍了进一步的推广。与其他训练者一样,还需要进一步研究。

42.3.5 总结

在脊柱外科训练中使用虚拟现实技术证据的方法学质量和证据水平不同。VR 在脊柱训练中的研究一般集中在特定任务的结果上,如手术时间、置入物位置或透视使用。效度测量的报告各不相同,多数定义了真实性(表面效度)或通过主观提问指导模拟器意图指导的能力(内容效度)。在最近的研究中,VR 技术表现出了对技术性能和患者预后指标的改善,随访时间长达

1 年[51]。2018 年以后的研究使用了比早期研究更现代的沉浸式 VR 模式。这是一个重要区别，因为 iVR 训练模式的真实感水平与触觉用户集成的持续迭代改进相结合，可能意味着更大或更一致的技能改进。图 42.3 展示了 iVR 技术的视觉学习能力。患者的脊柱，可以根据其解剖结构进行体积渲染，并可以在虚拟空间中进行交互，以提高区域解剖理解。

从新手（医学生、住院医师、研究员或初级外科医师）到经验丰富的外科医师的培训亚型的证据显示出不同的改进主题。经过评估，新手受训者似乎受益于使用触觉指导以成功地执行手术任务，相比之下，更有经验的用户从术前 3D 规划手术操作的能力中获得价值。将 VR 术前规划与 MR 模式的术中使用相结合，继续扩展 3D 理解，已被证明具有精确的构造和改善患者相关结果的能力[51]。

需要进一步充分的研究来确定当代 iVR 模拟器在内镜和 MISS 中的训练效率和有效性。鉴于参与者的可用性和时间限制，模拟研究受到方便抽样的影响，但这可以通过更大规模、多中心的努力来改善。远离简单技术结果测量的研究应纳入更多的全球性评估，如 GRS、OSA TS 或渥太华外科手术能力手术室评估（Ottawa Surgical Competency Operating Room Evaluation，

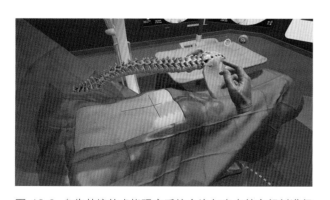

图 42.3　身临其境的虚拟现实系统允许与患者特定解剖进行虚拟交互。在这种情况下，患者的脊柱能够从身体上移除，以观察针头的轨迹。以这种方式练习可以帮助练习者学习手术的认知和技术方面，从而减少手术时间或透视的使用

O-SCORE），以及客观衡量的训练结果，如训练转移比例和转移有效性比例[14, 34]。鉴于学习曲线已经在数值上进行了估计，这些训练比例可以用来为学习曲线的改变提供证据。目前研究的大多数模拟器似乎是专有的和机构所拥有，应努力为大规模训练提供可用的、可访问的和直观的系统。同样，这些模拟器的成本应该被清楚地描述，以确定将其纳入外科教育、培训计划和执业外科医师培训的成本效益。直到最近，才出现了商业化且易于使用的 iVR 模拟器，北美和欧洲的许多培训项目都在研究生培训阶段使用了这种技术。考虑到以前使用的专有培训模式，目前缺乏使用 iVR 的证据。随着这一技术应用的增加，对这项技术的研究也随之增加。

42.4　开放式脊柱手术训练与沉浸式虚拟现实

42.4.1　医学生

为了回顾目的，除非指定为微创手术，否则椎弓根螺钉训练将被指定为开放式手术。针对医学生对椎弓根螺钉学习的研究仅限于腰椎入路椎弓根螺钉[65]。Gasco 等对 26 名对神经外科感兴趣的医学生进行了随机对照的试点研究，这些学生被随机分配到使用 ImmersiveTouch（San Francisco, USA）VR 模拟器的教学组或传统的视觉 / 语言教学组。两组参与者分别在椎体模型中置入 2 次椎弓根螺钉，随后对其进行 CT 扫描，以确定椎弓根插入参数，即冠状面入点、轴向和矢状面偏差、长度误差和椎弓根断裂情况。误差标准定义为冠状面、矢状面、轴向面、缺口或次优长度的每个平面上的偏差。通过 VR 训练，每颗螺钉的平均误差从 2.08 降低到 0.96。改善最多的标准是螺钉长度（86.7%）、冠状面误差（71.4%）和椎弓根断裂（66.7%）[65]。研究设计质量高（MERSQI 评分为 13.5），证据水平为 2a。

42.4.2 住院医师

针对外科住院医师培训的 VR 模拟研究主要集中在颈椎、胸椎和腰椎区域置入椎弓根螺钉。现有的大多数文献使用的是缺乏 HMD 的非沉浸式 VR 模拟器，但结合了逼真的视觉和触觉反馈。用于住院医师培训的商用模拟器包括 ImmersiveTouch 和 NeuroVR，其余的是未指定的或机构的专有设备和软件。

Gottschalk 等利用 Shealth 3D Narigation Unit（Medtronic，USA）和 PixelStick（Plum Amazing LLC，USA）软件设计了一项结合 VR/MR 模拟钻孔导航的研究。15 名骨科住院医师（PGY1-6）获得了关于如何通过 Magerl 技术放置侧块螺钉的信息包。确定入钉的基线性能。其中一组没有接受额外的训练，另一组接受了带导航的锯骨训练，第三组接受了使用导航系统的尸体训练。使用导航对每个参与者在尸体上放置 C_{3-7} 螺钉的重复评估显示，锯骨组和尸体组在螺钉轨迹和起始点上的表现都有所改善。导航训练组包括神经根损伤在内的总体错误减少了[66]。在这项研究中，使用导航本质上是一种 VR/ MR 解决方案，以锯骨和尸体作为新手住院医师的触觉设备放置椎弓根螺钉。与只进行认知训练的对照组相比，使用 VR 系统尽管保真度模型较低或较高，但是重复表现有所改善，这表明 3D 可视化对学员概念理解和技能转化的重要性。Shi 等利用非沉浸式、未指定的 VR 系统对 5 名住院医师进行腰椎椎弓根螺钉插入训练，并将螺钉放置参数与接受常规教学培训的对照组进行比较。根据作者描述的系统对椎弓根螺钉进行分级，其穿透度以毫米（mm）为单位。接受过 VR 训练的住院患者可接受的螺钉放置数量更多（椎弓根或内侧壁穿入<2 mm）[67]。Xin 等利用一种未指定的当代沉浸式 VR 模拟器指导 8 名外科住院医师置入胸腰椎椎弓根螺钉。研究设置干预组和对照组，采用随机试验设计来验证与教学视频和培训课程相比，沉浸式 VR 培训是否更加有效地教会受训者置入椎弓根螺钉。两组共训练 50 min，分别在尸体 T_{11}~L_4 放置 6 颗螺钉，然后进行 CT 扫描以确定椎弓根螺钉的位置。沉浸式 VR 训练的队列完成时间更快，所有螺钉（100%）的放置位置均合适，而对照组合适率为 79.2%[28]。虽然样本量小，并且没有公开讨论组间的以往经验，但沉浸式 VR 系统提高了效率和改进了内植物定位。需要更大、更多样化的研究来确定效果。

42.4.3 外科医师

Xin 等最近的一项研究使用了一个机构衍生的沉浸式 VR 脊柱训练器，为在真实的临床场景中使用沉浸式 VR 学习椎弓根螺钉置入提供了证据[27]。24 名刚从培训项目中毕业的外科医师在实习的第一年随机接受 40 min 的培训课程，通过椎弓根螺钉置入技术的视频或使用沉浸式 VR 模拟器进行虚拟椎弓根螺钉置入。作者使用测试前和测试后的随机对照研究设计来评估脊柱外科医师沉浸式 VR 培训的有效性。测量结果包括螺钉放置参数和根据椎弓根螺钉在 X 线片和 CT 扫描上的位置和放置的准确性，用数值和字母等级测量。放置精确的螺钉，在 X 线片上测量时，等级为 1，位置为 A 级或 B 级（标明适当的轨迹和起点）。各组间螺钉放置的基线表现在两组之间没有显著的统计学差异。在训练后，与对照组相比，接受沉浸式 VR 训练的队列显示出更高的螺钉精度和可接受的螺钉数量。螺钉精度提高 22.1%，可接受螺钉数量增加 13.7%，两者在统计学上有统计学意义[27]。根据 MERSQI 评分，该研究质量高（评分为 13.5），根据改进的 OCEBM 标准，证据水平为 2b。考虑到这一研究途径的新颖性和伦理障碍，关于使用沉浸式 VR 模拟器为真实手术室提供可迁移技能的文章很少。一篇即将发表的关于使用沉浸式 VR 模拟来修正股骨头骨骺滑脱（slipped capital femoral epiphysis，SCFE）患儿髋内固定失败的研究，提供了使用该项技术的一些其他转化证据。在本例中，在使用沉浸式 VR 模拟器进行了 4 次独立研究后，执行该病例的住院医师能够使用比初始治疗外科医师更少的透视次数就能放置 2 颗空心螺钉（Precision OS Technology，Canada）。迄今为止，关于沉浸式 VR 文献中质量最高的研究是 Lohre 等对沉浸式 VR 在学习反向肩关节置换方面的训练效果进行量化的研究，MERSQI 评分为 14.5[14]。Precision OS 沉浸式 VR 系统提高了学习效率并改进了可测量的性能指标，同时提供了与现实世界能力相关的 VR 性能评分量表。Xin 等将 iVR 转化为现实应用的证据，对于进一步整合这项技术非常重要。

42.5　未来发展方向

在脊柱外科训练中使用 VR 模拟器的证据涵盖 MISS 和开放手术，对于不同水平的受试者均有效。在训练体验的真实感和沉浸感方面，沉浸式 VR 提供了类似的触觉交互，可以改善受训人员和脊柱外科医师的训练体验。这些设备还可以通过提供交互式和患者特定的解剖来协助完成术前计划。沉浸式 VR 在脊柱手术中的应用可能会通过以下关键领域的研究而发展：①对新手和资深外科医师的培训有效性证据；②技能保持研究；③触觉用户界面的改进；④成本分析和商业可用性；⑤ AR 和 MR 的整合，用于术前规划、技能习得和术中虚拟辅助；⑥患者报告的结果测量的纵向研究。

42.5.1　培训有效性的证据

沉浸式 VR 训练器在表面、内容、构造和传输等方面的有效性取决于每个软件和硬件系统。工作组已经建立了模拟器的既定标准，研究者应清楚地描述这些有效性领域，并特别侧重于将获得的技能转移到真实的或几乎同等真实的手术室操作中。围绕这些效度考虑和 MERSQI 评分设计的研究质量更高，其结果也更具有可推广性。Xin 等的研究是唯一一项检验沉浸式 VR 训练对学习椎弓根螺钉置入效果的研究，并提供了将技能转化为真实患者预后的证据[27]。培训效果也应该通过基于可测量结果、培训时间和评估任务完成时间的技能转移率来量化。这些信息在军事和航空文献中已经使用了几十年，最近才在普通外科和骨科手术中使用 MIST–VR 和 Precision OS 模拟器进行研究[3, 14, 68]。这些比例包括培训转移比例和转移效力比例。用于学习反向肩关节置换术的 Precision OS 沉浸式 VR 模拟器目前具有最高的转移效率，为 0.79，这意味着使用模拟器进行 60 min 的训练可以获得高达 47 min 的真实手术经验。这些比例与新颖的 VR 性能跟踪指标相结合，允许直接用数字表示个人在技术学习曲线上的位置，因此可以随着时间的推移进行跟踪，以结合真实体验和虚拟体验进行改进。虽然模拟研究本身就受到方便抽样的影响，但应努力增加样本量，以便为具有不同人口统计学数据、不同能力和经验的参与者提供足够的研究动力。未来应开展沉浸式 VR 的新应用，以研究脊柱外科手术中培训的有效性，并利用远程、多用户训练等系统功能。例如，在整形外科方面，美国的远程外科医师利用 AR 为秘鲁外科医师治疗腭裂提供指导[69]。结果显示在诊断、咨询、技术、决策和手术效率等方面都有改善，在 30 个月的随访中，所有远程治疗的儿童都不需要三级护理转诊。全球脊柱专业组织也可能同样利用这项技术进行远程指导。

42.5.2　技能保持

在超出初始训练序列的时间间隔内通过客观形式测量技能保持是脊柱外科 VR 培训评估文献的下一步。鉴于高度沉浸式 VR 技术的新颖性，技能保持的证据仍未公布。这一研究由于无法控制诸如辅助训练之类的混杂变量而受到限制。总的来说，几乎没有证据表明一般情况下模拟技能的保持时间，随访期通常在 6 个月左右[70]。在许多情况下，技能在这段时期没能保持，类似情况也反映在军事文献中，尤其是休假时期[71]。尽管如此，学员和执业外科医师通过沉浸式 VR 模拟获得并纵向保留获得的认知和运动技能的证据，将为 VR 技术的使用提供有力的证据。

42.5.3 改进的触觉接口、商业可用性和成本分析

进一步将沉浸式 VR 技术作为培训平台纳入机构培训计划、继续医学教育课程、辅助 OR 人员培训以及设备销售代表的行业教学，将刺激进一步开发设计具有触觉硬件的 VR 软件的增强用户界面。人类触觉和动觉系统的感知极限是已知的，理论上可以用可用的消费级计算能力实时再现[40]。直到最近，商业公司才意识到这项技术在外科训练中的颠覆性，随着医疗保健系统附加值的证据增加，研究和开发也将增加。

尽管系统成本是机构研究的重要信息，但文献中没有提供外科 VR 或沉浸式 VR 培训系统的整体成本。Lohre 等通过使用基于 Precision OS 系统的比较成本的成本效益比例，以及相对于控制组（包括飞行、出勤费和住宿的传统课程结构）的改进情况针对外科实习生进行了论证，并发现 iVR 系统的成本效益是对照组的 34 倍[14]。在机构资金有限的情况下，外科医师教育工作者和公共资助的系统需要可量化的技能和成本效益证据，以减少机会成本。由于 OR 时间的成本估计超过每分钟 37 美元，降低患者风险的辅助培训途径是非常有价值的[72]。目前研究的大多数脊柱 VR 和沉浸式 VR 系统不是商业上可用的，或者在文献中没有具体说明。随着越来越多的公司生产相关系统，投资回报不断增加，其对培训

机构、专业组织或个人外科医师的可用性可能会大幅度增加。

42.5.4 融合式沉浸式 VR、AR、MR 和患者纵向研究

结合了 VR 和 AR 系统的 MR 为精通虚拟技术的新一代外科医师提供了条件。使用范围可以从训练、术前规划延伸到术中和术后。重要的是，熟练使用 MR 技术的外科医师不能对其产生过强的依赖，而是要充分利用其优势。沉浸式 VR 在技术和认知技能的获得方面有明显的改进，并可能有利于外科医师使用针对患者的交互式 3D 渲染进行术前计划。增强现实技术已被证明可以为仪器设备提供可靠的帮助，但外科医师对解剖学的理解和触觉经验知识仍将是帮助这些虚拟技术进一步完善的基础。有证据表明，沉浸式 VR 系统用于慢性和神经性病理性疼痛，并可能成为脊髓或牙根损伤患者的一种辅助术后治疗策略[73]。在真实患者身上使用这些技术应该进行高质量的研究，包括经过验证的患者报告结果测量的前瞻性研究和长期随访，以便更好地告知患者使用这项技术的后果和结局。

参考文献

1. FITTS P, POSNER M. Human performance[M]. Belmont CA: Brooks-Cole, 1967.

2. ROSCOE S N. Incremental transfer effectiveness: Tech Rep ARL-70-5/AFOSR-70-1[R].1971.

3. KORTELING J E H, OPRINS E A P B E, KALLEN V L. Measurement of effectiveness for training simulations: NATO RTO[R]. 2009;SAS-095(2005):1–12.

4. GALLAGHER A G, O'SULLIVAN G C. How to develop metrics from first principles[M]// APPELL P. Fundamentals of surgical simulation: principles and practices. New York: Springer, 2012: 133–140.

5. REED D, COOK D, BECKMAN T. Association between funding and quality of published medical education research[J]. JAMA, 2007, 298:1002–1009.

6. HAMMICK M, DORNAN T, STEINERT Y. Conducting a best evidence systematic review. Part 1: from idea to data coding. BEME guide no. 13[J]. Med Teach, 2010, 32(1):3–15.

7. WELLS G, BRODSKY L, O'CONNELL D, et al. Evaluation of the Newcastle-Ottawa Scale (NOS): an assessment tool for evaluating the quality of non-randomized studies[C]// XI Cochrane Colloquium: Evidence, Health Care and Culture. Barcelona, Spain, 2003.

8. YARDLEY S, DORNAN T. Kirkpatrick's levels and education "evidence"[J]. Med Educ, 2012, 46(1):97–106.

9. COOK D A, REED D A. Appraising the quality of medical education research methods: the medical education research study quality instrument and the Newcastle-Ottawa scale-education[J]. Acad Med, 2015, 90(8):1067–1076.

10. CARTER F J, SCHIJVEN M P, AGGARWAL R, et al. Consensus guidelines for validation of virtual reality surgical simulators[J]. Simul Healthc, 2006, 1(3):171–179.

11. ERICSSON K A. Deliberate practice and the acquisition and maintenance of expert performance in medicine and related domains[J]. Acad Med, 2004, 79(10 Suppl):S70–S81.

12. SLATER M, WILBUR S. A framework for immersive virtual environments (FIVE): speculations on the role of presence in virtual environments[J]. PRESENCE Virtual Augment Real, 1997, 6(6):603–616.

13. ROBLES DE LA TORRE G. The importance of the sense of touch in virtual and real environments[J]. IEEE Multimed, 2006, 13(3):24–30.

14. LOHRE R, BOIS A, POLLOCK J, et al. Effectiveness of immersive virtual reality for orthopaedic surgical skills and knowledge acquisition: a randomized controlled trial[J]. JAMA Netw Open, 2020, 3(12):e2031217.

15. LOHRE R, BOIS A, ATHWAL G S, et al. Improved complex skill acquisition by immersive virtual reality training: a randomized controlled trial[J]. J Bone Jt Surg, 2020, 102(6):e26.

16. ARROYO-BEREZOWSKY C, JORBA-ELGUERO P, ALTAMIRANO-CRUZ M A, et al. Usefulness of immersive virtual reality simulation during femoral nail application in an orthopedic fracture skills course[J]. J Musculoskelet Surg Res, 2019, 3(4):326–333.

17. BLUMSTEIN G, ZUKOTYNSKI B, CEVALLOS N, et al. Randomized trial of a virtual reality tool to teach surgical technique for tibial shaft fracture intramedullary nailing[J]. J Surg Educ, 2020, 310:1–9.

18. HOOPER J, TSRIDIS E, FENG J E, et al. Virtual reality simulation facilitates resident training in total hip arthroplasty: a randomized controlled trial[J]. J Arthroplast, 2019,

34(10):2278–2283.

19. LOGISHETT Y K, RUDRAN B, COBB J P. Virtual reality training improves trainee performance in total hip arthroplasty: a randomized controlled trial[J]. Bone Jt J, 2019, 101-B(12):1585–1592.

20. LOGISHETT Y K, WADE G T, RUDRAN B, et al. A multicenter randomized controlled trial evaluating the effectiveness of cognitive training for anterior approach total hip arthroplasty[J]. J Bone Jt Surg, 2020, 102(2):pe7.

21. RACY M, BARROW A, TOMLINSON J, et al. Development and validation of a virtual reality haptic femoral nailing simulator[J]. J Surg Educ, 2021, 78(3):1013–1023.

22. BING E, PARHAM G, CUEVAS A. Using low-cost virtual reality simulation to build surgical capacity for cervical cancer treatment[J]. J Glob Oncol, 2019, 5:1–7.

23. FREDERICKEN J, SORENSEN S, KONGE L. Cognitive load and performance in immersive virtual reality versus conventional virtual reality simulation training of laparoscopic surgery: a randomized trial[J]. Surg Endosc, 2020, 34(3):1244–1252.

24. BARRE J, MICHELET D, TRUCHOT J. Virtual reality single-port sleeve gastrectomy training decreases physical and mental workload in novice surgeons: an exploratory study[J]. Obes Surg, 2019, 29(4):1309–1316.

25. CHAUDHARY A, BUKHARI F, IQBAL W, et al. Laparoscopic training exercises using HTC VIVE[J]. Intell Autom Soft Co, 2020, 26(1):53–59.

26. SANKARANARAYANAL G, ODLOZIL C, WELLS K. Training with cognitive load improves performance under similar conditions in a real surgical task[J]. Am J Surg, 2020, 220(3):620–629.

27. XIN B, HUANG X, WAN W, et al. The efficacy of immersive virtual reality surgical simulator training for pedicle screw placement: a randomized double-blind controlled trial[J]. Int Orthop, 2020, 44(5):927–934.

28. XIN B, CHEN G, WANG Y, et al. The efficacy of immersive virtual reality surgical simulator training for pedicle screw placement: a randomized double-blind controlled trial[J]. World Neurosurg, 2019, 124:e324–e330.

29. DYER C. Bristol inquiry[J]. BMJ, 2001, 323(7306):181.

30. GONZALVO A, FITT G, LIEW S, et al. The learning curve of pedicle screw placement: how many screws are enough?[J]. Spine (Phila Pa 1976), 2009, 34(21):E761–E765.

31. BUTLER A J, ALAM M, WILEY K, et al. Endoscopic lumbar surgery: the state of the art in 2019[J]. Neurospine, 2019, 16(1):15–23.

32. SHI R, WANG F, HONG X, et al. Comparison of percutaneous

endoscopic lumbar discectomy versus microendoscopic discectomy for the treatment of lumbar disc herniation: a meta-analysis[J]. Int Orthop, 2019, 43(4):923–937.

33. LOHRE R, WANG J C, LEWANDROWSKI K-U, et al. Virtual reality in spinal endoscopy: a paradigm shift in education to support spine surgeons[J]. J Spine Surg, 2020, 6(1):S208–S223.

34. LOHRE R, ATHWAL G S, WARNER J P, et al. The evolution of virtual reality in shoulder and elbow surgery[J]. JSES Int, 2020, 4(2):215–223.

35. LELEVE A, MCDANIEL T, ROSSA C. Haptic training simulation[J]. Front Virtual Real, 2020, 1:1–3.

36. DURLACH N I, MAVOR A S. Committee on Virtual Reality Research and Development. Virtual reality: scientifc and technological challenges[M]. Washington: National Academy Press,1995:161–187.

37. TAN H, SRINIVASAN M, EBERMAN B, et al. Human factors for the design of force-reflecting haptic interfaces[C]// Proceedings of ASME winter annual meeting. ASME, 1994.

38. BROOKS T. Telerobotic response requirements[C]// Proceedings of the IEEE international conference on systems, man and cybernetics. Report No. STX/ROB/90-03. Los Angeles: STX Corporation, 1990.

39. ZHU M, SUN Z, ZHANG Z, et al. Haptic-feedback smart glove as a creative human-machine interface (HMI) for virtual/augmented reality applications[J]. Sci Adv, 2020, 6(19):eaaz8693.

40. HAYWARD V, ASTLEY O R. Performance measures for haptic interfaces[M]// GIRALT G, HIRZINGER G. Robotics research. London: Springer, 1996: 195–206.

41. LAVÉ A, GONDAR R, DEMETRIADES A K, et al. Ergonomics and musculoskeletal disorders in neurosurgery: a systematic review[J]. Acta Neurochir, 2020, 162(9):2213–2220.

42. BUGDADI A, SAWAYA R, BAJUNAID K, et al. Is virtual reality surgical performance influenced by force feedback device utilized?[J]. J Surg Educ, 2019, 76(1):262–273.

43. WEECH S, KENNY S, BARNETT-COHAN M. Presence and cybersickness in virtual reality are negatively related: a review[J]. Front Psychol, 2019, 10:158.

44. SCLAFANI J A, KIM C W. Complications associated with the initial learning curve of minimally invasive spine surgery: a systematic review[J]. Clin Orthop Relat Res, 2014, 472(6):1711–1717.

45. IPRENBURG M, WAGNER R, GODSCHALX A, et al. Patient radiation exposure during transforaminal lumbar endoscopic spine surgery: a prospective study[J]. Neurosurg Focus, 2016, 40(2):E7.

46. WEWEL J T, GODZIK J, URIBE J S. The utilization of minimally invasive surgery techniques for the treatment of spinal deformity[J]. J Spine Surg (Hong Kong), 2019, 5(Suppl 1):S84–S90.

47. MARAPPAN K, JOTHI R, PAUL R S. Microendoscopic discectomy (MED) for lumbar disc herniation: comparison of learning curve of the surgery and outcome with other established case studies[J]. J Spine Surg (Hong Kong), 2018, 4(3):630–637.

48. NOTITZKE A M. Assessment of the learning curve for lumbar microendoscopic discectomy[J]. Neurosurgery, 2005, 56(4):755–762.

49. SOLIMAN H M. Irrigation endoscopic discectomy: a novel percutaneous approach for lumbar disc prolapse[J]. Eur Spine J, 2013, 22(5):1037–1044.

50. BOHL M A, MCBRYAN S, NAKAJI P, et al. Development and first clinical use of a novel anatomical and biomechanical testing platform for scoliosis[J]. J Spine Surg, 2019, 5(3):329–336.

51. HU Z, LI X, CUI J, et al. Significance of preoperative planning software for puncture and channel establishment in percutaneous endoscopic lumbar discectomy: a study of 40 cases[J]. Int J Surg, 2017, 41:97–103.

52. KULCSÁR Z, SHORTEN G. Preliminary evaluation of a virtual reality-based simulator for learning spinal anesthesia[J]. J Clin Anesth, 2013, 25(2):98–105.

53. FÄRBER M, HUMMEL F, GERLOFF C, et al. Virtual reality simulator for the training of lumbar punctures[J]. Methods Inf Med, 2009, 48(5):493–501.

54. MOULT E, UNGI T, WELCH M, et al. Ultrasound-guided facet joint injection training using Perk Tutor[J]. Int J Comput Assist Radiol Surg, 2013, 8(5):831–836.

55. YU H, ZHOU Z, LEI X, et al. Mixed reality-based preoperative planning for training of percutaneous transforaminal endoscopic discectomy: a feasibility study[J]. World Neurosurg, 2019, 129:e767–e775.

56. KERI Z, SYDOR D, UNGI T, et al. Computerized training system for ultrasound-guided lumbar puncture on abnormal spine models: a randomized controlled trial[J]. Can J Anaesth, 2015, 62(7):777–784.

57. CHITALE R, GHOBrial GM, LOBEL D, et al. Simulated lumbar minimally invasive surgery educational model with didactic and technical components[J]. Neurosurgery, 2013, 73(4):107 110.

58. ARCHAVLIS E, SCHWANDT E, KOSTERHON M, et al. A modified microsurgical endoscopic assisted transpedicular corpectomy of the thoracic spine based on virtual 3D planning,

technical note[J]. World Neurosurg, 2016,90:424-433.

59. LIU X, BAI H, GUOLI S, et al. Augmented reality system training for minimally invasive spine surgery[C].2017 IEEE International Conference on Robotics and Biomimetics (ROBIO).IEEE, 2017.

60. ZHOU Z, HU S, ZHAO Y, et al. Feasibility of virtual reality combined with isocentric navigation in transforaminal percutaneous endoscopic discectomy: a cadaver study[J]. Orthop Surg, 2019, 11:493–499.

61. KOCH A, PFANDLER M, STEFAN P, et al. Say, what is on your mind? Surgeons' evaluations of realism and usability of a virtual reality vertebroplasty simulator[J]. Surg Innov, 2019, 26(2):234–243.

62. WEI P, YAO Q, XU Y, et al. Percutaneous kyphoplasty assisted with/without mixed reality technology in treatment of OVCF with IVC: a prospective study[J]. J Orthop Surg Res, 2019, 14(68):1–9.

63. WUCHERER P, STEFAN P, ABHARI K, et al. Vertebroplasty performance on simulator for 19 surgeons using hierarchical task analysis[J]. 2015, 34(8):1730–1737.

64. WEIGL M, STEFAN P, ABHARI K, et al. Intra-operative disruptions, surgeon's mental workload, and technical performance in a full-scale simulated procedure[J]. Surg Endosc, 2016, 30(2):559–566.

65. GASCO J, PATEL A, ORTEGA-BARNETT J, et al. Virtual reality spine surgery simulation: an empirical study of its usefulness[J]. Neurol Res, 2014, 36(11):968–973.

66. GOTTSCHALK M B, YOON S T, PARK D K, et al. Surgical training using three-dimensional simulation in placement of cervical lateral mass screws: a blinded randomized control trial[J]. Spine J, 2015, 15(1):168–175.

67. SHI J, HOU Y, LIN Y, et al. Role of visuohaptic surgical training simulator in resident education of orthopedic surgery[J]. World Neurosurg, 2017, 111: e98–e104.

68. GALLAGHER A G, O'SULLIVAN G C. Fundamentals of surgical simulation: principles and practices[M]. New York: Springer, 2012.

69. VYAS R M, SAYADI L R, BENDIT D, et al. Using virtual augmented reality to remotely proctor overseas surgical outreach: building long-term international capacity and sustainability[J]. Plast Reconstr Surg, 2020,145(6):1428-1430.

70. ATESOK K, SATAVA R M, VAN HEEST A, et al. Retention of skills after simulation-based training in orthopaedic[J]. J Am Acad Orthop Surg, 2016, 24(8):505–514.

71. PEREZ R S, SKINNER A, WEYHRAUCH P, et al. Prevention of surgical skill decay[J]. Mil Med, 2013, 178(10):76–87.

72. CHILDERS P C, MAGGARD-GIBBONS M. Understanding costs of care in the operating room[J]. JAMA Surg, 2018, 153(4):e176233.

73. MALLARI B, SPAETH E K, GOH H, et al. Virtual reality as an analgesic for acute and chronic pain in adults: a systematic review and meta-analysis[J]. J Pain Res, 2019, 12:2053–2085.

虚拟现实技术在脊柱外科 43
的未来应用

尽管研究已经显示了将虚拟现实（VR）技术作为脊柱手术训练的一部分的好处，但仍缺乏广泛应用。VR在外科训练中的理想应用可能还有待发现，对于理想类型的VR解决方案也是如此。最有可能的是，脊柱外科VR模拟中最重要的创新步骤尚未出现。

最明显的创新方向是改进现有制度。随着越来越逼真的VR体验、技术反馈和自适应组织模拟，VR模拟在日常外科手术训练中可能会成为常态。这种体验还可以扩展到在同一VR体验中包括多个人，以便相应地跟踪和定位多个VR头戴设备。这将模拟一个手术环境，学生和专家都可以在同一个虚拟空间中观看和互动，促进VR体验中的讨论和教学。这也可以用于外科医师之间的高层讨论，以确定针对特定手术病例的最佳方法。

一个潜在的创新领域涉及使用虚拟现实模拟进行远程教育。直到今天，外科训练一直以一名老师带教一名或多名学生的方式进行。随着VR模拟技术的发展，脊柱手术可以远程教学。当基本的手眼协调和通过循序渐进的指导来授课的程序是培训的主要目标时，这种"远程教学"可能

特别适合接受外科训练的初学者。此外，它还可以为脊柱外科住院医师在进入手术室前创造前所未有的准备水平。

在未来，VR模拟还可以通过在手术室中放置立体广角摄像头来模拟辅助外科医师的视角，从而支持高级脊柱手术训练。为新的脊柱外科医师开设大师班的前景是：通过专家外科医师进行真实手术的完全沉浸式VR模拟，可以让外科专业人员向世界各地该领域的大师学习。虽然目前也可以通过专家课程提高手术技能，但VR模拟可能会让世界各地的脊柱外科医师参与和学习复杂或罕见的手术。

相反的情况可能也适用于VR远程学习。例如，初级脊柱外科医师希望向资深同事寻求帮助或指导。在这种情况下，VR可以用于手术期间的远程指导，在手术中，立体图像和环顾四周的能力相结合，改善了单纯的视频通话的体验。然而，这项技术不一定包括来自手术室内部的VR视频传送，相反，可以讨论术前或术中分段CT或MRI结果。这将有助于就术前或术中的手术方法和策略进行深入讨论。